技术依据 事故预防 全手册

老年看护技术

［日］龟井智子　编集

刘建民　李华　译

中原农民出版社

· 郑州 ·

声　明

　　本书所记载的治疗方法以及看护、护理方法，均基于本书出版时的最新信息，作者、编辑以及出版社付出了巨大努力，以期正确无误。但是，从医学、医疗进步的角度看，我们并不能保证所记载的内容在任何一点上都是正确且完善的。

　　所以，在将本书用于看护护理实践时，希望读者悉心体味，时常与最新的数据对照，确认本书记载的内容是否正确。由于本书发行后，医学研究以及医疗技术仍会不断进步，当本书所记载的治疗方法、医疗药品发生变更时，对由其治疗方法、医疗药品引起的不可预测的事故，作者、编辑以及出版社恕难承担责任。

医学书院

前言

本书以老年看护护理技术为中心，无论是对护校学生，还是对在老年护理现场刚开始工作的护士，想必都很有帮助。

迄今为止，老年护理的现场，与其说是在根据理论进行护理，莫如说多数情况是根据老年人当时的状态灵活地进行处置。本书明确说明了看护护理技术的理论根据，同时站在防止事故发生的角度进行论述。

老年人的医疗、介护等的护理状况常常很复杂，诸如患有认知功能低下、有交流障碍、欲望低迷、抑郁、四肢功能障碍等。因此，就更要求采取缜密的措施，防止事故发生；要求根据对象的特性来保证医疗与介护的安全。

老年期可以说是人生的最后阶段。无论生活在什么地方，尊重老年人的尊严，以各种技术支撑，使他们能够过上少痛苦的、更加丰富的生活是很重要的。

所以，本书将老年人的护理技术分为四章："基本技术""日常生活援助技术""身体护理技术""急救方法"，将重点放在老年人容易发生的健康问题及其护理上，就其早期判断、具体援助、评价进行了全面的解说。

我对要点进行了整理，明确标示出了与各个要点相对应的注意点和根据，即使没有经验的护校学生和刚入职的护理师，也能够一目了然。另外，如上所述，我在每个项目的开头将"老年人的特征与护理的必要性"汇集在一起，以期在理解老年人各异特性的基础上与个别的护理联系起来。在各个项目中，也大量运用了图片、表格等简明地对护理技术程序进行了解说，明确说明了护理根据、防止事故的要点、看护技巧、注意点、紧急处置等要点，在使读者易于理解上进行了各种努力。

笔者作为老年护理学的教员，在护校学生实习时有时也会同行，经常听到实践现场的指导者问学生"会点眼药吗""点过眼药吗""介助过换乘轮椅吗"或者"会吗"等。为了能在这种时候有根据、有自信地回答"会"，复习确认看护技术，一项一项地掌握、提高是必不可少的。本书期望能对护理的学习有所贡献，促使新一代的老年看护技术进一步发展。另外，本书中所解说的各项技术，如能在介护现场出微薄之力，本人将荣幸之至。

在本书的制作过程中，执笔、处理照片、设置摄影设施、实际摄影操作、编辑等耗费了大量的人力和时间。特别是在摄影时，在摄影设施方面得到了多方的大力协助。此外，在"医学书院"各位缜密的方案和支援下，整个工作才得以成功进行。在炎热的夏天，我们在摄影现场共洒汗水的场景成了我美好的回忆。

在此，对为本书制作提供多方协助的所有人员表示衷心感谢。

最后，希望广大读者不吝赐教。

龟井智子

2012 年 7 月

编集

龟井智子　　圣路加看护大学教授，老年看护学

执笔（排序不分先后）

梶井文子　　圣路加看护大学教授，老年看护学
龟井智子　　圣路加看护大学教授，老年看护学
杉本知子　　千叶县立保健医疗大学健康科学部看护学科准教授，老年看护学
谷口好美　　金泽大学医药保健研究域保健学系看护科学领域准教授，老年康复学
鸟谷惠　　　札幌医科大学保健医疗学部看护学科讲师，老年看护学
长谷川真澄　医科大学保健医疗学部看护学科教授，老年看护学
松本美香　　育生会横滨病院副看护长、圣路加看护大学临床教授
柳井田恭子　川崎市立井田病院兼川崎市役所病院看护对策部门负责人
山本由子　　圣路加看护大学博士后

摄影设施（排序不分先后）
川崎市立井田病院
圣路加看护大学
千叶县立保健医疗大学
中央区立介护老人保健设施 里哈波特 明石
生活援助设施 泉

摄影后援（排序不分先后）
卯野木健、大沟茂美、长田诚子、后藤顺一、牧野晃子

目录

第1章　基本技术

第2章　日常生活援助技术

第 3 章　身体护理技术

第4章　急救方法

老年人的特征与护理的必要性 ▶▶ 早期判断 ▶▶ 预防 ▶▶

阐明护理的目的、意义
开宗明义，整理出老年人的各种背景和特征，请读者理解"需要什么样的护理，为何需要"，定下学习技术的目标

根据老年人的特征进行早期判断
列出了在护理技术实践中所需的早期判断项目，在实践前和实践中都能有意识地收集、分析客观、主观的信息

理论根据一目了然

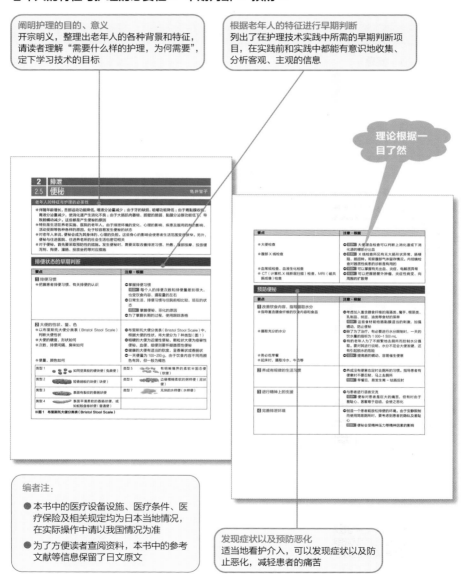

编者注：

● 本书中的医疗设备设施、医疗条件、医疗保险及相关规定均为日本当地情况，在实际操作中请以我国情况为准

● 为了方便读者查阅资料，本书中的参考文献等信息保留了日文原文

发现症状以及预防恶化
适当地看护介入，可以发现症状以及防止恶化，减轻患者的痛苦

程序 ▶▶

在进行看护技术实践之前，先行确认目的、要点、必需物品

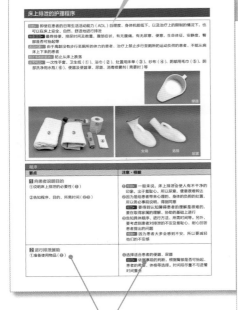

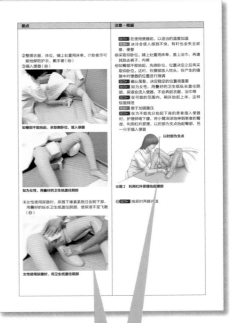

抓住程序流程、要点
程序的要点按时间顺序写在左侧，可以掌握整体的流程。与左侧流程相对应的注意点总结在右侧。好好掌握这些要点，学习基于理论根据的看护技术

根据流程配有图片，一目了然

本书的构成与使用方法

程序 ▶▶ 评价

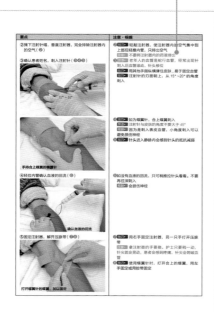

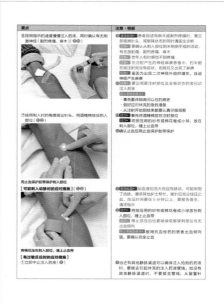

评价目的是否达到了

护理是否达到了最初思考的"需要什么样的护理，为何需要"的目的，是否能以安全、切实的技术进行护理实践

回想自己的行动、技术给了患者、家属以怎样的影响，达到了怎样的效果，对此进行评价

如果能过这一关，那么你的技术就又进了一步

xii

第 1 章

基本技术

1　沟通交流
1.1　提高早期判断与沟通能力的援助

龟井智子

老年人的特征与护理的必要性

- 沟通交流是护理的根本。要在尊重老年人人格的前提下与他们展开对话交流，我们并不主张使用儿童式的谈话方式，或过度放慢语速，或高声地与老年人对话
- 沟通交流不仅限于语言，表情、动作等非语言的沟通交流也很重要
- 年龄的增长，带来视力、听力降低，认知功能降低，唾液分泌量减少，牙齿减少、损坏等身体的变化，这些都容易导致听力、发语及会话等沟通交流机能发生障碍及功能降低
- 特别是在养老场所、医院生活的老年人，由于生活环境变化，住院、进养老所带来的心理变化，沟通方式变化，服用药剂带来的唾液量减少，活动受限等各种各样原因的影响，他们的沟通交流处于易产生障碍的状态
- 对老年人而言，沟通交流不足使他们产生孤独感，但生活范围变得狭小会对他们住院、进养老所后的社会生活的质量产生重大影响
- 要了解老年人住院前的沟通交流特征，确认其正在使用的助听器、眼镜、义齿等这些在沟通交流中起决定作用的工具，必要时根据需要劝其应诊等，处理与沟通障碍相关的问题

早期判断

要点	注意・根据
1 语言・会话 ● 根据患者对问话的应答，判断发语、构音 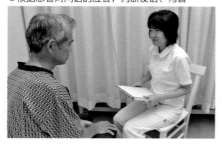	● 观察发语、构音状态 　**根据▶** 可以使用词汇说话，但咽喉部、声带等发声器官和唇、齿、舌、软腭等发语器官有运动障碍，发音不清晰，不能将意图传达给他人，此种状态称为构音障碍

■表 1　构音障碍的分类

器质性构音障碍	由于声音器官形态异常产生的言语障碍
运动障碍性构音障碍	由于声音器官的运动功能障碍产生的言语障碍
听力性构音障碍	由于听力障碍造成的二次言语障碍
功能性构音障碍	本态性言语障碍

要点	注意・根据
● 发声器官有无异常 ● 发语器官有无异常 ● 构音障碍是否是因为某种疾患、障碍 ● 把握患者发声及沟通交流的特征	● 发声器官如果有异常，会产生失声或沙哑 ● 发语器官如有异常，发音会变得不正确 ● 老年人多发的构音障碍是由于麻痹、锥体外系障碍等，大多并发吞咽障碍、流涎、情感失禁、脑血管疾患及认知障碍 ● 要了解患者住院前及发病前的日常生活、沟通状况。如果遇有只有家人才能理解的发声或沟通特征，要留意收集这些信息 ● 请老年人慢慢地、清楚地说话。另外，护士巧妙地听取对话也很重要

要点	注意·根据
●把握病历及康复的经过	●如果有因脑血管疾患造成的构音障碍或失语等情形，要了解病历及康复等的过程
2 听力·听觉 ●根据会话判定听觉状态	●**根据▶** 一般而言，老年人首先是高音区域的听力下降、低音区域相对持久，随着年龄的增长，可听区域逐渐变窄 ●**根据▶** 所谓的迷路性（中枢性）障碍就是在内耳中，转换后的电信号经蜗神经、脑干部传达至大脑皮质时发生的障碍，是由神经细胞的萎缩或减少产生的听力障碍
●观察有无耳垢 	●**根据▶** 耳垢引起的栓塞，是老年人重听的原因之一。如耳朵有闭塞感、重听、耳鸣，自己的声音听起来有巨大轰鸣声等，请检查耳垢。耳垢大致可分为干性耳垢和湿性耳垢。栓塞很大时用耳垢水（碳酸氢钠、甘油、水的混合液）将耳垢软化后再除掉
●是否定期调整助听器 ●判断有无做听力检查的必要	●**根据▶** 老年人经常会有以下的情形：即使有助听器，但因电池用完而无法使用；由于使用助听器感觉不好，所以即使有也不用
3 视觉机能 ●从影响日常生活的程度判定视力障碍	●伴随着年龄的增长，一般来说，视力都会下降，明暗适应的调整速度也都会变得迟缓。水晶体黄浊，柔软性降低
●视野障碍，有无复视	●患有基础疾病的老年人，特别容易出现视力降低、视野狭窄的情况。要留意现患或曾患有白内障、青光眼、年龄相关性（老年）黄斑变性、糖尿病视网膜症、脑血管障碍等病症的患者
●是否定期调整眼镜	●眼镜度数与视力不符。同时患有老花眼与近视的老年人，需要远近两用双焦点的镜片
4 药物使用状况 ●了解服用的药剂是否会导致唾液分泌量的减少	●老年人多服用药剂，药剂的副作用有时会导致唾液分泌量减少 ●**根据▶** 抗抑郁药、镇痛药、利尿药、抗帕金森类药、降压药等的副作用会引起唾液分泌减少。抗抑郁药、安神药等药物作用于神经受体，会使唾液量减少；降压药、利尿药使体内的水分转换为尿液排出体外，其结果是抑制唾液分泌

要点	注意・根据
●年龄增长引起的唾液分泌量减少	⊃[根据▶] 唾液总体的分泌量会随着年龄的增长而减少。据说到 80 岁，由于老年性唾腺萎缩，男女唾液量均会降低 25% 另外，老年人的"口渴""嗓子干"等口腔干燥症也会对义齿的稳定有影响，由于疼痛，有时会导致食物摄取量减少
5 认知功能 ●丧失智力的程度 ●有无定向认知障碍及程度 ●有无记忆障碍及程度 ●有无人格、行动障碍及程度 ●有无抑郁或其他精神疾患 ●有无环境变化	⊃[根据▶] 随着认知功能降低，或在认知障碍早期，说话会不合逻辑 ⊃[根据▶] 大脑萎缩加剧，认知障碍严重时，语言类的沟通交流能力会降低 ⊃[根据▶] 住院带来的生活环境变化、电解质失衡、发热、抵触情绪等，都会成为老年人谵妄的诱因，有时也与沟通交流障碍相关
6 检查、诊断 ●视力・视野 ●听力检查 ●认知障碍的筛查检查 ●为确诊为认知障碍，进行 PET（正电子发射计算机断层成像）、SPECT（单光子发射计算机断层成像术）、MRI（磁共振成像）检查	⊃兰氏（Landolt）环视力表视力检查 ⊃纯音听力检查 ⊃检查方法有长谷川式简易智能量表修订版（HDS-R），简易智能量表（MMSE），N（西村）式精神机能检查等 ⊃[根据▶] 用 PET（正电子发射计算机断层成像）检查大脑糖代谢调控的活动性，用 SPECT（单光子发射计算机断层成像术）检查脑的血流状态，用 MRI（磁共振成像）检查脑的形态、萎缩状态

帮助提高沟通能力

要点	注意・根据
1 构音障碍的应对 ●悉心推敲说话方法 ●摄取足够量的水分	⊃面对面沟通，语速缓慢。让对方不要着急，慢慢说话 ⊃如有构音障碍，应了解诱发障碍的疾病及康复过程，并考虑是否进行语言康复 ⊃除为治疗疾患限制水分的情况外，应劝其摄取足够量的水分，以预防口腔干燥症
2 重听、助听器的应对 ●听力检查，配备助听器	⊃劝其在耳鼻喉科做听力检查，接受助听器专门医生的指导。选择合适的助听器，并定期进行调整

要点	注意・根据
● 探讨是否装配人工耳蜗 ● 耳垢、栓塞的处置	➡ 对高度重听者,可考虑通过手术植入人工耳蜗,改善听力 ➡ 除耳垢要在接受耳鼻科诊断后进行
3 视力降低、眼镜 ● 视力检查、配备眼镜	➡ 在眼科做视力检查。选择合适的眼镜并定期进行调整
4 促进唾液分泌 ● 唾腺按摩、口唇运动	➡ 把握唾液分泌量 ➡ 如有口腔干燥症,要进行唾腺按摩、味觉刺激、咀嚼运动刺激、口唇运动及舌部运动,以促进唾液分泌。尤其在就餐前要做唾腺按摩、口唇运动
5 努力与老年人沟通交流 ● 营造环境 ● 保护隐私 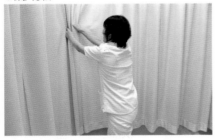	➡ 注意轻松沟通交流 调整椅子的高度、室温等,提供清洁的排泄环境。顾及其隐私,护理工作者要注意用充分的时间倾听其诉说
● 理解其生活史、文化背景、生活习惯 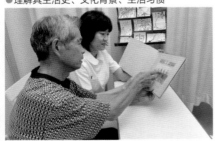 **边看照片边听其说话,理解其生活背景**	➡ 为了理解老年人的生存背景,把过去 100 年左右的重大事件汇集为年表,用心理解老年人的生活史、文化背景、生活习惯,使之能成为沟通交流的话题
● 使用尊重老年人的语言。注意交往方式等沟通交流的方法	➡ 老年人与护理工作者之间存在代沟。要了解以前的语言及与老年人交流的特征,尽量采用顾及其尊严的交流方式

1 沟通交流

1.2 悉心思考与老年人的沟通交流

龟井智子

> **目的▶** 护理者应注意倾听老年人的担心、诉求，了解其需要。为了使护理内容更加丰富，要了解老年人的生活经历，并使其对护理工作有所帮助
>
> **核查项目▶** 检查听力、视力、药物的使用情况、生命体征，并检查是否有疼痛等症状。如有必要，助听器、眼镜等也要检查
>
> **必需物品▶** 无须特别准备。使用年表（至今约100年的历史事件表）了解患者生活史，沟通会更加顺畅

程序	
要点	**注意·根据**
1 与老年人的沟通交流 ①护理方的准备，交往方式（❶❷❸❹） 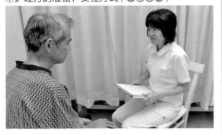 ②患者方的准备（❺） ③关心其家属（❻） ④营造易于与患者对话的环境（❼）	❶注意用倾听的态度，正面面对患者。以沉稳、清晰的语言表达自己的想法。注意不要居高临下 ❷用对视、点头、手势等形体动作，将自己在倾听并已明白的意思传达给对方 ❸根据老年人的感情，调整表情。让患者更加放心和信任 ❹在得到信任之后，再根据老年人的具体情况，实施握手、按摩肩膀等以肢体接触进行沟通交流的方式 ❺需要时请患者准备助听器、眼镜等，并请其佩戴好 ❻注意留有与家属沟通交流的时间 ❼询问患者生活的时代及时代背景。护士也要了解这些背景。边看事先准备好的年表，边听老年人诉说，提高沟通交流的质量
2 与老年认知障碍者的沟通交流 ①减轻其不安（❶❷） ②不要采取居高临下的态度，尊重其自尊心，宽容地与其交往（❸❹） ③理解其非语言的沟通交流表现（❺❻）	❶在医院等陌生的环境下，老年人多感到不安。特别是认知障碍患者，这种倾向特别强烈。要注意使用减轻对方不安的语言 ❷听到与事实不符的内容，不要否定，注意倾听即可 ❸碰到排泄失败等情形，不要劈头盖脸地申斥、不分青红皂白地否定 ❹患者会有攻击性的语言、动作，有时这是由财物被盗妄想引起的。这时不要辩解，首先注意倾听，待其安静下来再和他说"一起找吧"，以此来应对 ❺有时他们会以表情或动作来表达有排泄的要求、痛苦 ❻确认是与认知障碍患者沟通交流的方法之一。就是说对认知障碍患者要心怀敬重，与其站在同

要点	注意·根据
	一立场感受事物，理解其心理。以此方法来思考认知障碍患者为什么会采取如此的语言和行动，与患者共同感知，以达到能够进行沟通交流的目的 老年认知障碍者会经过的四个过程，即认知的混乱、时间及季节的混乱、动作反复、植物状态，有 14 种确认技巧 ■表1 **14 种确认技巧** 1 集中精力 2 使用有事实根据的语言 3 重复（重复本人说过的话） 4 使用极端的表情、语言 5 想象相反的事情 6 聊一些值得回忆的事 7 保持真诚的对视眼神 8 使用模棱两可的说法 9 说话声音清晰、低沉、温柔 10 运用反射法（根据对方的动作、感情） 11 将其未被满足的人性要求与行动内容纳入谈话中来 12 运用对方喜欢的姿态、语言 13 肢体触摸 14 使用音乐

沟通交流

1

1.2

悉心思考与老年人的沟通交流

评价

● 是否了解了老年人的生活背景和现在的诉求
● 是否了解了由于构音障碍、失语等造成的老年人沟通交流的特性及障碍
● 是否减轻了老年人的不安
● 是否找到了沟通交流障碍的原因

1）フェイル，N（藤沢嘉勝監訳）：バリデーション——認知症の人との超コミュニケーション法　第2版，筒井書房，2001

2 | 住院时的信息收集

柳井田恭子

老年人的特征及收集信息的必要性

- 为了帮助老年人在有限的时间里生活得有尊严、有个人特色，就要了解老年人。要了解我们能够想到的对其现在状态有巨大影响的方面，如过去的生活方式、成长历程、家庭关系、职业经验、历史时代背景。护理人员由此可以得到更多的个别护理所需的信息，使其用于护理
- 老年人不仅有多种疾病的既往病史，而且由于年龄增长引起的功能降低也可能出现急剧恶化的状况。这时，要了解患者对延续生命处置的想法，共享信息。使患者、家属都无遗憾地迎接生命的最后时期。同时要了解发生突然变化时的联系方式、家属到达医院的时间等
- 住院时要考虑到出院后的状况，经常收集信息
- 环境变化容易使老年人出现心神不宁、谵妄等情况。应尽量采取家庭护理的方法，将环境变化因素降到最低。能够得到此类信息很重要
- 在收集信息时，要重视以老年人为主体的诉说，还要考虑到老年人的病痛会因"诉说"而缓和

早期判断

要点	注意·根据
1 现在的身体状态 ● 患者主诉：现病史、既往病史（发病、部位、持续、病情恶化的主要原因） ● 治疗方针 ● 医生的说明及患者的理解 ● 认知功能的状况 ● 日常生活活动能力（ADL）	●了解患者现在的状态，决定护理方针 ●确认治疗方针 　根据▶ 医患共享今后的护理方针很重要 ●确认医生如何说明，患者、家属如何理解 　根据▶ 确认对医生说明事项的理解、接受程度，如理解不同，则再次找机会进行说明
2 患者的生活 ● 在家里的作用、生活方式 ● 经济状况、有无介护保险	●了解患者住院前的生活，明确住院生活中具体的指导、帮助事项
3 家庭状况 ● 家庭成员的年龄及构成：核心家族（由夫妇和未婚子女组成的家庭）、扩大家族（子女婚后也与父母同住的家庭） ● 家庭成员的工作情况 ● 患者在家庭内的主导作用 ● 患者、家属间的相互关系 ● 介护状况 ● 住院后对病房员工的期望 ● 如处于末期，家属如何看待护理（包括突然变化时的治疗方针）	●做好死亡的准备非常重要。护理人员要通过会话自然地获得患者、家属的生死观 ●确认家属住在哪里，到医院需要多长时间，能来医院见面的时间段 ●确认是否加入了介护保险。如尚未加入，要在出院时开始办理手续 ●有的疾病有时可能导致死亡。要了解患者、家属在这种状况下如何应对

要点	注意・根据
4 今后的思考 ●关于延缓生命的想法	●患者患有进行性病变的不治之症、任何治疗均无效果、死亡迫在眉睫，此类患者陷入心肺不全或停止时，可事先指示不再尝试心肺复苏。其指示称为 DNAR（do not attempt resuscitation, 不予复苏）。在进行 DNAR（不予复苏）确认时，要有患者、家属、医护工作者的同意签名，同时要记录在诊疗记录上 ●延缓生命的措施有插管、人工呼吸器、持续输液、营养导管等。这些措施可以根据患者、家属的希望选择使用。此时有必要与患者、家属确认其对延缓生命的想法

收集信息的程序

目的▶ 了解患者，将其信息用于今后的护理中
核查项目▶ 现病史、既往病史、认知功能状况
适应对象▶ 所有患者
防止事故要点▶ 防止泄露个人信息
必需物品▶ 记录用具、纸张、问诊表等

程序

要点	注意・根据
1 说明收集信息的目的 ①问候患者，并做自我介绍（❶） 	❶护士做自我介绍，告诉患者自己的所属部门、姓名。 根据▶ 因为要请患者、家属提供个人信息，所以护士要先做自我介绍，在此基础上清楚地说明为什么要收集信息，使患者、家属放心
2 引导患者到会客室（❶） 	❶有时患者可能使用拐杖，步行困难，要按照患者的速度进行引导

要点	注意·根据
①要避免使患者感到紧张（❷） ②注意给对方以温和、亲切、肯定的良好印象（❸）	❷在患者状态不佳时，在病床边，应停止询问当前病历及现在最痛苦的事的程度，待其安静下来之后再询问 ❸ 根据▶ 患者有时也会紧张，在创造易于对话氛围的同时，还要创造能够放心对话的环境
❸ 收集信息 ①护理人员注意不要与患者正面相对而坐，从心理上讲，患者更希望与其保持 90°的角度（❶） ②观察不仅限于患者的语言，还要观察其非语言的交流，诸如表情、音高、语调、重复的话语等（❷） ③是否有重听、认知障碍等症状（❸❹） ④记录（❺）	❶注意坐在正面斜向的位置 根据▶ 不给对方压迫感 ❷在运用五感（视觉、听觉、味觉、嗅觉、触觉）进行观察的同时注意倾听 根据▶ 主观的数据是患者自身以语言直接诉说的信息、情感、想法以及自觉症状，而客观的数据则是观察、测定的事实，是患者的行为、表情等。在得到患者主观信息的同时，为了得到客观的信息，就不仅仅依靠语言，进行观察也是必要的 ❸ 根据▶ 有时，老年人会由于重听而没有听清楚问题，或由于认知障碍而未给予恰当的回答，所以来自家属的信息很重要 ❹如有家属陪伴，要收集来自家属的信息 根据▶ 不仅限于患者，有时来自家属的信息很有价值 ❺在记录信息时，要注意护理人员、患者、家属均能看到 根据▶ 信息共享不仅可以提高信息的正确性，还较容易建立起信任 防止事故的要点▶ 患者的信息是其个人的信息，要注意信息保管，保护私人隐私

评价
●能否从患者本人口中问出患者的状态及想法 ●能否收集到来自家属的信息 ●能否理解患者的人格 ●是否能确认患者想怎样度过人生的最后一程

3 出院援助

老年人的特征及出院援助的必要性

● 老年人常患有多种疾患，出院后仍需要进行一些住院时的处置。他们当中有相当一部分人是在医疗依存度很高的情况下出院的。因此，不能只看患者当时的状况，出院后对其进行援助是很重要的

● 对患者、家属来说，如住院后发生新的医疗需要，会提高他们对介护的紧张与不安。为了使其有尊严地生活，需要在住院早期开始就对出院做出规划

● 有必要对患者、家属做一个早期判断，把握其思想，确认其与医疗工作者理解的住院、出院没有差异。以出院后的生活为目标，调整平时的介护及治疗方法，进行出院后的指导

● 特别是对老年人，如在决定出院之后再开始进行援助，就来不及调整服务。他们很多时候是在未充分调整的情况下出的院，这种时候很可能成为病情恶化或再次住院的原因

● 老年人不情愿地住院，会使发生废用综合征、感染、跌倒的风险加大

● 长期住院的老年人，多数场合对出院的需求原因非常复杂。因此，在把握治疗方针及患者、家属意向的同时，及早做出出院的决定是必要的

早期判断

要点	注意·根据
1 医疗依存度的状况 ● 把握疾患、症状 · 有无意识水平降低 · 是否为最后阶段 · 有无麻痹症状 · 有无摄入、吞咽障碍 · 有无营养低下、褥疮 · 疼痛或其他痛苦症状等 ● 把握医疗处置状况 · 气管插管、人工呼吸机、吸痰、注射、输液、氧气疗法 · 中心静脉营养、经管营养 · 膀胱导管、尿管皮肤瘘 · 连续性可动式腹膜透析（CAPD）、造瘘口护理褥疮处置 · 疼痛（麻药）管理、控制症状等	● 把握需要什么处置，是什么样的状态 根据▶ 需要及早制订出院计划。要把握是否有病状恶化的可能性，继续医疗处置的可能性是否很高 ● 高风险患者的条件可以列举如下几项：75 岁以上、日常生活活动能力低下、认知功能障碍、有高血压和脑血管功能障碍的疾患、转院过来的患者、经济的问题等
2 日常生活活动能力（ADL） ● 排便、排尿、如厕动作 ● 饮食 ● 移动、步行、上下楼梯 ● 更衣 ● 洗澡	● 把握排便、排尿是否能自理，是否时有失禁。另外，需要介助的动作是一部分还是全部 根据▶ 如果不能把握患者需要何种程度的介助，就无法制订适合该患者的康复计划 ● 把握与住院前相比是否有变化 根据▶ 如果日常生活活动能力与住院前相比有所降低，那么以后还会进一步降低

要点	注意・根据
❸ 认知功能的状况 ● 具有何种程度的认知功能 ● 认知功能低下表现为何种疾患	● 把握认知功能降低的程度 根据▶ 在高度认知功能降低的情况下，一人独居是很困难的。这时，需要进行社会资源的整合 ■**表1　认知功能的评价** （选自柄泽式《老人认知功能的临床判定基准》） 0) 正常 1) 轻度（日常家庭内行动大体可自理，日常生活上基本无必要提醒或介助，即使有也只限于轻度） 2) 中度（由于认知程度降低，不能指望独立一人生活，需要提醒及介助） 3) 重度（独自一人无法处理日常生活，需要大量的提醒及介助，或者行为多失败，离不开人）
❹ 出院后的希望 ● 确认患者出院后希望的居所。是自己家，还是其他医院、特别护理老人之家，是付费老年之家，还是集体之家	● 与患者、家属确认出院后的希望 根据▶ 有时会与患者、家属的想法不同
❺ 家属的介护能力 ● 确认家庭成员的构成，有无介护者、协助者 ● 对出院是否担心	● 彻底搞清楚家属具有何种程度的介护能力 根据▶ 特别要确认介护者的健康状态以及对介护的认识，由此才可能将介护上的援助课题作为重点，调整为不致成为家庭负担。如果必要的介护不充分，容易招致再次住院或病情恶化
❻ 经济状况，有无介护保险认定 ● 保险的种类：健康保险、国民健康保险共济组合（国家、地方、私立学校）生活保护、劳灾保险等 ● 是否依靠年金生活 ● 介护保险认定手续是否已完成，还是在认定申请中	● 收集关于经济状况的信息 根据▶ 有必要根据经济状况调整服务 ● 确认是否有必要申请变更介护级别 根据▶ 在有必要进行介护保险认定及变更的情况下，要及早申请。另外，确认是否使用了介护保险，在医疗方面支援不充分时有必要进行服务的调整

程序

目的▶ 调整服务及护理，使患者、家属在出院后能过上自己期望的生活

核查项目▶ 现病历、既往病历、认知功能状况

适应对象▶ 所有的患者

防止事故的要点▶ 防止泄露个人信息

必需物品▶ 记录用具、纸、问诊记录表等

要点	注意・根据
①选定高风险患者（❶）	❶为了能及早地进行出院援助，住院时就遴选出高危患者是很有效的
②明确患者、家属的最终目的。（是在家还是转院，还是选择其他的养老设施）（❷）	❷住院时，患者、家属、医务工作者要就患者到什么状态可以出院，在出院之前患者、家属、医务工作者分别应该做些什么，怎么做等进行三方协商，达成共识 根据▶ 护士最了解医师、患者双方的立场。因此，护士要发挥起医师与患者、家属沟通桥梁的作用，进行出院规划
③及早做出出院规划（❸❹）	❸如判断为有必要进行出院援助，请使用出院调整计划表进行规划 根据▶ 要从家庭状况、医疗依存度等多角度进行判断，如有必要，请求出院援助的专业部门支援 ❹出院援助专业部门的工作人员接到请求后，要通过病历、护理记录、病房护士等收集信息，与患者、家属见面，确认其需求，进行判断，确定方向，按照其方针进行出院支援

出院调整计划表				在家护理请求		已申请・未申请（/ /）・不需要		
						担当Dr	担当Ns	担当SW
患者姓名			（ 岁）男・女					
疾病名称		住院日	/	治疗计划				
预定期间		计划出院时间	/	预定出院时间	/			
介护保险	有；要介护（ ）・要援助		住院前居住	自宅・养老设施（老年保健・特别护理・集体之家）				
	无；申请中・未申请		出院后希望	自宅・养老设施（老年保健・特别护理）・医院				
身体伤残手续	（ ）级・申请中		重要人物	（关系： ）同居・分居				
社会资源利用			护理负责人	办公地・担当者				
	住院前	住院后		联系方式				
住院诊断			出院后必要的护理・医疗处置					
访问护士			换尿布	吸痰	IVH（颅内出血）			
访问康复			保洁	球导管管理	人工呼吸机			
访问洗澡			餐饮介助	自行导尿	创伤处置			
助手			内服药管理	自行注射	造瘘口护理			
其他			配餐服务	经管营养	其他			
信息交换备忘录（治疗方针・说明/SW信息/家属的反应等）				确认事项・联络				
日期								

■出院调整计划表

④收集社会资源信息（❺）	❺收集患者可以利用的信息，如各自治体的公共社会资源或志愿者等非公共的服务 技巧▶ 收集信息可利用互联网等
⑤制订护理方案以及调整护理提供者、有关人员（❻）	❻为了给需要介护的人制订护理方案，请支援介护的专业人员（护理经理）参加协议会，听取患者、家属的意向及需要，决定提供何种服务。请其调

13

要点	注意·根据
	整提供护理的时间。这时，应明确转达家属、患者的意向 根据▶ 顺畅地构筑起各种关系是出院调整的重要技巧
⑥对患者、家属进行教育、指导（❼）	❼为了使患者在出院后过上稳定的生活，有必要与其他专业人员协同行动，进行指导 根据▶ 这关系到能否提供专业性很强的护理
⑦出院前访问，召开合同协议会（❽❾❿） 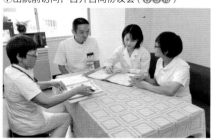 病房护士、主治医师、药剂师、访问护士召开合同协议会	❽出院时，必要的专业人员应集合起来，召开合同协议会 根据▶ 相关机构、职业的人员集合在一起进行信息交流，可以构筑起不同职业间的信赖关系，这也与顺利出院息息相关 ❾居家护理时要梳理出必要的护理项目，准备对患者、家属的教育，提供服务机构的选定、咨询、手续，还要准备介护设备、居室装改修等。需要进行出院前访问，召开有关机构、专业人员的合同协议会，共享信息，帮助患者、家属在理解的基础上出院 ❿如果转院或进入老年养老设施，要考虑到患者的希望、患者状态、接收方的状况、经济问题等，之后再选定转院医院或养老设施 根据▶ 帮助患者、家属参观要转的医院，在该院就诊，使患者、家属在接受的基础上转院

灵活运用地域合作记录卡

要点	注意·根据
●地域合作记录卡是把医疗卡记录的内容，以时间轴和项目轴的形式，记录患者住院至出院的预定的标准护理内容，是保证护理质量的计划书，同时也是急症期间医疗机构与居家相关护理机构协同合作，对患者进行无缝援助的一种工具 ●也有的地区使用家庭氧疗法（HOT）地域合作记录卡，伴随着老年慢性病患者的增加，医疗机构和地域机构的协同合作会越来越重要	⊃对相关职业种类的理解和协调非常重要 ⊃不仅限于医院内，与地域多数机构的专业人员的协调合作也是必要的 ⊃为此，需要确立团队内交流的方法 ⊃以患者本人、家属为中心，进行团队协同合作 ⊃患者出院前，召开护理联席会议和服务负责人会议，制订反映本人和家属意向的计划

评价

●是否能及早开始进行出院援助
●患者、家属是否能理解和接受出院
●是否能减轻患者、家属对出院的担心
●是否已计算好出院时间，已经开始利用居家服务

4 | 防止感染

松本美香

老年人的特征与护理的必要性

- 伴随着身体器官的老化，老年人身体的免疫功能降低，对于细菌、病菌、疾病、障碍的防御反应相应降低
- 伴随着身体器官的老化，脏器功能降低，许多人患有多种疾患及慢性综合症症。即使是免疫功能、抵抗力未降低的健康老年人，身体状态也易受到营养、环境等外部因素的影响。因此，可以说在疗养病房及介护设施中的大多数老年人都是感染病症的高风险人群
- 在疗养环境中老年人的感染对策中，认知障碍综合征是一个很大的问题。特别是在患角化型疥癣等病，需要隔离的时候，由于环境的变化，理解能力较低的老年人会发生认知障碍综合征急剧恶化、日常生活活动能力（ADL）降低、卧床不起等二次问题
- 为了保护住院患者的健康，职员要随时认识到自己可能会成为感染源。职员自身的健康管理是很重要的。同时，做好及早发现、及早处置的准备，对防止感染症的蔓延也很重要
- 医疗现场防止感染病的原则是遵守日常的标准预防规则。在发生感染病症时，根据感染途径分别进行彻底处置、切断感染途径、防止集体感染

防止感染的基本对策

要点	注意·根据
1 标准预防方案 ● 所有患者的血液、体液、分泌物、排泄物（除汗液外的尿、便、痰、唾液、创伤部分的排脓液、精子、阴道分泌液）、有伤的皮肤、黏膜均须作为某种感染性的物品对待 ● 作为医院内防止感染的办法，实行标准预防方案及隔离 ● 院内感染：指住院 48 小时以内发病的所有感染症状，有内因感染和外因感染。内因感染：自身本来带有的病原体，在某种机会下引起的感染症。念珠菌病、吸入性肺炎等外因感染：自身本来没有的病原体，外部病菌侵入到体内而引起的感染症。如流行性感冒、诺如病毒 ● 条件性感染：普通健康人不会发病，但在免疫功能下降时发生的感染症	**■ 表1 美国 CDC（疾病预防中心）设定的指针（标准预防方案）** <table><tr><td>如有接触</td><td>必须洗手</td></tr><tr><td>事先想到会有接触时</td><td>戴手套，操作后洗手</td></tr><tr><td>预测到会飞散到脸部或有接触时</td><td>戴眼镜、口罩</td></tr><tr><td>预测到会飞散到身体或有接触时</td><td>穿着长衫、塑料围裙</td></tr><tr><td>防止针刺</td><td>禁止使用无帽注射针头、感染性废弃物专用容器</td></tr></table>
2 不同感染途径的预防方法 ● 预防接触感染的基本方法 ·标准预防方案 ·注意手指卫生及佩戴手套 ·清洁身体	● 预防感染、阻断感染途径是效率最高、最有效的办法 ● 由被污染的手指或器具引起的感染，如耐药菌（如 MRSA 耐甲氧西林黄色葡萄球菌）、病原性大肠杆菌 O157、痢疾杆菌、诺如病毒、轮状病毒、腺病毒、疥螨

要点	注意・根据
●预防飞沫感染的基本方法 ・标准预防方案 ・漱口 ・佩戴外科口罩 ・注意手指卫生及佩戴手套 ・清洁身体 ●预防空气感染的基本方法 ・标准预防方案 ・佩戴 N95 微粒口罩 ・使用负压室隔离	◯由吸入咳嗽、打喷嚏、会话等含有飞散微生物的飞沫而感染 ◯飞沫核粒子（脑膜炎菌、流感病毒、腺病毒、支原体病毒、风疹病毒、流行性腮腺炎病毒等）的直径为 5 μm 以上，飞散在距带菌者约 1 m 的地方落下，不浮游于空气中 ◯吸入浮游于空气中 5 μm 以下的飞沫核粒子（结核菌、麻疹病毒、水痘病毒、诺如病毒、革兰氏阴性杆菌）而感染

标准预防方案

目的▶ 防止其他住院（养老设施）患者、职员感染病症

核查项目▶ 感染症状（发热、恶寒、咳嗽、咳痰、拉肚子、呕吐、残尿、频尿、腹痛、褥疮、皮肤疹、红斑等），住院患者感染病症的既往病历，住院患者感染病症的发生途径，感染病症发生时对感染患者的处置，单间管理，集体隔离，床铺控制，预防感染方法操作规程，预防感染及感染发生时防止蔓延的操作规程，设施环境，有关餐具卫生管理的操作规程，感染病症报告制度，检查职员日常的健康状态及必要的措施，职员感染症状的体检，实习生、志愿者、委托人员感染症状的体检，对患者、家属进行有关预防感染的教育指导、信息提供

适应对象▶ 住院患者及其家属、医院职员及其家属、医院委托的从业者、实习生、志愿者、探视者等

禁忌▶ 儿童及身体状况不佳者禁止探视

必需物品▶ 为实施标准预防方案必需的物品、卫生学上洗手所必需的装有消毒药物的液体肥皂、速干性手指消毒药、纸巾、洗手液等。个人防护用具（PPE）：手套（①）、N95 口罩、医用口罩（②）、帽子（③）、医用长褂（④）、眼镜（⑤）等

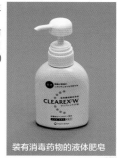

装有消毒药物的液体肥皂

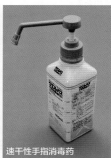

速干性手指消毒药

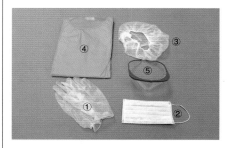

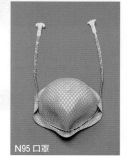

N95 口罩

程序	
要点	**注意・根据**
◆ 用洗净法洗手（❶❷❸） 使用装有消毒药物的液体肥皂，用流水洗手的方法	❶除去手指污垢、有害微生物（病原体） 　根据▶ 大多数微生物的传播是通过手指的接触感染 ❷在施行防止感染方法的基础上，用最有效、最简易的方法努力践行手指卫生 　技巧▶ 洗手的原则：一处置，一洗手。手脏时、摘掉手套时、开始工作前、结束工作时、打扫卫生后均须洗手 ❸保护患者不受职员手指病菌引起的交叉感染，同时保护职员不受不特定的病原体的感染
1 做洗手的准备 ①准备液体肥皂、纸巾、洗手液等必需物品（❹❺） ②做好洗手准备（❻❼） ③充分露出手腕前部	❹注意▶ 绿脓菌等革兰氏阴性杆菌，在肥皂中也可生存，固体肥皂湿润后会成为细菌的温床，所以请充分干燥固体肥皂或使用液体肥皂 ❺禁忌▶ 液体肥皂的容器如果不经常管理，很容易被细菌污染，所以要清理、杀菌后再继续添加使用 ❻注意▶ 剪短指甲，不涂指甲油 ❼注意▶ 摘掉戒指、手表。如戒指摘不掉，移动戒指清洗，充分干燥
2 洗净法洗手 ①用流水将手浸湿至腕部，按压液体肥皂瓶取之（❶❷） ②合上手掌，充分揉搓（❸）(参照图片ⓐ) ③用右手充分搓揉左手指甲，用左手充分搓揉右手指甲（❹）(参照图片ⓑ)	❶按压一次液体肥皂，取之在手，用水使其充分起泡 ❷100 mL 的液状肥皂瓶，按一下会流出你需要的 3 mL ❸肥皂起泡后，揉搓、清洗 20~30 秒 ❹从手背到指甲尖充分洗净

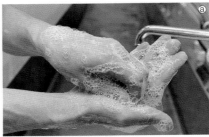

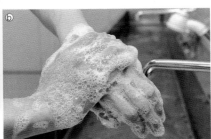

要点	注意・根据
④手指交叉，搓揉两指之间（**⑤**） 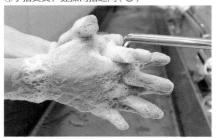	**⑤ 技巧▶** 左右手指组合交叉，洗净指尖 **注意▶** 洗净后剩余物最多的部分是指尖、手指间、大拇指指根
⑤用相反方向的手掌洗净指甲 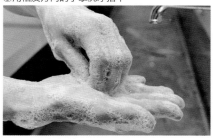	
⑥充分搓揉至大拇指指根（**⑥**） 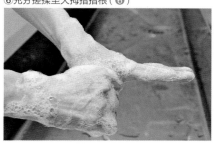	**⑥ 技巧▶** 洗净时，注意充分捻搓至大拇指指根
⑦用手掌搓揉，洗净指尖（**⑦**） 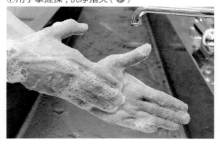	**⑦ 技巧▶** 洗指尖时，让泡沫布满指甲之间

要点	注意・根据
⑧旋转洗净手腕（⑧） 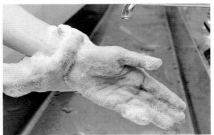	⑧技巧▶ 注意指尖、手指间、手腕、拇指根的残留物，揉搓手指整体，洗净
⑨手指向下，用流水充分洗净肥皂（⑨） ⑩用纸毛巾将两手的水分充分擦干（⑩） ⑪洗完将手完全干燥（⑪⑫⑬）	⑨技巧▶ 手的高度比手腕低，清洗的时候让水从手指流下 ⑩禁忌▶ 共用的布制毛巾，会成为细菌繁殖的温床 ⑪注意▶ 湿风式吹风机容易造成干燥不充分，还可能吹出吹风机内的细菌并附着于手上 ⑫注意▶ 非自动的水龙头用手腕、肘部关闭。手动水龙头不要直接用手触摸，用纸巾关闭 ⑬为了预防手指粗糙，请使用护手膏 　注意▶ 如果手指粗糙，即使洗手也不能减少细菌，有可能会从伤口开始感染 　根据▶ 粗糙的手指会成为细菌繁殖、附着的温床
◆用揉搓法洗手（❶❷） ①按压速干性手指消毒药药瓶，取消毒药在手，揉进手指 ②接着将药揉遍手掌，手指交叉，揉进手间 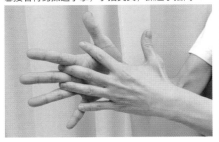 ③按照手背、手的侧面、拇指、手腕的顺序揉搓，两手合掌揉搓至酒精完全挥发	❶这是不使用流水，而使用含有酒精的速干性手指消毒药的洗手方法 ❷这是2002年美国改订的标准，首先推荐的卫生洗手方法为搓擦法 　根据▶ 如果没有肉眼可见的污物附着，手指消毒用酒精制剂有如下的优点： 　·抗菌作用强 　·效果的持续时间长 　·可防止皮肤干燥 　·更加方便
◆**戴、摘手套的方法** ●在接触血液、体液、黏膜、有创伤的皮肤时，一定要戴手套（❶❷）	❶注意▶ 戴手套不能代替手指消毒、洗手

要点	注意・根据
	❷戴手套的原则：一处置，一换手套。在处置完成后或在向其他患者移动时要摘下手套，进行手指消毒和洗手 根据▶ ・细菌、病毒、手套上的针孔等，肉眼看不见 ・因为戴手套手指会变得湿润，可能会引起常居菌繁殖，摘手套时手指也易被污染

1 摘手套的正确方法

①用较灵活的手抓住另一只手手套的外侧（距袖口约 3 cm 的地方）

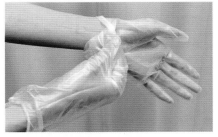

②将被污染的手套外侧翻到内侧摘掉

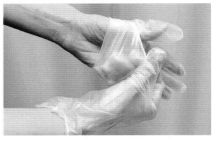

③用灵活的手将摘下的手套团在手里，另一只手从灵活的手的手套口内侧伸进手套（❸）

❸ 注意▶ 不要接触手套的外侧

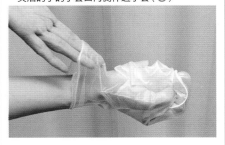

要点	注意・根据
④用后摘下来的手套包裹已摘下的手套	

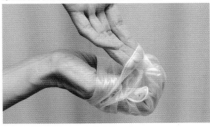 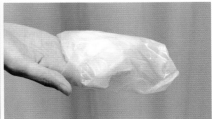

要点	注意・根据
⑤将摘下来的手套作为感染性废弃物扔到指定的容器中（④）	④摘下手套后，进行手指消毒
◆ **戴口罩（①②）**	①飞沫感染、空气感染均是通过呼吸器官传播的。防止呼吸器官感染的个人防护用具（PPE）是口罩（防止飞沫感染为医用口罩，防止空气感染为N95口罩） ②接触咳嗽的患者时，务必佩戴口罩 注意▶ 有飞沫感染可能性的病毒，不仅限于肺炎球菌、流感菌、肺炎支原体、流感病毒等，还有可能是结核菌（结核病的咳嗽患者）。在未确诊为结核的时点上，从费用角度来看，使用N95口罩有些困难，重要的是，要在日常就有尽最大努力防止身体受到病原体侵害的思想准备
1 佩戴医用口罩 ●防止对象为流行性感冒、支原体肺炎、病毒性肺炎等 ●以无纺布、具有防水性的材料为宜（③） ①佩戴时金属丝在上部，口罩的褶向下 ②弯曲金属丝，使口罩贴紧脸部 ③展开口罩褶，充分覆盖鼻、口	③保持对来自体液中湿性物质的防御

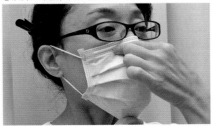

要点	注意・根据
❷ 佩戴 N95 口罩（❶） ●以空气感染的结核、水痘、麻疹为对象 ①双手按住口罩，贴紧脸部使其没有空气泄露（确认贴紧面部） 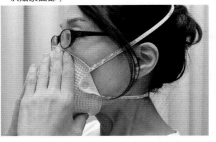	❶可以除去空气中 95% 以上大于 0.3 μm 的微粒
◆个人防护用具（PPE）的穿、脱方法 **❶ 穿着顺序（❶）** ①戴口罩 ②戴帽子 ③戴眼镜 ④戴手套（内侧）（❷） ⑤穿上长衫 ⑥戴手套（外侧） ⑦穿上长筒靴	❶根据病原体、疾病状态、医疗行为判断所需的个人防护用具（PPE） ❷ 根据▶ 在处理感染力强的物体、排泄物时，因为戴了双层手套，所以能够避免在最后裸手脱下被污染的个人防护用具（PPE），从而保护身体免受病原体的侵害
❷ 脱下时的顺序（❶❷） ①摘掉外侧手上的手套 ②脱掉长衫 ③用内侧戴着手套的手，用速干性手指消毒液洗手 ④摘掉眼镜 ⑤摘下帽子 ⑥再次用戴着手套的内侧的手，用速干性手指消毒液洗手（❸） ⑦不要用手，脱掉长筒鞋 ⑧摘掉口罩（❹❺） ⑨最后，摘掉内侧的手套，洗手（❻）	❶ 注意▶ 对使用后有可能被污染的个人防护用具（PPE），以何种顺序脱下、废弃，比穿着时更为重要。所以，所有的设施都要规定脱下程序，让所有人都知道 ❷ 技巧▶ 从最有可能被污染的衣物脱起并扔掉 ❸ 技巧▶ 尽最大可能不裸手，防止病原体的侵害 ❹摘医用口罩时，双手拿住口罩带，从脸部取下 ❺摘 N95 口罩时，用一只手按住口罩，另一只手把口罩带拽到脸的前部摘下 注意▶ 不要从头部向后摘掉口罩 根据▶ 为了不使附着于口罩表面的病原体接触身体 ❻ 注意▶ 即使穿着个人防护用具（PPE），在使用后的废弃阶段，手的表面也有可能被污染

- 诺如病毒的结构极为单纯，直径约 38nm，呈球形。由于其极小，被称为小型球形病毒（SRSV）。2002 年，由国际病毒命名委员会命名为"诺如病毒"，2003 年，食品卫生法中的名称也做了相应的变更。该病毒较耐热，使其死亡需要在 85℃ 下加热 1 分钟以上。同时还耐干燥、耐酸，在水中也可长期生存

- 诺如病毒有多种基因类型，同一人会被不同类型的病毒反复感染。由于是小肠上皮细胞的局部感染，所以免疫持续时间较短，相同基因类型也会反复感染

- 在老年人的养老设施中，病毒的入侵途径有限，感染途径大体为职员、探视者、委托从业者、新住院的患者等从外部带入的物品、食品等

- 潜伏期为 12~72 小时，主要症状有：小肠炎症引起的痢疾，腹痛及胃运动功能降低引起的恶心、呕吐，轻度发热。患有基础疾病免疫功能低下的患者及抵抗力低下的老年人易发生脱水，在老年人群中，还有由呕吐物引起的吸入性肺炎、呼吸道闭塞引起的窒息等病情加重的情况。通常 1~3 天可治愈，无后遗症

- 摄取被诺如病毒污染的食物、水等被感染为一次感染。感染者的呕吐物、粪便中会存在大量病毒。如果附着于地面，随着地面变干，病毒会浮游于空气中，具有 3 周左右的感染力。由此附着于食物、日常生活用品上，再通过手入口感染为二次感染

目的▶
- 不把诺如病毒带回医院内
- 彻底贯彻标准预防方案
- 彻底实行防止不同途径感染的对策，防止感染扩大
- 从病毒学的角度安全、切实地处理污染物

核查项目▶ 对诺如病毒的污染场所（马桶座、门把手、扶手、水龙头、清扫用具、床四周、轮椅把手、桌子、椅子、抽屉把手、电话听筒、护理记录文件夹、工作台等）进行清扫、消毒。注意呕吐物的处理、更换纸尿布时的处置、被污染的衣物的处理、排泄介助后的洗手

适应对象▶ 住院患者及其家属、职员及其家属、委托从业者、探视者、实习生等出入医院者

防止事故的要点▶
- 在需要排泄介助的现场，如果判断有频繁的痢疾症状，作为标准的预防感染方法，首先要防止呕吐物中的病毒引起空气感染和介于手的接触感染扩大，其次是预防接触感染
- 有隐性感染嫌疑或症状消失后 1~2 周，粪便中仍会排出病毒，对此不要忽视
- 处理呕吐物使用的物品，原则上须全部扔掉，清扫用具与专用用具分开

必需物品▶
- 呕吐物、排泄物处理工具套装、HYPROX 高效杀菌剂（或次氯酸钠）、清扫灰尘工具（刮水器、簸箕）、微纤维布、纸毛巾、污物回收袋、垃圾袋、搬运袋
- 本书中呕吐物、排泄物处理工具套装为日本株式会社山爱（san ei）的商品，同套工具中 HYPROX 高效杀菌剂、清扫灰尘工具为日本东荣部品株式会社的商品
- 防止感染的个人防护用具（PPE）：手套两副、帽子、长褂、鞋套、医用口罩、眼镜（需要时）、专用拖布、专用水桶等清扫用具

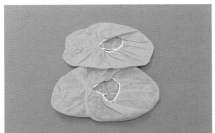

鞋套

程序	
要点	注意·根据

1 做处置前的准备（❶）

①用搓擦法或洗净法进行卫生学的洗手

②做处置的装束准备（❷）
· 按照医用口罩（❸）、帽子、眼镜（❹）、手套（内侧）、长褂、手套（外侧）（❺）、鞋套（❻）的顺序穿着

[以下至第 26 页的图片，由株式会社**サンエイ**提供]

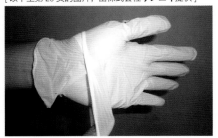
佩戴双层手套

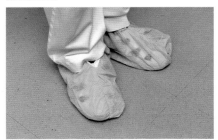
套上鞋套

③准备污物回收袋、搬运袋、垃圾袋等各种口袋（❼）

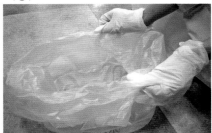
将口袋口折好

❶ 防止事故的要点▶
· 必须在处置区域外做准备
· 闲人免进，限制无关人员进入
· 呕吐物及排泄物从病毒学的角度安全、切实地进行处理，防止病原体的传播扩大
· 打开窗户，在换气的同时进行处置

❷ 注意▶ 摘下手表及戒指

❸ 未干燥的排泄物没有空气感染的传播力，所以可以用医用口罩对应

❹ 根据▶ 在处置中，呕吐物有可能溅起来进入眼中，所以要佩戴眼镜

❺ 双重手套
根据▶ 有时手套可能会有针孔

❻ 飞散到地面、肉眼看不见的呕吐物会附着于鞋底，扩大病毒的传播途径，因此要套上鞋套，安全、切实地处置

❼ 技巧▶ 为便于回收，将口袋口部分弯曲折好
· 污物回收袋：回收呕吐、排泄物
· 垃圾袋：将污物回收袋和处置时产生的垃圾装进去
· 搬运袋：处置后，将可再使用的清扫用具运到清洗场所

要点	注意・根据
2 呕吐物、排泄物的除菌、洗净（❶❷） ①从呕吐物的中心，在最低限度半径为 1~1.5 m 的范围内喷洒高效杀菌剂（❸❹） 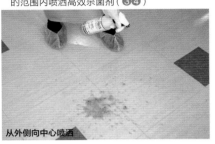 **从外侧向中心喷洒** ②周围的墙壁、家具也要喷洒（❺）	❶ 根据▶ 粪便、呕吐物中含有大量病毒，每 1 g 便拥有 100 万 ~10 亿个病毒，而只要有 100 个病毒就具有感染力 ❷ 根据▶ 由于诺如病毒可在室温下生存 2 周左右，所以有必要使患者的呕吐物及粪便中的病毒失去活力 ❸ 以 30 秒的时间进行除菌、洗净，使其无味、无害（对人体、环境），无腐蚀性（地毯不掉色） 　注意▶ 如使用次氯酸钠，在有机物较少时需要 200 ppm 的浓度，在呕吐物、粪便中需要 1 000 ppm 以上的浓度 ❹ 技巧▶ 从外侧向呕吐物中心喷洒 ❺ 根据▶ 呕吐物有可能飞散到墙壁、家具上
3 使用清扫工具收集呕吐物、排泄物，装入污物回收袋（❶❷） 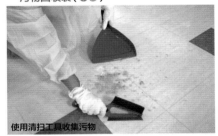 **使用清扫工具收集污物**	❶ 用清洁工具中的刮雨器收集呕吐物，回收在簸箕中。簸箕有沟槽，水分较多的污物也可回收 ❷ 技巧▶ 收集时动作要轻，不要使收集物飞散
4 处置物回收后，在清扫工具上喷洒高效杀菌剂，装入搬运袋（❶） 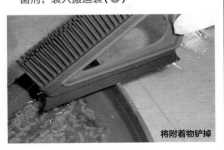 **将附着物铲掉**	❶ 用簸箕侧面的锯齿铲掉附着于刮雨器的黏度较高的处置物 　防止事故的要点▶ 在附着于用具表面的呕吐物、排泄物上喷洒强力杀菌剂，使其失去活力

要点	注意·根据
⑤ 摘下外侧的手套，扔到污物回收袋里	
⑥ 将污物回收袋的口扎好，放入垃圾袋中（❶）	❶ 注意▶ 将外侧的手套扔进垃圾袋以后，再把袋口扎紧
⑦ 洗净地面、除菌 ①以程序②的要领在地面喷洒高效杀菌剂 ②用纸巾擦去残留物 ③将擦地的纸巾扔入污物袋 ④用纸巾反复擦拭 4 次（❶） ⑤再次喷洒高效杀菌剂，用微纤维布擦拭（❷❸） 	 ❶ 注意▶ ·如果没有高效杀菌剂，可用浸透 1% 次氯酸钠的布或纸巾擦拭浸湿的地板 ·如果污染严重的话，用浸透 0.5% 次氯酸钠的纸巾覆盖 30 分钟以后再擦拭 ❷ 根据▶ 微纤维布由头发丝 1/300 粗细的纤维制成，可除去微生物级的污垢 ❸ 注意▶ 使用次氯酸钠，金属部分会被腐蚀，请在 10 分钟以后用水洗净
⑧ 处理预防用具 ①将垃圾袋、搬运袋喷洒上高效杀菌剂，用纸巾擦拭 ②将纸巾喷洒上高效杀菌剂，从上到下擦拭杀菌剂瓶体（❶） ③将擦拭用过的纸巾扔进垃圾袋 ④摘下鞋套、围裙 ⑤摘下围裙后，用速干性手指消毒液戴着手套洗手	 ❶ 注意▶ 特别是喷头、瓶底面要认真擦拭

要点	注意・根据
⑥摘下眼镜、帽子(❷)	❷ 注意▶ 如非一次性眼镜,因为可以再次使用,所以要将其喷上高效杀菌剂,放入搬运袋。其他的使用物品则扔入垃圾袋
⑦摘下帽子后,戴着手套,用速干性手指消毒液洗手	
⑧摘下口罩、手套,扔进垃圾袋	
⑨扎好垃圾袋的口,扔掉(❸)	❸ 防止事故的要点▶ 垃圾袋可以作为一般垃圾扔掉,但前提是确实实施行了病毒学的处置,口袋没有破损
9 处置结束后进行卫生学意义上的洗手	

（右侧标签：4 防止感染）

不同感染途径的预防方案②接触感染应对措施·疥癣

- ●疥癣是养老设施中日常最成问题的感染症,经常伴随着集体发生的危险
- ●疥癣是疥螨虫(疥螨,大小为 0.2~0.4 mm)寄生于人体皮肤引起的感染症,主症为瘙痒,夜间睡觉时加剧,其特征是昼夜差别明显。瘙痒的原因是螨虫的粪便及螨虫脱皮后的躯壳引起的过敏症状
- ●疥螨离开人体,2~3 日便会死亡。不耐干燥、不耐热(50℃下10分钟死亡),卵在干燥状态可生存1周
- ●疥癣可分为普通型疥癣与角化型疥癣两类。普通型疥癣的疥螨虫寄生数在 1000 只以下(全身寄生数十只的情形较多),但角化型疥癣的疥螨寄生数可达到 100 万~200 万只,在免疫功能低下的患者中经常见到。普通型疥癣与角化型疥癣不同的特征是寄生虫的寄生数和感染力不同
- ●对普通型疥癣要避免过度处置,对角化型疥癣要避免处置不足
- ●普通型疥癣不需要穿长裤,而对卧床患者的介助最好穿长裤、戴手套
- ●疥癣的主要感染途径是通过皮肤的直接接触感染和接触患者的毛巾、床单、器具等引起的间接接触感染。普通型疥癣,在接受比较有效的治疗后,24小时感染力会消失。所以一般认为,患者传染给医护工作者的风险较小,但是因为感染后有1个月左右的潜伏期,所以有必要防止其再次发作
- ●出入带有疥癣虫、虫卵皮肤脱屑飞散的房间,接触脱屑附着的寝具、衣物、医疗器具、介护用具都会引起感染。因为有的感染传播扩大是通过职员引起的,所以彻底贯彻标准预防方案、防止接触感染的预防方案以及皮肤科医生的诊断非常重要

目的▶
- ·通过早期发现,防止角化型疥癣扩大
- ·普通型疥癣,通过例行洗手、彻底贯彻标准预防方案防止扩大
- ·角化型疥癣,通过彻底贯彻接触感染方案防止扩大

核查要点▶ 皮肤症状与瘙痒
- ·红色丘疹的好发部位:腹部、胸部、腋窝、上肢内侧、大腿内侧
- ·红色小结节的好发部位:阴茎、阴囊、腋窝、肘、臀部
- ·疥癣螨隧道的好发部位:手掌(手关节部)、手指间、阴部、腋窝、臀部、足部
- ·牡蛎壳般的厚结痂

适应对象▶ 住院患者及其家属、职员及其家属、委托从业者、探视者、实习生等出入医院者

禁忌▶ 瘙痒时不能使用类固醇类药,这会降低对疥癣虫的免疫反应,使症状恶化,进而容易转变为角化型疥癣

- 及早发现症状，防止感染扩大
- 通过调查感染扩大状况、确定感染源、观察疥癣症状、听诊调查等把握患者、职员、家属的患病状况
- 皮肤科医生进行诊断
- 开始进行早期治疗
- 根据接触程度进行预防性给药：与疥癣患者共用寝具的同居家属、与角化型疥癣患者有皮肤接触者及裸手接触寝具者

必需物品▶
- 标准预防方案、防止空气感染方案
- 治疗药物：克罗米通软膏（不适用保险）、含有苯甲酸苄酯的外用药（不适用保险）、含有六氯环己烷（γ-BHC，俗称六六六）的外用药（在有机氯系列杀虫剂中，它具有麻痹中枢神经的毒性，所以在日本只有作为试剂才可得到）及内服药伊维菌素（stromectol）
- 专用清扫用具（HEPA 带滤芯的真空吸尘器、微纤维布、拖把、水桶等）、拟除虫菊酯类杀虫剂、滚筒型胶带

程序	
要点	**注意·根据**
1 就诊断、治疗对患者及家属进行说明 ①说明诊断的疾病名称、全身状态及治疗方法 ②如果有感染症状，为角化型疥癣，请其理解需要隔离（❶），隔离时间为从开始治疗算起的 1~2 周的时间 ③说明探视注意事项（❷） ④预防性治疗（❸）	⊖在使用不适用保险的药物时，从患者或代理人处取得已接受告知说明的文书很重要 ❶ 防止事故的要点▶ 告知说明很重要。除角化型疥癣外，其他无隔离的必要。但由于患者在室内来回走动或有认知障碍，无法防止接触感染或与抵抗力低下的患者同居一室时，则有必要进行隔离 ❷ 注意▶ 避免长时间的挽手或按摩肌肉这种与患者直接的接触 ❸如果有多名疥癣患者或发生集体感染时，最好对有接触可能性的人也进行治疗。但是，因为对未确诊者投放药物不适用保险，所以，最好取得接受告知说明后再进行治疗
2 彻底贯彻防止接触感染方案（角化型疥癣） ①在进入患者居室时，戴上一次性手套，穿长褂，换上居室用的拖鞋（❶） ②离开房间时，打上肥皂，用流水认真洗手（❷❸） ③诊疗用具、护理用具、介护用具均为患者专用（❹❺）	❶ 注意▶ 所有的介助行为均穿着手术服进行，手术服只限使用一次 ❷ 注意▶ 如果疥螨虫进入有皱褶凹处，则不易掉落，请认真洗手 ❸ 注意▶ 注意洗净指甲、皮肤的缝隙之间。另外，指甲一定剪短 ❹体温计、血压计、听诊器、轮椅、便携式便器等均为患者专用 ❺尽量减少向室外移动，请准备便携式便器，排泄在室内进行

要点	注意・根据
④使用轮椅运送（**6**） 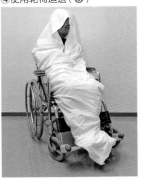	**注意▶** 使用后的便携式便器、轮椅等有可能残留落屑，请不要直接接触。用湿纸巾擦拭，喷洒杀虫剂 **6 注意▶** 即使可以独立行走，移动时也要使用轮椅 **技巧▶** 在轮椅上铺上清洁的单子，让患者坐在上面，从脚尖开始将患者全身包裹起来，再从居室开始移动 **根据▶** 防止由于移动中的接触和落屑发生感染
3 撤换毛巾、床单、衣物等 ①被罩、床单、枕套等要每天撤换（**12**） ②如为角化型疥癣，则每周 1 次，用插入式拟除虫菊酯类杀虫剂对床垫进行喷洒（**3**） 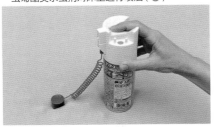 ③因为每天要洗澡，所以请多准备可以用热水处理的衣物（**4**） ④洗衣服尽量委托专业人员（**567**）	**1 注意▶** 不要把用过的床单、毛巾等放在地板上 **2** 注意床单、毛巾上的落屑，向内侧折叠，不要扬起灰尘。然后装进洗衣袋，喷洒杀虫剂，密封 **注意▶** 在把洗涤物品交给家属的时候，将洗涤物装进塑料袋里，喷洒上杀虫剂，密封 24 小时后交给家属 **3** 在铺新的床单之前，用滚筒型胶带粘去床垫上的灰尘等污物，用吸尘器吸尘 **4 热水处理的要点**：如果 50℃ 的环境保持 10 分钟以上，疥癣虫螨就会死亡。也可用热水、烘干机、电熨斗等 **5** 如果洗涤委托专业人员，要放入专用洗衣袋，明确标记"疥癣"，写上日期 **6** 如果有排泄物等附着，要分别汇总处理，明确写明附着物

要点	注意·根据
	❼如果在医院内洗涤，将衣物放入塑料水桶中，用 50℃ 以上的热水消毒 10 分钟以上，之后再洗，洗完后用烘干机烘干 注意▶ 如果不能进行热处理，请将其装进袋子并扎紧，放置两周后再洗 ❽因为排泄物没有感染性，所以可以装进塑料袋，按通常垃圾的分类扔掉
⑤换纸尿布（❽）	
4 清扫患者的居室（❶） ①地板用专用吸尘器吸过后，再用拖把蘸水擦拭（❷） ②床的四周、轮椅、携带式便器、床头柜、门把手等用抹布蘸水擦拭（❸）	❶每天在患者洗澡时清扫 ❷使用过的抹布、拖把浸泡在 50℃ 以上的热水中 10 分钟以上，进行热处理 ❸发病 2 周后对床垫、床周围、地面喷洒拟除虫菊酯杀虫剂，1 小时以后用专用吸尘器清扫
5 患者洗澡时的注意事项 ①每天洗淋浴（❶） ②介助者穿长筒靴，必须穿一次性手术服、戴手套（❷❸） ③用轮椅运送至浴室，在更衣室地面铺上塑料布，将轮椅停在上面，然后脱衣服 ④将患者引导至浴室，由介护者帮助洗身体（❹❺） 　·洗澡的注意点：将角质增生的部位（脚部等）泡进热水里，使其柔软，用刷子将其彻底刷掉 ⑤涂抹由皮肤科开出的外用药（参照**6**外用药的涂抹方法） **（一名介助者在给患者洗身体时，另一名进行更衣室的处理）** ①处理衣物，将穿过的衣物装进洗衣袋进行处理	❶注意▶ 洗澡在最后进行 ❷注意▶ 疥癣在浴盆内传播的可能性较低。但如果是角化型疥癣，那么含有疥癣虫或虫卵的落屑有可能飞散于浴室或更衣室内而引起感染，要充分实行防止接触感染的预防方案 ❸介助工作一定要两人进行 ❹使用患者专用的浴用海绵。将使用过的毛巾等装进专用的洗衣袋，密封后交洗衣者洗净 ❺洗澡时用小镊子将鳞屑剥离

要点	注意・根据
②处理移动轮椅时用过的单子 ③轮椅、地板、地板上的塑料布等，用抹布蘸水擦拭（❶） ④在轮椅上铺上新单子 ⑤更衣室处理完毕后，将患者引导至更衣室，穿衣服 ⑥让其坐在轮椅上，将头发吹干（❷）	❶使用过的抹布，浸泡在 50℃ 以上的热水中 10 分钟以上，进行热处理 ❷把使用过的刷子，浸泡在 50℃ 以上的热水中 10 分钟以上，进行热处理后干燥
6 外用药的涂抹方法 ①务必戴上手套 ②不要忘记手指缝、脚趾缝、指甲周围、外阴部，要全身都涂抹遍（❶） ③用塑料袋盖上涂满外用药的手脚，用胶带固定（❷） ④如果是甲癣，使用药剂将其软化，用钳子以外科的方法将其去除（❸）	❶ 注意▶ 如为普通疥癣，从颈部以下全身涂抹，没有症状的地方也要仔细涂抹（婴儿全身涂抹） 注意▶ 如为角化型疥癣，则不要忘记面部、头部、耳后部 ❷手上套上塑料袋也不妨碍动作 根据▶ 在角化型疥癣中，甲癣发生较多。手指是疥癣再发的温床。瘙痒时要防止感染其他部位。另外，要提高涂抹在角化较强部位的具有溶解作用药剂的渗透性 ❸根据▶ 提高药剂的效果
7 收拾浴室 ①对长筒靴、海绵及其他使用物品进行热处理 ②对浴室地板进行常规清洗（❶） ③浴盆用热水消毒 ④更衣室用吸尘器清扫	❶用地板刷认真清扫地板、墙壁，使之没有落屑残留
8 从隔离室解除隔离后，清洁居室 ①患者回到普通的房间后，清扫隔离室 ②戴一次性手套、口罩，穿长褂进行清扫 ③对地板、墙壁、床周围、床头柜喷洒拟除虫菊酯类杀虫剂，按指定时间密封房间（❶） ④用专用吸尘器清扫，整个房间用水擦拭，然后打开窗户，充分干燥 ⑤在治疗结束时要对被子消毒并烘干，再喷洒拟除虫菊酯类杀虫剂，使用专用吸尘器清洁 ⑥离开房间后闭锁两周 ⑦对使用过的清洁用具进行热处理	❶如果对室内拟除虫菊酯类杀虫剂的喷洒很充分的话，居室的闭锁期间可以遵从各养老设施的操作规程 注意▶ 对于与角化型疥癣患者同居一室的患者的床，要与角化型疥癣患者的床同样对待
9 疗养时的注意点 ①以疥螨虫的检出和继续治疗新发生的疥螨隧道为判断基准，不以皮肤症状为判断基准（❶） ②若老年人中有再发的例子，需要数月的跟踪观察	❶瘙痒或结块等症状会持续半年到一年

不同感染途径的预防方案③飞沫感染应对措施·流行性感冒

- 流行性感冒（简称流感）是流感病毒（A 型、B 型、C 型）引起的急性呼吸道感染。感染途径为咳嗽、喷嚏、会话等，感染方式为吸入有病毒飞沫的飞沫感染和接触被病毒污染的手指、物品等引起的接触感染。流感病毒一般不会漂浮在空气中，但偶尔也有空气感染的报告
- 近年来，季节性流感和与传统抗原大不相同的新型流感引起了人们的注意。以日本为例，因为一般人未获得免疫，所以在全日本迅速蔓延，给日本国民的生命和健康带来了重大的影响。2009 年的新型流感病毒（A/H1N1）在世界很多国家流行，日本也采取了紧急措施（2011 年 4 月 1 日后，转换为通常的季节性流感措施）
- 流感是老年人养老设施中最成问题的感染症之一，基本的预防措施就是接种疫苗、洗手、漱口
- 防止医务工作者为媒介的扩大感染。为了维持医院功能，职员们要注意自身的健康管理，积极地接受疫苗接种是很重要的
- 潜伏期为 1~3 天，通常为 3~4 天，拖得比较长也就是 1 周，会自然痊愈。但是也有并发流感肺炎等危重病症而致死的。其他的并发症还有脑炎、脑膜炎、瑞氏（Reye）综合征（大脑及肝脏等的障碍）等
- 流感灭活疫苗的防止发病效果，健康的成年人为 70%~90%；婴儿较低，为 20%~60%

核查项目▶
- 是否有突然头疼、肌肉疼、倦怠感、恶寒抖动、高烧（38℃ 以上）、感冒症状（打喷嚏、流鼻涕等）、腹部症状（痢疾、呕吐等）
- 流感的简易检查
- 检查患者的基础疾病（心脏、呼吸系统的基础疾病，是否有糖尿病、免疫功能不全的既往病历）
- 确认养老设施内的发生动向（确认同屋者及接触者）

适应对象▶ 住院患者及其家属、职员及其家属、委托从业者、探视者、实习生等出入医院者

防止事故的要点▶
- 预防流感方案：接种疫苗（患者及其家属、全体职员及其家属、委托从业者、探视者、实习生等出入医院者）
- 养老设施内的温度、湿度管理（温度 22℃ 左右，湿度 60%~70%）
- 严格执行漱口、洗手规定，戴一次性医用口罩

必需物品▶ 标准预防方案、防止空气感染方案，依据防止接触感染方案

程序	
要点	**注意·根据**
１ 依据鉴别诊断确定患者，彻底贯彻早期预防方案 ①实施流感简易检查（❶）	❶在咽喉或比咽喉更敏感的鼻腔擦试液，可在 15 分钟内测定 注意▶ · 在发病时间不长，病毒还未充分增长时，结果有时会呈阴性 · 在化验标本取量不充分时，也会呈阴性 · 如有大量血液混入，也会呈阴性

要点	注意·根据
②进行患者隔离（❷） ③彻底贯彻标准预防方案 ④彻底贯彻预防飞沫传播预防方案：佩戴一次性医用口罩（❸） ⑤彻底贯彻预防接触传播预防方案：实施洗手和漱口（❹） ⑥进行患者处置时，佩戴一次性医用口罩 ⑦彻底清扫医患接触点（❺❻） ⑧进行抗病毒药的预防给药（❼） ·推荐在流感病毒入侵途径呼吸系统中可以发挥抗病毒作用的扎那米韦（zanamivir，商品名：relenza），对老年人而言，服用较为简单的达菲（tamifiu）、奥司他韦（oseltamivir）比较适合	❷ 防止事故的要点▶ ·由于感染力很强，所以要实施隔离 ·确认同室者及频繁接触的职员是否有感染，进行处置 ❸请咳嗽的患者佩戴口罩 根据▶ 含有流感病毒的飞沫（直径5μm），约飞散1m，需要有防止湿性物质暴露的措施 ❹推荐用肥皂和流水洗手。根据情况，如果手指不脏的话也可以用擦拭法洗手 ❺要阻断从手到手的感染途径 ❻用蛋白质失活杀菌剂擦拭 注意▶ 如使用液体洗涤剂，气流有可能会使病毒飞散，所以不使用此法 ❼在同居家属及工作场所投放，防止在养老设施中集中发生
2 疗养上的注意点 ①治疗上以投放抗病毒药（吸服扎那米韦，内服达菲）为中心（❶❷❸） ②进行对症疗法 ③防止脱水及肺炎等并发症（❹） ④调节居室室温、湿度（温度22℃左右，湿度60%~70%）（❺） ⑤注意充分的休养和营养补给 ⑥努力尽早发现并发症 ·食欲减退、呼吸状态恶化（血氧饱和度SpO₂降低，呼吸频率加快）、痰量增加、肺杂音、热型变化、脸色不好等	❶在发病后48小时内投放最为有效 ❷即使已退烧、身体无大不适也要持续服用5天 根据▶ 抗流感药物原理是抑制在细胞内繁殖的大量病毒逸出细胞外 ❸1日内完成 ❹注意▶ 流感肺炎有时会发生严重的呼吸困难，进程迅速，有引起呼吸不全的可能 ❺根据▶ 流感病毒在湿度高的环境下会失去活力

评价

● 是否能理解、实施、彻底贯彻医疗现场的防止感染措施，是否可组合实施不同传播途径预防对策
● 是否认识到了在老年人的疗养环境中，防止发生集体感染是防止感染措施的关键环节
● 平时是否遵守了"一处置，一洗手"原则
● 是否掌握并实行了以下各点：自己不成为病原体的媒介者、从病原体保护自己、掌握必要的防止感染知识和方法论

5 完善环境

5.1 病床环境

杉本知子

老年人的特征以及护理的必要性

- 伴随着由年龄增长引起的心脏功能、呼吸功能的降低，老年人在活动后容易感到疲劳，同时也会出现运动能力的降低。这种变化，作为日常生活"活动范围狭小化"的问题，多数情况下会越来越明显
- 在掌握老年人运动能力的基础上，有必要了解其肌肉和骨头的状态。一般来说，老年人肌肉纤维变细、肌肉力量下降、骨量减少等多见于骨质疏松症者。骨质疏松症指骨量低下的病态，主要原因是骨芽细胞的形成能力降低，在这种状态下，跌倒时容易导致骨折，产生重大伤害，所以要引起注意
- 关节会发生关节软骨的变性，失去弹性。这种变化会使骨头的某一部分增加负荷，引起骨变形，逐渐带来运动受限、疼痛的退行性关节炎（变形性关节症）
- 感觉器官是较易把握年龄增长变化的器官。大多数情况下，眼睛从 40 岁左右可以观察到年龄增长现象，作为其代表性的现象，有晶状体弹性的减弱以及伴随着睫状体肌肉收缩力下降而出现的老花眼
- 据说听力一般在 20~30 岁达到峰值，以后慢慢下降。年龄增长变化的代表现象主要有：蜗神经纤维的变性、血液循环障碍、由耳蜗基底膜生理机能变化原因而发病的老年性重听
- 老年人人群中，有的人在记忆力、判断力等认知功能上产生障碍，特征是：难以适应新的环境，即使能适应环境变化也需要相当长的时间
- 如上所述，伴随着年龄增长，老年人的视觉、听觉等感官功能降低，肌肉力量、耐久力等运动功能降低的现象会越来越明显。与青壮年阶段相比，越来越难于准确、敏感地捕捉到环境的变化，不能随心所欲活动自己身体的现象也越来越多
- 所谓生物体内平衡是指生物体面对外部环境变化，生物体内部恒常地保持某种稳定状态的生物体自身调节的功能，也指其调节保持的某种状态。这种功能通常是由"自律神经""内分泌系统""免疫系统"三者的相互作用维持的。但是，伴随着年龄增长，其功能逐渐降低，所以，老年人非常容易受到环境的影响
- 为老年人准备能够舒适生活、疗养的场所，对维持老年人身心健康、稳定、恢复病情是必不可少的。另外，这些场所对恢复健康、提高与疾病斗争的欲望也有一定作用。所以，提供一个优越的环境，在老年人的护理中是一个很重要的因素

早期判断

要点	注意·根据
1 病房、走廊 ● 床上的污染状况 ● 床单的皱褶状况 ● 床头柜上的污染状况 ● 桌布的污染状况 ● 床栏杆的污染状况及稳定性 ● 床的制动器以及轮子的朝向情况 ● 呼叫按铃、床等患者使用器具有无故障、破损 ● 地板的水渍及污染状况 ● 室内设置的栏杆、扶手的状况及稳定性 ● 室内的温度、湿度状况	● 病床与病床周围的环境是否处于能舒适地进行疗养生活的状态 根据▶ 住院的患者要在病床上度过很长的时间。所以，完善这样一种疗养环境，对患者度过一段舒适的疗养生活是很重要的 ● 从努力防止患者感染的角度讲，保持卫生也是必须的 根据▶ 准备舒适、清洁的疗养环境，可以最大限度地发挥治疗效果，预防感染症状，使病情逐渐稳定

要点	注意・根据
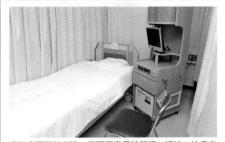 **床和床周围的环境，需要恒常保持舒适、清洁，让患者能很好地进行疗养、生活** ● 异味的状况 ● 采光、照明的情况 ● 噪声状况 ● 病房整体和走廊的清理状况（在患者的活动线上是否放有轮椅、运货车等妨碍步行的物体） ● 是否保护了患者的隐私 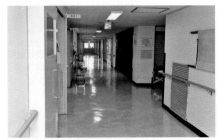 **确认病房整体和走廊的清理状况（在患者的活动线上是否放有轮椅、运货车等妨碍步行的物体）**	◯在介护保险设施方面,如今推行单元化和单间化。但在医院中，多数患者由于经济的原因，依然使用多人病房。所以当然有必要把握使用多人病房患者的物理环境以及人际关系，为创造舒适的病房环境尽力 根据▶ 有的人不太介意的声音，对有的人来说是噪声
2 洗脸池、浴室 ● 洗脸池、浴室的污染及排水状况 ● 洗脸池、浴室地面水渍、污染状况 ● 镜子的污染状况 ● 采光、照明状况 ● 如果温水可以使用，其温度的设定情况 ● 室内温度、湿度情况 ● 设置于浴室、洗脸池室内的扶手状况及稳定性 ● 病房整体和走廊的清理状况（在患者的活动线上是否放有轮椅等妨碍步行的物体） ● 房门的开关情况	◯确认与住院前日常生活活动能力相比，排泄、吃饭、步行、换乘等动作是否能顺畅进行 根据▶ 伴随着由于住院引起的病症的加重以及新病的发作，患者的日常生活活动能力可能会降低。另外，有时患者对自己的体力过于自信，这时会有危险，可能会发生意想不到的事故

要点	注意・根据

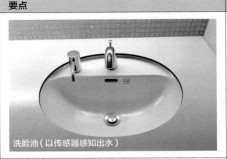

洗脸池（以传感器感知出水）

3 楼梯、电梯、坡道 ●地面状况，包括楼梯台阶高低差及高低差程度 ●扶手的状况及其稳定性	●确认是否需要完善环境，并考虑到防止发生事故。 根据▶ 老年人要适应伴随着住院而来的环境变化需要时间。另外，住院患者的跌倒也是医院危机管理的一个重要课题
4 卫生间 ●卫生纸的补充情况 ●如设有温水洗净马桶，检查其设定状况 ●便器及其周围的污染状况 ●地面水渍、污染状况 ●卫生间内扶手的状况及稳定性 ●臭味的状况 ●照明状况	●横向扶手是为了保持坐姿，纵向扶手是在站起时使用，弹起式扶手很方便，不会妨碍护理师进行排泄介助

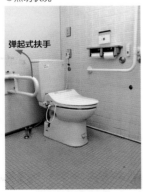

弹起式扶手

轮椅患者也可使用的卫生间

整理病床环境的程序

　　现在，医院很多时候是把病房的清扫（包括病室）、换床单等工作委托给房屋管理者或护理助手来实施。但是，"营造舒适的病床环境"本来就是护理师的一项重要工作，因此，要经常深入观察环境，保持积极参与的姿态

目的▶ 住院后，原疾患的加重或发生新的病症，都会产生各种各样的变化。为了缓解这种变化的影响，谋求疾病状态的稳定，发现最佳的治疗效果，要进行病床环境整理

核查项目▶ 患者的生命体征，病情状况，日常生活活动能力程度，是否使用辅助工具（轮椅、步行器等），是否有引流管、输液途径及其插入部位

适应对象▶ 所有住院的老年人

防止事故的要点▶ 防止从床上跌落、摔倒

必需物品▶ 滚筒式除尘器（①）、防菌衣或一次性围裙（②）、抹布或擦洗布（③）、装有消毒药的水桶（各设施使用药剂不同）、塑料袋（④）、一次性手套（⑤）、各种布单（需要时）、口罩（⑥）等

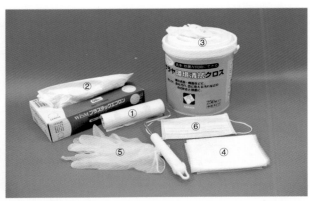

程序

要点	注意・根据
1 对患者进行说明 ①确认患者的状态，判断当前状态是否可以进行环境整理 ②向患者传达程序、目的等信息（❶） 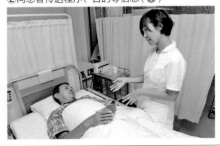	❶向患者说明具体的程序、进行方法、所需时间等。另外，耐心地对患者提出的问题进行解答 根据▶ 患者多会感到不安，以说明的形式减轻患者的担心
2 进行环境整理的准备 ①护理师洗手 ②在床边准备必需物品 ③可能的话，请患者到茶室等地方。如不可能，要告知患者，在患者卧床的状态下进行环境整理（❶❷）	❶把握患者的日常生活活动能力、病情状况。如果是可以离开病床的状态，就请其暂时移动到别的病房。移动时，根据需要用轮椅、担架移送，或者陪伴步行

要点	注意·根据
④穿着防止感染的防菌衣，戴口罩和一次性手套 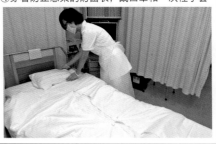	根据▶ 避免让患者产生不快感。移动到别的病房，防止患者吸入清理环境时产生的灰尘 ❷要避开吃饭时间实施清理 根据▶ 要顾及卫生
3 整理病床周围 ①打开窗户（❶） ②确认床轮的位置，制动器是否在制动位置上。调整床的高度，使护理师易于作业（❷） ③将床头柜、椅子从病床周围搬开，取下不需要的床栏杆 ④将枕头、呼叫按铃等患者使用的小物品暂时收起来。这时，如果枕套有污染，把枕套撤掉 ⑤将被子等盖的东西撤开，确认床单的污染状况（❸） ⑥患者如果不能离床，请其移动到床的一侧；如果有引流管，不能侧卧位的话，则以可能的体位进行 ⑦床单上如果有落屑、毛发等，用滚筒式除尘器清除（❹） 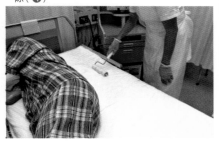	❶有些病房对开关门、窗有限制，所以在进行环境清理之前，要确认这一点 根据▶ 清洁病房要保持一定的气压，气流也要进行调整 ❷护理师如果以很别扭的姿势换床单，会导致腰痛 ❸各医院对换毛巾、床单、桌布等均有规定，据此进行作业 ❹根据▶ 使用滚筒式除尘器，使落屑、毛发不向四周飞散

要点	注意・根据
⑧整理病床 ・整理床垫，铺平褥单、防水床单以及横单（需要时）等单子类的皱褶，重新铺床（❺） 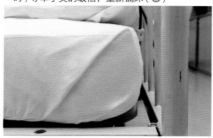 **将床单严实地折入床角** ・如果患者不能离床，就从床的一侧开始整理。然后请患者到整理好的一侧，再整理另一侧（❻） ・给枕头换气，整理好形状，再放回原来枕头的位置 ・如果有污染，要换掉单子，撤掉枕套 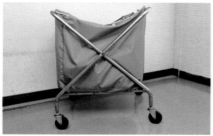 **洗衣车** ⑨在整理铺盖的同时，配置暂时拿掉的枕头（需要时换枕套）、呼叫按铃（❼）	❺床角多整理为三角形 　根据▶ 将床角整理为三角形，可以将床单折得严实，并且较易保持形状 ❻如果患者不能离床，就从护理师跟前的床单整理起 　注意▶ 为了不使患者从床上跌落，需要考虑采取"装上床护栏""一名护理师支撑患者身体，另一名护理师实施整理"等措施 　技巧▶ 在取下污染的床单时，将污染的部分团到内侧，然后从床上取下 　根据▶ 整理时不使落屑、毛发飞散到四周，可以起到防止感染的作用 　防止事故的要点▶ 如果在患者卧床的状态下进行整理，要考虑到不使其跌落 　技巧▶ 如果患者经常使用便器，则要将便器放在患者可以够到的位置。另外，使用频率较高的遥控器、纸巾、耳机、杯子等，最好和患者共同确认位置再行配置 　技巧▶ 如果需要交换床单，那么将落屑、毛发团到内侧，不使其飞散，然后放到洗衣车里 ❼呼叫按铃一定要放到患者可以够到的位置 　技巧▶ 对于视力降低的患者，最好做上记号，比如"贴上红色胶带" 　技巧▶ 对于一侧上肢偏瘫的患者，将呼叫按铃配置在健康一侧 　根据▶ 根据患者身体障碍，探讨呼叫按铃的放置位置。特别是因脑血管障碍后遗症出现偏瘫的患者，多同时存在无视疾患方空间的现象。所以，如果将呼叫按铃配置于疾患方，找不到的概率会大大增加

要点	注意·根据
⑩确认床栏杆的设置情况与制动器、轮子的朝向（⑧⑨） 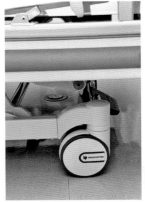 **四个床轮均朝向不同的方向**	⑧根据患者疾患、障碍程度，探讨灵活运用床护栏 　技巧▶ 一般来讲，对偏瘫患者来说，应整理为从健康一侧可上下床 　根据▶ 为了最大限度地发挥患者健康一侧的残存能力，谋求维持日常生活活动能力 ⑨四个床轮均整理为不同方向，床不易移动
⑪根据患者的状态重新设定床的高度（⑩） 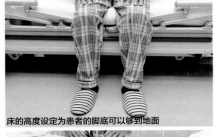 **床的高度设定为患者的脚底可以够到地面** 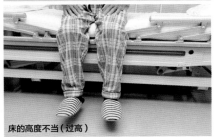 **床的高度不当（过高）**	⑩床的高度过高，从床上跌落下来受伤的危险会加大。而且，上下床的动作容易不稳定，易跌倒。但相反，如果过低，会使肌肉能力降低，关节可动范围障碍强烈的患者会站起困难 　根据▶ 床如果过低，患关节炎的患者从坐位站起时，加在关节上的负荷会增大，所以，有必要根据患者身体的机能情况调节床的高低 　防止事故的要点▶ 床的高度如果不适合患者，则会成为跌倒、从床上跌落的原因，所以要调节高度
⑫如果患者卧床，则要确认患者身体状况以及引流管、输液管的状况 ⑬在整理床头柜的同时，用布擦干净（⑪） ⑭桌布上面也要进行整理，用布擦干净 ⑮用布擦干净床栏杆、床头灯周围	⑪在进行床头柜、桌布等整理时，要征得患者的同意

要点	注意·根据
⑯检查包括床、床头灯等室内设备，如有故障，请求修理 ⑰根据医院的规定处理垃圾（⑫）	⑫老年认知障碍患者，有误食垃圾的危险，所以要认真清理
◆ 调整病床环境 **1 确认异味** ①确认是否有令人不快的异味（❶） ②必要时，在得到患者同意的前提下，打开门窗，通风换气 ③住在多床病房的患者使用便携式便器以及普通便器后，要迅速收拾（❷）	❶要时常注意异味，要适当通风换气 ❷在养老设施中，老年人经常会使用便携式便器、普通便器、纸尿布等。如果确认便器已使用或纸尿布被污染，要立即清理 技巧▶ 适当探讨除味剂的使用
2 确认温、湿度计 ①确认温、湿度计，看病房的温、湿度是否合适（❶） 温、湿度计： 上为温度计，下为湿度计 ②将冷暖系统调整为适当的温度。多数情况下，冷暖系统一旦工作，空气就会干燥，所以也要注意湿度的变化 ③需要时，调整患者的睡衣、被子	❶将室温调整为走廊与病房无冷暖差 根据▶ 以夏季室温为 22~24℃，冬季室温为 18~22℃，夏季湿度为 50%~65%，冬季湿度为 45%~60% 为标准进行设定 技巧▶ 如果病房靠窗一侧有病床，则要考虑从窗户缝隙吹进的寒气。此时要考虑用百叶窗或窗帘遮挡缝隙来风 技巧▶ 夏季室内高温多湿，冬季室内较干燥，需要考虑除湿器和加湿器的使用
3 确认照明 ①确认室内是否保持了适当的照明 ②调整窗帘、百叶窗，不使阳光直射患者的面部（❶）	❶住在病房靠窗一侧病床的患者，有时会诉说阳光直射面部，感到晃眼。这时用百叶窗或窗帘对亮度进行调整。使用窗帘将光线遮住时，要注意保持走廊一侧病床周围的亮度，以使走廊一侧的患者可以阅读有关检查、治疗的书籍

要点	注意·根据
③确认夜间点亮夜灯（❷）	❷夜间打开夜灯（足底灯），确保室内照明 根据▶ 伴随着年龄增长，人的暗适应（从明亮的地方到黑暗的地方，人眼进行感度调节，使视敏感度增高，从而在弱光下也能捕捉到物体）功能慢慢下降。其特点是老年人适应黑暗的时间变长
4 确认噪声 ①敦促患者在使用电视、收音机时利用耳机 ②敦促有多名探视者来多床病房探视患者时，使用探视室 ③要考虑到住入多床病房患者鼾声的大小 ④夜间，要考虑到不要从护士站传出噪声（特别是说话声和按铃声） ⑤选择护士鞋，不使医护工作者的鞋底声音成为患者的噪声（❶） 护士鞋	❶橡胶制的鞋底不易产生脚步声 根据▶ 一般来说，40分贝以内是病房内噪声允许的范围
5 安全上的考虑（❶） ①确认患者活动的直线上是否放有轮椅，如有，将其清理掉 ②确认屋内是否放置有不稳定的物品，如有，将其清理掉 ③尽量将医疗机器的电线拢在一起，不致绊倒患者 ④如有送来的食品、饮料等，要确认其保质期和保存状况（❷）	❶不仅仅着眼于住院设施的构造，也要把握患者周围整体的环境 ❷ 根据▶ 住院患者中，有的人不确认探病者带来的食品的保质期，摄取后招致食物中毒

评价

- 是否无跌落、跌倒事故，患者愉快地过着疗养生活
- 患者是否无日常生活活动能力降低，愉快地过着疗养生活
- 患者的日常生活动作中，是否有动作勉强或不灵活的现象

5 完善环境

5.2 居住环境

杉本知子

早期判断

要点	注意・根据
1 寝室、起居室等室内 ● 室内（特别是地板）的整理情况如何，老年人活动线上是否放有衣物、报纸等 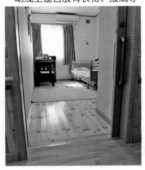 **整理过的无高低差的地面** ● 检查地毯末端是否整理好 ● 电线类是否集中在电缆盒中，是否固定在墙上 ● 室内照明器具的设置状况以及明暗程度如何 ● 床、家具的设置情况如何 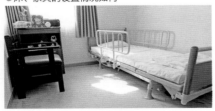 ● 确认是否放有带脚轮的手推车或不稳定的家具	● 把握寝室、起居室的高低差状况 根据▶ 在无明显高低差的地方，有时会因不太注意地面放置的物品或微小的高低差而绊倒 ● 根据▶ 伴随着年龄增长，老年人多受到视力降低的困扰 ● 确认室内是否设置了不突然变黑的照明器具 根据▶ 伴随着年龄增长，暗适应能力降低，其特点是适应黑暗的时间变长 ● 床的高度以脚底能够切实够到地面为宜 根据▶ 如果床过高，站起时会不稳定，容易跌倒。过低的话，站起时会加重负担（难于以自身的力量站起） ● 根据▶ 老年人在倚靠或抓住手推车、家具时，可能会发生跌倒
2 玄关、楼梯、走廊 ● 有无高低差及高低差程度如何	● 老年人在生活中对于有很大高低差的楼梯等是比较注意的，但是，跌倒在楼梯前的报告还是比较多的。跌倒时受重伤的可能性很大，所以这方面的考虑不可缺少

要点	注意・根据
●楼梯的梯角是否有防滑设置，楼梯的坡度如何	●不仅要把握高低差的程度，楼梯数及构造也要把握 根据▶ 伴随着年龄增长，老年人的肌肉力量、耐力、保持平衡能力等各种身体能力逐渐降低，这些都会影响上下楼梯的能力
●扶手的设置状况如何	●楼梯扶手设置于两侧最为理想。如果只设置于一侧，最好设置于下楼梯时使用较灵活的手一侧 根据▶ 下楼梯比上楼梯跌倒事故发生得多，所以在下楼梯时较灵活的手一侧设置扶手
3 浴室、厕所 ●更衣室、浴室、走廊、厕所是否有高低差，高低差程度如何 ●地板状态如何（是否有水、肥皂等，如有则容易滑倒） ●浴盆的深度如何（是否能进出自如） **半嵌入式浴盆** ●马桶的种类与高度如何 ●厕所与寝室的距离如何 ●照明的设置情况与明暗如何	●确认浴室、更衣室、厕所的出入口是否有高低差 ●在地面铺有瓷砖的浴室，如果肥皂没有洗净，有所残留，那么会非常滑 ●要经常努力创造防止发生事故的环境。不仅如此，还要推进创造老年人易于生活，介护者也易于进行日常生活介护的环境 ●放置式：直接将浴盆放置于地板上的设置法。此种设置法由于浴盆边缘到地面的高度较高，所以进入浴盆会较困难 ●嵌入式：浴盆的边缘大体与地面持平，设置于较低位置的设置法。此种设置法由于浴盆的底部至浴盆上沿的高度较高，所以出入浴盆也较困难 根据▶ 老年人肌肉力量、保持平衡的能力多会降低，所以采取大幅跨越的姿势（单脚站立的动作）会加大跌倒的危险性 ●半嵌入式：从地板至浴盆边缘的高度较低，跨越的高度也受到控制，所以可以说是适合老年人的设置方式 ●对肌肉力量降低、下肢关节可活动范围受限的老年人，提供西式马桶 根据▶ 设置西式马桶，可以使有关排泄的一系列动作变得容易 ●老年人中，有人夜间尿频。厕所如离居室较远，会成为老年人的身心负担 ●分析老年人跌倒的状况，发生在去厕所途中的跌倒事例较多。夜间有尿频症状的老年人较多，夜间使用厕所的频度也较高。所以，不仅要考虑厕所内，也要考虑去厕所途中照明的设置状况，努力防止跌倒等事故的发生

整理居住环境的程序

多数老年人会利用社会福利用具改善自己的生活环境，从而实现日常生活动作的自理。也有人在需要他人介助时，尽量谋求减少介助。所以，日常生活功能的障碍即使非重度，也有和以前相比障碍的程度逐渐加深的可能，需要定期对日常生活活动能力进行鉴定，对环境做进一步的调整

目的▶ 要改善生活环境，使老年人能在居住惯了的家中愉快地生活，不仅要激发出老年人的这种欲望，还要谋求健康状态和病情的稳定与改善

核查项目▶ 老年人身心状况，特别是日常生活活动能力、病情，有无共同居住的家属，家属的支援情况

适应对象▶ 在社区生活的所有老年人

防止事故的要点▶ 防止跌落浴盆引起溺水，防止浴室内跌倒

程序	
要点	**注意·根据**
1 整理寝室、起居室等室内环境 ①整理室内，特别是地面（❶） ②使地毯的末端不卷起，消除高低差（❷） 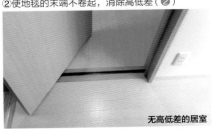 **无高低差的居室** ③将电线类集中在电缆盒中，固定在墙上（❸） ④设置老年人易操作的照明器具以及插座。另外，配备器具，确保夜间的照明亮度（❹❺） ⑤搬走不稳定的家具，换成稳定性较好的（❻）	❶在老年人生活活动线上如放有衣物、报纸等物品，要及时清理掉 根据▶ 整理导致跌倒的环境 ❷❸如果地毯卷起，四角用大头针固定。要将家电制品的电线固定在墙面上，注意不要配置于老年人生活的活动线上 根据▶ 被地毯角、电线类绊倒的例子有很多。要把危险的地方，需要在规避危险上下功夫 防止事故的要点▶ 为了防止绊倒，不要在地面上放置物品 ❹老年人多夜间频繁去厕所，要设置感应传感器，自动打开电灯。要考虑到夜间步行的安全。另外，从居室到厕所的照明，要调整为比年轻人明亮一些的亮度 根据▶ 老年人伴随着年龄增长，多受视力降低困扰，暗适应能力降低，不能很好地适应明暗亮度的变化 ❺使用轮椅的老年人，有时够不到设置于墙上的开关。另外，有的老年人由于腰腿肌肉力量降低，可活动范围受限，操作位于脚下的插座会很困难 ❻老年人有时会扶着家具等行走、站立，所以需要确保家具在承重时不会失去平衡或坍塌，要搬除不稳定的家具 根据▶ 老年人中，会有肌肉能力下降、关节可活动范围受限者，特别多见的是步行障碍者

要点	注意・根据
⑥如果在居室使用便携式便器，使用后要迅速洗净（❼） ⑦病床调整为老年人脚底能切实够到地板的高度（❽） 	❼要留心臭味，使患者能愉快地生活 ❽病床的高度，以老年人脚底能切实够到地板为宜 根据▶ 床过高，站起时不稳定，易于跌倒；床过低，则在站起时负担过重（以自身的力量难于站起）
2 整理玄关、楼梯、走廊环境 ①如果穿、脱鞋有困难，要设置椅子（❶） **在玄关设置椅子** ②玄关脚垫等会成为跌倒的诱因，最好撤掉（❷） ③玄关如果有很大的高低差，要纵向设置扶手。另外，将高低差的部分以不同颜色表示，使高低差易于分辨为宜（❸） ④楼梯的扶手要设置在下楼时较灵活的手一侧。另外，在上楼梯口和下楼梯口尽量设置照明（❹） ⑤楼梯的防滑角如果有磨损，要进行交换	❶坐在椅子上进行穿、脱鞋，动作稳定 根据▶ 使动作稳定，便可规避跌倒的危险 ❷根据▶ 有被玄关脚垫绊倒的危险 ❸❹探讨扶手的设置位置，使之能安全地上下楼梯。同样，要设法以不同颜色区分高低差，使其容易分清 防止事故的要点▶ 要研究扶手的设置，使老年人不会在楼梯、高低不平的地方因绊住或站立不稳而跌倒
3 整理浴室、厕所环境 ①根据身体能力，探讨将日式马桶换为西式马桶（❶） ②如果是使用轮椅的老年人，将厕所正面宽度扩宽 ③对难以保持蹲坐位的老年人，要考虑在厕所内设置扶手	❶老年人身体功能下降。将日式马桶换为西式马桶，可以使有关排泄的一系列动作变得容易

要点	注意・根据

设置扶手

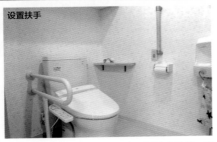

④如果厕所距居室较远，则要探讨居室的位置，尽量缩短活动路线的距离（❷）

⑤如果浴盆过大，要在底部设防滑垫（❸）

⑥根据老年人的身体能力，可架设浴盆板，使之能以坐姿进入浴盆（❹）

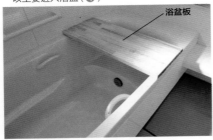

浴盆板

⑦有必要在浴室及更衣室出入口附近设置扶手，使使用者步行及跨步动作稳定
⑧在更衣室准备椅子，使老年人在需要时能以坐姿更衣

❷考虑寝室的位置时，居室与厕所的距离应尽量短
　根据▶ 如厕所离得较远，会加重有夜间尿频症状老年人的负担。另外，在报告中，在自家跌倒的患者中，很多都和排泄有关联
❸一般而言，老年人使用比健康的普通人稍小一些的浴盆较为适宜
　根据▶ 老年人易发生在浴盆溺水等令人意想不到的事故，这要求我们考虑铺设防滑垫等，防止事故发生
　防止事故的要点▶ 跌倒在浴盆里，有时会招致溺水，家属不能疏忽大意
❹如果浴盆较深，就需要做跨越动作，这很危险。如果将浴盆以少许镶嵌的状态设置（也就是半嵌入式），进出浴盆就容易得多
　根据▶ 老年人肌肉力量下降、保持平衡的能力降低。如果采取大幅跨越（单脚站立）的动作，跌倒、跌落的危险会增加
　防止事故的要点▶ 进行环境整理，防止跌进浴盆或在浴室内跌倒

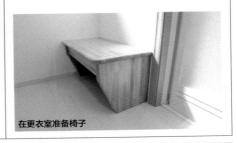

在更衣室准备椅子

评价

● 是否能无跌倒、跌落事故，安全地进行日常生活
● 老年人及其家属是否能愉快地进行日常生活
● 是否有老年人日常生活活动能力降低的现象
● 老年人日常生活动作是否有勉强或僵硬现象
● 负责介护的家属是否有难于介护的感觉

6 护理计划会议（服务负责人会议）

杉本知子

老年人特征以及服务负责人会议的必要性

- 老年人的问题，不仅仅是伴随年龄增长的身体功能下降、疾患以及障碍带来的影响问题，很多时候是经济状况、介护家属的状况等互相牵连，使问题越来越复杂。只进行单一专门领域的援助，要解决这种复杂的问题是困难的
- 介护保险制度的目标就是拥有各专业知识的技术者共同合作，有效地解决复杂化的老年人的问题。服务负责人会议就是作为其手段而引入的
- 召开服务负责人会议的目的就是为支援利用者自理而提供必要的服务，拟定、实施适合利用者的服务计划
- 为了利用介护保险服务，要拟定服务计划。负责此项工作的是介护支援专业人员（护理主任）。同时，介护支援专业人员在服务负责人会议中，还要起到调整等中心作用

服务计划的拟定与服务负责人会议的程序

要点	注意·根据
①老年人本人或家属与居家介护支援事业者取得联系，请求介护支援专业人员拟定服务计划（❶❷）	❶在拟定服务计划时，起主要作用的是介护支援专业人员。老年人及其家属是介护保险服务的利用者，在委托服务之前，要先与居家介护支援事业者签订合同。另外，要接受介护保险范围内各种服务，必须要满足需要介护或需要支援的条件 注意▶ 希望利用介护保险服务的老年人及家属需要接受认定 ❷根据需要介护、需要支援的认定程度，设定介护保险支给限度基准额 根据▶ 如被认定为需要支援的状态，可利用介护预防服务、地区介护预防服务。如被认定为需要介护的状态，可分别利用寓室服务、养老设施服务、地区服务等
②介护支援专业人员确认老年人以及家属的状况，拟定支援老年人自理的服务计划（❸）	❸为了确认老年人与家属的状况，明确他们的问题，可以使用课题分析表格 根据▶ 使用介护课题分析表格进行分析判断，可以不受进行判断的介护支援专业人员个人能力左右，使保证一定质量的课题分析成为可能
③召开会议，就计划内容，负责人之间交换意见，进行调整（❹）负责人包括介护支援专业人员、家属以及其他必要的成员（医师、行政负责人、医疗社会福利工作者等）	❹通过召开会议，能共同理解向老年人以及家属提供服务的方向性，各位负责人通过共同研讨支援实践 注意▶ 在提供老年养老设施服务时，有必要同时

要点	注意·根据
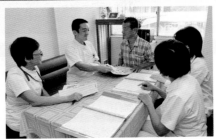 **包括利用者在内的各部负责人（护士、医师、营养师、介护支援专业人员）会议** ④基于会议中负责人的建议，修改计划 ⑤向老年人及其家属说明服务计划及内容，取得其同意（❺） ⑥向各位负责人传达计划，开始服务 ⑦根据老年人日常生活活动能力的变化，如果明显有修改计划的必要，要再次进行分析判断，变更计划（❻） ⑧在计划变更时，要再次召开会议，各负责人之间要进行研讨 ⑨变更后的计划在得到利用者的同意后，再向各位负责人传达	订立个别援助计划和养老设施服务计划。前者为提供服务的护士、介护福利师、营养师、理疗师、作业疗法师等专业人员，根据各自的专业构成，计划并提供具体的护理和援助；后者为定位于个别援助计划的基本计划 ❺很重要的一点是要考虑到利用服务的老年人及其家属能够选择服务 根据▶ 在介护保险制度开始以前，老年人的介护，是由市町村判断提供服务的必要性，对需要者提供服务的制度，而介护保险制度则揭示了以利用者为中心提供服务的理念 ❻介护支援专业人员定期到利用者的家中，通过探视把握情况，这是介护保险中的居家介护支援服务，被称为监护（monitoring） 根据▶ 监护定为一月实施一次 注意▶ 在养老设施中，没有关于监护实施时间的规定，通常是根据设施判断实施的时期。在利用者的状况有变化、需要重新进行介护认定、介护种类变更时必须进行监护服务

评价
- 各部的负责人是否就服务利用者的问题、具体的护理方针阐述了意见
- 服务负责人是否能共同理解信息
- 服务负责人与服务利用者是否共有一个目标
- 服务利用者是否能得到满足感
- 是否努力谋求保持、提高利用者的健康状态和生存质量（quality of life：QOL）

7 | 临终护理、死亡后处置

松本美香

老年人的特征及护理的必要性

- 所谓临终护理，就是照顾病人，同时意味着在该病人临终时看护者要守护在身边
- 老年人都会经过年龄增长→老化→衰老这一不可避免的自然过程，而且有各种各样的慢性疾患。因此，在至死亡的过程中，会呈现各种各样不同的状态
- 对癌症患者而言，一般多将生命剩余的 3~6 个月设为临终。日本老年医学会在 2012 年将老年人的临终定义为"疾病为不可逆且进行性的，在其生存期间虽进行尽可能的治疗，但也不能阻止病状的进行，无法期待病状的好转，在不远的将来，死亡是不可避免的状态"。由于老年人的预后是很难判断的，所以该学会对所剩时间未予设定
- 临终前护理、缓解护理，在癌症患者护理中都伴随有特定的含义。对此，预测时间是很困难的。现在，对于慢性的、缓慢推移的老年人的临终，逐渐使用新的概念——生命末期护理（end-of-life care）。这包含着不关疾病种类，要生存到人生的晚期，直至死亡那一刻的意思
- 此处将要讲述的不是广义的临终期（剩余生命 6 个月）或者生命末期（end-of-life），而是预测只有数日至一周的程度。在这数日中死亡是不可避免的，我们将此期间作为"看护期"，就这一时期的看护、护理和死亡后的处置进行讲解
- 在看护期，患者与家属的满意度评价十分重要。对遗留属来说，我们期望这种看护能帮助他们接受难于接受的亲人的死亡，减少他们丧失亲人的悲哀
- 要考虑到家属及近亲者精神、经济的负担，重视对遗留属的抚慰
- 考虑故人及遗族宗教上的习惯、意向，做好临终分别的准备
- 在死亡后的处置上，保持与生前相同的尊敬，充满敬意地接触遗体
- 与遗留家属一道擦拭遗体，进行化妆，以各种各样的感情表示对逝者的哀悼等，对人心灵的抚慰是很重要的

看护期的早期判断与护理要点

要点	注意·根据
1 身体症候的观察 ● 观察身体症候 · 全身倦怠感 · 谵妄、精神不安定、兴奋 · 呼吸困难 · 临终喘鸣（死亡咆哮声）：存留在下咽的分泌物伴随着呼吸会发出咕噜咕噜声 · 日常生活动作障碍：经口摄取量、体动、翻身、排便、排尿、会话、应答、意识状态	○临终的老年人，比较难于看出和预后判断相关的明显的身体症候 根据▶ 大多数老年人伴随着年龄的增长，会患有多种慢性疾患 ○如表 1 所示。这是把握临终期症状进行状态的主要身体症候指标，了解这些是有意义的
2 护理将逝的患者 ● 请家属伴随在身边，督促与之交谈	○据说这个时期，人的视觉等感觉能力会降低，听觉能保持到最后。有对他重要的人伴随身边、接触身体、聊天等，可以使其得到安宁

要点	注意・根据
	■表1　老年人临终表现出的主要身体症候

时期	观察项目
死亡前 2~6 个月	不能行走 体重减少 失禁
死亡前 1~2 个月	卧床 吞咽困难 食物摄取量减少 反复发热 白昼睡眠时间增加
死亡前 1~2 周	几乎不进食 嗜睡倾向 尿量减少 血压降低
死亡前 1~2 天	呼吸困难、呼吸异常，如下颌呼吸、潮式呼吸（或称陈 – 施呼吸） 低体温 脉弱 临终喘鸣 意识水平降低、昏睡 无尿

北川公子：終末期**における**看護**ケア**，系統看護学講座専門分野Ⅱ，老年看護学，P303，表 6-37，医学書院，2010

要点	注意・根据
●谵妄处置	●临终谵妄症多由药剂副作用引起，一般有低氧血症、电解质异常、感染、不安等精神症状。在给肾功能、肝功能降低的患者简单地投放镇静剂之前，要考虑让家属陪伴、探视，提供家庭的氛围，改善谵妄症状
●吞咽困难处置	●处于看护期的所有的患者，几乎都会因吞咽困难而停止经口摄取。但是，如果本人希望，直至最后都要尽量珍惜患者这种味觉的乐趣（比如吃一勺冰淇淋、舔一口棒棒糖等）
●呼吸困难处置	●此时的呼吸困难会因种种原因出现。对于死亡将近的患者，氧气疗法（包括镇静内容的氧气疗法）、设定舒适的体位、家属在患者边上等精神上的支援很重要
●口腔护理	●由于唾液分泌减少，容易生出舌苔，出现口臭。这时用柠檬水等进行口腔护理
●保持四肢清洁	●由于基础代谢低下，四肢变凉，所以要进行局部洗浴，温暖手足，保持清洁

要点	注意・根据
3 使用 LCP（利物浦护理路径）的看护	○ LCP 是 Liverpool Care Pathway（利物浦护理路径）的简称。2000 年，英国利物浦大学皇室医院联合一家著名的临终关怀机构研制的一个有关看护护理的临床路径
● LCP（利物浦护理路径）的使用基准：与患者相关的多个专业团队判断患者预后只有数日或一周左右时间，而且以下项目中有 2 项以上适用者时	
・患者为终日卧床状态	
・可判定为半昏睡、意识降低的状态	○ LCP（利物浦护理路径）是在"看护期"（预后以日为单位，数日当中不可避免死亡的时期）使用的，而不是在临终期（预后 6 个月左右）使用的
・几乎不能经口摄取	
・片剂药物内服困难	
●初期判断	○ LCP（利物浦护理路径）开始时进行的判断
1）身体症状：疼痛、呼吸困难、气管分泌、恶心、呕吐、便秘、闭尿、失禁、吞咽困难、意识障碍、认知障碍、不稳定、兴奋、抑郁、浮肿、瘙痒等	○对患者进行适当的看护介入，维持患者的舒适，使这些症状不给患者带来痛苦 ○对不安定、恐怖、失望、忧郁等原因引起的呼吸困难，投放抗不安药物，减轻症状
2）安乐死的评价	
・重新审查投放药物及处方	○必要的内服药变更为静脉注射或栓剂，或终止不必要的药物投放
・中止或减少不必要的检查 血液检查 投放药物（抗生素）	○停止定期抽血 ○与其说抗生素能改善症状，不如说使用后出现肾功能恶化、认知障碍进一步发展等副作用的可能性更高
输液	○过度输液会使气管分泌亢进，成为增强痛楚的主要原因
心肺复苏	○就 DNR（不采取延长生命措施，患者主动放弃心肺复苏），确认患者意思
・终止不必要的看护介入：常规的体位变换、生命体征测定	○从常规的体位调整转变为只要求舒适的体位，将频繁的体征测定变更为必要时适当进行
3）精神方面、病情况认识	○在记录的时点，判断患者、家属对病情状况、死亡将近等的认识，无须重新确认
4）宗教、信条	○确认是否需要符合宗教或个人信条上的关照，如需要则给予支持
5）家属与有关人员的交流 ・紧急时的联系方式 ・讲解如何利用医院设施	○第二个联系方式（昼夜）也要事先确认 ○要使对方充分理解夜间可使用的设施、设备的说明和紧急处置等
6）看护期的护理计划 ・患者护理	○对死亡将近的患者提供什么样的护理
・家属的抚慰	○有哪些精神、身体方面的考虑

死亡后的处置程序

> **目的▶** 清洁死者身体，防止污物、分泌物、血液等漏出，整理死亡带来的外观变化

核查项目▶ 死亡后处置的具体方式、寿衣、宗教上的惯例、地域的习惯等，确认逝去者及家属的希望
适应对象▶ 死者及其家属
防止事故的要点▶ 防止感染
必需物品▶
遗体处理用品套装（入殓布单、白布）、安全工具套装（需要时）、死后患者所穿寿衣、纸尿布、全身洁净用品（专用水盆、本人用毛巾、清洁剂、芳香油、阴部清洗用水瓶、热水）、口腔护理用品（牙刷、棉球、酒精棉）、防菌衣、橡胶手套、口罩、眼镜（需要时）、电动剃须刀、垃圾袋

程序	
要点	**注意·根据**
1 做好准备，由医师进行死亡确认 ①要顾虑到家属的情绪，在与逝者告别后，对其说明死后的处置，请其暂时退出房间（❶） ②准备必需物品 ③穿防菌衣，戴上橡胶手套、口罩、眼镜（❷）	❶技巧▶ 死后的处置，要在家属告别后、逝者开始僵硬之前，依据宗教上的习惯和家属的希望，以恭敬之心安静地迅速进行 ❷防止事故的要点▶ 为了防止逝去患者的分泌物、排泄物引起污染、感染，死后的处置要按照标准预防方案进行。穿着防菌衣，戴手套、口罩，有HIV（人体免疫缺陷病毒，即艾滋病病毒）感染危险时戴眼镜
2 停止医疗机器的运转并撤除 ①停止各种医疗机器的运转 ②在向逝者表示敬意后，撤除各种监测设备，拔去中心静脉输液管、末梢静脉输液管、吸氧管、胃导流管等（❶❷❸） ③撤除插管留下的伤口部分用厚纱布盖住，用橡皮膏压迫固定 ④如患者使用有起搏器，取下起搏器（❹❺）	❶注意▶ 在拔掉胃导流管之前，先压迫心窝部，将胃内容物充分吸出 ②拔去中心静脉输液管，可根据医院内的手续，由护理师实施 ③气管切开部位、引流管拔出部位等会有大量的渗出液排出，由医师进行处置 ❹注意▶ 在火化时，起搏器有爆炸的危险，所以医师要切开皮肤，取出起搏器 ❺起搏器作为医疗废弃物处理，要与家属确认
3 清洁口腔，戴上假牙 ①合上逝者的眼睛（❶） ②将口腔内的舌苔去除干净，用酒精棉擦拭（❷❸）	❶技巧▶ 患者如未闭眼，可将纸巾撕成小块，将眼球轻微润湿，合上上眼睑，然后在上下眼睑涂上双眼皮贴膜，合上即可 ❷根据▶ 口腔内的杂菌是恶臭的元凶，会加速腐败。 ③如有血液污染，可使用次氯酸钠

要点	注意·根据
③将取下的假牙戴好（④） ④将嘴合上（⑤）	④ 根据▶ 死后 2~3 小时，尸体开始僵硬 ⑤ 技巧▶ 调节枕头的高度，使死者闭上嘴
4 整理室内环境 ①将可撤走的医疗机器都撤走，将环境氛围整理得与告别场所气氛相符（①）	① 根据▶ 死者家属、亲属看见医疗机器，会想起为患者实施的临终治疗，徒增痛苦
5 进行死后处置 ①只在家属有希望时，给予逝者"送行水"（①②） ②需要时，由医师进行腹水的处置（③） ③水盆内放入热水，准备好香皂、毛巾、消毒液，进行全身擦拭，按照脸部→上肢→胸腹部→下肢→背部→阴部的顺序进行（④⑤） ④如有脓疮，要进行血液、渗出液的处理，用纱布保护起来，使其不太碍眼	①只在家属希望时给予"送行水" ②基督教中，有由医院牧师进行祷告的习俗 ③由医师进行腹水穿刺。压迫固定穿刺部位。如需缝合，由医师进行 ④和家属、亲属打好招呼一起进行。使用让逝者高兴的东西，如逝者喜欢的芳香油等，可以给家属、亲属以安慰，所以要听取家属、亲属的希望后再实施 注意▶ 不要用手排液、排便 根据▶ 如果进行身体深部冷却，可以抑制腐败的进行。由于胸腹腔内没有压力，肠蠕动也停止，因此也就不会出现粪便、体液漏出 注意▶ 需要吸引出口腔、胃内容物 ⑤如有血液污染，使用次氯酸钠擦拭
6 进行防止体液漏出的处置 ①准备保全工具套装（①） ①装有明胶的注射器　②导流管　③甘油　④明胶药棉 ⑤直肠坐药 ②使用装有明胶的注射器和导流管，将明胶依照鼻腔、口腔、外耳道、肛门、阴道（女性）的顺序注入体腔内（②）	①保全工具套装（为市场销售的防止体液露出剂，有口腔用、直肠用等各种附件）可作为脱脂棉、青梅棉（日本产的一种棉花）的代用品使用 注意▶ 各制品用法不尽相同，请参照说明书 ② 注意▶ 针管与导流管要切实接好，针管要插入至黑线部位

要点	注意·根据
7 穿好衣物，进行整容 ①给逝者穿上纸尿布、T字带后，穿好家属事先准备好的衣服 ·如为和式服，从左前身系腰带（右前身在上），腰带绳结为断结，系成死扣（❶） ②剪指甲、剃胡须 ③将两手交叉在前胸部（❷） ④化"上路妆"（❸❹❺） ⑤用白布将脸盖上	❶**根据▶** "忌事"（葬礼等）中，有与通常情况相反的"逆行"风俗 ❷**技巧▶** 两手如果合到手关节根部，就不易分开。如果不能合在一起，就沿着体侧放直 ❸为了尽可能地恢复由于医疗行为的侵袭、病状等失去的生前本来面目，要整理脸部，进行包括保持洁净在内的"上路妆"的化妆 ❹"悲情护理（grief care）"也有共同行为的意思，整理的目的是使其具有人的尊严，所以请家属一同参加，以使用逝去者用过的东西或家属带来的东西为宜 **技巧▶** 如为女性，请家属、亲属准备逝者喜欢的颜色的口红等 ❺最理想的状况是请家属一同参加，一起行动，逝者遗留的所有事情均按照家属的意愿进行
8 冷却 ①根据情况进行冷却。（❶❷）大多数情况下，用医院或殡葬业者的冰箱保管 ②在家里等常温环境下，用干冰或制冷剂进行内脏附近的冷却（❸）	❶**根据▶** 体液或粪便从身体里漏出，是由腐败造成的胸腔内压与腹腔内压升高造成的。引起遗体腐败的最主要的细菌在25~40℃最易繁殖，因此要以冷却的方法防止其繁殖。另外，设置为低温，也可防止由体内酶引起的自我溶解 **注意▶** 处置败血症、肺炎等在高烧状态下死亡的逝者，或处置臭味的必要性较高时，尽量从死后早期就进行身体深度冷却 ❷冷却有降低遗体传播的二次感染风险的效果 ❸身体较高的部位（胸部、腹部）要特别进行冷却 **注意▶** 如为败血症、肺炎等腐败风险较高的病症，除胸部、腹部外，颈部、腋窝部、腹股沟部也要进行冷却
9 请家属送别 ①整理后收拾室内 ②私人物品请家属整理 ③摘掉手套、口罩，脱掉防菌衣，告知家属处置完毕 ④拿着使用物品，向逝者致最高敬礼，退出房间	

要点	注意・根据
⑤留下只有家属、亲属与逝者惜别的时间（❶）	❶基督教中，有由医院牧师进行祷告、朗读圣经的习俗
⑩ 进行病理解剖 ①如需进行病理解剖，在医师进行死亡确认后，请家属、亲属填写解剖承诺书（❶❷） ②确认开始、终了预定时间并告知家属、亲属 ③将家属、亲属引导至太平间等待至解剖终了 ④留置的东西要去掉，保持死亡时的状态，进行全身擦拭（❸） ⑤用白布单覆盖，移动至解剖室（❹） ⑥向家属、亲属告知解剖终了 ⑦参加医师向家属、亲属进行说明	❶ 根据▶ 需要得到家属、亲属的承诺 ❷ 技巧▶ 在家属、亲属充分接受的基础上，帮助其做出决定 ❸ 注意▶ 不要在体腔内放东西 ❹根据死亡时的状况，有时整容、化妆等会在解剖前后的某个时间点进行
⑪ 履行所定手续 ①签发死亡诊断书，履行财会等事务手续（❶） ②根据医院所定的手续，返还所持物品、贵重物品 ③运送至太平间，确认其后是否可自己处理，是否有家属委托的殡仪馆；如果没有，与医院指定的殡葬业者联系	❶也有夜间死亡出院，当时无法算账，需要待日后再算账的情况

评价

- 患者是否有痛苦症状？有无强烈的不安定、混乱、兴奋
- 口腔是否保持清洁？排尿是否顺畅
- 必要的药物投放是否安全、确实
- 家属、有关人员是否知道患者的死亡近在眼前
- 是否能根据客观的指标由团队共同判断看护时期的认识并共享成果
- 是否能不错过适当时期进行治疗，改进护理
- 是否能很好地对痛苦症状即时处置
- 是否实践了在看护期间对家属的抚慰
- 是否能以拥有共同目标的团队，持续进行看护支援
- 在死后的处置上，能否以与其生前相同的敬重态度，以欣赏其迄今为止人生的心情与其接触

第2章

日常生活援助技术

1 饮食

1.1 预防脱水

梶井文子

老年人的特征与护理的必要性

- 伴随年龄增长，老年人的体液量（特别是细胞内液量）会减少，肾功能会降低，渗透压调节能力会减退（对口渴的感受性降低）。另外，食欲会减退，水分摄取量也会减少。也有的老年人担心夜间尿频、失禁而有意识地控制水分摄取，这些都容易发生由水分欠缺引起的脱水。出于对介护者的歉疚而控制水分摄取，特别是需要介护的患者，这种倾向更为强烈

- 有脑血管疾患、认知障碍等引起意识障碍、认知障碍的疾患，气管分泌物增多的慢性肺部疾患，促进渗透性利尿的糖尿病，治疗方法上需投放利尿药的疾患，控制盐分的高血压，瘀血型心室功能不全等疾患的老年人脱水的风险会增高。另外，若伴随有呕吐、痢疾、发热、出汗等症状，水分与电解质的丧失量会更多

- 脱水如进一步发展，作为并发症，会产生二次疾患，如弥散性血管内凝血综合征（DIC）、皮肤障碍、由于口腔内干燥引起感染、发生肺炎等

- 无论是在家，还是在养老设施、医疗机构，老年人比较容易发生的脱水状态均是由于水分不足引起的高渗性脱水

- 为了预防脱水，首先老年人自身要养成摄取水分的习惯。如发生脱水，在早期轻度状态时尽早进行护理，以经口摄取或输液补充水分、电解质。其次要努力预防并发症的发生

脱水状态的早期判断

要点	注意・根据
1 水分摄取习惯 ● 水分摄取习惯的把握 ● 有关水分摄取认识的把握 ● 观察是否有口渴现象	⊖ 把握日常水分摄取习惯 ⊖ 从家属或介护者那儿了解患者水分摄取情况 　根据▶ 由于老年人在脱水状态未恶化的情况下多不主动自己述说，所以日常的观察很重要 ⊖ 把握患者自身对摄取水分的认识 　根据▶ 出于对夜间排泄的担心，患者有意识地控制水分摄取，有时甚至不摄取必要的水分 ⊖ 把握家属、介护者对摄取水分的认识 　根据▶ 介护者为了减轻排泄介助的负担，有时不太规劝患者摄取水分 ⊖ 根据▶ 由年龄增长引起的渗透压调节能力减退造成对口渴感受性降低，所以患者有不太进行水分摄取的倾向
2 水分摄入与排出平衡 ● 把握饮水量与食物摄取量（输液时的输液量） ● 尿液的形态、尿量如何	⊖ 把握吃饭时和吃饭间的饮水量（茶水等饮品的量） ⊖ 把握菜单内水含量较多食品的摄取状况 ⊖ 把握尿量、尿浓缩状况。确认尿比重、尿中电解质有无异常 　根据▶ 如果脱水，可见伴随尿量减少的尿比重增加。从尿液电解质的异常，可判断出电解质的平衡

要点	注意・根据
●粪便的性状和便量 ●发汗状态如何 ●有无呕吐 ●呼吸状态如何	●[根据▶] 伴随拉肚子、发汗、发热、呕吐等疾患，水分及电解质的丧失会增多 ●[根据▶] 气管分泌物增多，水分、电解质的丧失量也会增多 ●剧烈的哮喘、咳嗽会妨碍饮水
3 体重的变化 ●把握有无体重的减少	●[根据▶] 减少食物、水分摄取量，体重会减少
4 皮肤的干燥状态 ●皮肤温度 ●皮肤的紧张状态如何 ●是否可见皮肤（特别是腋窝）干燥	●[根据▶] 若成人的皮肤紧张度变低，很容易能判断为脱水，但多数老年人原本皮肤紧张度就低 ●[根据▶] 老年人的皮肤表面有干燥倾向。因为皮肤之间紧密性较高的腋窝干燥较为少见，所以要把握腋窝的干燥状况
5 口腔内的干燥状态 ●是否可见舌头干燥及深沟 ●是否可见口腔黏膜干燥	●若有脱水倾向，舌头会干燥，产生深沟 ●脱水倾向若进一步发展，则可见口腔黏膜干燥，出现黏稠性唾液
6 全身状态 ●生命体征 ●说不出为什么，但无精神 ●无食欲	●脱水状态进一步发展，全身健康状态降低的话，会有嗜睡倾向、倦怠感、会话不明了、眼球塌陷倾向、持续发热等症状，出现这些状态时，要尽早按照医师的指示补给水分、电解质
7 基础疾患 ●脑血管疾患、认知障碍综合征 ●慢性肺疾患 ●糖尿病 ●高血压，瘀血型心室功能不全	●把握有无意识、认知障碍以及程度 [根据▶] 不能经口摄入水分、电解质的状态有所增加 ●把握有无气管分泌物 [根据▶] 气管分泌物会造成水分、电解质的丧失量加大 ●把握高血糖状态的程度 [根据▶] 促进渗透性利尿，因而多尿 ●[根据▶] 治疗法中要投放利尿药及控制盐分的话，容易引起脱水、电解质异常
8 常用药 ●是否使用泻药 ●是否使用利尿药	●把握粪便的性状、便量 [根据▶] 很多老年人为了预防便秘会日常服用泻药 ●注意服用利尿药的高血压、心室功能不全患者

要点	注意·根据
9 检查数据 ● 血液检查：血清钠、血清钾、血清氯化物、血浆渗透压、血红蛋白（Hb）、血细胞比容（Ht）、血尿素氮（BUN）、肌酐（Cr）、血糖	○ **根据▶** 根据验血结果，把握电解质平衡、渗透压。另外，对诊断血糖有无异常亦有用 ○ 血浆渗透压的计算公式 　血浆渗透压（mOsm/kgH$_2$O）=1.86×Na（mEq/L）+ 血糖值（mg/dL）/18+BUN（mg/dL）/2.8 ○ 老年人血尿素氮与肌酐之比 BUN/Cr<18 为正常值
10 有无中枢神经症状 ● 有无头疼、眩晕、忧郁、错乱、朦胧、痉挛、昏睡状态	○ **根据▶** 这些是脱水症状发展引起的严重症状，要马上报告医师，及早按照医师的指示补充水分、电解质
11 环境 ● 气温 ● 湿度	○ 适当的室温　夏季：24~25℃ 　　　　　　　　冬季：20~21℃ 　　　　　　　　白天：18~25℃ 　　　　　　　　夜间：13~17℃ 　**根据▶** 环境温度过高，容易引起脱水 ○ 适当的湿度为 60% 左右 　**根据▶** 如太干燥，会增加皮肤无感失水量

预防脱水的程序

要点	注意·根据
1 养成每天摄取水分的习惯 ① 平时养成摄入水分的习惯（**❶❷❸❹**） 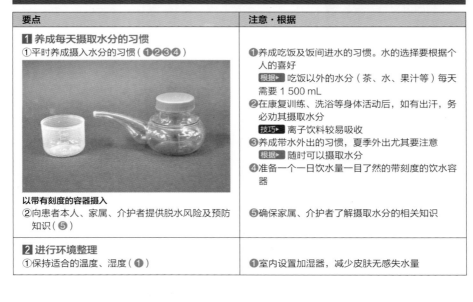 **以带有刻度的容器摄入** ② 向患者本人、家属、介护者提供脱水风险及预防知识（**❺**）	❶ 养成吃饭及饭间进水的习惯。水的选择要根据个人的喜好 　**根据▶** 吃饭以外的水分（茶、水、果汁等）每天需要 1 500 mL ❷ 在康复训练、洗浴等身体活动后，如有出汗，务必劝其摄取水分 　**技巧▶** 离子饮料较易吸收 ❸ 养成带水外出的习惯，夏季外出尤其要注意 　**根据▶** 随时可以摄取水分 ❹ 准备一个一日饮水量一目了然的带刻度的饮水容器 ❺ 确保家属、介护者了解摄取水分的相关知识
2 进行环境整理 ① 保持适合的温度、湿度（**❶**）	❶ 室内设置加湿器，减少皮肤无感失水量

要点	注意・根据
3 以经口摄取补充水分、电解质 ①敦促摄取水分（❶❷） ②注意饮料要马上喝掉（❸） ③使饮品易于饮用（❹❺） ④考虑摄取时间（❻） ⑤探讨摄取方法（❼❽） ⑥在呕吐、拉肚子时，确认其症状稳定后，积极地劝解患者摄取水分（❾）	❶简要说明水分摄取的必要性，劝导少量多次 ❷吃饭时，有意地劝解其喝茶、汤 ❸在床头柜、桌子上以易于摄取的状态放好 ❹使水处于易于饮用的状态。劝其饮用离子饮料、果汁、汤、茶（海带茶）等饮品 根据▶ 这些饮品可以补充电解质 ❺尊重个人的喜好 ❻要探讨饮水的时间段，以不影响食物摄取量。天黑后，为使其痛苦，要控制大量饮水 ❼如有水分限制（心脏疾患、肾脏疾患），须将事先所定量的水装入容器，防止水分的过度摄取 ❽如吞咽困难，调成糊状或果冻状后摄取。如无饮食限制，以布丁、果冻、冰淇淋、酸奶等补充水分 ❾根据▶ 如有这些症状，多数情况要摄取水分
4 进行输液管理 ①在经口摄取困难时，需要按照医师的指示进行输液管理（❶❷❸❹） 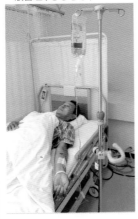 ●注意低钾血症的发病（❺）	❶输液内容根据脱水程度而异。确认医师的指示 根据▶ 严重脱水有时会陷入不可逆的休克中，所以要注意血清电解质（特别是血清钠的浓度），选择适当电解质组成的输液剂 ❷输液过快会增加心脏负担，要充分注意输液速度 根据▶ 采用等张食盐液（等渗食盐水、生理食盐水）或与之相近的低渗液（5% 葡萄糖液等），以轻症时 250 mL/h、中度时 500 mL/h、重症时 1 000 mL/h 开始输液 ❸根据血液检查、症状、尿量、循环动态值等变更输液速度与内容 根据▶ 投放量的计算公式如下： 投放量＝欠缺量 × 安全系数（1/3~1/2）*＋维持输液量（成人 2 000 mL/d）＋预测丧失量 　*一直输液，电解质浓度、组成会迅速恢复正常，因为有因过度输液引起心血管负担（肺水肿等）的可能性，所以要乘以安全系数的量，作为"欠缺量"的补充 ❹根据▶ 因症状改善而终止治疗的指标为：血清检查（血细胞比容、血清总蛋白、电解质等）的浓缩度得到改善，尿量改善（每小时尿量 0.5~1.0 mL/kg），收缩压 >100 mmHg，心跳 <100 次/分 ❺在确保尿量之前，避免投放钾

要点	注意・根据
5 预防并发症 ①预防 DIC（弥散性血管内凝血综合征）（❶）	❶脱水时，有时会并发弥散性血管内凝血综合征（DIC），所以在血细胞比容上升时，要注意全身出现血斑，注意变换体位、四肢运动，进行按摩 根据▶ 在判断是否为易出血性的同时，为预防血栓，要改善血液循环
②注意皮肤状态（❷）	❷保持皮肤清洁，涂抹护肤霜等保湿剂补充水分 根据▶ 皮肤干燥，易发生损伤，发生易引起感染的状况
③保持臀部清洁（❸） ④进行口腔护理（❹）	❸根据▶ 阴部皮肤、黏膜易受到浓缩尿的刺激 ❹进行口腔护理，保持清洁，预防吸入性肺炎 根据▶ 因为口腔内干燥，唾液分泌减少，所以口腔内的自我清洁功能降低

评价

- 患者、家属、亲属、介护者能否理解摄取水分的必要性
- 是否摄取了所定目标的水量
- 一天内水的摄入量与排出量是否适宜
- 脱水症状是否减轻或消失
- 验血、验尿的结果、数据是否有所改善
- 是否发现有并发症

1	饮食
1.2	**饮食介助（预防误咽、窒息）**

梶井文子

老年人的特征及护理的必要性

- 伴随年龄增长，老年人的摄食功能身体特征可以举出如下几点：①味觉、嗅觉、视觉等感觉功能的变化；②牙齿缺损，假牙不合适；③唾液分泌减少；④口腔、咽部肌肉力量减退；⑤吞咽功能及肌肉力量降低，舌、软腭、喉头下垂；⑥食管蠕动减弱；⑦中枢神经功能降低；⑧手的灵巧性等运动功能降低
- 味觉、嗅觉、视觉功能的降低，会妨碍美味、愉悦地进食，招致食欲下降
- 喉头下垂会引起喉头上抬不充分、食管入口处扩张、喉头闭锁不全，产生食物、唾液的误吞现象，如不能排出，会咳嗽、哽噎，会引起吸入性肺炎
- 老年人身患某种疾病或存在某种障碍，这些都对食欲、进食、吞咽功能、营养状态有影响
- 老年人多服用多种药物，有时也会出现食欲减退，消化、吸收障碍，唾液分泌减少等症状
- 进食介助请在理解摄取食物、吞咽阶段（参照 P72~P80）的基础上，分析、研讨不同程度障碍的老年人的护理方法
- 老年人的进食介助，以安全为第一，最重要的是能够使其愉悦地进食，恢复其社会性

饮食状况预先判断

要点	注意·根据
1 进食、吞咽功能 ● 有无使进食、吞咽功能降低的原因 ● 有无进食、吞咽功能障碍 · 呼吸次数过少 · 咳痰困难 · 口、唇、舌异常，运动障碍，口唇闭锁不全 · 喝少量的水也会被噎住 · 口腔内残留食物 ● 进食、吞咽功能障碍的甄别与检查 · 反复吞咽测试（RSST）、改定饮水测试（MWST）、进食测试（FT） · 吞咽造影检查（VF）、吞咽内视镜检查（VE） · 颈部听诊法	●牙齿缺损、口腔内炎症、脑血管疾患、认知障碍、肿瘤、神经疾患、肌肉疾患、精神紧张等，都会成为功能降低、障碍的原因 ●容易被噎到！用餐时间比以前长，避免汤类，只吃柔软的食物等，用餐的内容有所变化，有时中断进餐。如果与以往的饮食状况相比有变化，应考虑咀嚼、吞咽功能降低 ●用简易评价法评价吞咽障碍 ●把握无法确认的食块的活动，如有无唾液、食块的残留，舌、软腭以及食管入口各器官的动作
2 基础疾患，既往病历 ● 有无口腔内疾患及程度 ● 有无脑血管疾患及障碍程度 ● 有无认知障碍综合征及程度 ● 有无消化、呼吸系统疾患（肿瘤等）及程度	●由脑血管疾患引起的偏瘫、挛缩、假性球麻痹、真性球麻痹等，会导致吞咽肌肉功能减退、肌肉运动协调性降低、吞咽反射降低等症状 ●会引起异常的饮食行为 ●引起食欲降低

要点	注意・根据
●有无帕金森症等神经、血管疾患及程度	➲疾患特有的肌肉固缩，动作缓慢，关节变形，手脚震颤等会影响进食动作，使吃的欲望降低。另外对送入口腔及咽部食块的吞咽功能也有影响
●是否服用药物及内容	➲强力型镇静剂和舒缓型镇静剂（抗不安类药物、抗抑郁症类药物、抗精神病类药物）：因有阻断多巴胺合成的作用，会产生 P 物质*合成降低，从而降低吞咽、咳嗽反射 *P 物质：脑、消化道激素之一。在大脑基底核部黑质纹状体生成的多巴胺的作用下促进合成。在人们吞咽食物时，如有异物进入气管，从舌咽神经、迷走神经会向咽头、气管释放出 P 物质，引起咳嗽、吞咽反射。有脑血管障碍，反复误咽的患者，P 物质的量较低
●有无郁闷状态及程度	➲利尿药、抗帕金森病药、抗心律不齐药、抗癫痫药、抗组胺药：引起口腔内干燥 ➲抗胆碱药：引起唾液分泌障碍，下部食管内压降低 ➲有餐饮行动能力降低、由食欲降低引发营养状态恶化的危险
●有无身体状态的变化 　脱水、便秘、失眠、过度疲劳等	➲由于身心的变化，进食、吞咽功能降低
3 饮食行动自理度 ●饮食环境 ·椅子、桌子的高度是否适合患者 ·噪声、人员出入、异味等 ●有无身体障碍 ·上肢运动机能：手指的灵巧性、握力 ·关节的动作、关节变形 ·有无麻痹、麻木现象 ·有无视觉功能障碍 ·保持姿势的能力 ●有无食欲	 ➲如有认知障碍，最好有能安静、专心进食的场所 ➲把握进食动作 ➲判断使用工具是否合适及介助方法 ➲进食中，能否保持稳定的坐姿，是否可保持颈部稳定
4 饮食习惯、爱好 ●有无准备餐饮的经验 ●餐饮形式、次数 ●食物、饭菜的好恶 ●调味习惯 ●有无某种嗜好	➲如遇食欲下降、拒绝进食时，提供尊重患者习惯的饭菜，防止吞咽事故及营养状态恶化

饮食介助的程序

目的▶ 不发生吞咽事故，能愉悦、安全地进餐

核查项目▶ 营养状态、饮食状态、吞咽功能状态、消化器官症状、有无疲劳及程度、误咽症状、生命体征、饮食时的身体姿态、饮食介助所需时间

适应对象▶ 脑血管疾患，神经、血管疾患，大脑、神经变性疾患患者，由年龄变化引起的身心变化导致的进食、吞咽障碍患者

禁忌▶ 消化道功能不全、吞咽障碍患者

防止事故的要点▶ 防止误咽、隐性误咽、吸入性肺炎，防止摔倒、跌落

必需物品▶ 餐勺等进食用具、黏稠剂（增黏剂）、枕头、毛巾、纱布、围嘴、听诊器等

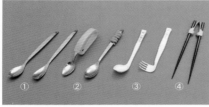
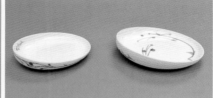

①可以调节入口食物量的餐勺，可用于介助　②容易握的餐勺　③有角度的餐勺、餐叉　④没有握力的人也可握住使用的筷子

边缘部分加工过的盘子，容易舀起液体

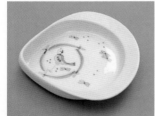
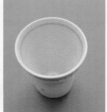
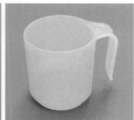

有角度的盘子，底部施以防滑加工，容易舀起液体

内面的倾斜度进行了加工的水杯，不必高高拿起，也可以把杯中的液体喝干净

制有比较容易抓握把手的水杯

程序

要点	注意·根据
1 准备食品 ①制成适合患者咀嚼、吞咽的食品形态（**❶❷❸**） 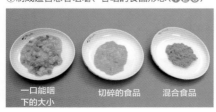 一口能咽下的大小　切碎的食品　混合食品	❶根据大小、硬度、水分、食材特性选择 ❷要研究能维持咀嚼能力的食品形态。咀嚼能促进唾液分泌，另外也与感受到香味相关 ❸使用增黏剂。将有水分的食品调成糊，制成果冻状。另外，为了使切碎的食品在嘴中不会散开，使其易于吞咽 **注意▶** 琼脂与明胶相似，不仅遇热不变形，用舌头也挤不碎。一嚼就碎在口内，易产生误咽，使用时需要注意

要点	注意·根据
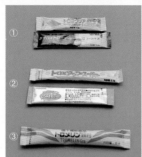　**增黏剂** **调整黏稠食品：增** **黏多糖系列(①)，** **淀粉＋增黏多糖** **系列(②)** **吞咽辅助食品：淀** **粉系列(③)**	防止事故的要点▶ 干巴巴、黏性强的食物，黏在黏膜上难于吞咽，要避免使用。会在口腔内、咽部留下食块，是窒息、误咽的原因
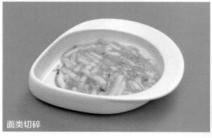 面类切碎	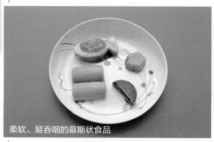 柔软、易吞咽的慕斯状食品
②研究能摄取必要营养、唤起患者食欲的食谱(❹)	❹老年人容易欠缺的营养素及只靠吃饭难于摄取的营养素，要利用营养补助食品 注意▶ 如果以营养素、水分、能量为中心编排食谱，有时会导致患者食欲降低。要考虑唤起患者的食欲，使用感官上好看、符合患者喜好、有季节感的食材
③准备与患者上肢机能及进食、吞咽机能相应的餐具(❺❻❼❽)	❺如偏瘫，要使用防滑餐具及餐具垫 ❻根据患者嘴张得大小、舌头的动作选择餐勺、餐叉的大小 ❼握力较弱、灵巧性降低时，选择粗柄的餐勺、餐叉 ❽如视力障碍，要注意餐具配置
❷ 患者的准备 ①告知已到就餐时间，请其准备	

要点	注意・根据
②坐位能使患者安全饮食（❶❷） 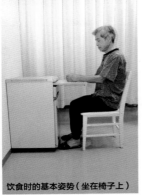 **饮食时的基本姿势（坐在椅子上）** 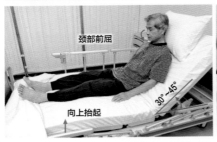 颈部前屈 向上抬起　30°~45° 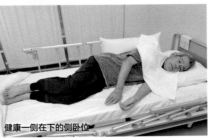 健康一侧在下的侧卧位	❶无法保持坐姿时，使其坐成 30°~45°的 Fowler 体位，颈部少许前屈。如有吞咽障碍，Fowler 体位的角度以 30°为基本角度，根据患者的吞咽能力调节 　技巧▶ 利用枕头、坐垫、毛巾等稳定坐姿，缓解腹部的紧张 　根据▶ 残留在会厌谷、梨状隐窝的食块，由于重力关系，处于易流入食管的位置。另外，由于颈部前屈，喉头入口部变得狭窄，不易误咽 ❷如果偏瘫，采取健康一侧在下，患侧在上的侧卧位（45°），这样，落在健康一侧的食块由于重力作用易于吞咽 　防止事故的要点▶ 老年人及瘫痪患者，如果偏瘫会产生运动、感知障碍，也难于发生吞咽反射，所以易发生误咽或窒息。不懈怠对安全的考虑很重要。另外，以不适当的姿势进食，反复微量误咽，也是吸入性肺炎的原因
③漱口，进行口、唇、舌、脸颊运动，进行唾腺按摩（参照 P72 摄取食物、吞咽训练）（❸） 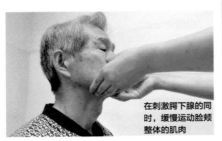 **在刺激腭下腺的同时，缓慢运动脸颊整体的肌肉** ④如摘掉了假牙，则要先装上（❹） ⑤做吞咽体操（参照 P72 摄取食物、吞咽训练）（❺）	❸改善口腔内的干燥状态。如果口腔内持续干燥，则难于进行口内运动，不能顺利地形成食块，顺利地送下 ❹如果长时间不戴假牙，牙龈会萎缩，产生与假牙不合的现象。以先行戴上假牙再做操为宜 ❺缓和身体、颈部的紧张，使其处于易吞咽的状态

要点	注意・根据
⑥根据患者的状态，戴上围嘴或毛巾（⑥）	⑥如嘴唇闭锁不全或不能顺利送下食物，食物会从口中掉出，水也会从口中流出，所以要顾虑到患者的自尊心
❸ 进行饮食介助 ①整理饮食环境，配餐（❶） ②说明饮食内容（❷） ③调整患者与介助者的位置，调整病床高度（❸） ④开始进食。从有水分的食物开始，一点一点送入患者口中（❹❺❻❼） 	❶考虑到患者的状态、喜好、同室患者的状态，整理进食环境 技巧▶ 有认知障碍时，要拉上窗帘、消除声音、创造能集中精力进食的环境 防止事故的要点▶ 有吞咽障碍时，如果在进食中途有人与其说话，就会产生吞咽时间差，发生误咽。期望能一个人或与介助者二人安静地进食 ❷在有视觉障碍时，在说明菜单的同时，告知餐具的配置 ❸直接介助时，护理师坐在椅子上，眼睛与患者的眼睛同高 注意▶ 调整餐具、用具的位置，注意介助时介助者的胳膊、身体不要在食物的上方或碰到食物 ❹患者有认知障碍时，对患者打招呼，让其说出"谢谢，我就不客气了"，使其意识到进餐开始了 ❺直接介助时，在把食物送到嘴边之前，让患者看一眼。然后将食物轻轻地放在舌头中间，用勺背轻按舌头。不要碰到牙齿，取出餐勺，再请其合上嘴 技巧▶ 患者如有认知障碍，则先用勺接触其下唇敦促张口，然后再将食物送入口中 ❻如有吞咽功能障碍，要使用小勺。增加食物与舌头的接触面能刺激味觉，促进唾液分泌和吞咽反射 ❼如为偏瘫，则从健康一侧进行介助 防止事故的要点▶ 如果一次放入大块的食物或大量的水，患者无法顺利咀嚼。被噎住或卡在嗓子眼，会引起误咽。如啫喱饮料、调成糊状的饮品等要少量地喂给患者

要点	注意·根据
⑤促使患者咀嚼、吞咽（❽）	❽咀嚼、吞咽能力较低时，嘱咐患者"慢慢吃，没关系，好好嚼一嚼" 技巧▶ 如有认知障碍，则护理师一边招呼患者，一边也做出空咽的动作，请其模仿
⑥根据吞咽障碍程度，采用颈部前屈的低头式吞咽或颈部转向患病一侧的横向式吞咽（旋转式吞咽）（❾❿⓫）	❾低头吞咽：颈部如同点头般地弯曲，强制地提高吞咽压力，促使吞咽 ❿横向吞咽：如有偏瘫等疾患，在患病一侧的梨状隐窝中易残留食块。所以要牵动颌骨，在颈部转至患病一侧后再请其吞咽 根据▶ 由于旋转，患病一侧的梨状隐窝会变得狭窄，也就不易残留食物，还可将残留的食物挤出 ⓫颈部侧屈式吞咽：颈部倾斜向健康一侧吞咽。和吞咽相关的肌肉力量有一侧性降低的情况，在食物易残留在患病一侧时，利用重力作用，使其落在健康一侧，这样较易吞咽

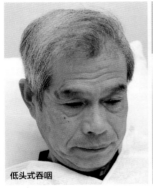
低头式吞咽

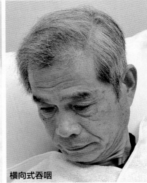
横向式吞咽

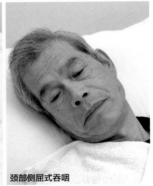
颈部侧屈式吞咽

要点	注意·根据
⑦确认口中无残留食物后，再喂下一口（⓬⓭） 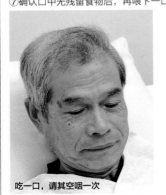 吃一口，请其空咽一次	⓬进食的速度过快，容易在口中残留食物，这是导致误咽的原因，要配合患者的节奏 ⓭在吞咽能力较低时，请其吃一口，空咽一次

要点	注意·根据
4 观察进食中的状态 ①观察有无误咽的征兆（❶） ・噎住 ・哮鸣 ・嘎声 ・面色发红或面色苍白 ・呼吸困难 ・异物残留感 ・发热 ・动脉血氧饱和度（SpO_2）降低 ・C 反应蛋白（CRP）上升	❶根据情况，吞咽后请其大声说"啊"，确认声音是否有变化。如果有变化，则应怀疑咽部有食物残留或声门闭锁不全 　注意▶ 在呼吸道防御机制咳嗽反射与吞咽反射功能降低时，会发生不被噎住、不咳嗽而异物流到肺中的隐性误咽。吸入性肺炎的风险会增高 　防止事故的要点▶ 有人指出，患有脑血管障碍的患者，因为和吞咽反射、咳嗽反射相关的咽部、喉头黏膜的 P 物质会有所减少，所以吸入性肺炎的风险较高
②如怀疑有误咽，要马上终止进食，观察情况（❷）	❷被噎住或咳嗽时，不要惊慌，请其俯下身，将口腔内的食物吐出 　根据▶ 噎住或咳嗽，说明咳嗽反射功能在起作用 　技巧▶ 配合患者呼气，用整个手掌轻轻压迫胸廓下部（呼吸介助法）。使呼气流量增大，以此顺利咳出误咽物
③根据误咽时的状况，将口腔内的食物取出。用背叩法或腹部推压法（参照 P501）将误咽的食物叩出（❸❹❺）	❸防止事故的要点▶ 要迅速使误咽物排出，不至发生窒息 ❹防止事故的要点▶ 用手指抠出食物时，手指不要勉强进入过深。这时有将食物推入深处，引起窒息的危险。尤其在有痉挛时不能施行此种救助 　注意▶ 反复地微量误咽是吸入性肺炎的原因，所以平日的防止误咽措施是很重要的 ❺如咳不出误咽物，则用吸引法。（参照 P333 口腔内吸引的操作程序）
④如果误咽的食物进到很深的地方，采用体位引流法（参照 P346）促使叩出（❻） ⑤有窒息危险或在窒息发生时，要做好准备，确保气管通畅并与医师联系 ⑥确认误咽的食品是否存留在口腔、咽部（❼）	❻让其移动到能够依靠咳嗽反射自主咳出呼吸道分泌物的地方 ❼请其张开嘴，用眼确认是否残留有误咽物。另外，颈部听诊左右都要进行，以确认咽部是否有误咽物
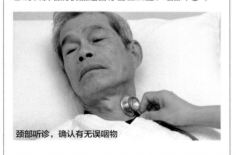 **颈部听诊，确认有无误咽物**	

要点	注意・根据
⑦进行胸部听诊（❽） ⑧如果没有问题，再重新开始进食	❽有无杂音，根据杂音的强弱，确认有无隐性误咽
5 观察餐后状态 ①吃完饭，劝其喝茶或白开水（❶） ②进行口腔护理（参照 P99 口腔护理）（❷） ③为防止胃食管反流，请其保持坐姿（❸） 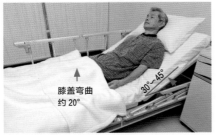 膝盖弯曲 约 20° 30°~45° **餐后保持身体姿态：如不能保持坐姿，请其采取上身抬起 30°~45°、膝盖弯曲约 20° 的姿势** ④确认患者的状态（❹）	❶用水清洗，使口腔内、咽部无食物残留 ❷实施此措施以预防吸入性肺炎，保持口腔内清洁为目的 ❸餐后 30 分钟左右请其抬起上身，保持腹部不受压迫的体位 〔根据▶〕老年人下部食管括约肌功能降低，胃内容物处于易反流的状态。另外，腹压的升高也易引起反流 〔防止事故的要点▶〕由于胃食管反流引起的误咽，食物与口腔内的细菌、强酸胃液、消化液会一起进入呼吸道内，所以呼吸道黏膜易受到化学性的损伤，引起肺炎。又由于咳嗽反射降低，所以易陷入重症肺炎 ❹观察呼吸状态的同时，也观察患者的表情

评价

● 能否无误咽进餐
● 口腔、咽部有无食物残留
● 吞咽后有无声音变化
● 胸部听诊，有无隐性误咽、吸入性肺炎的异常
● 能否摄取必要的营养、热量
● 能否愉悦地进餐

1　饮食

1.3　摄取食物、吞咽训练

梶井文子

老年人的特征及护理的必要性

- 老年人的身体特征，可以列出如下几点：①味觉、嗅觉等感觉机能的变化；②牙的缺损和假牙不合适；③口腔的咽部机能、颈部肌肉力量降低；④唾液分泌减少，口腔干燥；⑤舌头、软腭、喉头下垂；⑥食管蠕动能力降低；⑦中枢神经功能降低等
- 认知障碍、帕金森症、脑血管障碍，加上上述年龄增长引起的身体变化，使老年人处于一种摄取食物、吞咽功能易发生障碍的状态
- 老年人发生摄取食物障碍、吞咽障碍，不仅不能满足食品需要，而且会招致脱水、营养不足的状态，是引发免疫功能低下，使疾患进一步发病的主要原因
- 我们将会适当地判断在什么地方发生摄取食物、吞咽障碍，发生了何种程度的障碍。这时实施摄取食物、吞咽训练，给老年人以支援，提高口腔运动机能，使之能够无误咽，安全地进餐
- 训练分为不使用食物的基础康复间接（基础）训练和实际使用食物进餐的直接（摄取食物）训练。直接训练有误咽的风险，训练时要以安全为第一位
- 训练是在日常进行的，要明确目的，使老年人积极参与。家属、助理医师要共同携手进行支援

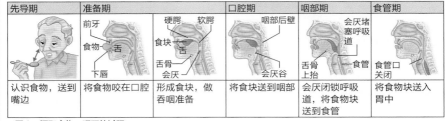

先导期	准备期		口腔期	咽部期	食管期
认识食物，送到嘴边	将食物咬在口腔	形成食块，做吞咽准备	将食块送到咽部	会厌闭锁堵塞呼吸道，将食物块送到食管	将食物块送入胃中

■图1　摄取食物、咽下的过程

摄取食物、吞咽功能的判断

要点	注意·根据
1 先导期 ● 是否处于清醒状态，确认意识水平 ● 确认认知机能，是否能识别食物与非食物 ● 把握摄取食物的动作，手指的灵巧性、握力，有无麻痹、麻木现象，上肢运动机能是否有障碍 ● 确认日常的活动内容、运动量、疲劳度，有无疼痛，有无排泄障碍，食物的喜好，把握食欲低下的原因	○ 训练中，安全是第一位的，清醒是前提条件 ○ 如果是认知障碍，有可能不能理解训练时的指示 ○ 判断所用工具是否合适以及介助方法
2 准备期 ● 捕食、咀嚼、形成食块、吞咽准备这一系列的动作哪个环节有问题，原因是什么	○ 产生假性球麻痹的脑血管障碍、神经变性疾患帕金森症等的中枢神经疾患是其原因之一

要点	注意·根据
●口、唇的闭锁状态	⊃有无流涎、吃饭洒落现象，请其发"妈""哈"的读音，确认发音情况
●舌头、颌骨的运动，口腔周围肌肉的动作，有无麻痹	⊃舌头上下左右移动。根据回旋等运动以及口腔内食物残渣、吃饭洒落等进行评价
●口内炎症等，口腔黏膜、舌头疾患，牙齿、牙龈状态	⊃牙齿的缺损、假牙不合适、口腔内疾患造成的疼痛均是原因
❸ 口腔期、咽部期、食管期 ●在把形成的食块由口腔送至咽部、食管、胃的过程中，什么地方发生了问题，原因何在 ●有无喉头闭锁不全、吞咽反射，舌骨能否抬起，有无噎住、咳嗽、沙哑、阻塞感，有无食物反流、水分误咽 **空咽的检查方法** 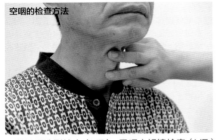 ●以吞咽造影检查（VF）、吞咽内视镜检查（VE）检查食块的动向，评价各器官的动作	⊃喉头闭锁不全、吞咽反射延迟是假性球麻痹造成的 ⊃反复吞咽测试（RSST）是简便的吞咽机能评价方法。实施改良饮水测试（MWST）、进食测试（FT） ⊃反复吞咽测试（RSST）是测试吞咽唾液的空咽次数，3次/30秒以下被认定为异常。将手指放在甲状软骨的顶端下部，请其空咽，从其上下运动观察次数 ⊃改良饮水测试（MWST）是测试有无吞咽反射，以有无被噎住、呼吸困难、湿性沙哑来评价 ⊃进食测试（FT）是以食物的口腔残留，有无被噎住、呼吸困难、湿性沙哑等来评价 ⊃吞咽造影检查（VF）也可把握病情状态，评价训练效果 ⊃吞咽内视镜检查（VE）可以知道唾液的贮留，食块在会厌谷、梨状隐窝残留的情况

间接（基础）训练的程序

目的▶
· 通过刺激摄取食物、吞咽的相关器官、神经、肌肉，或通过主动活动，达到维持或改善其功能的目的
· 预防误咽

核查项目▶
· 吞咽体操：颈部的可动性。舌头、口腔周围肌肉有无紧张与运动障碍。呼吸机能，完成度，疲劳度
· 冰按摩：口腔内的清洁，有无痰、唾液的存留，咽部反射状态

适应对象▶
· 吞咽体操：患有摄入食物、吞咽障碍疾患患者（包括急性患者）全体，特别是有口唇闭锁不全、舌头运动不良、唾液分泌低下等在准备期、口腔期有障碍的患者
· 冰按摩：会厌抬起迟滞，吞咽反射有延迟，有张口障碍者

禁忌▶
· 吞咽体操：包括颈部的关节不能活动者
· 冰按摩：呕吐反射强烈，引起误咽的可能性较大者，痉挛性麻痹者，下颌不能完全张开、维持者

防止事故的要点▶ 防止误咽，防止运动时从椅子上跌落

必需物品▶
吞咽体操：纱布（①）、压舌板（②）、勺子（③）、
吸管（④）、一次性手套（⑤）、纸巾、吞咽体操做
法的小册子等
冰按摩：冻棉棒、杯子、冷水等

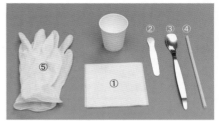

程序	
要点	**注意・根据**

◆吞咽体操
1 整理好患者的姿势
①说明吞咽体操的目的和方法（❶）

❶吞咽体操是患者自愿进行的口腔任意运动。所以
多做思想工作，努力提高、维持患者的欲望是很
重要的。做体操可提高口腔的运动能力，预防误
咽及吸入性肺炎

②请采取符合患者状态的坐姿，如果患者无法完成，
进行介助（❷）

❷根据患者保持姿势的能力，采取座椅位、
Fowler 体位（30°~45°），或让患者坐在靠背式
轮椅上使其稳定

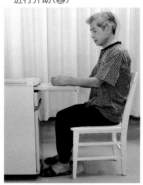

③若瘫痪，则采取 Fowler 体位，用枕头、毛巾固
定瘫痪一侧或两侧，使身体伸直、稳定（❸）

❸ 根据▶ 在不稳定的状态下，会产生肌肉紧张，
不能进行有效的运动
技巧▶ 如有瘫痪，护理师从健康一侧进行介助

Fowler 体位，用枕头固定瘫痪一侧

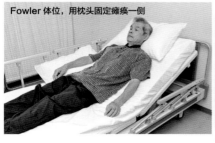

正面

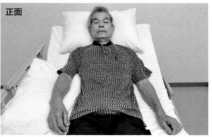

要点	注意・根据
2 深呼吸 ①把手放在腹部，肩部放松，请患者缓慢地进行数次深呼吸（①） 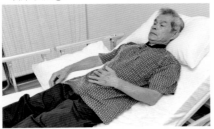	①请患者从鼻子吸气，把嘴收拢，细长地呼出。深呼吸可以使整个身体放松
3 做颈部、肩部运动（①） ①托住额头和头后部，使颈部屈伸 头部的屈伸 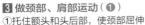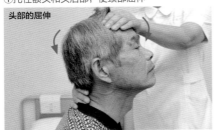 ②托住头部侧方，使颈部侧屈 颈部侧屈 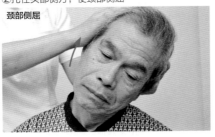 ③托住头部和下颌，使颈部左右旋转 颈部旋转 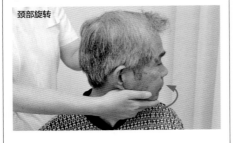	①如果患者可以独立完成，请患者做相同的动作。观察动作是否合适。根据患者状况，让其自主选择自动运动或他动运动 注意▸ 在活动身体时，无论是自动还是他动，都要缓慢进行

要点	注意·根据
④肩膀用力向上抬起，保持 2~3 秒钟后，放松恢复原状，如此重复该动作 2~3 次（②） 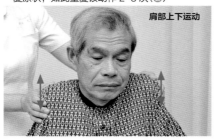 **肩部上下运动**	②如有瘫痪，介助瘫痪一侧
⑤按住肩胛骨附近，使肩部从前向后、从后向前旋转。如此重复该动作 2~3 次 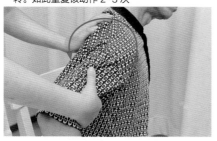	
⑥双手上举，身体向上伸展，该状态下身体向前后左右倾斜，各做 1 次（③） 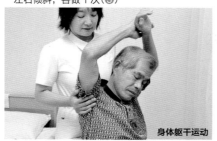 **身体躯干运动**	③如无瘫痪，请其两手交叉在一起，这样较易进行 防止事故的要点▶ 用身体轻轻支撑患者，使其不至从椅子上跌落
4 做唇部运动（**①**） ①洗手，戴手套	①根据▶ 提高嘴唇周围肌肉力量，提高食物在口腔内的保持能力和口腔内压力，使之能够快速地吞咽食物，也能提高口腔内的感觉 注意▶ 各种运动分别 5~10 次为一组，根据患者的疲劳程度调整一天的次数

要点	注意・根据
②请其轻闭上下唇，用拇指和食指捏住上唇，轻柔地向前方拉伸。下唇同样（❷❸）	❷如患者自己可以完成，请其做相同的动作 ❸如能做自动运动，在他动运动后，请其噘起嘴唇，做口角横向拉伸的动作。另外，请其闭着嘴左右活动

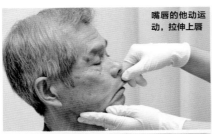

嘴唇的他动运动，拉伸上唇

嘴唇的自动运动，噘嘴，发"屋"音时的口型

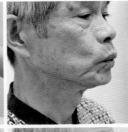

嘴唇的他动运动，拉伸下唇

嘴唇的自动运动，口角横向拉伸，发"衣"音时的口型

③用手指左右交互按压鼓起的脸颊（❹）	❹请患者不要张开嘴唇，将意识转向嘴唇。有漏气时，用手指轻轻按住嘴唇

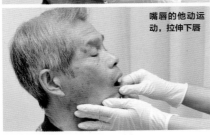

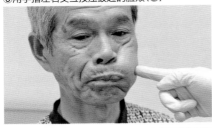

5 舌头运动（❶）
①请其把舌头尽量向前伸。如果伸不出来，请其张开嘴，用纱布拉出来

❶ 注意▶ 各种运动分别 5~10 次为一组，根据患者的疲劳程度调整一天的次数

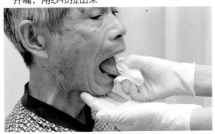

饮食

1

1.3

摄取食物、吞咽训练

要点	注意・根据
②用纱布轻轻握住卷起的舌头，上下左右活动（❷） 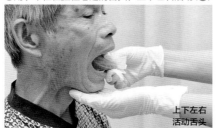 上下左右 活动舌头	②如果能自动运动，在他动运动后，请其做以下自动运动：将舌头伸出，收回；舔上下嘴唇；舔左右嘴角；用舌尖抵住压舌板 【根据▶】由于加强了大幅度活动舌头的肌肉能力，所以在进食时能够形成食块，将其送向咽部

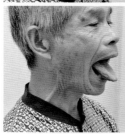
舌头的自动运动：
伸出——收回

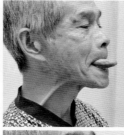
舌头的自动运动：
舔上下嘴唇

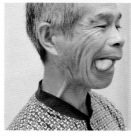
舌头的自动运动：
舔左右嘴角

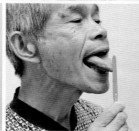
舌头的自动运动：
用舌尖抵住压舌板

| **6 做脸颊运动（❶）**

①用手指从内外两侧夹住脸颊，轻轻拉伸做按摩（❷）
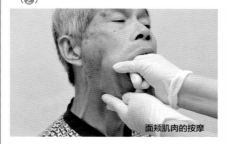
面颊肌肉的按摩 | ❶【注意▶】各种运动 10 次为一组，根据患者的疲劳程度调整一天的次数
❷也可用棉棒代替手指，从脸颊内侧按住。口腔周围肌肉及颈部肌肉也可得到锻炼 |

要点	注意・根据
②如果能进行自动运动,做两颊鼓起、收缩运动(**❸**) ③使用纸巾,做吹气运动(**❹**) 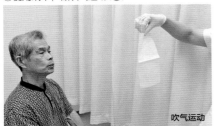 <div style="text-align:right">吹气运动</div>	**❸**在鼓起脸颊时,为不使从口、鼻漏气,可用手按住嘴唇,捏住鼻子 **❹**慢慢地、轻轻地呼气。让裁成小块纸巾的摇动时间尽量长。如纸巾不摇动,要靠近至能摇动的地方。可以期待改善由软腭麻痹引起的鼻咽腔闭锁功能不全、唇闭锁不全等 技巧▶ 作为代替吹气摇动纸巾的方法,还有用吸管吹水杯中的水的方法。这时,可以增减杯中的水量,使用有黏性的液体等变换运动的强度
⑦ 腭部运动(❶) ①反复地把嘴张大再合上 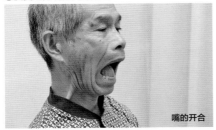 嘴的开合 ②咬住压舌板。也可以用卷上纱布的一次性筷子代替压舌板(**❷**) 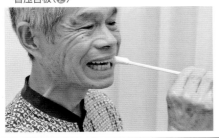	**❶** 注意▶ 各种运动 5~10 次为一组,根据患者的疲劳程度调整一天的次数 **❷** 注意▶ 在向外拉的时候,不要使纱布脱落
◆ 冰按摩 **1 整理好患者姿势** ①说明冰按摩的目的与方法(**❶**) ②采取符合患者状态的坐姿,如果患者自己无法完成,则需进行介助(**❷**)	**❶**以冻棉棒刺激软腭、舌根、前硬腭弓部等部位,容易诱发吞咽反射 **❷**根据患者保持姿势的能力,采取座椅位、Fowler 体位(30°~45°)或靠背式轮椅坐位。若瘫痪,则取 Fowler 体位,用枕头、毛巾固定瘫痪一侧或两侧,使其稳定

要点	注意·根据
2 进行冰按摩（❶） ①用冻棉棒蘸取少量的水，从嘴边（舌尖处）慢慢地进到里面（❷） ②对左右软腭、舌根、前硬腭弓部进行按摩（❸） 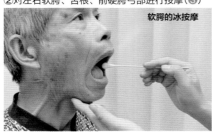 **软腭的冰按摩** ③合上嘴唇，进行空咽。（❹）这时要确认喉头抬起 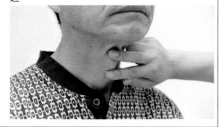	❶除训练外，在饭前进行冰按摩，可诱发吞咽反射，预防误咽 　注意▶ 5~10 次为一组，根据患者的疲劳程度调整一天的次数 ❷ 根据▶ 如果突然触到软腭、舌根这样的吞咽反射部位，会诱发呕吐 ❸如果因为按摩，软腭抬起，要把棉棒从口中撤出，请其合上嘴 　注意▶ 在按摩时，注意口腔内的动向及其左右差别 　注意▶ 咽部后壁是吞咽反射部位之一。按摩时强烈刺激会引起呕吐，要注意避免。但是，如果软腭、舌根刺激未出现吞咽反射，则要尝试刺激此部位 ● 按摩部位 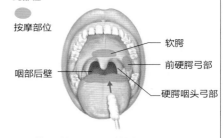 ■图 2　软腭、前硬腭弓部的冰按摩 ❹颈部前屈如点头状，做吞咽动作。如能确认舌骨和喉头抬起，观察喉头上抬的距离及速度 　技巧▶ 如瘫痪，头转至瘫痪一侧，颈部前屈

评价

- 是否能够放松颈部、肩部的紧张，在身心放松的状态下实施训练
- 口腔的运动功能是否得到了改善
- 吞咽功能是否得到了改善
- 是否出现了吞咽反射
- 误咽、吸入性肺炎的风险是否降低了
- 能否积极地参加训练
- 训练中能否做到安全优先

1 饮食

1.4 经管营养

梶井文子

老年人的特征与护理的必要性

- 当通常的经口营养不能满足代谢所需的营养素时，需补充营养，方法有经管营养法（经肠营养）和静脉营养法，经管营养法是其第一选择。其理由有：经管营养法不像静脉营养法那样使用肠道，可防止使用肠道引起的功能下降，营养学的效果和生理的契合度较高，重症并发症较少，管理也相对简单
- 经管营养法根据引流管留置途径不同，大体可分为经鼻法和经瘘口法两种。经鼻法是将营养管（胃管）从鼻腔插入胃或十二指肠注入营养物的方法（经鼻胃管法）。经瘘口法是人工开一瘘口，由皮肤表面通至消化道（胃或空肠），插入营养管（胃瘘插管）注入营养物的方法。根据引流管前部的留置位置不同分为胃瘘、空肠瘘等。近年来，在内视镜下创设瘘孔的经皮内视镜胃瘘造设术（percutaneous endoscopic gastrostomy:PEG）和经皮内视镜空肠瘘造设术（percutaneous endoscopic jejunostomy:PEJ）应用广泛
- 经管营养法中的第一选择是留置简单的经鼻胃管法。但是，由于导流管长时间留存于鼻、咽部、食管，所以有患者感到不适，出现黏膜溃疡、胃液反流等问题。说到底只能短期使用。在估计需要 4~6 周以上经管营养的情况下，应选择胃瘘或空肠瘘
- 一般而言，伴随年龄增长，身体的组成会有明显变化。据说 60 岁以后，健康男性的肌肉量每 10 年降低 10%，这是缺乏蛋白质和能量的综合表现，使人容易陷入蛋白质、能量的低营养状态（protein-energy malnutrition:PEM）。细心观察这种蛋白质、能量低营养状态（PEM）发病率可以发现，生活能够自理的老年人不足 1%，门诊看病患者约 10%，急性病住院老年人患者约 30%
- 处于低营养状态的老年患者，会发生日常生活活动能力（ADL）降低、病状恢复迟缓、感染症、褥疮、术后综合征等症状，出现机能障碍以及生活质量（QOL）降低，进而有危及生命的危险。因此，要求我们对老年人低营养状态做出及早的处置

营养判断

要点	注意·根据
● 营养判断的目的在于判断患者的营养状态是否良好，决定是否有必要进行营养疗法（经管营养或静脉营养） ● 营养判断的实践，首先进行筛选、甄别。以问诊、视诊等手段发现是否有疾病的征兆，然后测定各种营养指标，最后进行综合判断	● 营养疗法开始后，是否适当、有无变更内容的必要等的效果判定也包含在营养判断之中 ● 筛选中，最广泛应用的判断工具是主观一揽子评价（subjective global assessment:SGA）
1 主观一揽子评价（SGA） ● 把握体重的变化	● 询问最近有无体重变化，把握增减 根据▶ 从过去 6 个月的体重变化可评价长期有无营养障碍，从过去 2 周的体重变化可评价短期有无营养障碍 ● 身高也要询问 根据▶ 住院后，测定身高、体重较为困难，要事前确认

要点	注意・根据
●把握食物摄取量的变化	❖确认每天的饭量、次数、内容有无变化 　[根据▶] 食物摄取量的减少表示摄取能量的减少，显示陷入营养障碍危险的状态
●把握消化器官症状	❖如果有持续 2 周以上恶心、呕吐、痢疾、食欲不振等症状，就有陷入营养障碍危险的状态的可能
●把握功能状态（活动状况）	❖营养障碍会导致体力下降、活动减少 ❖以主观一揽子评价（SGA）评价功能障碍的状况，是否能进行日常生活，可否步行，是否卧床
●以问诊把握疾患及身体状况	❖疾患对代谢的影响因人而异，所需营养量也不同
2 观察全身状态、外观（视诊） ●皮下脂肪、肌肉状态 ●发热、痢疾、呕吐等 ●肠瘘、各种引流管、腹水等 ●皮肤、毛发、指甲状态	 ❖是否有明显的减少、蓄积 ❖有无显著的能量、体液丧失 ❖有无营养丧失的情况 ❖颜色、光泽、弹性如何
3 身体检测 **[身高]** ●为计算出体重指数（BMI:body mass index）进行检测 **膝下高度测定法** 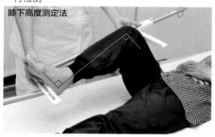	❖不能站立的患者，可采取仰卧位用卷尺测量，或用如左图的方法测定膝下高度（测定时，脚踝与膝盖成直角）后，以以下的公式算出推测身高。 　根据膝下高度推算身高的公式 　　男性 64.02+2.12×膝下高度（cm）−0.07×年龄 　　女性 77.88+1.77×膝下高度（cm）−0.10×年龄
[体重] ● % 理想体重（%IBW:ideal body weight），% IBW 也称身高・体重比，以下列公式求得 　IBW（理想体重，kg）=［身高（m）］^{2}×22 　% IBW= 现体重（kg）/ IBW（kg）×100	 ❖ % IBW（% 理想体重）69% 以下评价为高度，70%~79% 为中度，80%~89% 为轻度营养障碍 ❖理想体重与标准体重同义
● % 健康常时体重（健康常时体重与现体重比）以现在的体重除以健康常时体重（6 ~ 12 个月稳定的体重）求得	❖ % 健康常时体重 75% 以下评价为高度，75%~84% 为中度，85%~95% 为轻度营养障碍
●体重减少率（%LBW:loss of body weight）体重减少率以以下式求得 　%LBW=（健康常时体重 − 现体重）/健康常时体重 ×100	❖最近 6 个月的体重减少 10% 以上或 1 天的减少率持续减少 0.2% 以上，应考虑中度以上营养障碍。即使体重减少 10% 以下，如果是在短时间内，也有重要的意义

要点	注意・根据
●体重指数（BMI）由身高和体重求得 $BMI = 体重(kg) / [身高(m)]^2$	●疾病指数（所有疾病的患病率）的最低 BMI（体重指数）男性为 22.1，女性为 21.9。一般以不满 18.5 为"瘦"的大体指标
[骨骼肌肉量] ●因骨骼肌肉量与上臂肌围(AMC)相关，所以要测定上臂肌围。计算上臂肌围，需要测量上臂围长(AC)与上臂三头肌部皮褶厚度（TSF）。以以下公式求得 　　上臂肌围(cm) = AC(cm) − π × TSF(cm) 上臂围长 (AC) 的计测位置：将卷尺在肘关节与肩峰的中间测定位置绕臂一周进行测定	●(根据) 骨骼肌肉贮藏蛋白质，进行运动，蛋白质减少可评价为骨骼肌肉量减少 ●使用卷尺计测（关于 TSF，请参照下文）

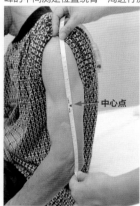

中心点

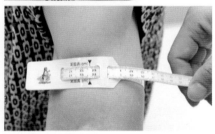

[体脂肪量（皮下脂肪厚度）]
　体脂肪量的指标，上臂三头肌部皮褶厚度（TSF）被广泛使用

●(根据) 可以知道进行营养疗法，身体的尺寸如何变化
●测定身体脂肪量，可知体内能量蓄积量的变化。测定器具可使用测径器或肥胖测定仪等皮下脂肪厚度测定仪。为了求得上臂肌围(AMC)，这是必要的
●用骨骼肌肉量及身体脂肪量对比个人的体重变化，做出评价
　例：在康复期，虽然体重增加了，但不是骨骼肌肉量而是身体脂肪量增加时，就有必要调整饮食的蛋白质量和变更康复内容

要点	注意・根据
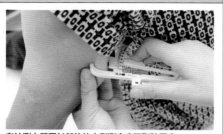 在计测上臂围长部位的内侧测定皮下脂肪厚度	

4 生化检查

● 血清白蛋白：血清白蛋白在血液中半衰期约为20 天，比较长，可反映长期的营养状态

● 快速反转蛋白（短半衰期蛋白，rapid turnover protein：RTP）：指转甲状腺素蛋白（PA），视黄醇结合蛋白（RBP），转铁蛋白（TF）

● 其他，如淋巴总数（TLC），血糖，由血红蛋白 A1c 完成的糖代谢，总胆固醇，中性脂肪（甘油三酯），电解质等，在营养判断中也是必须做的项目

● 伴随着摄取量的降低，血液外的白蛋白也会被动员起来，所以这是能评价早期潜在的白蛋白缺乏状态的指标，也用于老年人的营养判断。中度蛋白质、能量低营养状态（PEM）的血清白蛋白为3.5 g/dL 以下

● 这些是比白蛋白半衰期短的蛋白质，用于急性患者营养状态的评价、判定

● 据说淋巴总数与营养状态相关，随之增减。淋巴总数 1 200~2 000/mm³ 评价为轻度，800~1 200/mm³ 为中度，800/mm³ 为高度营养障碍。虽然已经并发感染症时，不能作为营养状态的指标来评价，但改善营养状态对提高免疫机能是很重要的

■表 1　营养不良状态的评价

评价指标	营养不良		
	轻度	中度	高度
% 健康常时体重	85~95	75~84	< 75
% 上臂三头肌部皮褶厚度*	80~90	60~79	< 60
% 上臂肌围*	80~90	60~79	< 60
血清白蛋白值（g/dL）	2.8~3.5	2.1~2.7	< 2.1
转铁蛋白（mg/dL）	150~200	100~149	< 100
淋巴总数（×1 000/mm³）	1.2~2.0	0.8~1.1	< 0.8

＊健康数值的 %（与 JARD2001 比较）
平井敏弘ほか：食管がん，東口高志編：「治る力」を引き出す　実践！　臨床栄養，JJN スペシャル，No.87，図表2，P208，2010

要点	注意・根据

5 所需能量，所需蛋白质量

● 一天必要能量的把握

　　根据性别、年龄、身高、体重可以计算出该人所必需的能量

● 将身高、体重等数值代入哈里斯－本尼迪克（Harris–Benedict）计算公式，求得基础能量消耗量（BEE），以求得的 BEE 乘以活动系数和精神紧张状态系数，计算出一天所需能量

■ **表 2　一天所需能量的计算方法**

一天所需能量（kcal/d）= 基础能量消耗量（kcal/d）× 活动系数 × 精神紧张状态系数	
基础能量消耗量（kcal/d）	以哈里斯・本尼迪克(Harris Benedict Equation：HBE)计算公式 男性：66.5+(13.75 × 体重 kg)+(5.0 × 身高 cm)−(6.78 × 年龄) 女性：655.1+(9.56 × 体重 kg)+(1.85 × 身高 cm)−(4.68 × 年龄)
活动系数	安静 1.0 能够步行 1.2 劳动 1.4~1.8 轻度 1.4，中度 1.6，重度 1.8
精神紧张状态系数	根据重症度、侵袭度设定为 1.0~2.0 精神紧张状态因素有 2 个以上时，重症度选择最高的数值
手术后(3 天)	轻度（胆囊、胆总管切除、乳房切除等）　　　　　1.2 中度（胃部分摘除、大肠切除等）　　　　　　　1.4 重度（胃全摘除、胆管切除等）　　　　　　　　1.6 超重度（胰十二指肠切除、肝切除、食管切除等）　1.8
脏器障碍	1.2，每一脏器加 0.2，四脏器以上为 2.0
烫伤	烫伤范围每 10% 加 0.2，最大 2.0
体温	36℃ 以下为 1.0，每升高 1℃ 加 0.2 37℃ 为 1.2，38℃ 为 1.4，39℃ 为 1.6，40℃ 以上为 1.8

※ 由于老年人、长期卧床者未必适用此计算公式，因此要根据每个患者的精神紧张状态系数和活动系数进行计算，边观察患者的病情状态变化以及活动量，边做出评价

■ **表 3　推定老年人能量需要量(kcal/d)**　　　　引自日本厚生劳动省《日本人的食物摄取基准 2010》

性别	男性			女性		
身体活动级别	I(低)	II(普通)	III(高)	I(低)	II(普通)	III(高)
50 ~ 69 岁	2 100	2 450	2 800	1 650	1 950	2 200
70 岁以上	1 850	2 200	2 500	1 450	1 700	2 000

● 一天蛋白质需要量公式

　　一天蛋白质需要量（g）=
　　体重（kg）× 精神紧张状态系数

● 以体重乘以精神紧张状态系数求得

　根据▶ 一天蛋白质的需要量因精神紧张状态不同而不同，精神紧张状态越强，消耗蛋白质越多

● 精神紧张状态系数请参照"一天蛋白质需要量的计算方法"

■ **表 4　老年人蛋白质食物摄取基准(g/d)**

性别	男性		女性	
年龄	推测能量 需要量	推荐量	推测能量 需要量	推荐量
50 ~ 69 岁	50	60	40	50
70 岁以上	50	60	40	50

日本厚生劳动省《日本人的食物摄取基准 2010》

饮食

1

1.4

经管营养

85

营养管理的方法

要点	注意・根据
1 营养管理法（营养注入路径）的选择 ●营养管理法选择的第一阶段 　根据消化道是否在起作用，决定是选择经管营养法还是静脉营养法 ●营养管理法选择的第二阶段 　如果选择经管营养法，根据不同阶段决定是选择经鼻胃管法还是胃瘘或空肠瘘 ●选择经管营养的条件 　只有吞咽障碍→经鼻胃管法 　食管机能不充分→胃瘘 　有胃障碍时→空肠瘘	 　**注意▶** 如果长期（6 周以上）需要营养管理，即使只有吞咽障碍，也有必要变更为胃瘘或空肠瘘

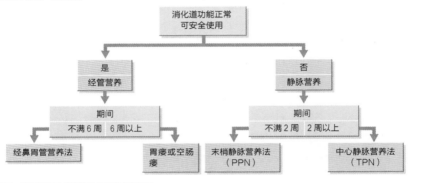

图 1　营养管理法（营养注入路径）的选择

2 经鼻胃管营养法概要 ●这是一种对于因吞咽障碍或食欲低下，不能进行经口营养摄取或不能充分摄取的患者，将营养物或流食用导流管从体外注入消化道的处置 ●其特点是生理上、管理上要比静脉营养法容易，安全性高，成本较为低廉 ●经管营养所用的经肠营养剂，有半消化态营养剂、天然浓厚流食、成分营养剂、消化态营养剂等 ・半消化态营养剂：有轻度消化吸收障碍也可摄取，也可经口摄取的摄取物（以食品对待），由于对消化道负担较小，所以使用最多 ・天然浓厚流食：为使用天然食材制作的食品，只在消化吸收功能正常的情况下使用。缺点是导流管容易堵塞，卫生上也有问题	●适应对象：摄食、吞咽、经口营养困难者，但须满足以下条件，无消化道闭塞；消化吸收功能正常；无需消化道安静的合并症；可以留置胃管；导流管的留置期判断为 2~6 周 ●禁忌：肠道完全闭塞、吸收障碍严重、消化道出血、重症胰腺炎、严重腹泻、休克等 ●营养剂有可直接注入的液体和可溶解使用的粉末等，请按照附加文件及说明书的指示进行准备

要点	注意·根据
· 成分营养剂：由几乎不需要消化的成分构成，为易吸收的经肠高热量营养剂。适应于患有高度吸收消化障碍的患者 · 消化态营养剂：与成分营养剂大体相同，氮素源由氨基酸、肽构成，大部分为已消化状态 ●阶段性地逐渐提高注入速度 · 适应的注入速度为 200~300 mL/h（维持肠道功能时）	●如果急剧地提高注入速度，容易引起消化道症状（腹泻、腹痛、不快感等）。阶段性地提高注入速度能预防这些症状的发生

■表5 经鼻胃管营养的注入量、速度参考值（实施例）

阶段	注入量（mL/d）	注入速度参考值（mL/d）		营养剂
		肠管机能低下	维持正常肠管机能	
1	200~400	20~30	50~100	· 从 1kcal/mL 开始 　450 mOsm/L 以上的高渗透压制品稀释为 0.5kcal/mL 再开始 · 营养剂为室温温度
2		40		
3	400~600	80		
4	600~800	100		
5	800~1 000		100~200	
6	≤ 1 000	≤ 100	200~300	

※ 速度与量根据营养剂注入后患者消化道症状进行变更

伊藤明美：经鼻经管栄養，東口髙志编：「治る力」を引き出す　実践！　臨床栄養，JJN スペシャル，No.87, 図表6, P269, 2010

●高渗透压的经肠营养剂有时会导致腹泻	● 根据▶ 消化态、半消化态营养剂、成分营养剂渗透压较高，为 300~700 mOsm/L，体液（血液）的渗透压为 280 mOsm/L，注入比此高张（高渗透压）的营养剂后，由于肌体平衡渗透压的功能，使肠管内水分增加，发生腹泻 ●对于由渗透压引起的腹泻，通过调节营养剂的浓度、变更经肠营养剂的种类进行改善
●胃管的种类 · 材质：聚氨基甲酸酯、硅、聚氯乙烯树脂	●聚氨基甲酸酯、硅较软，难于插进去，但患者的异物感较小，胃液等引起的变性较少，可长期留置，但价格较高 ●聚氯乙烯树脂有黏性，较易插入，但患者易有异物感，胃液易引起变性。价格虽低，但长期留置时可塑剂会溶出，引流管容易变硬，有刺激肌体之虞
· 粗细：越细，患者的痛苦越小	● 5~8 Fr 的：适合消化态营养剂、成分营养剂 ● 10~12 Fr 的：适合半消化态营养剂。（使用泵时也可用 5~8 Fr）
●误插入的危险	●误插入气管或以自然拔除时向气管内注入营养，偶尔会发生致死的危险症状 注意▶ 充分确认胃管留置在胃内非常重要

要点	注意·根据
3 胃瘘概要 ● 所谓胃瘘，就是人工制成从皮肤表面通向消化道的（胃或空肠）的瘘孔，插入导流管将营养物注入消化道的方法，根据导流管的留置部位有胃瘘、空肠瘘等 ● 在此，对经皮内视镜胃瘘造设术（PEG）制成的胃瘘进行说明 ● 胃瘘管分别有患者可见部分的按钮型和管型，胃内有气球型、缓冲器型，共 4 种	● 内视镜下造设瘘孔的经皮内视镜胃瘘造设术（PEG）和经皮内视镜空肠瘘造设术（PEJ）近年被广泛使用 ● 适用条件：长期需要管饲营养（6 周以上）、鼻胃管导管插入困难、症状恶化、生活质量降低等 ● 要熟知患者实际使用的胃瘘管的型号和特征

■图 2　胃瘘管的种类与特征

固定方法		体内固定器具	
		气球型	缓冲器型（除气球型外所有的）
体外固定器具	按钮型	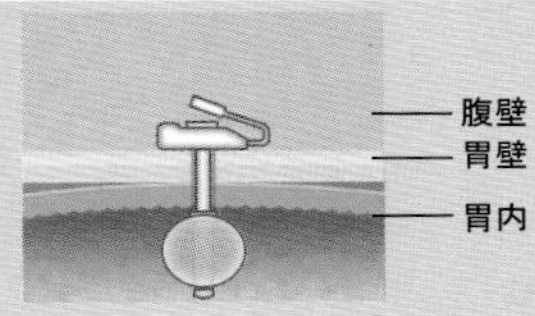 气球·按钮型	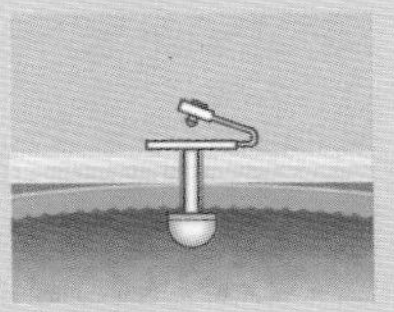 缓冲器·按钮型
	管型	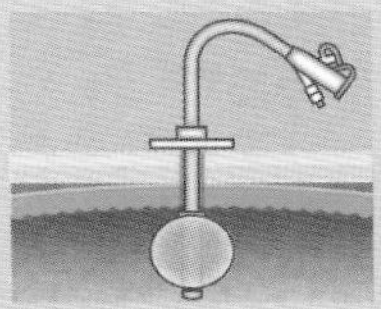 气球·管型	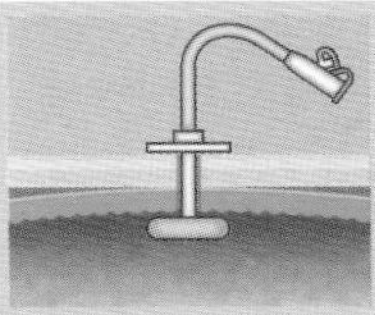 缓冲器·管型

标注：腹壁、胃壁、胃内

固定方法		优点	缺点
体内固定器具	气球型	易更换	每 1~2 周需要换一次气球内的灭菌蒸馏水 由于气球的破损等，容易脱落 耐久性不如缓冲器型，所以每 1~2 个月需要更换
	缓冲器型	不易拔出 管理简单，比气球型耐久 4~6 个月进行更换	更换较难（需进行造影检查） 更换时患者会感到疼痛 固定器具易嵌入胃壁
体外固定器具	按钮型	不显眼、不妨碍活动动作，不易拔出 营养剂的通过距离较短，导管污染少 装有防止反流开关	用指尖不易进行按钮的开闭 需要接管
	管型	与营养管（冲洗侧的导管）的连接较容易	容易发生自行脱落 胃内容物反流至管内，易发生导管的劣化及污染

要点	注意・根据
●使用的经肠营养剂，与管饲营养法的营养剂相同 ●胃瘘造设后，要每天观察瘘孔周围，确认有无发热、肿胀、疼痛、热感等	●根据▶ 刚刚造设的瘘孔，状态与创伤相同
4 管饲营养・胃瘘的感染预防 ●管饲营养中，细菌污染的主要原因是容器、导管的污染，也有来自营养剂调制时手指的污染 ●将营养剂移入容器内再行注入时，要在 8 小时以内结束	●准备营养剂时，一定要进行手指消毒 ●胃管原则上使用一次性制品，营养剂容器等使用后要水洗、消毒。洗掉营养剂后，在 milton（商品名，0.01% 次氯酸钠溶液）中浸泡 1 小时，用自来水冲洗干净，自然干燥 ●根据▶ 超过以上时间，容器内的细菌数会增加，易引起腹泻

经鼻胃管营养法

目的▶ 对于由吞咽障碍、食欲低下等原因造成不能进行经口营养摄取或者不能充分摄取的患者，用导流管从体外将营养物或流食注入消化道

核查项目▶ 生命体征、消化器症状、导流管的性状、长度（是否适合患者）、上次更换导流管的时间、患者有无不快感、鼻周围皮肤状态

适应对象▶ 摄食、吞咽、经口营养困难者，但须满足以下条件：无消化道闭塞，消化吸收功能正常；无需消化道安静的合并症；可以留置胃管；导流管的留置期判断为 2~6 周

禁忌▶ 肠道完全闭塞、严重吸收障碍、消化道出血、重症胰腺炎、严重腹泻、休克等

防止事故的要点▶ 防止导流管错误插入气管

必要物品▶ 胃管（①）、冲洗管和胃管套装（②）、注射器（③）、一次性手套（④）、脓盆（⑤）、润滑剂（⑥）、纱布（⑦）、橡皮膏（⑧）、剪刀（⑨）、营养剂、冲洗台、温水、听诊器（需要时）、油性笔（需要时）

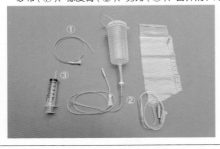
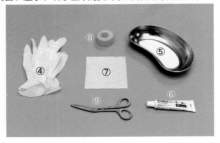

程序	
要点	**注意・根据**
1 进行胃管插入准备 ①用流水洗手（❶） ②将准备使用的物品放在托盘内，放到患者跟前	❶根据▶ 为预防感染

要点	注意・根据
③确认患者姓名，向患者说明插入胃管的必要性和程序（**②**）	❷要简明地说明方法及所需时间，缓解患者的紧张，得到其协助。认知障碍及意识障碍者较多，但说明不能省略
④使患者采取 Fowler 体位或头部少许上抬，膝盖弯曲，避免腹部紧张（**③**）	❸如果是可调节病床，要使其头部抬起；如果是轮椅，调节椅背，使其采取适合注入的姿势 根据▶ 为防止食管反流、误咽，尽可能采取坐位，至少应采取 Fowler 体位
2 插入胃管 ①测量胃管长度，用油性笔做记号（**❶❷**） 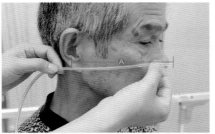 测量鼻尖到耳孔的长度（**Ⓐ**） 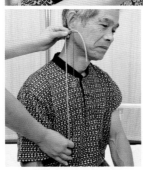 测量耳孔到剑状突起的长度（**Ⓑ**） ②佩戴手套，在纱布上涂抹润滑剂，再涂抹于胃管前部（**③**） 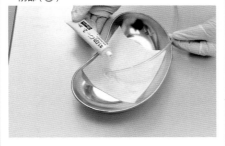	❶测量鼻尖到耳孔的长度（图Ⓐ），接着测量耳孔到剑状突起的长度（图Ⓑ），在导流管上做记号 根据▶ Ⓐ＋Ⓑ相当于从鼻到胃的贲门部的距离 ❷Ⓐ＋Ⓑ，再加上胃内插入长度（5~10 cm）为插入的长度基准。从胃管顶端 45 cm、65 cm、75 cm 处做插入长度基准的记号 ❸涂抹于距顶端约 10 cm 处 技巧▶ 在纱布上涂抹润滑剂，以不发黏的程度为标准，以纱布持胃管插入患者体内，这样护理师的手不打滑，润滑剂就可以涂到胃管上

要点	注意・根据
③使患者的颈部转至插入胃管鼻孔的相反方向，下颌略向上抬起，从鼻孔向耳朵方向轻轻地插入胃管（④）	④若长期进行经鼻营养，则与上次相反，从另一侧鼻孔插入

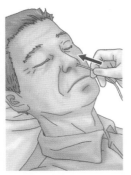

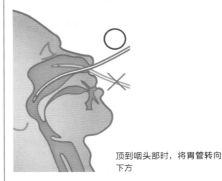

顶到咽头部时，将胃管转向下方

④胃管到达咽部后，颈部恢复原位，一边请患者吞咽唾液，一边将胃管插至记号处（⑤）

⑤配合吞咽唾液的时点，每次 5~10 cm 慢慢地插入

根据▶ 由于吞咽唾液时，会厌会堵塞气管的入口，这时插入胃管，胃管较易进入食管

技巧▶ 吞咽唾液时，使颈部前屈，可避免误插入气管

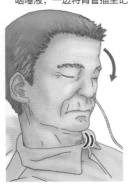

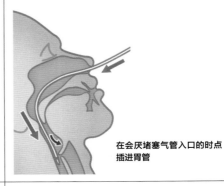

在会厌堵塞气管入口的时点插进胃管

3 确认胃管的位置

●务必通过以下 4 点确认胃管的位置（❶）

①在胃管插至气管杈（成人约 25 cm）的时点，在胃管的前部确认空气的进出（❷）

❶根据▶ 为了确认胃管没有错误插入气管

注意▶ 胃管错误地插入气管，容易发生在有意识障碍、呼吸器官疾患、咳嗽反应微弱的老年人患者中，有必要特别注意

防止事故的要点▶ 防止错误插入气管

❷如果有空气的进出，表示插入了气管，要马上拔出。如果没有空气的进出，可继续插入胃管

要点	注意・根据
②胃管接上注射器，慢慢地拉动活塞，确认吸出胃内溶物（胃液）（❸）	❸在确认胃内容物的同时，用 pH 试纸确认 pH 值在 5 以下。如无胃液吸出，再进一步插入胃管 3~5 cm，吸出胃液
③注射器内装入 10 mL 气体，注入，用听诊器听心窝部的气泡音（❹）	❹能听到气泡音便可确认已进入胃内
④在医生的指示下，用 X 线摄影确认胃管的位置（❺）	❺限于用 X 线摄影专用胃管（X 线不可穿透）
4 固定胃管 ①以上述要领吸出胃液，确认导流管已进入胃中之后，再进一步将胃管插进 10 cm，插到胃的中央部位 ②以胶带将胃管固定在鼻子上，再进一步在脸颊、额头固定（❶） 	❶固定在脸颊的位置，位于上腭部 根据▶ 要考虑到患者张嘴 ①将长度约 7 cm 的胶带纵向剪开一半 ②没剪开的一侧贴在鼻子上，剪开的一侧缠到胃管上 ③在贴在鼻子上的胶带之上，用另一条约 5 cm 的胶带横向固定
③取下注射器，用针帽或卡子封闭注入口（❷）	❷用卡子在胃管的上端 2~3 cm 的位置固定 根据▶ 为了防止胃液溢出
5 做注入营养剂的准备 ①将灌注器挂在灌注台上，用卡子固定（❶） 	❶检查确保卡子开关顺畅

要点	注意・根据
②将指定量的营养剂（流食）装入灌注器（②） 有的营养剂的袋子可直接用作灌注器 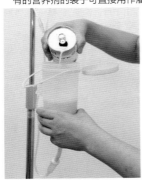	②注入开始前，不必加热营养剂 根据▶ 在开始前即使加温，温度也会在注入中下降。另外，有报告说营养剂（食品）中所含营养素，由于加热，细菌数会加速度地增加，加温的好处会完全失去，所以推荐常温（室温）使用 注意▶ 低温注入有腹泻危险时，用加温器将营养剂加热至体温程度
③将营养剂装到滴斗的 1/2，再把容器一侧装满营养剂至导流管前部（③） 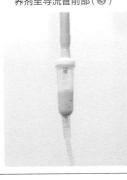 -营养剂装到滴斗的 1/2 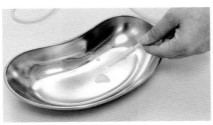 装满营养剂至导流管前部（为不残留空气，要溢出脓盆）	③根据▶ 装满至前端，是为了避免因为注入不需要的空气引起胃部胀满
6 注入营养剂 ①胃管与容器一侧的导流管相连接，调节卡子开关，按指示的速度注入营养剂（①） 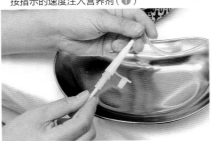	①根据患者的状态决定注入量、注入速度（参照 P87表5）

要点	注意・根据
②观察注入中患者的情形（❷）	❷如发现有恶心、呕吐等消化器官症状，咳嗽等呼吸器官症状，立即停止注入 根据▶ 这时存在由于胃食管反流引起的营养剂注入气管内（误咽）的可能性 注意▶ 终止注入，调整体位使之不发生误咽
③如溶液滴下不畅，要确认有无压迫、弯曲胃管的外力存在（❸）	❸如果不是压迫等原因，要考虑胃管内的闭塞，用水冲洗胃管及容器一侧的管子，解除闭塞
④一旦营养剂注入终了，要关闭卡子开关，断开与胃管的连接，用注射器向胃管注入白开水或纯净水等（❹） 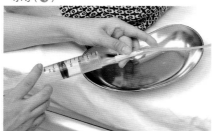	❹根据▶ 为预防胃管内细菌的繁殖以及胃管闭塞，在管内注入水分，将其洗净 技巧▶ 注水量根据水的排出量决定
⑤关闭胃管卡子开关，告知患者胃管插入完成（❺） 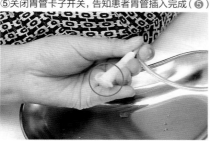	❺根据▶ 为了使胃内容物不反流，关闭开关
⑥营养剂注入后 30~60 分钟，患者应保持坐位或 Fowler 体位（❻）	❻根据▶ 为防止容物从胃向食管反流，请其采取安全舒适的体位
7 洗净使用的物品 ①洗净容器及导流管类的物品（❶）	❶容器、导流管洗净后，过一下热水，或用 milton（商品名，次氯酸钠溶液）消毒，之后充分干燥

评价

- 胃管是否确实插入胃内
- 能否以适当的量、速度注入营养剂
- 是否有营养剂的反流、误咽
- 营养状态是否变得良好了

经皮内视镜胃瘘造设术（PEG）

目的▶ 从皮肤表面人工造设通向胃的瘘孔，插入导流管，注入营养物

核查项目▶ 胃瘘管（体内、体外固定工具）的留置状态、可动性，胃瘘周围有无泄漏、出血

适应对象▶ 由于脑血管障碍、认知障碍，不能自主摄食的患者；由于神经肌肉疾患或头部、面部外伤等摄食、吞咽困难的患者；有必要长期（6周以上）进行管饲营养的患者；经鼻胃管营养法导流管插入困难的患者

禁忌▶ 内镜通过困难（咽头、食管狭窄等）、贮留大量腹水、极度肥胖、明显肝肿大、有胃部手术的既往病历、膈疝等

防止事故的要点▶ 防止皮肤的损伤

必需物品▶

- 注入营养剂时：营养剂、营养食品（液体或粉末）（①）、容器（②）、容器架、注入器（注射器）（③）、一次性手套（④）、纱布（⑤）
- 清洁皮肤时：棉棒、纱布、肥皂、毛巾等（清洗、擦拭时的必需物品）

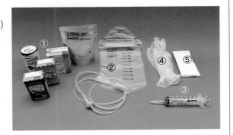

程序

要点	注意·根据
1 患者的准备 根据"经鼻胃管营养法"的要点 **1** 进行准备	
2 确认患者胃瘘的状态 ①确认胃瘘管是否拔除（①） ②体内固定器具如为缓冲器型，确认体外固定器具按钮和导流管的可动性（②） 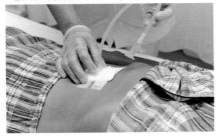 ③体内固定器具如为气球型，则确认固定水的水量（③）	①拔除胃瘘管后，由于生理反应，瘘孔会闭锁。所以拔除后要立即再行插入并联系医生 ②如果是按钮型，确认是否可旋转或上下微动 注意▶ 体内固定器具如为缓冲器型，有被埋没的危险。如被埋没，会成为营养剂进不去或从瘘孔泄漏的原因 紧急处置▶ 如发现被埋没，要马上与医生联系 ③气球型在气球内装入固定水（蒸馏水）作为体内固定工具。每周1次左右，用注射器抽出气球内的固定水确认水量 根据▶ 水量不足有脱落的危险 注意▶ 气球型胃瘘管一旦拔出，数小时瘘孔就会闭塞，所以要定期地检查固定水

要点	注意・根据
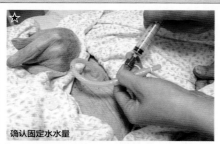 **确认固定水水量** [★图片提供：日本川崎市立井田病院] ④如为气球・管型胃管，要确认固定位置（❹）	④确认胃管是否固定在规定的位置 注意▶ 胃管如过于深入内部，气球会堵塞幽门，但如过短则胃壁会压迫腹壁，有被埋没的危险。这是瘘孔周围炎症、肿胀，形成胃壁溃疡的原因，需要引起注意 防止事故的要点▶ 注意胃管长度及固定方法，不要引起皮肤损伤 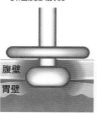 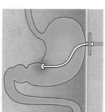 由于瘘孔的坏死，胃、　　胃管接触胃角 肠壁的固定板会被埋没　　　　→ 胃溃疡
3 注入营养剂的准备 根据 P92 经鼻胃管营养法的 5 进行准备	
4 注入营养剂 ①将胃瘘管与容器管相连接（❶） 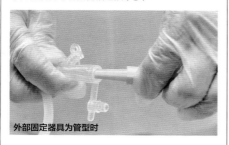 **外部固定器具为管型时**	❶胃造瘘管的体外固定器具如为管型，则直接连接；如为按钮型，则在按钮与胃管之间用连接管连接

要点	注意·根据

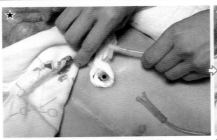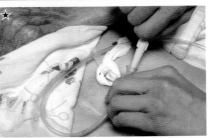

外部固定器具为按钮型时，首先连接连接管 / **将连接管与容器的管子相连接**

②调整调节器，按照指示的速度开始注入营养剂（❷）

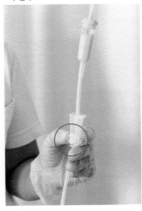

③观察注入中患者的状况（❸）

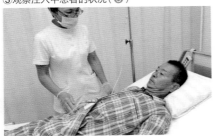

④营养剂注入完毕后，关闭调节器，分开管子的连接，在胃造瘘管中注入白水或茶水（❹）

⑤盖上胃造瘘管的盖，告知患者插入完毕。管型的要把管子收好，以不妨碍其他工作（❺❻）

❷根据患者的状态决定注入量和注入速度（参照P87表5）。胃造瘘管注入速度的参考值为200 mL/h，可以根据患者消化道的状况进行调节

❸如发现恶心、呕吐等消化器官的症状，哮鸣、咳嗽等呼吸器官的症状，要马上停止注入

根据▶ 有因为胃食管反流造成营养物注入气管内（误咽）的可能性

注意▶ 停止注入，为使不发生反流、误咽，可调节病床，调整体位

❹ 根据▶ 为预防胃造瘘管内的细菌繁殖及管路闭塞，要注入水分，洗净管内

技巧▶ 注水量要根据事先观察到的水排出量决定

❺ 根据▶ 盖上胃造瘘管盖，防止胃内容物反流

要点	注意·根据
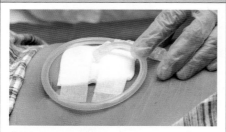	⑥如为按钮型，要拔下插头，盖上胃瘘管帽。管型的拔下插头，盖上胃瘘管帽，将管收好，不妨碍其他工作，在其上以腹带等固定
⑥营养剂注入需 30~60 分钟，请患者保持坐位或 Fowler 体位（❼） ⑦洗净使用的物品（❽）	⑦ 根据▶ 为防止从胃向食管反流，采取安全舒适的体位 ⑧将容器和罐子洗净后，用沸水消毒。或者用次氯酸钠溶液消毒，然后充分干燥
❺ 进行胃造瘘孔的日常维护 ①观察瘘孔周围的皮肤（❶） ②保持清洁（❷❸❹❺） 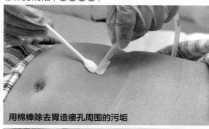 用棉棒除去胃造瘘孔周围的污垢 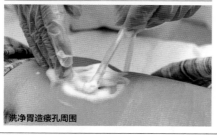 洗净胃造瘘孔周围	❶如果有胃造瘘管的泄漏，由于强烈胃酸的影响，会发生皮肤发红、糜烂、溃疡等 ❷如果有胃造瘘管的泄漏，要略微湿润纱布，轻轻地揭去，与此同时，去掉污垢，认真地更换纱布 根据▶ 皮肤上如果长期附着有胃液泄漏物，很容易使皮肤损伤 ❸将肥皂洗出泡沫，轻轻地清洗胃造瘘孔周围，然后冲洗干净。洗澡时，胃造瘘孔不必覆盖，可直接洗浴 ❹将水分充分擦干 根据▶ 如果导流管（按钮型或管型）残留有水滴，导流管会变得湿润，皮肤易变得脆弱 ❺如果胃造瘘管的泄漏较多，在使用具有防水性的软膏或皮肤保护剂保护的同时，要确认有无缓冲器被埋没的事故

评价

- ●能否以适当的量、速度注入营养剂
- ●是否发现有营养剂反流、误咽的现象
- ●营养状态是否变得良好
- ●瘘孔造设部的皮肤有无发现异常？异常是否得到了改善
- ●患者是否有不快感？其不快感是否有所减轻
- ●注入时，是否注意防止皮肤损伤

1 饮食

1.5 口腔护理

梶井文子

老年人的特征与护理的必要性

- 可见唾液量减少、口腔的自净功能降低与口腔干燥
- 可见咬合面的咬合损耗、牙根的磨损、牙龈的萎缩、牙根外露。另外，牙齿的缺损也在增加
- 很多人存在由年龄增长、疾患引起的上肢运动功能、摄食、吞咽等多种障碍
- 由于以上的原因，老年人处于依靠自身的力量难于维持口腔内清洁的状态。这会导致口腔内细菌繁殖，牙龈炎、口腔黏膜炎症、口腔内溃疡等牙周疾患的发病及病程加速，牙齿丧失的增加，吸入性肺炎等新的疾患的发病以及糖尿病等疾患的恶化
- 也有的老年人由于疾患和服用多种药剂使免疫功能降低，处于易感染状态
- 预防吸入性肺炎，防止疾患恶化，以老年人的全身管理为基础，根据不同状态实施口腔护理是很重要的

一般状态与口腔评价

要点	注意・根据
1 一般状态 ● 现病历、既往病历等 ・治疗内容（有无使用人工呼吸器） ・有无功能障碍及程度 ・是否服用药剂及种类 ・有无认知障碍及程度 ● 生命体征、意识等级 ● ADL（特别是饮食和口腔护理） ・有无麻痹及程度 ・摄食的自理程度：自理，部分介助，全介助 ・口腔护理（刷牙、装卸假牙、含漱）的自理程度：自理，部分介助，全介助 ● 营养摄取方法 ・营养状态 ・经口摄取：饮食形态 ・管饲营养法：经鼻胃管营养法、胃造瘘管营养法等 ・静脉营养法：中心静脉营养法、末梢静脉营养法	根据▶ 配合患者意识水平，有无麻痹、疾患及治疗内容，实施适当的口腔清理 由疾患引起的功能障碍、异常，会引起口腔功能、口腔护理相关的动作等迟缓或障碍。有时也会使对于口腔护理的意识发生变化 老年人服用的药物中，有些药物的副作用会引起口腔干燥 有何种程度的交流能力。在何种程度上理解说明内容并采取行动 ①心脏功能降低时；②全身状态不稳定时；③免疫功能降低时；④由于疾患、治疗等意识水平低下时；⑤装有人工呼吸器时。因为细小的事情会招致重症，所以绝不可漏掉生命体征的变化 根据▶ 自我护理能力不同，护理的方法、援助的方法、必需物品也不相同 根据▶ 营养状态的降低，会使免疫功能降低，吸入性肺炎的风险相应提高 非经口摄取时，口腔内的自净作用会降低，处于易发生感染的状态
2 口腔状态 ● 舌：舌的动作、有无舌苔、肿胀与炎症、有无疾患、疼痛、有无出血及程度	

要点	注意·根据
●牙齿：残存牙齿数、龋齿、有无牙垢、有无义齿及适应状态 ●嘴唇、牙龈、口腔黏膜：颜色、干燥状态、有无肿胀及炎症、有无溃疡及疼痛、有无出血及程度 ●唾液分泌：有无分泌及程度 ●摄食、吞咽功能：有无障碍及部位、程度 ●有无味觉障碍及程度 ●有无张闭嘴障碍及程度 ●有无口臭	●根据障碍及状态，选择护理方法、必要的康复、牙刷种类、洗口剂种类等
3 口腔护理的意识、习惯 ●口腔护理的意识 ●口腔护理的知识 ●方法、次数等的护理习惯	●理解口腔护理与健康状态的关系，是否采取了自主护理、避免危机的行动

口腔清洁的程序

目的▶
· 预防龋齿及牙周疾患并防止其进一步恶化
· 预防吸入性肺炎及感染，享受餐饮、对话，能够生机勃勃地生活
· 有意识障碍、认知障碍时，口腔内保持清洁与守护人的尊严密切相关

核查项目▶ 意识等级、生命体征、误咽症状、吃饭所需时间
适应对象▶ 脑血管疾患，神经、肌肉疾患，大脑、神经变性疾患，有摄食、吞咽障碍的患者，所有老年人
禁忌▶ 口腔内有炎症、疼痛时（舌炎、口疮、牙根严重晃动等）
防止事故的要点▶ 防止误咽，隐性误咽，防止吸入性肺炎，防止跌倒、跌落
必需物品▶ 含漱剂、洗口剂、刷牙剂、牙刷、牙间刷、海绵刷、清舌用具、牙线、棉棒、纱布、围嘴、毛巾、一次性手套、水杯、水、绿茶、脓盘、牙垫、扩口器、排唾液器（涎吸引器）、吸引器、带吸管的刷子、保湿剂等

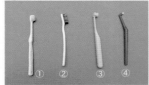

牙刷：①普通型　②软毛型　③丁字形　④单簇型

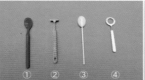

清舌用具：①舌板　②舌刷　③清舌器　④舌板

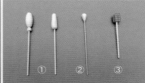

①口腔用棉棒　②棉棒　③海绵刷

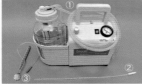

①吸引器　②吸唾液器（涎吸引器）③带吸管的刷子

①牙线　②齿刷

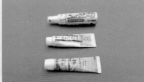

保湿剂

程序	
要点	注意·根据

◆口腔清拭（❶）
1 准备

①备齐必需物品（❷）
②告知患者开始口腔清拭，征得同意

❶对象是有重症意识障碍、高度张口障碍、会频繁发生误咽、无法进行口腔清洗的老年人。最好由2人实施
❷根据患者的状态、嗜好备齐使用物品

■表1 清拭物品的比较

物品	优点	缺点
无纺布棉棒	·表面的摩擦阻力较小 ·刺激较小，感觉柔软	·污渍难于去掉 ·清除覆盖面较广的污垢时，清扫效率明显降低
海绵刷	·吸污能力强，效率高	·不同厂家的海绵性质、断面不同，有时可能不适合患者

③调整体位，将围嘴或毛巾铺在胸前。配置必需物品（❸）

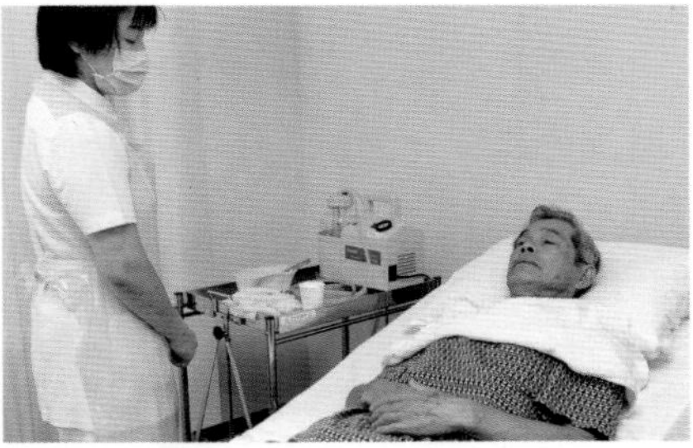

调整为Fowler体位

❸根据患者的状态采取侧卧位或Fowler体位。利用枕头、靠垫、毛巾等使臀部、腘窝、脚底稳定。若佩戴义齿，请其取下
防止事故的要点▶ 若采取侧卧位，要使健康一侧在下面

2 进行口腔清拭
①佩戴一次性手套（❶）
②根据需要，在患者的口中装上开口工具（❷）

[海绵刷]
①海绵刷吸入纸杯中的水，再轻轻拧干（❶）

❶预防感染（遵守标准的注意事项）
❷用水湿润一下会较易装戴。若嘴唇干燥，则用水湿润或涂抹保湿剂即可。使用牙垫、扩口器可以防止认知障碍的患者等在清洗时咬住海绵刷不放

❶如果有水滴下，会导致误咽。拧至不滴水的程度
技巧▶ 在纸杯的边缘挤压，去掉多余的水分

要点	注意・根据
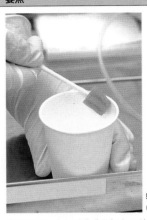 **轻轻挤压出海绵刷中的水分** ②将海绵刷平行对准嘴唇插入口腔内，润湿整个口腔 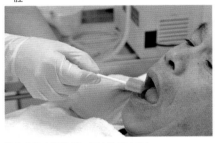 ③旋转取出海绵刷，用水洗净（❷） 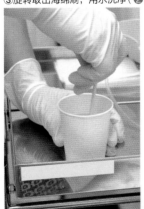 **用水洗净海绵刷** ④同上程序，插入海绵刷，从内（臼齿部）向外（前牙部）去除污垢（❸）	 ❷洗海绵刷的水如果脏了，要进行更换 ❸海绵刷如果脏了要取出，用水洗净。另外，以预防感染为目的，也可在海绵上蘸上含漱剂、洗口剂

要点	注意・根据

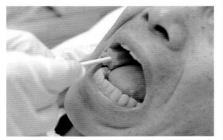

⑤迅速清除牙齿前面、后面、口腔黏膜（上腭、舌下、颊部）、舌上的污垢（❹）

[带有导管的刷子]
①在纸杯的边缘挤压刷子，去掉多余的水分

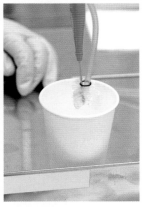

②一只手将导管弯曲，使吸引压力不压迫患者，另一只手用刷子除垢

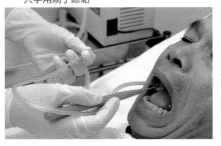

❹ **防止事故的要点▶** 如口腔内的自净功能降低，痰等呼吸道内的分泌物以及剥落的黏膜上皮会紧紧地附着于上腭与舌头上，引起口腔内细菌的繁殖，这也是吸入性肺炎等感染病的发病原因，所以把污垢去除干净很重要

要点	注意·根据
③放开弯曲的导管，加压吸出水分 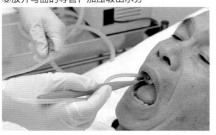 ④用水洗净刷子 ⑤将口腔内积存的洗净用水用吸管或排唾器排出（❶） 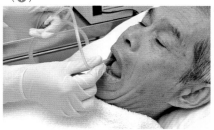 ⑥随时确认有无误咽，若有误咽的征兆，立即中止洗净，观察情况（❷）	❶也可以用纱布吸出洗净用水，但一定要切实地吸出 防止事故的要点▶ 注意误咽洗净用水会引起吸入性肺炎 防止事故的要点▶ 强烈的咽部反射会诱发呕吐，所以在进行吸引操作时，注意不要刺激咽后壁引起咽反射 ❷误咽时的处置方法参照 P63 饮食介助（预防误咽、窒息）
❸ 善后处理 ①确认患者的状态（❶） ②整理患者的装束，调整为舒适的体位 ③整理使用过的物品	❶观察误咽的征兆、有无异常、疲劳度等
◆刷牙（❶） **❶ 准备** ①备齐必需物品（❷）	❶实施充分利用患者残存机能的口腔清理。以误咽的危险较小、某种程度可以自主保持体位、张口及吞咽功能水平较低等需要介助的人群为对象 ❷根据患者残存机能的水平、口腔内的状态（残存牙齿数、有无炎症等）选择牙刷 ·不能顺畅地刷牙，需要介护时：使用牙刷头较小、柔软的牙刷 ·握力降低时：使用牙刷柄比通常牙刷要粗的牙刷 ·手的可动范围狭小：使用牙刷柄比通常牙刷要长的牙刷

要点	注意・根据
②告知患者开始刷牙，征得同意	
③调整体位，在胸前戴上围嘴或毛巾（❸）	❸根据患者的状态采取坐位、Fowler 体位、侧卧位中的任一体位。利用枕头、靠垫、毛巾等使臀部、腘窝、脚底稳定。如有佩戴义齿，请其摘下
④根据患者功能水平配置必需物品（❹）	❹明确区分可自我护理者和需要介助者，将物品配置在患者、护理师容易拿到的地方

饮食

1

1.5

口腔护理

2 含漱、洗口
①如可以自主漱口，请其用水或含漱剂漱口（❶）

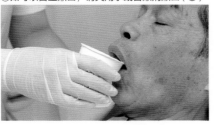

❶使用物理的方法使口腔内细菌减少，同时在刷牙之前保持口腔内湿润
防止事故的要点▶ 如处于口腔期、咽头期吞咽障碍，含漱会成为误咽的原因，所以不实施漱口
注意▶ 介助者佩戴一次性手套

②将水、洗口剂、绿茶（儿茶素茶）等含在口中，鼓起颊部、舌头漱口（❷❸❹❺）

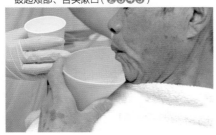

❷不仅要减少食物残渣、口腔内细菌，还要活动口腔周围的肌肉、舌头，缓解肌肉紧张，防止误咽
技巧▶ 如事前进行颈部、肩部、舌头、口腔周围肌肉、嘴唇的运动，效果会更好。参照 P72 摄取食物、吞咽训练
❸将 10~15 mL 水等分为数次，每次 10 秒即可
注意▶ 过度地洗口会使保护黏膜和具有防止细菌感染作用的黏蛋白丧失，这些都与口腔内干燥息息相关
❹洗口是物理地除去污垢、细菌，因此加入消毒剂的洗口液比水更好的说法没有根据
技巧▶ 有黏膜炎症的患者用水漱口会感到刺激，这时可使用比水刺激性低的生理盐水
❺若患者有口唇闭锁障碍，可用手指按住口唇，请患者用力漱口

③如不能含漱、洗口，则用浸湿的纱布、海绵刷等擦拭口腔内，使其湿润

3 刷牙
①在牙刷上抹上牙膏，牙刷与压面呈直角，一点一点地刷（物理清洗刷牙法，surubbing）（❶）

❶从上牙的里面向前，按颊部侧面→咬合面→舌头侧面的顺序刷，相反一侧也一样。刷下牙的方法和上牙相同

要点	注意・根据

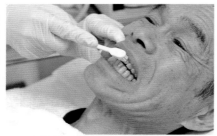

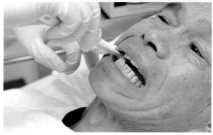

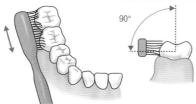

牙刷垂直于牙的侧面，一点一点地振动，去除牙与牙龈的污垢

■图 1　物理清洗刷牙法（surubbing）
②用齿间刷、牙线去除牙齿间、牙龈的污垢（❷）

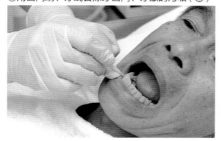

用齿间牙刷刷牙

技巧▶ 介助时，站在较灵巧的手同侧，比较容易进行

注意▶ 刷牙剂过多容易起泡

注意▶ 较灵巧的手的内侧，刷漏的较多，要认真进行。刷漏的部分要进行介助，去除污垢

注意▶ 如果偏瘫，瘫痪一侧容易积存污垢

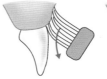

用牙刷毛的侧面接触牙龈，向咬合面旋转，去除污垢

■图 2　旋转式刷牙法（罗氏刷牙法，roll method）

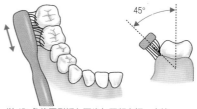

以 45° 角将牙刷插入牙齿与牙龈之间，去掉细小的污垢

■图 3　巴氏刷牙法（水平颤动法，bass）
❷一边注意误咽的征兆，一边进行。如有唾液积存，适当地吐出或吸引

[齿间刷的使用要点]
・前牙：慢慢地将齿间刷放入齿间部，前后活动数次
・后牙：慢慢地将齿间刷放入齿间部，左右活动数次

注意▶ 齿间刷尺寸的选择，一定要接受牙科医生的指导

根据▶ 为了不产生齿间的磨损和齿根的损伤

要点	注意・根据
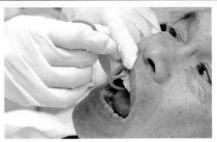 **牙线的使用方法** ③刷完牙后，请其好好漱口。如不能含漱、洗口时，使用用水浸湿的纱布、海绵刷等擦去污渍	**[牙线的使用要点]** ・如同将牙线绷在牙上，上下活动数次，清理牙侧面。相邻的牙以同样方法清理 ・牙线的线如松弛，请更换 注意▶ 不要勉强用力插入牙线 根据▶ 会伤及牙茎
④ 舌部护理（❶） ①确认口腔内充分保持湿润（❷） ②使用用水浸湿的舌头清理用具（舌刷），从内向外清除污物（❸） 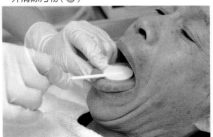 ③请患者漱口（❹）	❶变厚的舌苔中的多种细菌也是吸入性肺炎的原因 ❷如舌部干燥，请其含漱，或使用用水浸湿的海绵刷擦拭口腔内部 ❸根据污染程度，反复数次。如果过于深入会引起呕吐反应，需要注意 注意▶ 不要一次过分清理，强烈搓擦。理想程度为多少留些白色（不堆积即可） ❹最后要确认颊部与齿茎之间、舌下等有无残存污渍、多余的水分
⑤ 善后 ①确认患者的状态（❶） ②整理装束，请患者采取舒适的体位 ③收拾使用过的物品	❶观察有无误咽、异常、疲劳等

评价
●是否根据患者的自我护理能力、障碍程度进行了护理支援 ●是否能预防误咽、适时发现误咽征兆 ●能否将痛苦、不快感止于最小限度，安全地进行口腔清理 ●患者是否得到了口腔内的爽快感 ●能否做到保持口腔清洁，并以此预防口内炎症、感染

饮食

1

1.5

口腔护理

义齿的清洁与装戴程序

目的▶
- 预防由义齿污染造成的龋齿、牙周疾患、口臭
- 防止干燥引起的破损及变形

核查项目▶ 佩戴义齿时的不协调感，义齿有无破损、变形，佩戴义齿部分的牙龈及其周围口腔黏膜的状态

适应对象▶ 佩戴义齿的老年人

禁忌▶ 口腔内有炎症或疼痛、牙根晃动强烈的患者

防止事故的要点▶ 防止义齿的变形、破损

必需物品▶ 义齿专用刷（①）、义齿专用洗净剂（②）、义齿存放盒（③）、一次性手套、水杯、水、脓盆

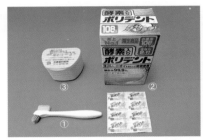

程序

要点	注意·根据
1 摘下义齿 ①饭后请患者摘下义齿，将其放入装水的杯中（❶） ②如自己摘不下来，戴带上一次性手套，请患者张开嘴，将义齿摘下（❷❸❹）。摘下的义齿要放入装水的杯中 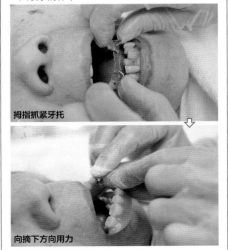 **拇指抓紧牙托** ⇩ **向摘下方向用力**	❶上下腭均装有义齿时，先摘取下腭的，比较容易 ❷如为局部义齿，则用食指或拇指按住维持装置和卡子，向摘除方向用力摘出。摘下前务必记住卡子的位置 **技巧▶** 如果张口过大，横幅会变得狭窄，义齿不易取出。请患者放松，稍微张开嘴即可 ❸下腭的全口义齿要抓住前齿部分，向上提。上腭的全口义齿也是要抓住前齿部分，向上前方按压摘下 ❹**防止事故的要点▶** 注意比较容易摘下的下腭全口义齿、较小的局部义齿不要滑落在口腔内。老年人中常见的呼吸道异物之一就是义齿，义齿的滑落是窒息的原因之一

要点	注意・根据
③摘下义齿后，请患者进行口腔清理（⑤）	⑤在取下义齿的这段时间，进行刷牙、漱口等，实施口腔清理 根据▶ 义齿牙床下的黏膜附着的污物也是口腔炎症的原因之一

2 清洗义齿

①用义齿专用刷及流水洗掉食物残渣和齿垢。按照义齿牙床、人造牙的顺序清洗（❶❷❸❹）

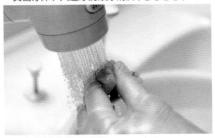

用流水洗掉食物残渣和齿垢

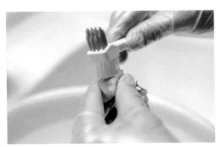

用义齿专用刷洗掉齿垢

❶ 根据▶ 将义齿以污染的状态放置的话，念珠菌等病原体就会繁殖，成为义齿性口腔炎症、吸入性肺炎及口臭的原因
❷在全口义齿牙床的里侧，局部义齿卡子与人造牙的结合部容易积存食物残渣及污物，用刷子去除污物
　注意▶ 义齿专用牙刷有软刷和硬刷，要区分使用。卡子等金属部分的污渍用硬刷去除，人造牙齿与义齿牙床材质较软，所以用软刷去除污渍
❸ 禁忌▶ 义齿牙床如用洗牙剂洗净会有磨损，如用热水会变形，这些都不适合义齿，所以绝不能使用
❹ 注意▶ 注意摘下义齿后不要搞坏。义齿是高价物品，同时也是饮食生活、社会生活不可或缺的物品

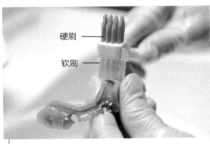

硬刷

软刷

②将义齿浸泡在义齿专用洗净剂中（❺❻❼）

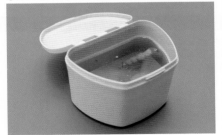

③将义齿从洗净剂中捞出，用流水洗净

❺人造牙齿的材质为树脂，多孔，使用刷子机械地清理不能去除进入微孔的污物。以每周 2~3 次，使用义齿专用清洗剂进行清洗为宜
❻ 注意▶ 务必使用义齿专用清洗剂。浸泡在高浓度的漂白剂中或沸水中，会导致义齿变形、变色
❼义齿专用清洗剂有抗菌、抗微生物、防止牙垢附着、除去牙垢、预防口臭、去除引起义齿性口腔炎症和吸入性肺炎的细菌的作用。另外，义齿专用清洗剂也可去除色素性的污物

要点	注意·根据
3 佩戴义齿 ①观察口腔内的状态，确认是否有污物残留，黏膜等是否有异常 ②请患者佩戴义齿，患者自己不能完成时进行介助（❶） ③佩戴部分牙床义齿时，抓住卡子，沿着戴卡子的牙，用手指轻压人造牙，压至义齿稳定位置（❷ ❸）	❶在上下腭佩戴义齿时，均从上腭开始佩戴较好 ❷确认卡子装在了与摘下时相同的位置 ❸注意不要让患者咬着部分牙床的义齿佩戴 　[根据▶] 如果戴回时错开了原来的位置，有义齿破损、金属部分伤及口腔黏膜的危险

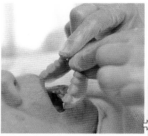

抓住卡子将义齿装入口腔

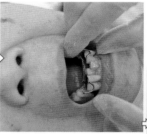

沿着戴卡子的牙装入

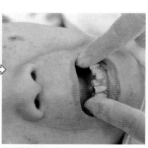

用手指轻压人造牙

④佩戴上腭全口义齿时，拿着义齿的前齿部分放入口中。用拇指按住义齿牙床的中央部分，如同吸入上腭一般轻轻放入 ⑤佩戴下腭全口义齿时，握住义齿的一端放入口中。两手的食指放在里面的牙齿上，拇指按住下腭，如同夹住一般轻轻地装入 ⑥确认义齿是否已正确装入（❹）	❹询问患者，是否有碰到义齿、卡子的地方，是否有不协调感

评价

●是否进行了根据患者的自我护理能力、障碍程度的护理支援
●能否做到保持义齿及口腔清洁，并以此预防口内炎症、感染
●是否能够没有误咽、窒息事故，安全地进行了义齿的各项工作
●是否有义齿破损以及不合适的情况

2 排泄

2.1 排泄援助

山本由子

老年人的特征与护理的必要性

- 正如俗话所说："不愿让别人照顾下面。"排泄，是人生存的最根本的机能之一。对老年人来说，更是直到最后也要自理的行为。另外，这与本人的着耻心和尊严息息相关，即使排泄需要援助，也需要是使本人能深切感到作为人生存的价值的护理
- 伴随年龄增长的身体变化，大肠及肛门括约肌肌肉层萎缩、肠蠕动功能降低、引起排泄障碍的药剂效果的增强、膀胱过敏性亢进等问题都会影响老年人的排泄行为
- 排泄并非独立的行为，而是由连续的各种各样的动作构成的，是尿意、便意、厕所、便器的认知、移动、脱衣、靠近便器、排尿、排便、收拾、穿衣、移动等一系列行动的组合。所以，排泄也与移动、穿脱衣服、清洁、吃饭这些日常生活的质量、水平息息相关
- 在养老设施和医院生活的老年人受排泄环境变化、心理、疾患、服用药剂的影响，或由于活动受限等各种各样的原因，处于一种排泄状态易发生变化的状态中
- 就排泄来讲，昼夜均需要护理，从护理方的情况来调节时间较为困难。排泄物本身使人不快，随着时间的推移，还会有皮肤的麻烦、卫生上的问题，还有可能引起便秘、失禁
- 要考虑老年人自身对排泄的希望，考虑介护力量，采取适合环境的排泄手段，需要进行安全的厕所移动、设定能够放心排泄的环境的援助

排泄状态的早期判断

要点	注意·根据
1 排泄障碍及其原因 ● 有无尿意、便意 ● 尿意、便意是否正确 ● 是否认识厕所的布置、使用的尿器及便器 ● 能否忍耐到厕所 ● 能否站起、转换移动工具、移动 · 掀起衣服、翻身、保持坐姿、横向移动、站立、步行 ● 能否穿脱衣服	● 是否感觉到尿意、便意。是否能传达这样的意思 根据► 认知障碍患者不能转达尿意、便意，或者不能正确转达 ● 根据► 认知障碍患者不认识地方。在不是厕所的地方排泄，或拒绝诱导等 ● 有尿意、便意，知道厕所在哪，但是来不及，感觉麻木 根据► 位于脑干部的上部排尿中枢经脊髓中枢向下神经传导的神经阻断，黏膜、肌肉构造变薄等，使尿保持功能降低 ● 根据► 脑血管障碍等疾患、由年龄增长引起的身体活动减少招致的拘挛、麻痹、肌肉力量降低、疼痛、平衡不良、心肺功能减退等 ● 根据► 视力障碍（白内障、糖尿病等）、认知力降低引起的场所认知困难 ● 根据► 设备、设施环境的高低差及楼梯等不适当 ● 根据► 使用的福利用具不适宜 ● 根据► 脑血管障碍等疾患、由年龄增长引起的身体活动减少招致的拘挛、麻痹、肌肉力量降低、震颤、疼痛等引起更衣困难，厚重的衣服难于脱下，不适合穿着复杂穿法的衣服

要点	注意・根据
●能否使用尿器、便器	● 根据▶ 由于认知障碍综合征，不能使用尿器、便器。使用方法错误，弄脏厕所、尿器、便器 ● 根据▶ 膝、腰关节痛，平衡不良，手指灵巧性降低，尿线不正确等
●能否进行排泄后的处理	●排泄后，不能擦拭身体，不能冲水 根据▶ 由于指尖的灵活性降低或拘挛不能完成上述动作，手够不到阴部，肌肉力量、平衡力降低，不能保持姿势，排泄环境、所使用的福利用具不适宜
●能否洗手	● 根据▶ 由于认知障碍综合征不知道已排泄。不能洗手
2 精神背景 ●了解认知机能的状态 ●交流的方法 ●判断力、对应能力的程度	● 根据▶ 定期测定认知机能、日常生活自理度。参照改订长谷川式痴呆量表（HDS）、简易精神状态检查量表（MMSE）、巴塞尔（Barthel）指数评定量表（参照 P176 表 2） ● 根据▶ 住院等环境变化使精神紧张 ●发掘患者的能力，进行能够完成排泄的援助
3 药剂服用情况 ●把握服用药物的药剂种类 ●有哪些症状	● 根据▶ 老年人多服用药剂，药剂的作用有时会引起便秘 ●和自律神经有关的药物、泻药等 根据▶ 使用抗胆碱药、抗抑郁药、催眠药、镇痛药、镇静药等会使肠蠕动降低，容易引起便秘 ●老年人及体力消耗较大的人，最多见的是迟缓性便秘 根据▶ 由于肠蠕动功能降低 ●肾排泄功能低下、低蛋白血症、代谢能力降低会使药剂的血中浓度上升，药理作用增强
4 检查、诊断 ●问诊：主诉、既往病历、对排泄的希望、日常生活活动能力（ADL）范围、生活习惯、居住环境、社会资源	●观察脸色、皮肤的干燥程度、表情、讲话时的状态 ●询问患者最为难的事和希望 根据▶ 掌握患者的认识、交流能力、性格 ● 根据▶ 即使是对医务工作者讲述排泄障碍，也会羞愧，难于启齿，所以要充分顾忌到患者的隐私 ● 根据▶ 了解患者的生活行动范围，有关排泄的一系列动作及方法，厕所的环境 ● 根据▶ 社会保障制度中有老人医疗、介护保险制度、对克隆病（慢性肉芽肿性肠炎）等特定疾患医疗费的补助制度、对永久性人工肛门的身体障碍者发放身体障碍者手册、适用障碍年金等信息

要点	注意·根据
●腹部 X 线检查	⊃ 根据▶ 以 X 线所见，观察腹内气体贮留情况、有无肠梗阻、肠扭转症，内视镜检查对器质性疾患的诊断有意义
●直肠诊断、内诊	⊃ 根据▶ 把握骨盆内脏器有无下垂，女性的阴道收缩状态，肛门括约肌功能，肛门部皮肤黏膜状态，有无痔核
●血液一般检查、血液生化检查 ● CT(电子计算机 X 射线断层扫描)检查、MRI（核磁共振）检查	⊃ 根据▶ 有无脱水、贫血，有无电解质异常 ⊃ 根据▶ 可以掌握有无肿瘤等气质性疾患、炎症性病变、向周围的扩散等

预防伴随排泄的风险

要点	注意·根据
1 排泄行为的整体方案 ●有无尿意、便意	⊃确认排尿、排便模式 ⊃观察尿意、便意诉说的动作（将手指向下半身、心神不宁等）
●尿意、便意是否正确 ●能否忍耐到厕所	⊃如尿意、便意不正确，要确认在什么样的时候诉说，也要考虑便秘、膀胱炎的因素 根据▶ 要探讨是否由脊髓、骨盆内手术、神经损伤、糖尿病等疾病，废用综合征，失语症等交流不够的认知障碍所引起
●是否认识厕所的布置、使用的尿器和便器	⊃确认患者如何认识厕所，设置在较易理解的环境中，并进行诱导
●能否站起、转换移动工具、移动 ·掀起衣服、翻身、保持坐姿、横向移动、站立、步行	⊃改善寝具、消除高低差，使用可调节病床等，对站起进行援助 ⊃告知患者适宜的移动方法，请其协助 ⊃使用电梯、轮椅、步行器、适当亮度的照明等 根据▶ 配合患者的日常行动，进行切实的换乘援助，特别是要做工作，提醒患者最大限度发挥现在可能的身体机能，得到患者协助，保持对排泄的欲望
●是否能穿脱衣服	⊃使用具有伸缩性的材料，制作简单、轻便的衣服。不使用扣子，换成尼龙拉链，使操作简单。配合穿脱衣服，考虑使用扶手
●能否使用尿器、便器	⊃变更尿器、便器的形状、高度、位置。设置扶手，用胶带标明使用尿器、便器的位置 ⊃如果把厕所弄脏，不要责备，迅速收拾好 根据▶ 排泄失败患者也会有挫败感，出于害羞或客气有时难于说出口
●能否进行排泄后的处理	⊃使用温水洗净马桶盖、遥控器

要点	注意・根据
●洗手	●排泄完毕时打个招呼，进入介助 ● 根据▶ 洗手，是意识到排泄终了，行动完毕与保持清洁的必要行为。养成每次洗手的习惯，援助必要的部分，探讨洗脸池、扶手的设置等
2 理解由于排泄障碍发生的问题 ●身体方面 ●心理方面 ●社会方面	●身体的不快感、皮肤的烦恼、恶臭、睡眠不足、疲劳、尿道感染等二次疾患、日常生活活动能力（ADL）低下等 ●羞耻心、自我形象的崩溃、自己否定、忧郁、绝望、不安、孤独、愤怒、罪恶感、厌世感、害怕失禁、害怕见人、害怕外出等 ●行动范围的局限，人际关系的缩小，不参加社会活动，丧失尊严，与家人的关系，经济负担，居住环境不适宜，没有人可以商量、聊天等
3 与患者、家属共享目标	●把握家属与患者在心里分别有什么样的目标和期望 根据▶ 患者本人与家属的诉求和希望未必一致。要确认处于不同立场的希望，进行调整，使之共享具体的目标
4 整理排泄环境 ●把握患者的居住环境、人文环境 ●把握患者的日常生活动作及认知障碍综合征的症状 ・与使用轮椅的患者相对应的单体厕所 **所谓单体厕所是指集中厕所中的各个房间** ・便器	● 根据▶ 为每个患者都设定一个卫生间的环境是不现实的，但需要是无障碍式建筑 ●尽可能缩短从房间到厕所的距离，移动的直线上无障碍物，无高低差。轮椅的地面面积为 200 cm × 200 cm 左右，要使患者不太费力就可打开推拉门或折叠门 ●由于水洗式马桶是标准的成品，所以高度可以用特殊的方法进行调整。自动洗净器对偏瘫、拘挛患者很有效

要点	注意·根据
· 洗手 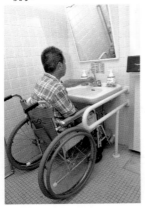	● 使使用轮椅的患者能够自己洗手。如高度、位置、自动水龙头、可把脚伸入洗脸池下等 ● 在洗脸池正面设置高度约为 100 cm 的镜子
· 扶手 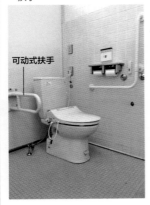 可动式扶手	● 对排泄障碍者来说是一个很重要的器械。纵向扶手、横向扶手、L 形扶手等，关于其材料可与理学疗法师、作业疗法师共同探讨、研究 ● 设于马桶的两侧，一侧为可动式，高度 65 cm，扶手与扶手的间隔为 70~75 cm
· 照明 · 换气 · 紧急呼叫器 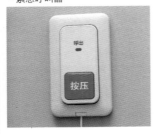	● 亮度需要设置为对保持排泄姿势，撩起、放下衣服无影响的亮度 ● 有排泄障碍的老年人的排便、排尿失败较多，所以希望能进行更加强力的换气 ● 根据▶ 老年人在排泄时，身体状况容易发生变化，所以要设置紧急通报装置

从轮椅向厕所移动的换乘程序

目的▶ 为了使下肢肌肉力量明显降低、患有下肢拘挛或偏瘫的老年人乘轮椅后能够符合日常生活活动能力（ADL）的自理程度，使其能根据剩余的身体机能以及厕所构造安全地进行排泄

核查项目▶ 厕所入口、扶手、马桶的位置及高度、洗手位置的构造。患者的日常生活活动能力（ADL）及身体机能，最终排便、排尿时间及排出量，泻药的使用情况，腹部症状，有无腹痛，有无便意、尿意，生命体征等

适应对象▶ 一个人单独移动到厕所较为困难，但可以使用厕所排泄的患者

禁忌▶ 由于身体的麻痹或拘挛，不能坐到马桶上的患者；循环动态不稳定，患有体位性贫血，颅内压亢进，或推测有此症状者；重度高血压、心脏疾患的患者；血压变动剧烈的患者；体力明显降低的患者；下部消化道、生殖器术后患者；有腹腔内出血、腹腔内炎症或有其可能性的患者

防止事故的要点▶ 防止从轮椅上摔倒、跌落

必需物品▶ 毛巾、卫生纸等。如穿有便垫，则准备备份

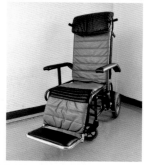

可躺式轮椅

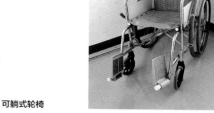

普通轮椅

程序

要点	注意·根据
1 向患者说明目的 ①确认有无尿意、便意（❶）	❶在患者有诉求、饭前、康复前等时点进行上厕所的劝导 根据▶ 养成配合生活行动排泄的习惯
②告知患者去厕所（❷❸）	❷务必事前说明要坐轮椅移动并征得同意 根据▶ 要安全移动，需要患者的协助 技巧▶ 如患者患有认知障碍综合征，要取得患者的充分理解较为困难，如果患者没有换乘轮椅的意思，那么先暂时停止，稍后再重新诱导 ❸告知具体顺序、操作方法、所需时间。耐心地回答患者提出的问题 根据▶ 患者多会感到不安，要减轻他们的不安
2 准备轮椅 ①准备轮椅，请患者坐在轮椅上（❶） ②调整好坐姿（❷）	❶根据患者的状态准备轮椅 ❷调节坐姿，使股关节、膝关节、脚关节成 90°

要点	注意・根据
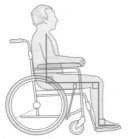 ■图1　维持90°的姿势	技巧▶ 根据事前判断，评价患者有无麻痹、下肢肌肉力量程度、是否可保持立姿、立姿的平衡程度、认知机能、握力 根据▶ 评价身体机能，判断是否由一名护士进行介助 注意▶ 确认轮胎的气压、刹车是否有效，以确保患者安全乘坐轮椅移动。另外，确认病床、床头柜的位置，清理周围的环境，使轮椅易于放置

3 乘轮椅去厕所的实际操作

①进入厕所（❶）

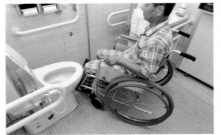

❶以健康一侧靠近马桶，在与马桶站立位置成30°~45°的位置放置轮椅。所谓健康一侧，一侧麻痹时指非麻痹一侧，肌肉力量降低时指下肢肌肉力量不明显降低一侧

②将卫生纸事先裁好，做好准备（❷）

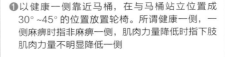

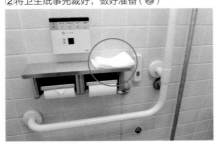

❷护士事先将卫生纸裁好，做好准备

③用健康一侧的手抓住扶手站起（❸）

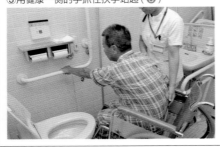

❸用健康一侧的手抓住扶手，将体重移到健康一侧站起
技巧▶ 患者如患有麻痹，务必从健康一侧靠近
注意▶ 为防止跌倒、跌落，务必刹上轮椅的刹车，将左右脚踏板抬起后再请其站起

要点	注意・根据

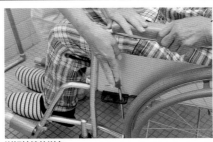 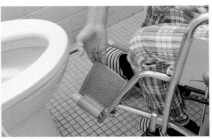

刹好轮椅的刹车　　　　　　　　　　　　　抬起左右脚踏板

④握紧扶手，保持立姿平衡（④）

④在移向马桶之前，抓紧扶手，使立姿稳定
　[技巧▶] 如果是立姿平衡不稳定的患者，要支撑
　患者不使其弯下腰去

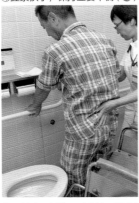

⑤以健康一侧的下肢为轴，进行回转运动，改变方
　向（⑤）

⑤以健康一侧的下肢为轴，转身使臀部位于马桶的
　正上方

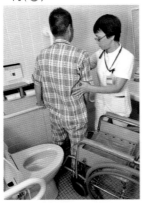

⑥褪下衣服（⑥）

⑥褪下裤子和内裤。如穿有便垫、薄型内裤，检查
　是否有便、尿遗漏。如有遗漏，换上新内衣

要点	注意·根据
⑦用健康一侧的手支撑，慢慢地坐下（**⑦**） 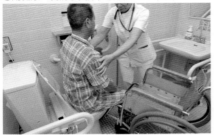 **支撑着患者的身体慢慢坐下，不要让患者一下坐下，使身体失去平衡**	**⑦**以健康一侧的手抓紧扶手，支撑着慢慢坐下，不要突然坐下。要确认坐在马桶上的坐姿是否稳定 根据▶ 如果不能保持可以排泄的坐姿，会导致事故 防止事故的要点▶ 为了预防从轮椅上跌倒、跌落，使用前务必检查轮椅。在换乘时，要进行介助，不使患者失去平衡
⑧将呼叫器放在患者可以够到的地方，退出（**⑧**）	**⑧**如果患者一个人能够独立排便，将呼叫器放在患者可以够到的位置，打个招呼即可退出
4 排泄后的援助 ①排泄后用卫生纸擦拭阴部、肛门部（**①**） ②整理衣服，用健康一侧的手抓住扶手，站起，稳定立姿（**②**） ③以健康一侧的下肢为轴，从马桶向轮椅坐的正上方转身，慢慢地坐在轮椅上，调整坐姿（**③**） ④将轮椅诱导至洗脸池，洗手（**④**） 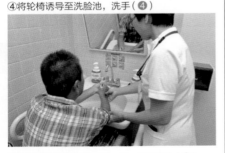 ⑤观察排泄物的状态（量、色、臭味等）（**⑤**）	**①**请其擦拭可能的范围，援助其够不到的地方。同时确认阴部皮肤状态 根据▶ 老年人容易发生排泄物引起的皮肤疾患 **②**护理师支撑患者的身体，使其立姿稳定 **③**护士一边支撑患者的身体，一边慢慢地请其深深地坐在轮椅的座位上 **④**护理师将患者的轮椅诱导到洗脸池，援助洗手 技巧▶ 护理师要确认患者自己可以做到的范围，注意不要援助过头 **⑤**护理师把握排泄物的性状、量

评价
- 是否在确认厕所构造的基础上进行援助
- 患者是否无事故、安全地进行了排泄
- 患者的不快感是否限制在最小限度
- 是否确认了坐位是均衡、稳定的

床上排泄的护理程序

目的▶ 即使在患者的日常生活活动能力（ADL）自理度、身体机能低下，以及治疗上的限制的情况下，也可以在床上安全、自然、舒适地进行排泄

核查项目▶ 最终排便、排尿时间及数量，腹部症状，有无腹痛，有无尿意、便意，生命体征，安静度，臀部是否可抬起等

适应对象▶ 由于高龄没有步行至厕所的体力的患者、治疗上禁止步行至厕所的运动负荷的患者、不能从病床上下来的患者

防止事故的要点▶ 防止从床上跌落

必需物品▶ 一次性手套、卫生纸（①）、浴巾（②）、处置用床单（③）、纱布（④）、阴部用毛巾（⑤）、阴部洗净用水瓶（⑥）、便器及便器罩、尿器、消毒喷雾剂（需要时）等

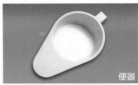

便器

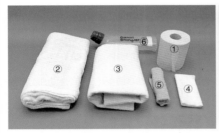

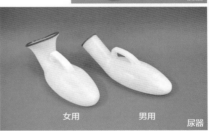

女用　　男用　　尿器

程序	
要点	**注意・根据**
１ 向患者说明目的 ①说明床上排泄的必要性（❶） ②告知程序、目的、所需时间（❷❸）	❶ 根据▶ 一般来说，床上排泄会使人有不干净的印象，出于羞耻心，所以尿意、便意很难转达 ❷因为是给患者带来心理的、身体的负担的处置，所以务必事前说明，得到同意 　技巧▶ 要得到认知障碍患者的理解是很难的，要在取得家属的理解、协助的基础上进行 ❸告知具体顺序、进行方法、所需时间等。另外，要考虑到患者对排泄的不安及羞耻心，耐心回答患者提出的问题 　根据▶ 因为患者大多会感到不安，所以要减轻他们的不安感
２ 进行排泄援助 ①准备使用物品（❶）	❶选择适合患者的便器、尿器 　技巧▶ 依据事前的判断，根据臀部是否可抬起、患者的希望、性格等选择。时间段尽量不与进餐时间重合

要点	注意·根据

要点

②整理衣服、体位，铺上处置用床单。介助者尽可能地穿防护衣、戴手套（❷）
③插入便器（❸）

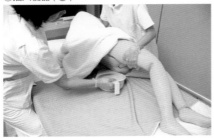

如臀部不能抬起，采取侧卧位，插入便器

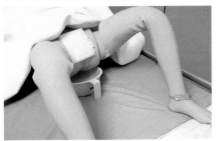

如为女性，用叠好的卫生纸盖住阴部

④女性使用尿器时，尿器下缘紧紧抵住会阴下部，用叠好的纵长卫生纸盖住阴部，使尿液不至飞散（❹）

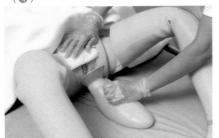

女性使用尿器时，用卫生纸盖住阴部

注意·根据

技巧▶ 在使用便器前，以适当的温度加温
根据▶ 冰冷会使人感到不快，有时也会失去尿意、便意
❷采取仰卧位。铺上处置用床单，盖上浴巾，再请其脱去裤子、内裤
❸如臀部不能抬起，先侧卧位，位置决定之后再采取仰卧位。这时，在腰部放上枕头，在产生的缝隙中对便器的位置进行微调
技巧▶ 确认尾骨，决定稳定的位置很重要
技巧▶ 如为女性，用叠好的卫生纸纵长盖住阴部，尿液会流入便器，不会弄脏衣服、浴巾等
技巧▶ 在可能的范围内，稍许抬起上体，这样较易排泄
根据▶ 易于加强腹压
技巧▶ 在为不能充分抬起下身的患者插入便器时，护理师弯下腰，将小臂深深地伸到患者的臀部，利用杠杆原理，以肘部为支点抬起臀部，另一只手插入便器

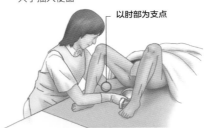

■图2　利用杠杆原理抬起臀部

❹技巧▶ 排尿时两膝并拢

要点	注意・根据
⑤如为男性，在放置便器的同时，也要放置尿器（ ⑤ ） 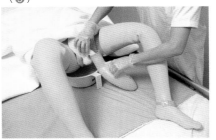 **如为男性，也要放置尿器**	⑤ 根据► 有些男性在排便的同时也排尿，所以务必放置尿器
⑥放下呼叫器退出（ ⑥ ）	⑥患者如独自一人能排便，将呼叫器放在患者可以够到的地方，打个招呼退出。如家属介助，告知家属，压迫患者的下腹部较易排泄
3 进行排泄后的援助 ①排泄后，拿开尿器，用卫生纸擦拭阴部、肛门。如大便，洗净肛门部、阴部，将水擦拭干净后拿开便器（ ❶ ） 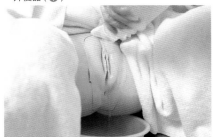 **用阴部洗净用水瓶洗净** 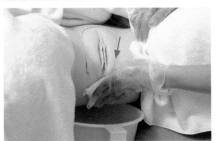 **从尿道一侧向肛门部擦拭**	❶排泄后，尽可能地让患者自己擦拭。护理师援助臀部未擦干净的部分。另外，肛门部及其周围用卫生纸擦拭，用准备好的阴部洗净瓶的微温水洗净肛门、阴部 根据► 因为老年人的腰部不能充分弯曲 技巧► 擦拭时，从尿道一侧向肛门部擦拭 技巧► 拿开尿器或便器时，在护理师一侧采取侧卧位，将未擦净的污垢擦净

要点	注意·根据
②整理衣服、体位，给患者洗手（❷❸）	❷护理师给患者洗手。或者给患者消毒巾，请其擦拭 技巧▶ 对于臭味和粪便很介意的患者，说一句"肚子舒服多了吧""身体轻松了吧"之类的鼓励的话是很重要的
③观察排泄物（量、色、臭味等）（❹）	❸睡衣要使松紧带、带子在腰际线上，确认没有皱褶。 ❹护理师把握排泄物的性状、量 注意▶ 使用的便器、尿器、纸巾类的物品不要放在护理炕桌等会当饭桌用的地方
❹ 收拾 ①迅速清理排泄物，换气，以及除臭（❶）在搬运尿器、便器时，考虑到臭味、患者的羞耻心及周围人的感受，要盖上覆盖物 ②使用的物品按照规定的方法洗净、消毒	❶如果打开了窗户，不要忘记关闭。在离开患者身边的时候，说一句"受累了"，将呼叫器放在可以够到的地方，然后再酌情进到屋里观察状态 根据▶ 有的老年人自己不能使用呼叫器

评价
●是否整理好了排泄前后的环境 ●是否进行了符合患者状态的排泄援助 ●是否无事故、安全地进行了援助 ●患者的不快是否在最小限度 ●皮肤的状态是否没有问题

2　排泄

2.2　失禁护理

山本由子

老年人的特征与护理的必要性

- 所谓失禁，就是伴随年龄增长，人的膀胱、肾脏、肠蠕动等与排泄相关的机能降低，调节排泄的神经系统功能衰退，由此出现不能控制或无意识的遗漏
- 由日常生活活动能力（ADL）障碍或认知障碍引起的排泄动作不协调。此类原因引起的失禁，不会直接关乎生命，但是出于着耻心或绝望，不能倾诉，招致精神不振、运动受限。由于尿失禁的人需要介护的风险较高，作为介护活动，促进其预防和改善是很重要的
- 由于老年人皮肤脆弱，不耐刺激，免疫功能低下，所以失禁容易引发皮炎、褥疮、尿道感染等。失禁的原因多种多样，简单地用纸尿布处置有时会招致病情恶化。所以，不仅仅限于身体方面，对患者的背景、影响等也做出正确的预先判断是很重要的
- 作为人，失禁关乎其尊严。闷在家里会使老年人的生存质量（QOL）降低，影响其身体、精神、社会的各个方面，也会给介护的家属的生存质量（QOL）带来影响

失禁状态的早期判断

要点	注意・根据
1 把握排尿障碍 ● 把握排尿状态	● 把握排尿次数、排尿间隔、排尿量（一次的量、一天的量）、有无尿意、排尿姿势、尿势、排尿所需时间等排尿状况 根据▶ 失禁受水分、食物摄取量、活动量的影响，每天状况不同
● 排尿障碍的发病及程度	● 发病时期与过程、频度、重症度、尿意紧迫感、病的意识、动作以及有无排出困难 根据▶ 失禁受水分、食物摄取量、活动量的影响。
● 既往病历	● 有无骨盆内脏器手术及手术方式、有无神经源性膀胱相关的合并症、有无认知障碍综合征及程度、有无精神疾患及服药情况 根据▶ 排尿障碍多因复合的原因引起，要考虑患者的整体因素，探讨处置方法与处置能力
2 把握尿失禁类型 ● 压力性尿失禁 · 男性发生于做根治性前列腺摘除手术、经尿道前列腺切除手术后 · 中年以后的经产妇、肥胖者多发 ● 急迫性尿失禁 · 原因：尿道感染，神经源性膀胱，前列腺肥大，闭塞性排尿障碍，膀胱结核等膀胱柔韧性低下，尿道压变动在 15 cmH₂O 以上的不稳定尿道压	● 了解尿失禁的类型 ● 失禁的次数、间隔、时间特征（整日还是集中在夜间） 根据▶ 不同失禁类型的护理方法亦不同 ● 咳嗽、打喷嚏、笑、运动等腹压上升时发生 根据▶ 由于骨盆底肌肉脆弱，尿道会漏出未尽尿液 ● 观察性别、年龄、自然分娩的次数、生产时间、体重指数（BMI）、有无尿意及漏尿的时间 ● 突然发生强烈的尿意，来不及到厕所，发生遗漏。也称膀胱过度活动 ● 与脑血管障碍、脊髓疾患等基础疾患的相关性 根据▶ 储尿功能障碍 ● 调查排尿次数、量、尿的性状、夜间尿的次数、有无炎症反应等

要点	注意·根据
●**充溢性尿失禁** ·原因为逼尿肌功能减弱或下部尿道闭塞。男性由于前列腺肥大、肿瘤，女性由于子宫脱落等骨盆内脏器下垂等原因，容易发生尿道闭塞 ·抗胆碱等的药物 ·糖尿病引起的神经末梢障碍 ●**功能性尿失禁** ·认知障碍综合征、脑血管障碍	➡**根据** 无抑制性膀胱收缩引起的遗尿 ➡尿排出障碍 ➡与前列腺疾患、尿道狭窄、神经疾患等的相关性 ➡蓄尿功能无障碍 **根据** 由于残尿较多，膀胱内充满尿液，尿液一点一点漏出 ➡需要适当的治疗 **根据** 逆行性会产生肾障碍，有时会成为危重病症 ➡是老年人多发的特征性尿失禁 ➡有无认知障碍综合征的症状、程度，与脑出血、脑梗死、帕金森症等基础疾患的相关性 ➡虽无器质性的疾患，但不能步行到厕所 ➡不能将尿意传达给周围的人 **根据** 由于日常生活活动能力（ADL）低下及认知障碍，不能认知厕所进行排泄
3 排尿障碍的自觉症状 ●有无尿意 ●残尿感、疼痛 ●发病时期，过程如何	➡充分听取患者的主诉及家属的话，切实地整理信息 ➡作为进一步客观的数据，填写排尿日志，综合进行尿流测定、残尿量测定、尿检查等检查 ➡**根据** 判别有无蓄尿障碍、排出障碍 ➡**根据** 综合把握排尿障碍对整体生活的影响，判断护理的方向性
4 药剂服用情况 ●掌握服用药剂的种类	➡**根据** 为了改善其他疾患或症状，老年人多服用利尿药、安眠药、抗忧郁药等，应考虑到其对排尿功能的影响
5 伴随症状 ●发病时期，过程如何 ●出现了哪些症状 ●有无伴随失禁的精神压力或不安	➡**根据** 有时也会由水分摄取、嗜好等生活习惯，厕所环境等引起 ➡除身体所见症状外，还需观察日常生活动作的完成能力、认知机能
6 检查、诊断 ●尿检查 ●尿流测定 ●残尿量测定	➡尿常规、尿沉渣、尿培养、尿细胞诊断等 **根据** 判断膀胱肿瘤、结石、尿道内异物等是必要的 ➡请患者与平时相同的姿势在测定机器前排尿，测定尿的流出速度 **根据** 作为甄别检查，几乎无外界影响才有意义 ➡排尿后不再继续排尿时，马上以导尿或超音波测定膀胱内残留尿液 **根据** 残尿量50 mL以上，尿流测定如有排出时间延长，则应考虑排出障碍

排泄

2

2.2

失禁护理

要点	注意·根据
●测定膀胱内压	⊃从尿道插入导尿管，使用压力测定仪器，测定膀胱的伸缩性、膀胱容量，有无无抑制性收缩等 [根据▶] 评价膀胱功能
●精神压力测试	⊃在蓄存有尿时，请其咳嗽，确认是否有尿遗漏 [根据▶] 有蓄尿障碍时，确认是否有腹压引起的压力性失禁及其程度
●排尿日志 Hr: 排尿 KOT: 排便	⊃记录排尿时间、一次的排尿量、有无尿意、尿意紧迫感、有无遗漏、水分摄取量等 [根据▶] 这是一款客观评价排尿状态的有效工具，对所有的排尿障碍都可以按得到的信息进行有效的评价 ⊃最好能记录 1~3 天。结合患者的症状及生活状况，不使成为负担地选取必要项目 ⊃准备好与患者一次排尿量相应的量杯，如使用纸尿布·尿垫，要请患者事先测定使用前的重量

■图 1　排尿日志记录例

●尿垫测试

⊃穿好尿垫后，摄取 500 mL 的水，安静 15 分钟，然后进行 45 分钟的运动，测定其间吸收的遗尿量（60 分钟尿垫测试）

⊃24 小时的尿垫测试，无特别指定的动作，可测定与患者日常生活相应的失禁量
[根据▶] 可以作为客观评价尿失禁重症程度的指标

■表 1　60 分钟尿垫测试判定基准

2 g 以下	正常
2~10 g	轻度 ~ 中度尿失禁
10.1~50 g	高度尿失禁
50.1 g 以上	极高度尿失禁

预防失禁

要点	注意·根据
1 锻炼骨盆底肌肉群 ●脑中联想骨盆底肌肉	⊃尿失禁风险较高的女性，大多为压力性尿失禁 [根据▶] 考虑将预防、改善压力性尿失禁作为第一目标 ⊃为了预防、改善压力性尿失禁，实施以强化骨盆底肌肉为目标的骨盆底肌肉体操 [根据▶] 压力性尿失禁的主要原因是骨盆底肌肉群的弱化 ⊃理解必要性，提高主观意识，养成习惯
●收缩尿道及肛门。以舒缓的动作反复进行	⊃坐在椅子上、站立、躺着等任意姿势均可进行。目标为一天 50 次，一组 10 次，持续锻炼

要点	注意·根据
●同时进行提高运动功能的运动	根据▶ 持续 6~8 周会有效果 ●身体放松，舒缓腹肌。收缩时不要屏住呼吸，在普通呼吸状态下进行 ●同时综合性地做维持和加强腹部、下肢肌肉的体操 根据▶ 患有尿失禁的老年人，全身肌肉力量低下的可能性较高，所以，综合地加强肌肉力量也是防止卧床的一种措施
2 进行时间诱导 ●诱导定时排尿 ●诱导习惯性排尿 ●进行排尿自觉症状刺激	●老年人或认知障碍综合征患者，即使平时使用纸尿布，但也是只要坐在马桶上（简易厕所）就易排尿，可以训练进一步养成习惯 根据▶ 作为人体下部尿路的特征，从解剖学上讲，坐姿或立姿较易排尿，膀胱易收缩 ●定时排尿的诱导，对不告知尿意者、排尿方式不定者很有效 ●习惯性排尿的诱导，对可以忍耐的患者，可以协调在早饭前、洗澡前等时点 ●进行排尿自觉症状刺激，不要漏过排尿的信号，诱导患者排尿，以夸奖使其保持该行为 根据▶ 以对排尿有认知力、有尿意、能认知厕所为条件
3 改善生活习惯	●养成定时散步和做操的习惯 根据▶ 老年女性中，有不少人是压力性尿失禁和急迫性尿失禁合并的混合型尿失禁。预防肥胖、便秘等生活习惯病，与预防尿失禁密切相关 ●调整扶手、马桶的高度等，根据患者的情况进行处置
4 改善排泄习惯	●在感到有尿意前频繁地去厕所，就会在膀胱内还没有充分蓄存尿液的状态下排泄 ●一天水分的摄取量为 1~1.5 L，要注意在感到尿意之后再去排尿 根据▶ 要有避免多次去厕所的意识。由于年龄增长，口渴功能降低，如摄取水分不足，会出现脱水的危险
5 药剂管理	●老年人有时会在多个医疗机构看病，使用重复的药物 ●如考虑到有药物的影响，请与主治医生联系 根据▶ 由于副作用，尿道抵抗降低，会发生无抑制性收缩，产生尿频、急迫性尿失禁、充溢性尿失禁

骨盆底肌肉体操

> **目的▶** 强化骨盆底肌肉群，以增强尿道闭锁压。学习在腹压上升时骨盆底肌肉群任意收缩的方法。老年人尿失禁大部分是由咳嗽、打喷嚏引起的压力性尿失禁，或来不及到厕所的急迫性尿失禁，锻炼脆弱的骨盆底肌肉群，可以期待其预防、改善的效果
>
> **核查项目▶** 理解骨盆底肌肉群的功能、位置、目标、运动方法及其有益性，原则上希望进行妇科内诊、个别指导，而实际上则根据人力、指导的工作种类有所不同
>
> **适应对象▶** 基本适应所有的排尿障碍患者，是压力性尿失禁保守疗法的第一选择，没有性别、年龄的限制。但是要求对理学疗法有充分的理解并形成动机
>
> **禁忌▶** 高度精神、神经疾患，尿道括约肌损伤，强烈腰痛、下肢痛，急性尿道感染类的外伤，急性炎症，子宫脱落等骨盆腔内脏器下垂，这些症状由于实施理学疗法较为困难，期望探讨使用其他的方法
>
> **必需物品▶** 附有插图和说明的指导用小册子及模型等

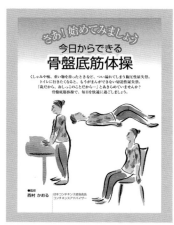

指导用小册子一例

程序

要点	注意・根据
1 对患者说明目的 ①说明体操的原理、方法、有益性（❶） ②请患者理解目的、肌肉群解剖学的位置、作为目标的运动方法、日程等（❷） ③告知所需时间、目标时间（❸）	❶**根据▶** 骨盆底肌肉体操在任何地方都可以简单进行，对压力性尿失禁特别有效 ❷特别是最初要设定一个门槛低、可以实现的目标，以期形成运动习惯 　**技巧▶** 如何才能一点一点地完成，介护者也要表示出共同思考的姿态。强调坚持一定会有效果 ❸告知具体程序的进行方法、所需时间。另外，耐心回答患者所提问题 　**根据▶** 减轻患者的不安，不背叛患者对效果的期待
2 预备体操 ①穿着不束缚身体的轻便服装进行（❶）	❶能以轻松的状态进行实践

要点	注意・根据
②坐在椅子上、仰卧位、立位均可（❷） ③在自己不感到痛苦的前提下活动即可，如轻轻踏步，上下活动腕部、肘部，伸展脖颈等（❸）	❷采取与患者日常生活活动能力（ADL）及希望相应的体位即可 ❸ 根据▶ 没有既定的形态。骨盆底体操在不紧张、放松的状态下做是最有效的，从松懈全身紧张的意义上来做体操 技巧▶ 不和他人比较，舒缓地以自己的步调做操。做操时发出声音，脑中想着伸展部位，做好全身的主要部位的平衡
3 骨盆底肌肉体操 ①在意识到骨盆底肌肉的同时进行活动（❶） ②为了放松，进行有意识的吐气呼吸（❷） ③腹部放松，反复做"忍住放屁，收缩肛门"的动作（❸） ④想象排尿的动作，反复做"以中途停止排尿的感觉收缩尿道"的动作 ⑤反复做收缩肛门，同时收缩尿道的动作 ⑥骨盆底肌肉的收缩，2~3秒的迅速强烈收缩和5~8秒的持续长收缩两种方法并用进行（❹） ⑦一天的目标为5组，一组10次（❺）	❶❷以放松的状态进行 根据▶ 如果向腹部运气使劲，会给骨盆底肌肉增加负担，效果相反 ❸ 根据▶ 收紧，放松时需要有张有弛的节奏 技巧▶ 放松的时间为收紧的2倍，以此为尺度让肌肉休息。有意识地在日常的各种动作中收缩骨盆底肌肉 ❹ 技巧▶ 最初一起进行，采取在患者生活中可以持续进行的方法 ❺ 技巧▶ 对患者说明，坚持下去一定会有效果

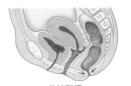 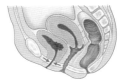 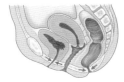

收缩肛门　　　　　　　收缩尿道　　　　　　收缩肛门和尿道

■图1　收缩部位解剖图

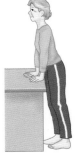

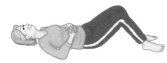

■图3　以仰卧位做骨盆底肌肉体操

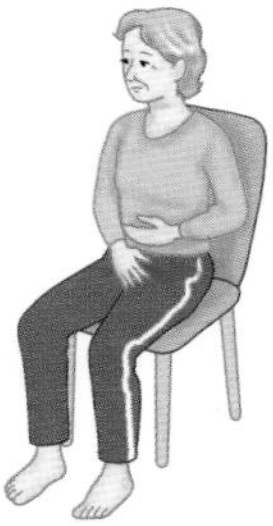

仰卧位，两膝轻微立起，两肩展开，腹部放松

手、脚与肩同宽展开，倚靠在桌子上，将体重放在手腕上，伸展背部，扬起面部。肩、腹部放松

坐在椅子上，两脚展开与肩同宽，伸展背部，扬起面部，放松肩部，腹部不要用力

■图2　以立位做骨盆底肌肉体操

■图4　以坐位做骨盆底肌肉体操

要点	注意·根据
4 以生物反馈（Biofeedback）技术进行跟踪服务	⊃所谓生物反馈，是指使用机器装置手段测定患者发生的身心变化，再把其变化反馈给本人。由此患者可以把握自身的状态，从而可以控制自己
①口头指导（❶）	❶持续地进行口头教授，送小册子，送录像带等 根据▶ 也有骨盆底肌肉体操不适用保险的原因，所以现场的指导者不同，指导内容也有相当大的差异
②用手指导（❷）	❷指导者进行妇科内诊确认，进行指导 根据▶ 骨盆底肌肉群与四肢的肌肉群不同，不可能目视到其运动。要尽可能个别地进行妇科内诊，进行骨盆底肌肉群的评价（使用牛津评价表） ■表 1　牛津评价表 0：完全不收缩 1：略微收缩 2：虽然很弱，但可以收缩 3：可以收缩，骨盆底可抬起 4：收缩良好，加外部阻力后仍可收缩 5：强烈收缩
③使用机器指导（❸）	❸阴道内压测定器、肌电图、阴道锥体器等 根据▶ 使用计测仪器，可以以视觉认识患者 技巧▶ 要强调骨盆底肌肉体操，基本上适应所有的排尿障碍，无性别、年龄限制，指导患者能坚持下去

评价

- 是否理解了失禁的机制
- 是否理解了尿失禁不同种类的简单病理
- 能否指导填写排尿日志
- 能否做骨盆底肌肉体操

2 排泄

2.3 更换纸尿布

山本由子

老年人的特征与护理的必要性

- 对于各种原因引起日常生活活动能力（ADL）低下及使用厕所、简易厕所、器具排泄困难的老年人来说，使用纸尿布可以不必移动，不弄脏衣物进行排泄。但是，使用纸尿布脱离了本来的排泄形态，排泄物的处理不得不依赖介护者或护理工作人员
- 纸尿布每天要反复更换很多次，在对患者排尿障碍的处置时，即保持阴部、臀部清洁，处置尿道感染症、不快感等，充分考虑到患者的自尊心和羞耻心进行护理是很重要的
- 实际情况中不得已而使用纸尿布排泄的患者不在少数。纸尿布的适应条件是：无尿意、便意或不明确时；总担心失禁，戴上纸尿布可以放心时；只在家或夜间使用，为补充介护力量不足时
- 伴随年龄增长，皮脂量减少，由于角质水分的减少导致皮肤防御能力下降。由于使用纸尿布的患者会有尿、便的附着，另外由于频繁地洗净和擦拭，皮肤处于对刺激反应敏感的状态，所以容易发生皮肤污染以及皮肤问题，排泄后需要迅速处置
- 根据每一位患者的自理度以及日常生活行动选择纸尿布。在自主训练阶段使用短裤型，长期卧床使用胶带型或同时使用平面型，当拥有日常生活活动能力（ADL）时，使用坐垫型，并与其他纸尿布组合使用。把握实用与经济两方面，使用合乎患者尺寸的纸尿布

使用纸尿布的早期判断

要点	注意·根据
1 纸尿布的种类 ● 各种使用目的的纸尿布种类 ·胶带型纸尿布 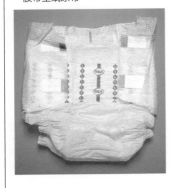	○选择适合患者的纸尿布 ○使用纸尿布排泄，要留心阴部、臀部的清洁，预防尿道感染，脑中要时常有避免给患者带来不快感的概念 ○胶带型纸尿布适合长期卧床、需全面接受排泄援助的患者 　根据▶ 具有代替厕所、支援排泄自理的补充功能

要点	注意·根据
·短裤型纸尿布：根据体形，选择尺寸（S、M、L） 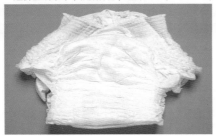	● 短裤型纸尿布：吸收量因商品厂家不同而不同，根据尿量、目的选择 　根据▶ 吸收面大可吸收大量的尿，但简单地使用会使尿失禁恶化
·平面型纸尿布 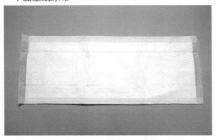	● 平面型纸尿布与尿布套一起使用。适合长期卧床、需接受排泄援助的患者 ● 根据▶ 各种体格及用途均可使用，较为廉价
·接取微量尿液的尿垫型，有男用、女用之分 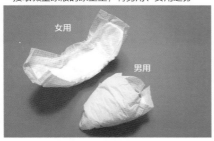　女用　男用	● 在拥有日常生活活动能力（ADL）、失禁量较小的情况下可单独使用。可与专用或普通的内裤同时使用 　根据▶ 与短裤型、胶带型共同使用。换尿布时，只换尿垫型的即可，简单、经济 ● 吸收量因商品不同多种多样，根据尿量、目的选择。也有男性专用的尿垫型
2 纸尿布的意义 ● 排泄后迅速更换 ● 选择适合患者的纸尿布	● 护理职员适当地进行观察，确认排泄后迅速更换 　根据▶ 避免由尿中尿素分解产生的氨、粪便中碱性成分的皮肤刺激、臭味、潮湿引起的不快感 ● 选择纸尿布的主要基准是患者的排泄量、日常生活活动能力（ADL）状况、体格、使用时间、今后的自理度 ● 根据▶ 需要介助，但可步行至厕所，可排泄，此时短裤型和尿垫型共同使用。由于少量的失禁可以用尿垫型应对，在更换纸尿布时，只换尿垫型即可，所以较为简单、经济

要点	注意・根据
3 环境整理 ● 整理	● 利用窗帘、屏风等保护患者的隐私 ● 要注意在排泄时不能有其他人进入 ● 污染的纸尿布向内侧折起，使之不太显眼。另外请准备塑料袋，装用过的纸尿布
4 排泄状况 ● 要考虑到患者的自尊心、羞耻心 ● 保持阴部、臀部清洁	● 根据▶ 将排泄护理委托给别人，有刺伤患者自尊心之虞。穿着纸尿布，患者会感觉到羞耻。要考虑到患者的这种心情 ● 仰卧位的排尿尿液会流至臀部。使用一次性手套做大范围的擦拭。女性要擦拭容易附着污物的外阴唇内侧、小阴唇周围，男性要擦拭阴囊的内侧 根据▶ 粪便的污垢较难去掉。为了预防皮肤障碍、尿路感染，最好一天清洗一次阴部
5 妥善使用纸尿布、尿垫 ● 胶带型纸尿布 下部的胶带向斜上方、上部的胶带向斜下方固定 ● 尿垫	● 从外侧拿好纸尿布,纸尿布的中心对应大腿中间,使纸尿布紧密贴近尿道口 ● 沿着腹股沟部戴好，不要使贴在阴部、腹股沟部的纸尿布的褶皱部分折向内侧 ● 下侧的胶带向斜上方拉伸固定，然后将上侧的胶带向下盖住髂骨固定 根据▶ 后背与纸尿布之间无缝隙，可防止漏尿，脐部周围留有余量，活动较为自如，进而能紧紧地盖住臀部 ● 用手捏住尿垫靠近阴部的部分，使之与大腿间宽度一致 ● 如为男性，用尿垫盖住阴茎即可。在使用前展开纸尿布，在中间折一下，使之容易使用，贴身 根据▶ 由于纸尿布合身，所以可以减少穿戴时的不快感，不影响下肢的活动，进而流到尿道口周围的尿液都被尿垫吸收，可防止遗尿
6 把握服用的药剂	● 把握是否服用和排泄有关的药剂

预防纸尿布带来的问题

要点	注意・根据
1 理解皮肤功能的变化· ● 由年龄增长引起的变化	● 老年人，由于维持皮肤防御机能的氨基酸降低，皮脂分泌减少，所以皮肤干燥；由于胶原纤维的减少，皮肤弹性降低
● 由排泄物引起的皮肤问题	● 根据▶ 附着粪便、尿液、使用纸尿布、频繁清洗以及擦拭会使皮肤的防御功能降低，微生物及过敏源较易侵入 ● 根据▶ 从皮肤除去刺激物、异物、感染源。减小对皮肤的光热、物理刺激 ● 消化酵素的尿素酶、蛋白酶、酯酶的作用是碱性增强，刺激皮肤
2 进行预防性的皮肤护理 ● 纸尿布交换的频度、粪便的性状	● 确认纸尿布的交换频度、粪便性状、是否进行皮肤洗净 ● 根据▶ 水样粪便由于含有活性较高的消化酵素，所以 pH 较高，容易引起皮肤问题
● 观察阴部、肛门部	● 粪便失禁时，涂抹粉状或膏状皮肤保护剂 　根据▶ 由于皮肤保护剂的缓冲作用，将粪便的碱性刺激缓冲为弱酸性 ● 混合使用粉状皮肤保护剂、氧化锌软膏（sato-salbe，商品名）、蓝油烃软膏，可预防肛周炎
3 对臭味采取相应措施 ● 抑制气体及粪便的臭味	● 气体、粪便有臭味的原因是从肠内细菌分离出来了硫化氢类气体（硫化氢、乙硫醇） ● 无法消除排泄物的臭味。考虑使用活性炭或除臭喷雾剂除味 ● 根据▶ 便臭或气体的臭味的原因是硫化氢类气体，但抑制此类气体发生的研究还很不充分
● 处置气体及粪便	● 对付臭味，需要进行换气，需要研究不使臭味粒子扩散在空中的办法。内衣、毛毯、失禁用床单等市场有售
4 进行精神上的支援	● 排泄关乎人的羞耻心 　根据▶ 在他人面前，排泄姿势、排泄时露出的性器官和排泄器官、排泄物以及排泄发出的声音和臭味等都会让患者感到羞耻

要点	注意・根据
	⊃向患者打招呼，努力减轻其不安及羞耻心
5 选择适当的纸尿布	⊃根据患者的日常生活活动能力（ADL），考虑布制短裤和失禁尿垫，薄、厚短裤和接尿垫，胶带型纸尿布和接尿垫的组合使用

更换纸尿布的程序

目的▶ 根据患者的排尿时间和尿量，分别使用纸尿布。支援患者的日常行动及社会活动。另外，如果是介护度较高、长期卧床的患者，作为厕所的代用场所，要具备排泄场所的替代机能。观察平时观察不到的背部及阴部皮肤状态，进行保洁清理。但是，如果只是简单地使用，就不仅仅降低残存的排泄机能，患者的生活行动及生活质量（QOL）也会降低。所以要充分探讨使用纸尿布的必要性，灵活加以运用

核查项目▶ 日常生活活动能力（ADL）状况、一次尿量、介护程度、体型如何，使用时间（长还是短？昼还是夜？），今后要否促使其排泄自理

适应对象▶ 无尿意、便意或不明确，有失禁的担心，因为使用纸尿布而可放心，在家介护等的情况下，只是夜间使用，补充介护力量不足等

禁忌▶ 无特别禁忌

防止事故的要点▶ 防止热水、热毛巾造成的黏膜损伤、烫伤，防止皮肤的麻烦

必需物品▶ 纸尿布（①），一次性手套（②），防菌衣（③），交换用接尿垫（④），装有温水的水桶，阴部、臀部洗净用品［阴部、臀部洗净用毛巾（⑤），阴部洗净用水瓶（⑥）］，处置用床单（⑦），卫生纸（⑧），塑料袋（⑨）

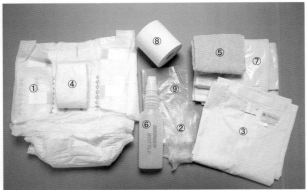

程序

要点	注意・根据
1 决定更换纸尿布的时间 ①观察排泄状态，根据时间向患者打招呼（**1**） ②告知必要性、目的、所需时间（**2 3**）	**1** **根据▶** 防止由排泄引起的皮肤污染、皮肤障碍以及患者的不快感 **2** 由于更换纸尿布是关系到患者羞耻心、尊严的行为，务必事前进行说明，征得同意

要点	注意・根据
	技巧▶ 要得到认知障碍患者的充分理解是困难的，一边说明，一边进行 ❸告知具体的顺序、所需时间。另外，对患者提出的问题进行耐心的说明 根据▶ 考虑到患者的羞耻心，减轻患者排泄后的不快感
2 准备进行纸尿布更换 ①将必需物品准备在床边（❶） ②实施者要暖手（❷） ③确认使用热水的温度（❸） ④考虑到患者的羞耻心及隐私，关闭窗帘等（❹） 	❶更换纸尿布，根据患者的四肢麻痹、关节拘挛、日常生活活动能力（ADL）状况，由一名或两名以上护理师进行 ❷准备好交换用的尿垫类，实施者要暖手 根据▶ 如果实施者的手冰凉，会惊到患者，给其不快感，促使末梢血管收缩 ❸ 根据▶ 水温过高，会有损伤黏膜的风险 防止事故的要点▶ 调整水温，使之不至损伤黏膜，发生烫伤 ❹注意适当打开窗户，进行换气。另外，要避开吃饭前后和探视时间 根据▶ 考虑到个人隐私以及臭味对周围的影响
3 进行患者方的准备 ①将床放平，让患者采取仰卧位。必要时床上铺上处置用床单（❶） ②戴上一次性手套，尽量穿防菌衣（❷） ③褪下患者的裤子，将卫生纸准备好随时取用（❸）	❶铺上处置用床单，使排泄物不会污染床的周边 ❷在病房内无人的时间段实施。另外，要避开吃饭前后和探视时间 根据▶ 纸尿布随时交换是原则。要理解患者发出的信息和排泄方式，注意及早处置 ❸卫生纸要事先裁好备用。护理师站在自己较灵活的手一侧的病床边较容易作业 根据▶ 在进行阴部、背部护理时，要将暴露时间限制在最小限度，保护个人隐私
4 拿掉脏了的纸尿布 ①将纸尿布展开，把护理师一侧污染的纸尿布在患者的身体下面轻轻团起，用阴部擦拭用毛巾擦拭阴部、臀部（❶）	❶用温热的毛巾对臀部、阴部的前部进行擦拭 根据▶ 尿、便若长时间附着于皮肤，会刺激皮肤，带来一些皮肤的问题

要点	注意・根据
②患者朝向护理师一侧，取侧卧位，一边放上新的接尿垫，一边把脏尿垫污染部朝内，团在一起取出（❷）	防止事故的要点▶ 阴部擦拭用毛巾如果温度太高，会损伤黏膜，发生烫伤，需要引起注意
	❷将污染的纸尿布放入准备好的塑料袋中，或者用报纸包起进行处理
	注意▶ 对有无抑制性排泄疾患的患者，更换时要做其排泄的准备。一边放好新的尿垫，一边进行更换

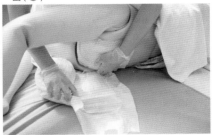

将污染的尿垫团在一起取出

③保持侧卧位，擦拭臀部。如有粪便附着，难于去掉的话，插入纸尿布或便器，用阴部洗净水瓶的微温水洗净（❸）	❸观察背部、臀部的皮肤状态
	根据▶ 要稳妥进行，不给患者增加负担。用微温水洗净后，用毛巾充分擦干。使皮肤充分干燥，可预防皮肤疾患
	防止事故的要点▶ 患者的皮肤会由于纸尿布的潮湿而变得脆弱，擦拭的时候，不要摩擦，要认真地进行，防止皮肤问题

⑤ 更换纸尿布（胶带型）	
①保持侧卧位，处置用床单的污染部分铺在内侧，从患者的身体下面放入，将新尿布的中心部分对准患者臀部中心部分铺开（❶）	❶新的纸尿布，不要把前侧、后侧搞错
	根据▶ 考虑到患者的羞耻心，要稳妥地进行更换，不要中途再重新更换

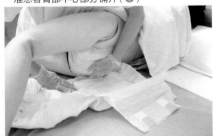

将新尿布的中心部分对准患者臀部中心部分铺开

②患者回到仰卧位，将处置用床单从身体前部撤出

要点	注意・根据
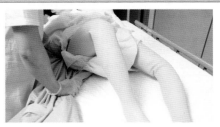 ③根据情况进行追加护理（❷❸❹） ④穿上新的纸尿布（❺❻） 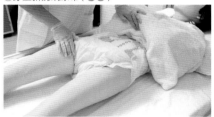	❷如污染严重，在更换纸尿布时，要将阴部洗净 ❸臭味强烈时，可用喷雾剂适当进行除味，但一般情况下，洗净阴部均可得到某种程度的改善 ❹如果睡衣、寝具也受到了污染，在更换纸尿布的同时，进行局部清洗、交换睡衣、交换床单等 ❺确认患者肚脐部位，确认纸尿布的中心在患者两腿间，固定尿垫 　根据▶ 为了防止遗漏，固定时，纸尿布的内侧不要放入睡衣。另外注意，防漏翼向内侧，沿着大腿间固定 ❻男性如果只更换接尿垫时，用接尿垫盖上阴茎 　根据▶ 如果只更换尿垫，可迅速完成
⑤整理患者的衣物、体位、环境（❼）	❼整理睡衣，给患者湿毛巾或湿纸巾，请其擦拭自己介意的部位。进行床上整理、换气等环境整理 　根据▶ 为了进行援助，移动了床周围物品时，一定要恢复原位，不改变其生活环境 　技巧▶ 离开病房前，注意患者的表情和状态，确认有无其他需要援助的事项
6 收拾整理 ①对污染的纸尿布以及不要的物品，按规定废弃、消毒 ②注意患者的状态，如有必要，确认患者是否腰疼，有无身体不适等（❶）	❶离开患者身边时，将紧急呼叫按铃放在患者可以够到的地方。即使没有呼叫，也要留意患者的状态变化，常查房，常同患者打招呼

评价

- 排泄后，能否迅速地进行纸尿布更换
- 是否选择了适合患者的纸尿布
- 进行援助时，是否考虑到了患者的自尊心、羞耻心
- 是否能擦拭阴部、臀部的污垢，预防皮肤疾患

2 | 排泄

2.4 | 导尿

山本由子

老年人的特征与护理的必要性

- 由于各种各样的理由，在自然排尿困难的情况下，可以用无菌操作的方法，将导尿管从尿道插入膀胱，把存留在膀胱内的尿液排出体外，有临时插管导尿法和尿道留置插管导尿法两种
- 进行导尿的目的在于：①由于骨盆内手术、糖尿病、骨盆损伤等常会引发二次神经障碍，并伴随此障碍引起排尿障碍、尿道狭窄等器质性障碍的排尿障碍、排尿后留有残尿，导尿能帮助此类患者排尿；②为进行尿道感染症的细菌培养检查等而采取尿样；③将药剂注入膀胱内等
- 尿道留置插管导尿法可以比较容易地进行管理，在医院外也可进行。但是，特别是老年人，皮肤的免疫功能降低，长期进行的话容易引起尿道感染。另外，有时会引起男性患者的尿道憩室等器质性障碍，女性患者插管拔出后，有时会招致尿道的收缩、迟缓功能降低的所谓完全失禁状态，所以不能简单地进行导尿管留置，而是要进行适当的管理，短期拔出
- 下面介绍对于由年龄增长引起的身体机能降低的患者，能减少对其日常生活影响的临时插管导尿法
- 由于从家庭到养老设施、医院的生活环境变化、排泄环境变化、心理变化、疾患、服用药物的影响，活动受限等各种各样的原因，老年人容易出现排泄状况的变化。另外，由于皮肤自净功能降低，易感染，因此要遵守无菌操作规程，不要人为地引起感染
- 这是与自然排尿不同的排尿形态，身体、精神的痛苦较为强烈，并关乎人的尊严。因此，援助时要考虑到患者的羞耻心及个人隐私，体察其诉求及心情

排尿状态的早期判断

要点	注意・根据
1 排尿的现状 ● 最终排尿时刻	● 膀胱内的尿量有多少？ 是否感到有尿意 　根据▶ 尿的生成通常为 0.5~1.0 mL/kg/h，可以大致推算膀胱内留存的尿量 ● 对住院前的日常生活、排尿习惯与现在的状态进行比较 　根据▶ 了解由疾患引起的状态变化，每天的排尿次数，与吃饭、生活行动周期的关联性 ● 为了掌握长期的过程，使用跟踪图表 ● 根据▶ 如果从上次排尿后 8~12 小时无排尿，就要与医生商量导尿的必要性，实施导尿
● 下腹部的胀满状态	● 有无发热、出汗、水分摄取状况、腹部胀满、不快感 　根据▶ 如有灼热感、排尿痛，则感染的可能性较高，有必要在导尿时，更加严格地进行无菌操作 ● 根据▶ 尿的存留量较多时会有胀满感，但老年人多无自我感觉 ● 根据▶ 水分摄取不足也会成为排尿障碍的原因
2 身体的背景 ● 生命体征、尿的性状	

要点	注意・根据
●排尿障碍	❶糖尿病或脑血管障碍会引起排尿肌肉收缩力下降，年龄增长也是一个因素 根据▶ 在肌肉收缩能力降低的同时，尿意也降低
●蓄尿障碍	❶昼夜间的频尿、尿意的紧迫感、有无尿失禁 根据▶ 伴随着脑血管障碍的中枢神经障碍、膀胱肿瘤、前列腺癌等由下部尿路闭塞引起的非神经性障碍，年龄增长，骨盆底肌肉的脆弱化都会引起蓄尿障碍
●患者诉求	❶听取患者的诉求、希望 根据▶ 对患者简明地说明为何要进行导尿，使患者能够理解，消除其不安和恐惧
3 精神背景 ●有无排尿的意欲	❶对家属说明导尿的必要性及与疾患的相关性，得到其协助
●认知力、判断力的程度	❶ 根据▶ 有时对排泄的羞耻心、客气会招致排尿障碍，要考虑到患者的羞耻心，保护隐私
4 投放药物的情况 ●掌握服用药物的种类	❶ 根据▶ 老年人多服用药物，药剂的作用有时会引起闭尿、排尿障碍 ❶ 根据▶ 使用抗胆碱药、抗抑郁药、催眠药、镇痛、镇静药等会抑制逼尿肌收缩，支气管扩张药的膀胱出口部阻力的增强作用会影响排泄
●出现了何种症状	❶恶心、呕吐、腹痛、食欲不振、腹部胀满、头疼等症状以及焦急不安等情绪 ❶日常使用纸尿布的患者，肛门周围的皮肤恐有障碍 根据▶ 使用纸尿布，皮肤会由于潮湿而被浸软，容易发生损伤。由于住院而发生的环境变化也会导致精神紧张
5 检查、诊断 ●问诊：把握既往病历、现存疾患与治疗	❶掌握腹部、骨盆腔内手术的既往病历、住院经历、认知障碍综合征等 根据▶ 全面了解排尿障碍及蓄尿障碍，有必要听取家属提供的信息，做排尿记录
●血液常规检查、血液生化检查	❶ 根据▶ 有无出血、炎症、电解质异常，肾功能、肝功能的评价等对疾患及合并症的检索是有效的
●诊查（听诊、触诊）	❶排尿障碍的原因之一是男性前列腺肥大，女性子宫脱落。另外把握腹肌的紧张程度，阴部、臀部皮肤、黏膜的状态
●腹部 X 线检查、膀胱镜检查	❶ 根据▶ 通过 X 线检查有无大肠形态异常、肠梗阻、肠扭转，观察腹部气体的留存情况。膀胱镜检查对膀胱癌等器质性疾患的诊断很有效

要点	注意・根据
● CT(计算机 X 线断层扫描)检查	技巧▶ 膀胱镜检查是一种伴随痛苦的检查，所以需要进行充分的说明 ●根据▶ 能够掌握膀胱、前列腺等泌尿系统的炎症、肿瘤及扩散等信息

预防导尿引起的风险

要点	注意・根据
1 感染风险 ●解剖学的位置关系 ●导尿是一种手工技术 ●保持清洁	●女性的外尿道口接近阴道口、肛门，所以被感染的可能性很大 根据▶ 在正常排尿情况下，由于是一定间隔的排尿，所以膀胱、尿道被冲洗，不易发生感染 ●导尿是插入导尿管的一种手工技术，选择不适当的导尿管以及操作不当都会损伤黏膜，加大感染的可能性 根据▶ 老年人由于使用纸尿布以及生理性的皮肤防御功能低下，对物理刺激反应敏感，微生物容易侵入 ●控制频繁的擦拭和洗净，使用皮肤洗净剂、皮肤保护剂进行皮肤护理
2 进行身体支持	●根据▶ 为了安全地进行处置，根据患者的活动性及认知状态，由多名职员进行无菌操作，并保持安静
3 进行精神支持	●根据▶ 插入导尿管排尿，对一般人来说，是以前未曾有过的体验，患者的精神痛苦和不安很强烈。在处置过程中，保护老年人尊严的态度特别重要 ●进行说明、解释时要简单明了，使患者能够容易理解，努力减轻患者的精神压力和不安
4 创造排泄环境 	●关闭窗帘、百叶窗。顾及患者的羞耻心和隐私。如果在大房间里有探视者则请其离开 根据▶ 应考虑到声音、会话也与保护隐私相关 ●根据▶ 根据患者状况，事先整理好处置后用的睡衣、内衣、铺盖等物品，避免处置中途不必要的出入

导尿的程序

目的▶ 对于自然排尿困难或不能充分排出的患者：①由于患者尿闭，为使膀胱内排空，使其间歇性排尿；②为了进行尿的细菌培养，采取无菌尿液；③测定残尿量；④以洗净膀胱或向膀胱内注入药物为目的，以无菌操作方式将导尿管插入膀胱内，使尿液排出体外

核查项目▶ 尿的留存情况，最终排尿日期、时间与排尿量，认知能力和精神状态，腹部症状，有无腹痛，有无尿意、残尿感，有无下肢麻痹、拘挛及程度，生命体征等

适应对象▶ ①虽然膀胱内有尿，但不能自然排出，处于尿闭状态的尿潴留患者；②自然排尿后有残尿测定的患者；③因检查需进行无菌采尿的患者；④尿道、膀胱内检查，在治疗的前期阶段，为了治疗要注入药剂的患者等

禁忌▶ 泌尿器官或生殖器官术后，形态、器质性异常，有出血倾向的患者。如不得已要进行导尿时，由医生进行

防止事故的要点▶ 防止由于不清洁操作引起的尿道感染

必需物品▶ 无菌奥古斯特软管（Auguste Nelaton）（①），无菌手套（②），无菌润滑油（③④），镊子（⑤），棉球（⑥），纱布（⑦），处置用床单、便盆（⑧），治疗盘（⑨），尿器，浴巾或棉毯，清洁棉，两根试管及试管架（需要时），手推车

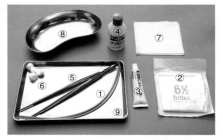

程序	
要点	**注意·根据**
1 向患者说明目的 ①向患者说明要进行导尿并征得同意（**❶❷**） 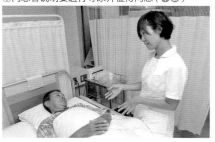	**❶ 根据▶** 导尿是一种会给患者带来痛苦的处置方法，因此务必事前说明并征得同意 **技巧▶** 要取得认知障碍综合征患者的充分理解很困难，在得到家属的理解、协助下进行 **❷** 告知具体的操作程序和所需时间，耐心回答患者的提问 **根据▶** 患者多会感到不安，护理师要努力减轻这种不安，并在患者的协助下使导尿顺利进行
2 进行导尿准备 ①将必需物品放到手推车上，推到床边备用（**❶**）	**❶ 根据▶** 将物品准备好，不要在导尿程序开始之后再进出取准备不足的物品

要点	注意・根据
②将准备好的手推车放在护理师站立一侧（②） 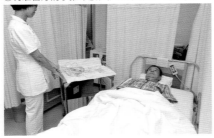	②**根据▶** 因为插入导尿管要使用较为灵活的手，所以如果是右手灵活，则应站在患者的右侧 **技巧▶** 要尽量维持无菌状态操作导尿管，所以有必要在护理师面前配置灭菌托盘
③导尿中拉上窗帘，注意保护隐私（③）	③尽量在病房无人的时间段实施，并避开吃饭前后与探视时间 **根据▶** 因为导尿是伴随着人的羞耻心的行为，所以要保护患者的隐私，包括声音、谈话
③ 患者的准备 ①调整体位，在臀部下面铺好处置用床单（①） ②将睡衣下摆撩起至腰部，盖上棉毯。可能的话，请患者在棉毯下脱去内衣（②） ③用浴巾裹好护理师一侧的下肢，用所盖的棉毯裹好相反一侧的下肢，张开两腿（③④） 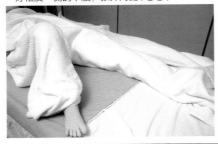	❶以仰卧位进行。铺上处置用床单，以防止处置中污染床的周围 **根据▶** 在处置中，防止脚、毯子等进入无菌操作范围内 **技巧▶** 为能顺利地进行处置，将靠护理师一侧脚下的毛毯整理为三角形，罩衣在脚下叠成扇形 ❷**技巧▶** 为减轻羞耻心和进行保暖，要避免不必要的裸露 ❸最好能请患者抬起两膝进行，但也要考虑到肌肉衰退的老年人会小腿发抖和疲劳 **技巧▶** 保持护理师眼前的腿不抖即可 ❹确认另一侧的下肢膝盖是否可以抬起并保持，如不能保持，则放入枕头等支撑体位 **根据▶** 为使处置容易进行，应使患者保持能减缓紧张、使护理师易看到尿道口的体位，但须防止患者阴部裸露 **技巧▶** 能看见阴部即可，其他部位盖好
④ 准备使用物品 ①用擦拭消毒液给手指消毒，在手推车上打开无菌托盘，准备使用物品（①）	❶请患者不要活动腿部，将托盘、便盆放在容易够到的患者的两腿间 **技巧▶** 为使处置顺利进行，如果估计得到患者的合作很困难或有污染时，请辅助介助者进来共同处置

要点	注意・根据
②将物品放在手跟前，以便能马上取用（❷） 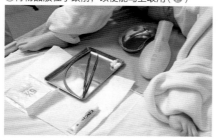	❷在托盘中放入 3~5 个棉球，预备 1~2 根无菌奥古斯特软管（Auguste Nelaton） 技巧▶ 注意物品的配置，无菌范围内不要有污物通过
5 实施导尿 **[女性导尿]**（❶） ①在无菌条件下佩戴无菌手套 ②分开阴唇，确认尿道口，从上至下对尿道口中央、左右消毒（❷❸） 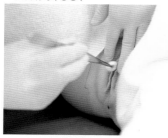 ③手拿导尿管前端的 4~5 cm 处（❹） 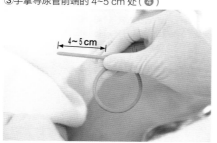 ④将导尿管的前端略微向下轻轻插入，导尿管的末端放入尿器中（❺❻）	❶考虑患者的着耻心，由女护理师进行 ❷在消毒之前，务必向患者打招呼，如"对不起，现在开始消毒"等，然后开始接触身体，消毒棉球用一次换一个 根据▶ 用冰冷的棉球突然接触敏感的部位会惊到患者，引起身体活动，导致污染到无菌的范围 ❸用不太灵活的手打开小阴唇，用灵活的手拿着镊子 注意▶ 打开小阴唇的手在导尿管插入终了之前绝对不能放开 ❹根据▶ 女性尿道口一般为 3~4 cm。为了防止不必要的过深插入，拿在导尿管 4~5 cm 处。如果拿的位置过远，则不太容易精准地确认插入长度 ❺在导尿管的前端涂上润滑油，可以使导尿管的插入更加顺利 ❻对患者说："现在插入导管，请用嘴慢慢地呼气" 根据▶ 分散患者的注意力，大口呼气可缓解紧张 注意▶ 导尿管的末端不要浸泡在积尿里 根据▶ 如果导尿管的末端浸泡在积尿里，会有逆行性感染的危险 技巧▶ 尿液如果沿着尿器边沿流下来，就不会发出尿的声响

要点	注意・根据
⑤插入 3~4 cm, 确认尿流出后再插入一点，保持牢固，使之不会脱出。指示患者给腹部加压（ ❼ ）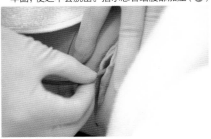	❼ 根据▶ 导尿管前部即使在尿道内也能导出尿，而再插进 1~2 cm，能切实插入膀胱
⑥如果尿的流出变少，用空着的手的手背一侧轻轻压迫耻骨联合的上侧，促使尿流出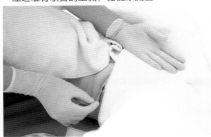	
⑦尿流完之后，将导尿管轻轻地卷起，拔出（ ❽ ）	❽进行旋转，残尿容易流出 技巧▶ 如果是认知障碍综合征患者，在导尿管插入过程中晃动身体是很危险的，要得到介助者的协助 技巧▶ 由于腹压的作用，会把导尿管挤出来，要保持好位置直至尿流完
⑧按着纱布或清洁棉擦拭尿道口周围（ ❾ ）	❾ 根据▶ 由于外阴部被盖着，所以消毒也不起作用，按着擦拭即可
⑨摘下手套后用棉毯盖上阴部 ⑩将脚底下的物品转移到手推车上 ⑪复原患者的体位，整理内衣、睡衣（ ❿ ）	❿观察患者的状态 根据▶ 有无残尿感、腹部胀满感 防止事故的要点▶ 彻底进行清洁操作，不要引起尿道感染症
[男性导尿] ①在无菌条件下佩戴无菌手套（ ❶ ）	❶考虑到男性的着耻心，由医师或男性护理师进行，实在不得已时也可由女护理师进行
②将阴茎垂直拉起，露出龟头，对外尿道口周围进行大范围的消毒（ ❷ ）	❷❸中指和无名指贴紧阴茎，用拇指和食指褪下包皮，露出龟头，张开外尿道口

排泄

2

2.4

导尿

145

要点	注意・根据
③手持距导尿管前端 4 cm 的部分（❸）	用较灵活的手拿着镊子，对尿道口周围横向→在周边画圆→横向，反复消毒 3 次
④将导尿管的前端略微向下，阴茎成直角拿起，从外尿道口轻轻插入。导尿管的末端放入尿器中（❹） 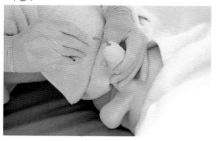	❹❺导尿管插入 15 cm 左右之后，将阴茎角度改为 60°，插入至 20 cm 左右。插入时如感到阻力，不要勉强插入 根据▶ 男性尿道为 15~20 cm。阴茎的角度约为 60° 时，尿道为直线，尿液容易流出 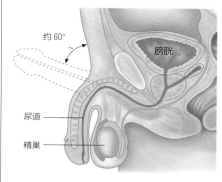 ■图 1　男性泌尿系统解剖图
⑤插入 20 cm 左右，确认尿流出后再插入一点，保持牢固，使之不致脱出。指示患者给腹部加压（❺） 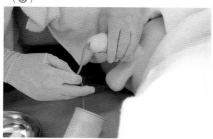	
⑥以后的程序同"女性导尿"	
6 善后处理 ①告知处置完毕，退出房间。需要时进行换气或除臭（❶） ②观察尿量、性状。顾及臭味及患者的羞耻心，也考虑到周围的人，将尿器覆盖（❷） ③使用过的物品按规定洗净、消毒，记录结果，进行汇报（❸）	❶❷离开患者时，将呼叫按铃放在患者可以够到的地方。另外，即使没有呼叫，也要留意患者的状态变化，不时查房，打个招呼 根据▶ 有时患者会诉说外阴部的不协调感 ❸记录实施时间、尿量、性状、臭味、混入物、实施者姓名、其后的观察事项及全身状态

评价

- 是否在无菌操作状态下进行了导尿
- 是否无事故、安全地进行了导尿
- 患者的不快感是否局限在了最小限度
- 尿流出的状态是否无问题

2 排泄

2.5 便秘

龟井智子

老年人的特征与护理的必要性

- 伴随年龄增长，舌部运动功能降低，唾液分泌量减少；由于牙的缺损，咀嚼功能降低；由于胃黏膜收缩，胃液分泌量减少，使消化道产生消化不良；由于大肠肌肉萎缩、肠壁的脆弱、黏膜分泌腺功能低下，导致肠蠕动减少。这些都是产生便秘的原因
- 特别是生活在养老实施、医院的老年人，由于排泄环境的变化、心理的影响、疾患及服用药剂的影响、活动受限等各种各样的原因，处于较容易发生便秘的状态
- 对老年人来说，便秘会成为其身体的、心理的负担。这些身心的影响会使患者生活范围变得狭窄。另外，便秘与住进医院、住进养老所的社会生活也密切相关
- 对于便秘，首先要采取预防性的措施。发生便秘时，需要采取改善排泄习惯、热敷、腹部按摩、投放缓泻剂、掏便、灌肠、投放坐药等对应措施

排便状态的早期判断

要点	注意 · 根据
1 排便习惯 ● 把握患者排便习惯、有关排便的认识	◯掌握排便习惯 　根据▶ 每个人的排便次数和排便量差别很大，也受饮食内容、摄取量的左右 ◯日常生活、排便习惯与住院前相比较，现在的状态 　根据▶ 掌握便秘、恶化的原因 ◯为了掌握长期的过程，使用跟踪表格
2 大便的性状、量、色 ● 以布里斯托大便分类表（Bristol Stool Scale）判断大便性状 ● 大便的硬度、形状如何 ● 次数、排便间隔、臭味如何 ● 便量、颜色如何	◯布里斯托大便分类表（Bristol Stool Scale）中，根据大便的性状，将大便分为7种类型（图1） ◯粗硬的大便为迟缓性便秘，颗粒状大便为痉挛性便秘，血便、细便则要怀疑器质性便秘 ◯健康的大便有适当的软度，呈香蕉状或香肠状 ◯一天便量为100~200 g，由于饮食内容不同而颜色有异，但一般为褐色

类型1	如同坚果般的硬块便（兔粪便）	类型5	有明晰境界的柔软半固态便（软便）
类型2	短香肠般的块便（块便）	类型6	边缘模糊柔软的粥样便（泥状便）
类型3	表面有裂纹的香肠状便	类型7	无块的水样便（水样便）
类型4	表面平滑柔软的香肠状便，或如蛇般盘卷状便（普通便）		

■图1　布里斯托大便分类表（Bristol Stool Scale）

要点	注意・根据
❸ 饮食内容、水分摄取情况 ● 饮食内容与量 ● 水分摄取是否充分，一天的水分摄取量 ● 管饲营养、经皮内视镜胃瘘造设术（PEG）使用者营养剂的内容中，是否有容易产生便秘的成分	● 根据▶ 低残渣食品、水分摄取不足是便秘的原因
❹ 药剂服用情况 ● 掌握服用药剂的种类	● 根据▶ 老年人多服用药剂，有时药剂的副作用会引起便秘 ● 根据▶ 使用抗胆碱药、抗忧郁药、催眠药、镇静药等会使蠕动作用减弱，容易发生便秘
❺ 随伴症状 ● 发病时期、经过如何 ● 出现什么症状 ● 有无肛门周围的皮肤问题及脱肛 ● 有无伴随着便秘的精神压力及不安	● 中老年人若突然发生便秘，要在脑中有肠梗阻、大肠癌的概念，注意深入观察 ● 长期持续便秘多为迟缓性便秘 ● 老年人及消耗体力过多者，常见迟缓性便秘 根据▶ 因为蠕动减弱 ● 消化器官症症状为恶心、呕吐、腹痛、食欲不振、腹部胀满感等，全身症状为头疼、焦虑感 根据▶ 器质性便秘多呈现出肠梗阻症状，要排查发病原因 ● 使用纸尿布时肛门周围的皮肤有可能发生损伤、发红 根据▶ 使用纸尿布，皮肤会因潮热被浸软，从而容易受损伤 ● 如有痔核，排便时会疼痛、出血，而且便秘有可能引起痔疮的恶化 ● 根据▶ 住院等环境的变化会成为精神压力的原因
❻ 检查、诊断 ● 问诊：把握既往病历、现在疾患及治疗状态，控制排便状况，是否能以自己的力量去厕所，患者所处的环境 ● 观察	● 掌握开腹手术的既往病历 根据▶ 有时会引起肠梗阻、肠管粘连 ● 根据▶ 由于步行障碍等使活动范围缩小、运动不足、肠蠕动减弱等易引起便秘 ● 根据▶ 失禁引起的羞耻心有时会招致便秘。顾及羞耻心，保护隐私 ● 能否在厕所保持坐姿、自行处理 ● 听取肠蠕动音，以触诊把握腹肌紧张程度及检查有无腹水。通过直肠诊断，把握肛门皮肤黏膜的状态 根据▶ ①完全听不到肠蠕动音→考虑麻痹性肠梗阻。②肠蠕动亢进，有肠梗阻症状→考虑闭塞性肠梗阻，大肠癌或肠粘连。③听到振水音→考虑肠梗阻，肠管内水与气同时积存。直肠诊断对直肠癌的排查有益。有痔核时，会出血、脱肛

要点	注意·根据
●大便检查	◯ 根据▶ 大便潜血检查可以判断上消化道或下消化道的哪部分出血
●腹部 X 线检查	◯ 根据▶ X 线检查所见有无大肠形状异常、肠梗阻、肠扭转。观察腹部气体留存情况。内视镜检查对器质性疾患的诊断是有用的
●血常规检查、血液生化检查	◯ 根据▶ 可以掌握有无出血、炎症、电解质异常
● CT（计算机 X 线断层扫描）检查，MRI（磁共振成像）检查	◯ 根据▶ 可以把握肠管外肿瘤、炎症性病变、向周围的扩散等

预防便秘

要点	注意·根据
1 改善饮食内容，指导摄取水分 ●指导富含膳食纤维的饮食内容和食品	◯考虑加入富含膳食纤维的海藻类、魔芋、根菜类、乳制品、纳豆、油类等食材的菜单 根据▶ 这些食材能给肠黏膜适当的刺激，加强蠕动，防止便秘
●摄取充分的水分	◯除了为了治疗，有必要进行水分限制时，一天的饮水量的指标为 1 000~1 500 mL ◯有的老年人为了不频繁地去厕所而控制水分摄取。要对其进行说明，水分不足会大便发硬，还有引起脱水的危险
●务必吃早餐 ●起床时，摄取冷水、牛奶等	◯ 根据▶ 提高肠的蠕动，容易催生便意
2 养成有规律的生活习惯	◯养成没有便意也定时去厕所的习惯。指导患者有便意时不要忍耐，马上去厕所 根据▶ 早餐后，易发生胃 – 结肠反射
3 进行精神上的支援	◯与患者进行语言交流 根据▶ 便秘对患者是巨大的痛苦，但有时由于羞耻心、客套难于启齿，会使之恶化
4 完善排泄环境	◯创造一个患者能放松排便的环境。由于安静限制而使用简易厕所时，要考虑到患者的隐私及羞耻心 根据▶ 便秘会受精神压力等精神因素的影响

要点	注意・根据
	⭘ 根据▶ 如难于保持坐姿，使用厕所有所担心时，要根据患者的情况，设置扶手或调整马桶的高低
5 养成运动习惯	⭘ 养成定时散步、做操的习惯 根据▶ 适当的运动会增进食欲，加强肠的蠕动
6 进行腹部按摩、热敷	⭘ 治疗上，不得不卧床及步行困难时，进行热敷或沿着大肠的走向，如同书写日文"*の*"般进行腹部按摩 根据▶ 对肠道进行适当的刺激，促进排便反射
7 投放缓泻剂	⭘ 如果便秘比较严重，尝试改善要和医生商量。投放缓泻剂，进行灌肠。使用缓泻剂时，要教授适当的使用方法，确认是否能见到药剂带来的效果 注意▶ 长期使用缓泻剂会使患者难于感到便意，需要注意 ⭘ 使用缓泻剂便秘也未得到改善时，在医生的指示下进行灌肠

掏便程序

目的▶ 不能控制肛门括约肌、直肠内存有大便、不能自行排便时，用手将积存的大便排出，促使排便。

核查项目▶ 大便的留存情况、硬度，最终排便日期、时间、量，泻药的使用情况，腹部症状（有无腹痛），有无便意，生命体征等

适应对象▶ 自然排便困难的患者，脊髓损伤者，大便下行到大肠但不能排出者，灌肠仍不能排出者，硬便、宿便者，自行排便困难者

禁忌▶ 有颅内压亢进症状，或推测有该症状者；有重度高血压、心脏疾患的患者；血压变动剧烈的患者；体力显著低下的患者；下部消化道、生殖系统术后的患者；有肠内出血、腹腔内炎症或有其可能性的患者；怀疑有急性腹部症状的患者

防止事故的要点▶ 防止强行插入手指引起的直肠黏膜损伤及穿孔

必需物品▶ 一次性手套（①）、润滑剂（②）、便器（③）、便携式便器、浴巾（④）、处置用床单（⑤）、尿器（⑥）、卫生纸（⑦）、阴部洗净用水瓶、微温水（适量）

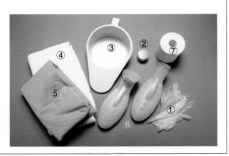

程序	
要点	**注意・根据**
1 向患者说明目的 ①在掏便前请其排尿（❶） ②告知顺序、目的、所需时间（❷❸） 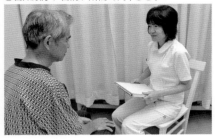	❶ 根据▶ 请其排尿，将膀胱排空，降低腹压 ❷ 由于掏便是会给予患者痛苦的处置，所以务必事前说明，征得同意 技巧▶ 要得到认知障碍患者充分理解是困难的，要在家属的协助下进行 ❸ 告知具体程序的进行方法、所需时间。另外，要耐心回答患者的提问 根据▶ 患者多对处置感到不安，所以要减轻他们的这种不安 防止事故的要点▶ 事前要确认有无痔核，有无直肠癌等直肠疾病，有无肛裂、肛门狭窄等。全身状态低迷时，容易产生血压变动，要特别注意
2 做掏便的准备 ①将必需物品准备在床边（❶） ②掏便是关乎患者羞耻心的处置，关闭窗帘，保护患者隐私（❷） 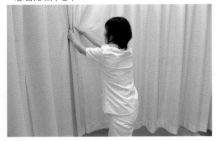	❶ 根据患者的日常生活活动能力（ADL），准备便器或简易厕所 ❷ 在病房没有同室患者和其他人的时候实施。另外，要避开吃饭和探视时间 根据▶ 注意保护个人隐私
3 患者的准备 ①在床上铺好处置用床单（❶） 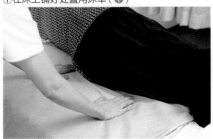 **以臀部为中心，面积尽量大地铺好处置用床单** ②事先将要使用的卫生纸裁好，备用（❷）	❶ 根据▶ 处置中或排便时，不要弄脏床的周围 ❷ 根据▶ 掏便会占用双手，所以要事先准备好

要点	注意·根据
③请患者取左侧卧位或左侧在下的Sims体位（❸） 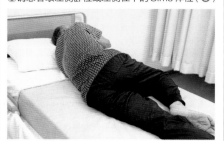 **请患者采取左侧卧位的姿势** ④如不能采取左侧卧位，请其采取能确保视野的俯卧位等体位	❸有时会掏便与灌肠并用。如在掏便前灌肠，基本采取左侧卧位。如只进行掏便，仰卧位、侧卧位均可 [根据] 腹部不会有多余的力量。灌肠液由于重力的作用，容易从直肠到乙状结肠，下行到结肠，而且易于浸透。另外也容易确保视野，护士如右手灵活的话，左侧卧位较易实施处置 [禁忌] 立位掏便因为有发生直肠黏膜损伤、穿孔等事故的危险，所以不实施
4 实施掏便：插入手指 ①褪下睡衣。此时注意不要露出不必要的肌肤、性器官（❶） ②肛门括约肌按摩（❷） ③告知患者放松，大口吐气（❸） ④慢慢地插入食指（❹） 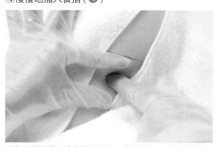 **用左手的拇指和食指展开肛门，慢慢地插入右手的食指**	❶注意保温 [技巧] 只露出臀部，其他部位用浴巾、棉毯覆盖 ❷在戴有一次性手套的食指上抹上足够的润滑剂，对肛门周围实施按摩 [根据] 使僵硬的肛门括约肌放松，在防止直肠黏膜损伤的同时，也易于掏出粪便 [防止事故的要点] 为了防止直肠的黏膜损伤和穿孔，要使用足够的润滑剂，对肛门括约肌进行按摩 ❸待肛门括约肌充分放松，告诉患者"请张开嘴吐气" [根据] 大口吐气，可缓和肛门括约肌的紧张，手指易于插入 [技巧] 配合患者吐气的时间，插入手指，这时较易进行 ❹[根据] 在手指上涂上足够量的润滑剂，手指会更顺畅地插入肛门

要点	注意・根据
⑤手指插入 4~5 cm，慢慢地进行掏便。（⑤）掏便过程中，要注意观察患者的状态	⑤手指插入 4~5 cm，插入时如感到有阻力，不要强行插入，那样会伤到直肠、肠道壁 根据▶ 插入过深，有伤及肠道的危险 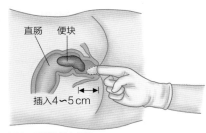 直肠　便块 插入4~5 cm ■图2　手指的插入部位 技巧▶ 如为认知障碍患者，在手指插入身体时，如果晃动身体很危险，所以需要家属的协助
⑥从自己的前方将粪便一点一点地掏出（见图 3）。如果有因为其刺激产生的粪便，插入便器，请其排便（⑥）（参照 P154 5 排便）	⑥观察排便量、粪便的性状、患者的状态 注意▶ 注意不要损伤肛门直肠移行部（齿状线）上方的上皮 紧急处置▶ 如患者诉说疼痛、不舒服或出血时，立即与医生联系。有直肠黏膜损伤、穿孔的危险

①转动手指，使便块离开直肠壁

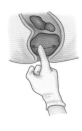

②一点一点地开始掏出便块

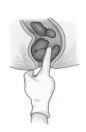

③掏出更多的便块

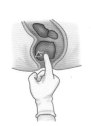

④用手指保护肛门，加大刺激掏出便块

腹压

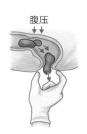

■图3　掏便方法

要点	注意・根据
5 排便 ①如患者不能移动至厕所，使用简易厕所或在床上使用便器（❶❷） 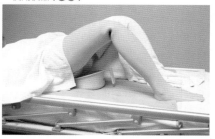 ②排便后用卫生纸擦拭肛门部，洗净阴部（❸） ③给患者洗手，整理衣物、体位（❹） 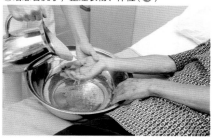 ④进行室内换气 ⑤观察粪便的状态（量、色、臭味等）（❺）	❶使用便器时，让患者采取仰卧位插入便器，身体其他部位用浴巾盖住 技巧▶ 有时也会排尿，所以要同时使用尿器。如为女性，用卫生纸盖住阴部，使尿液流入便器，这样不会污染衣物、浴巾 ❷如有外人患者不能排便时，将呼叫器放置在患者手可以够到的地方，打个招呼退出室外。如果家属介助，告知压迫患者的下腹部，易于排出 ❸排便后用卫生纸擦拭肛门及其周围，使用准备好的阴部洗净用水瓶，用温水洗净阴部 ❹如自己不能完成，护士帮患者洗手 ❺护士掌握粪便的性状、量
6 善后处理 ①不要的物品，按规定废弃、消毒 ②注意排便后患者的状态。询问有无腹痛、肛门痛、腹部胀满感、残便感，确认生命体征（❶） 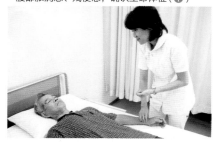	❶在离开患者时，将呼叫器放在患者手可以够到的地方。另外，即使没有呼叫，也要留意患者的变化，探视病室，打招呼 根据▶ 大量排便时，有时可观察到剧烈的血压变化

甘油灌肠的程序

目的▶ 在促进自然排便的援助或使用泻药也不能改变便秘症状时，从肛门注入灌肠液解消便秘。灌肠可以：①软化直肠、乙状结肠的固化粪便；②刺激肠壁，提高肠蠕动能力，使粪便顺利排出；③为进行消化系统的检查或手术洗净肠道

核查项目▶ 粪便的留存状态，最终排便日期、时间、量，缓泻剂的使用状况，腹部症状（有无腹痛），有无便意，生命体征等

适应对象▶ 自然排便困难的患者，粪便到达直肠内但不能排出的患者

禁忌▶ 有颅内压亢进症状，或推测有该症状的患者；有重度高血压、心脏疾患的患者；血压变动剧烈的患者；体力显著低下的患者；下部消化道、生殖系统术后的患者；有肠内出血、腹腔内炎症或有其可能性的患者；怀疑有急性腹部症状的患者

防止事故的要点▶ 防止直肠黏膜损伤及穿孔

必需物品▶ 装有灌肠液（50% 甘油液）的一次性灌肠器（①）、润滑剂（橄榄油或凡士林）（②）、一次性手套（③）、无钩手术钳（④）、卫生纸（⑤）、肥皂（⑥）、浴巾（⑦）、棉毯、处置用床单（⑧）、纱布（⑨）、阴部用毛巾（⑩）、阴部洗净用水瓶（⑪）、水瓶（⑫）、温水（适量）、脓盆（⑬）、便器（⑭）及便器盖、便携式便器、尿器（⑮）等

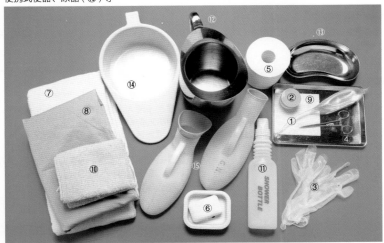

程序	
要点	**注意·根据**
1 向患者说明目的 ①进行灌肠处置前请患者排尿（❶） ②告知顺序、目的、所需时间（❷❸）	❶**根据▶** 请其排尿，将膀胱排空，降低腹压 ❷灌肠是给患者带来痛苦的处置，务必事前说明并征得同意 　**技巧▶** 要得到认知障碍患者充分理解是困难的，要在家属的协助下进行 ❸告知具体的进行程序及所需时间。另外，要耐心回答患者提出的问题 　**根据▶** 患者多会感到不安，要减轻这种不安

要点	注意·根据
2 做灌肠准备 ①将必需物品准备在床边（❶）。再次确认灌肠器的种类 ②将每个灌肠器的灌肠液（甘油液）加热至 40℃（❷） 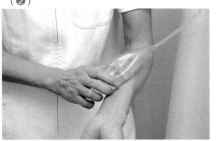 **将灌肠器贴在前臂内侧，确认温度是否合适** ③灌肠是伴随着着耻心的处置。要拉上窗帘，顾及患者隐私（❸）	❶根据患者的日常生活活动能力（ADL），准备便器、便携式便器 ❷用汤煎法加热灌肠液 　根据▶ 灌肠液温度过低，末梢血管会收缩，导致血压上升、腹痛。而液温过高会有损伤肠黏膜的危险 　技巧▶ 插入前将装有灌肠液的容器贴在前臂内侧，确认温度是否合适 ❸在病房没有同室患者和其他人的时间段实施。另外要避开吃饭和探视时间 　根据▶ 顾及患者隐私
3 患者方的准备 ①在床上铺好处置用床单（❶） ②事先将要使用的卫生纸裁好，备用（❷） ③请患者取左侧卧位或左侧在下的 Sims 体位（❸） ④如不能采取左侧卧位，请其采取能确保视野、插管易于插入的体位	❶根据▶ 处置中及排便时不要弄脏床周围 ❷根据▶ 由于注入灌肠液的过程中会占用双手，所以要事先准备好 ❸根据▶ 灌肠液较易到达直肠、乙状结肠、降结肠 　禁忌▶ 立位灌肠，有引起直肠黏膜损伤、穿孔等事故的危险，所以不实施 **■表 1　立位灌肠的问题** ①直肠的形态会发生变化，插管碰到直肠横襞，容易导致受伤 ②难于缓解患者的紧张，使得直肠收缩，插管不能安全插入 ③不能确保实施者的视野，难于确认插入长度 ④不容易保持插入插管的稳定，容易出现过长插入或插管脱出 日本看护协会：立体实施灌肠报告，紧急安全情报，2006 年 2 月 　注意▶ 如果甘油从损伤部位侵入体内，有导致各种障碍的危险，要引起注意
4 实施灌肠：注入灌肠液 ①戴上一次性手套，摘下灌肠器的盖，将灌肠器前端的空气挤出（❶）	❶根据▶ 肠内如果进入大量的空气，会引起腹部胀满，增加患者痛苦

156

要点	注意·根据

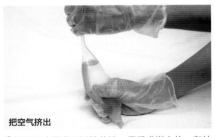

把空气挤出

②将灌肠液灌满至插管前端，用手术钳夹住，在纱布上滴上润滑剂，涂抹在插管的前端（②）

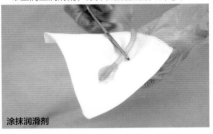

涂抹润滑剂

③脱下患者的内裤。这时不要露出不必要的皮肤和性器官（③）

④请患者放松，大口吐气（④）

⑤用较灵活的手拿着插管，用另一只手分开肛门慢慢插入（⑤）

⑥插管插入肛门 4~5 cm 后放开手术钳，缓缓地注入灌肠液（⑥）

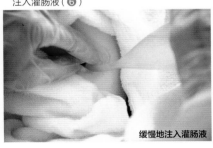

缓慢地注入灌肠液

②**根据▶** 使用润滑剂，使得插管顺利地插入肛门

③注意保温
　技巧▶ 只露出臀部，其他部位用浴巾、棉毯覆盖

④对患者说："请从嘴呼气"
　根据▶ 大口呼气可缓解肛门括约肌的紧张，使插管容易插入

⑤**技巧▶** 配合患者呼气的时间，插入插管，会较易进行。另外，旋转着将插管向肚脐方向插入即可

⑥插管以插入 4~5 cm 为限，插入时遇到阻力不要强行插入，注意不要伤到直肠及肠壁
　根据▶ 如果插管插入过深，有伤及肠道的危险

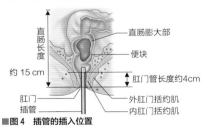

直肠长度

约 15 cm

肛门插管

直肠膨大部

便块

肛门管长度约4cm

外肛门括约肌
内肛门括约肌

■图 4　插管的插入位置

157

要点	注意·根据
⑦在注入灌肠液过程中，要注意观察患者的状态（⑦）	**技巧▶** 如为认知障碍患者，在插管插入时，如果晃动身体很危险，则需要家属的协助 **技巧▶** 由于腹压的作用，会将插管挤出来，所以要注意保持插管位置直至注入结束 **注意▶** 快速注入会提高直肠内压，很快发生便意，需要注意 ⑦**紧急处置▶** 如患者诉说疼痛、不舒服或出血时，立即与医生联系。有直肠黏膜损伤、穿孔的危险 **防止事故的要点▶** 不要忽略怀疑有直肠黏膜损伤、穿孔危险的任何征兆和患者的诉求
⑧灌肠液注入完成后，用事先裁好的卫生纸按住肛门部，慢慢拔出插管，然后用卫生纸压迫肛门部，按住 1~2 分钟（⑧） **用卫生纸按住肛门部，慢慢拔出插管**	⑧在拔出插管时，用卫生纸按住，不使灌肠液流出。对患者说清楚，请患者自己或家属按住
5 排便 ①灌肠后，即使感到有便意，也不要马上排便，请其忍耐 3~5 分钟（①） ②患者如不能移动至厕所，请其使用便携式便器或在床上使用便器（②③） 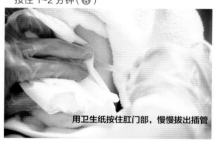 ③排便后用卫生纸擦拭肛门，洗净阴部（④）	①如果马上排便，只会把灌肠液排出，有时不能获得充分的效果 **根据▶** 灌肠液刺激肠道，诱发蠕动大约需要 3 分钟 ②使用便器时，请患者采取仰卧位，插入便器，用浴巾盖住身体 **技巧▶** 有时也会排尿，所以同时使用尿器。如为女性，用卫生纸盖住阴部，使尿液流入便器，这样不会污染衣物、浴巾 ③如患者能够自主排便，将呼叫器放置在患者可以够到的地方，打个招呼退出室外。如果家属介助，告知压迫患者的下腹部，易于排出 ④排便后用卫生纸擦拭肛门及其周围，使用准备好的阴部洗净用水瓶，用温水洗净阴部

要点	注意・根据
④给患者洗手。整理衣物、体位（ **5** ） 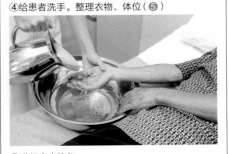	⑤在患者自己不能洗手时，护士帮助患者洗手
⑤进行室内换气 ⑥观察粪便的状态（量、色、臭味等）（ **6** ）	⑥护士掌握粪便的性状、量
6 善后处理 ①不要的物品，按规定废弃、消毒 ②注意排便后患者的状态。询问是否有腹痛、肛门痛、腹部胀满感、残便感等。确认生命体征（ **1** ） 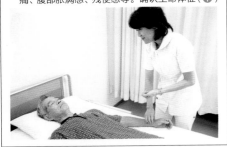	**1** 在离开患者的身边时，将呼叫器放在患者手可以够到的地方。另外，即使没有呼叫，也要留意患者的变化，探视病室，打招呼 根据▶ 大量排便时，有时可观察到剧烈的血压变化

坐药排便的程序

目的▶ 用药物使存留在直肠的粪便排出，促成排便

核查项目▶ 粪便的留存状态，最终排便日期、时间，泻药的适用状况，腹部症状（有无腹痛），有无便意，生命体征等

适应对象▶ 自然排便困难的患者，粪便进入直肠内但不能排出的患者

禁忌▶ 有颅内压亢进症状，或推测有该症状的患者；有重度高血压、心脏疾患的患者；血压变动剧烈的患者；体力显著低下的患者；下部消化道、生殖系统术后的患者；有肠内出血、腹腔内炎症或有其可能性的患者；怀疑有急性腹部症状的患者；有药物成分过敏既往病历的患者

防止事故的要点▶ 防止用错形态相似的药剂

必需物品▶ 坐药（①）、一次性手套（②）、便器、便携式便器、尿器、处置用床单、卫生纸、浴巾、棉毯、阴部洗净用水瓶、温水

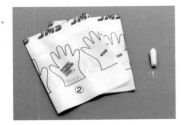

程序	
要点	**注意·根据**
1 向患者说明目的 ①塞入坐药前请患者排尿（❶） ②告知顺序、目的、所需时间（❷❸）	❶ 根据▶ 请其排尿，将膀胱排空，降低腹压 ❷塞入坐药是会给患者带来痛苦的处置，务必事前说明并征得同意 　技巧▶ 要得到认知障碍患者充分理解是困难的，要在家属的协助下进行 ❸告知具体的进行程序及所需时间。另外，要耐心回答患者提出的问题 　根据▶ 患者多会感到不安，要设法减轻这种不安
2 做塞入坐药的准备 ①将必需物品准备在床边（❶） ②塞入坐药是伴随着羞耻心的处置，要拉好窗帘，顾及患者隐私（❷）	❶根据患者的日常生活活动能力（ADL），准备便器、便携式便器 　注意▶ 在 33~36℃ 时，坐药会融化，在实施前要一直保管在冰箱里。另外不要长时间用手拿着 　防止事故的要点▶ 防止用错药，使用前务必进行确认 ❷在病房没有同室患者和其他人的时间段实施。另外要避开吃饭和探视时间 　根据▶ 顾及患者隐私
3 患者的准备 ①铺好处置用床单（❶） ②将要使用的卫生纸事先裁好，备用（❷） ③请患者取左侧卧位或左侧在下的 Sims 体位（❸） ④如不能采取左侧卧位，请其采取能确保视野的体位	❶ 根据▶ 处置中及排便时，注意不要污染病床周围 ❷ 根据▶ 塞入坐药过程中两手被占用，所以要事先准备好 ❸ 根据▶ 腹部不要用力，坐药较易塞入。容易确保视野。护士如用右手，左侧卧位较易实施处置
4 塞入坐药 ①褪下患者的内衣。这时不要露出不必要的皮肤和性器官（❶） ②请患者放松，大口呼气（❷） ③慢慢地塞入坐药 ④塞入坐药后，按住肛门等待一会儿（❸）	❶注意保温 　技巧▶ 只露出臀部，其他部位用浴巾、棉毯覆盖 ❷对患者说："请从嘴呼气" 　根据▶ 大口呼气可缓解肛门括约肌的紧张，使坐药容易塞入 　技巧▶ 配合患者呼气的时间，较易塞入坐药 ❸塞入的坐药，容易被直肠括约肌挤出来，暂且按住肛门，确认坐药开始溶解，不会从肛门挤出来再松开 　技巧▶ 如为认知障碍患者，在塞入坐药过程中如果扭动身体很危险，这时需要家属的协助

要点	注意·根据
⑤引导去厕所或插入便器。注意深入观察排便中患者的状态（❹）	❹坐药 15 分钟左右出现效果，注意观察患者的状况 **紧急处置▶** 如患者诉说疼痛、不舒服，或见到出血时，立即与医生联系，这时有直肠黏膜损伤、穿孔的危险
5 排便 ①患者如不能移动到厕所，使用便携式便器或在床上使用便器（❶❷） ②排便后用卫生纸擦拭肛门，洗净阴部（❸） ③为患者洗手，整理衣物、体位（❹） ④进行室内换气 ⑤观察粪便的状态（量、色、臭味等）（❺）	❶使用便器时，请患者采取仰卧位，插入便器，身体用浴巾盖住 **技巧▶** 有时患者会排尿，所以同时使用尿器。如为女性，用卫生纸盖住阴部，使尿液流入便器，这样不会污染衣物、浴巾 ❷如有患者不能自主排便，将呼叫器放置在患者可以够到的地方，打个招呼退出室外。如果家属介助，告知压迫患者的下腹部，这样大便比较易于排出 ❸排便后用卫生纸擦拭肛门及其周围，使用准备好的阴部洗净用水瓶，用温水洗净阴部 ❹如患者自己不能完成，护士帮助患者洗手 ❺护士掌握粪便的性状、量 **注意▶** 如未见到排便，应考虑在坐药溶解于直肠内之前已从肛门排出，要寻找排出体外的坐药
6 善后处理 ①不要的物品按规定废弃、消毒 ②注意排便后患者的状态。询问是否有腹痛、肛门痛，腹部有无胀满感，有无残便感等。确认生命体征（❶）	❶在离开患者的身边时，将呼叫器放在患者手可以够到的地方。另外，即使没有呼叫，也要留意患者的变化，探视病室，打招呼 **根据▶** 大量排便时，有时可观察到剧烈的血压变化

评价

● 腹部的不快感是否有所改善
● 是否确立了排便周期
● 是否能顺利排便

3　活动
3.1　体位变换

梶井文子

- 老年人由于疾患和年龄的增长，不能自由地变换如立位、坐位、卧位这些基本的体位，大多数人很无奈地处于不能保持舒适体位的状态。特别是有意识障碍、关节可动范围受限、肌肉力量低下等症状的老年人，以自身的力量变换体位（翻身）更加困难
- 老年人由于年龄的增长和疾患，压痛感会降低，认知机能会有障碍，有时不能认识到改变自己身体朝向的必要性
- 如果长期卧床，会发生关节拘挛、肌肉萎缩、骨质疏松、体位性低血压、抑郁症（对周围事物不关心、无欲望）、褥疮等，最终发展成废用综合征
- 为了预防这些症状，有必要保持适合每个个体的舒适体位，时常变换体位
- 在进行变换体位援助时应注意的问题是，多数老年人身体的各项机能下降，但又具有成年人的体格，所以在变换时，护士自身身体的负担是巨大的
- 为此，在实施体位变换时，灵活运用人体工学的原理减轻负担是很重要的
- 如果推测负担很大，则需要两名以上的护士实施

[人体工学原理]

- 所谓人体工学原理，就是将力学的原理用在人体构造的特性上，追求合理的姿势和动作
- 在看护实践中，追求利用人体工学原理，减轻援助方的身体负担，使被援助方更加安全、舒适
- 姿势与动作的稳定，取决于重心的位置与支撑底面面积的大小。重心越低，稳定性越强
- 所谓支撑底面是支撑人或物体的地板或地面的面积，指包括接触地板的两脚间的面积。一般来说，支撑底面面积越大越稳定（图1）
- 在作业时，腰向下坐，降低重心，脚向前后左右伸开，扩大支撑底面。有些动作需要变换重心位置时，变换脚的位置，总是将重心线放在支撑底面的中心位置即可

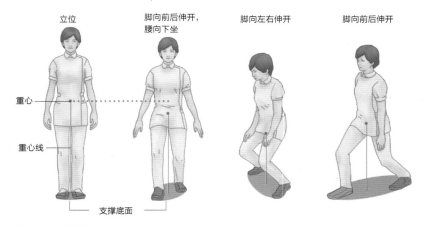

立位　　　脚向前后伸开，腰向下坐　　　脚向左右伸开　　　脚向前后伸开

重心

重心线

支撑底面

■图1　重心与支撑底面

要点	注意·根据
1 基本体位 [立位] 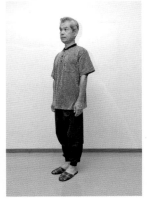	● 以足底为底面，两脚直立的状态。由于底面积较窄小（支撑底面的面积大小，参照 P162 图 1），所以身体重心在骨盆内较高的位置，肌肉负担较重，缺乏稳定性 ● 抗重力肌由于紧张，在基本体位中消耗能量最大。因为体干不受压迫，所以内脏器官功能不受妨碍
[坐位] ① Fowler 体位（半坐位） 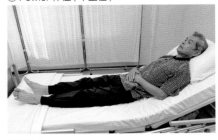	● 以骨盆和大腿部为底面的体位 ● 将床头部抬起 30°~60°，托起上半身的体位。呼吸顺畅、肺循环负担较轻。膝盖弯曲，可以防止下半身向下滑，容易保持体位。舒适度较高
② 端坐位 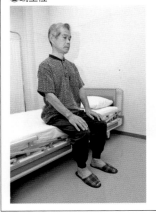	● 坐在床边的状态。足底能触到地面的高度比较稳定

活动

3

3.1

体位变换

要点	注意・根据
③椅坐位 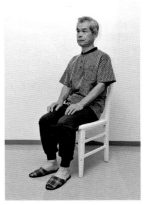	⊃坐在椅子上的状态。足底能触到地面的高度比较稳定
[卧位]	⊃从头部到下肢位于同一平面上躺着的状态。基底面很宽，不易疲劳，是一种舒适、稳定的体位。另一方面，对全身感觉器官的刺激小，因而大脑的清醒程度较低
①仰卧位（背卧位） 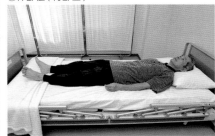	⊃仰卧位是仰面卧床的状态。支撑体重的底面面积最大，肌肉紧张度最弱，是最稳定的一种姿势。但是，如果长时间地维持同一体位，身体的压力会加在身体下侧的部分（特别是骨头突出的部分），阻碍血液循环，成为诱发褥疮的危险因子
②侧卧位	⊃左右任意一侧在下，横卧的姿势。比仰卧位底面面积小，所以不稳定。要保持舒适的体位需要展开下肢或使用枕头等
右侧卧位 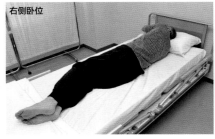	左侧卧位 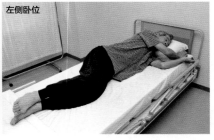 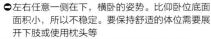

要点	注意·根据
③俯卧位 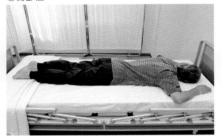	◯是一种俯卧状态，底面面积虽然很大，但要注意胸腹部的压迫和脸的朝向
2 病态的把握 ●把握患者的全身状态、意识水平、身体可动性障碍的程度及部位，身体活动时有无疼痛，伴随着维持同一体位的疼痛及障碍，有无合并症等 ●把握褥疮的危险因素	◯明确不能独立进行体位转换的状况，早期判断进行体位变换的必要性 ◯特别是关于身体可动障碍状况。要把握具体哪个上肢或下肢不可动，是因为疼痛，还是因为麻痹、肌肉无力、拘挛等 　根据▶ 由此可以知道，如何移动患者的身体才安全、舒适，找到高效率的身体移动方法，另外也可以规避危险 ◯褥疮的危险因素，如压迫、潮湿、摩擦、错位、低营养等。适当地评价这些因素，对预防褥疮很有益（参照 P399 褥疮护理） ◯每两小时进行一次体位变换 　根据▶ 某个特定的部位如果加载一定的压力两小时以上，就会发生组织损伤。如果褥疮的风险较高或发红时，要考虑一小时变换一次体位
3 变换体位时的注意事项 ●有无输液管线及留置胃管 ●选择何种体位 ●身体工学原理	◯在变换体位时，输液管及其他留置管有可能被拉出脱落，需要注意 ◯不需要特别体位时，变换为患者希望的舒适体位 ◯给老年人进行体位变换，护士自身身体的负担也很大。利用人体工学原理减轻负担很重要

从仰卧位变为右侧卧位（左偏瘫）

目的▶
· 减轻患者长时间维持同一体位的痛苦，预防褥疮、关节拘挛、关节变形、神经麻痹、循环障碍、吸入性肺炎等
· 对变换为治疗或处置所需的体位进行援助
· 由于改变体位，给予视觉、触觉等刺激，以期维持、改善感觉功能

活动

3

3.1

体位变换

核查项目▶ 患者可能的动作、关节的可动范围、有无麻痹、上次变换体位的时间、生命体征、意识水平
适应对象▶ 治疗上无安静度限制的患者
禁忌▶ 治疗上有安静度限制的患者（术后等），循环动态不稳定的患者（如血压变动剧烈的患者等）
防止事故的要点▶ 防止从床上跌落
必需物品▶ 枕头、靠垫、横单、浴巾等

程序	
要点	**注意・根据**
1 实施前评价患者的状态 ①把握是病态还是一般状态，确认意识等级、呼吸状况，观察皮肤状态（有无发红、浮肿、褥疮等）（❶）	❶根据▶ 确认患者是能够进行体位变换的状态。体位变换后，患者的循环状态和呼吸状态有时会产生变化，所以掌握患者实施前的状态非常重要
2 整理环境 ①护士做好准备（❶） ②调节病床（❷❸） 调节病床的高度等	❶护士要注意不要伤到患者的身体，将手表、圆珠笔等拿开 ❷将病床的高度调节为护士的手可以够到的高度，带脚轮的调节为水平状态 注意▶ 确认病床的脚轮为锁住的状态 ❸将病床周围的床头柜、椅子搬开，确保作业空间
3 通知患者要进行体位变换 ①和患者打招呼，告知患者要横向移动身体（❶）	❶对于将要进行的动作，每个动作都要进行说明 根据▶ 同患者打招呼，使患者明白自己如何移动身体进行协助，促进其思考，唤起患者潜在的功能
4 进行左右的平行移动 ①体位变换后，要使患者能躺在病床中央，事先移动至床的一端（❶） ②护士面向患者，站在右侧，将患者的两只胳膊放在患者胸前（❷）	❶根据▶ 从仰卧位转换为侧卧位，身体会偏向一侧，有跌落的危险。所以要首先向侧卧位、脸的朝向相反的方向移动（此时是向右） ❷根据▶ 站立在右侧（移动方向一侧），在向自己的方向拉时，可以利用上肢的屈肌

要点	注意·根据
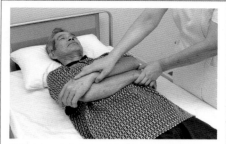	将患者的两只胳膊放在胸前，避免移动时上肢在身体下侧来回摇动
③让患者两膝弯曲，足底略微张开，使其稳定(❸) 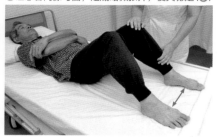	❸ 根据▶ 将胳膊放在胸前，使膝关节弯曲，把身体团小。由此，身体的重心位置位于身体的中心，比较稳定，与床的接触面较小，摩擦小
④将患者的上半身拉向护理师一侧(❹) 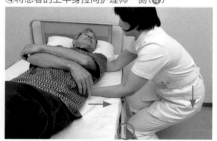	❹将手深深地插入患者的颈部和腰下，拉动上半身 技巧▶ 插入的手，支撑住患者反方向一侧的肩部和侧胸部，护理师的下肢前后伸开，或者用两膝抵住病床的横板（作为支点），向后侧移动重心（腰向下坐），拉动患者 注意▶ 如果只用胳膊的力量抬起患者，会给腰部增加负担，所以要水平移动 注意▶ 在平行移动时，注意不要将患者的胳膊卷到躯干下方
⑤把患者的下半身拉过来(❺) 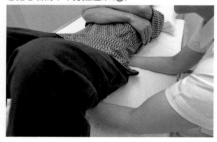	❺将手插入骨盆和大腿上部的下面，以和❹同样的方法拉动骨盆部 技巧▶ 用手掌裹住骨盆拉动 注意▶ 在平行移动，拉向护理师的时候，如果有介护者，也可利用浴巾、横单等两个人移动。利用展开的单子进行平行移动可以比较容易地移动患者

要点	注意・根据
⑥伸开患者的右脚(⑥) 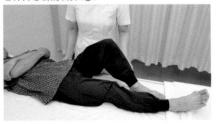	⑥整理下肢，使身体伸直
⑦立起拉动一侧病床的围栏，护理师向病床相反一侧移动(⑦⑧)	⑦注意病床的围栏是否立好。注意不要夹住患者手脚 ⑧即使只是暂时离开患者，也务必要把围栏立起 <u>防止事故的要点▶</u> 防止患者从床上跌落
5 向右侧卧位进行体位变换 ①向患者打招呼，告知现在开始进行体位变换(①)	**①**<u>根据▶</u> 同患者打招呼，使患者明白自己如何移动身体，进行合作，促进其思考，唤起患者潜在的功能
②确认枕头的位置，朝向患者侧脸方向一侧（此时为右侧）(②)	**②**<u>根据▶</u> 事先将脸朝向变换体位的方向（此时为右侧），请患者意识到"将要移动"，可以利用躯干配合头部朝向的反射
③向外侧转动患者的右肩，肘部弯曲。另一侧的肘部弯曲，放在胸腹部(③) 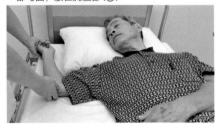	**③**<u>根据▶</u> 以仰卧位变换朝向时，所变换方向一侧的上肢位于身体下面，由于体重的压迫，会发生循环障碍、麻痹等，所以事先要将所变换方向一侧的上肢拿离身体 <u>注意▶</u> 如患者患有关节拘挛，要一边打招呼，一边慢慢地进行，充分注意不要将所变换方向一侧的上肢卷到躯干下面
④使患者的左膝弯曲，尽可能高地抬起(④) 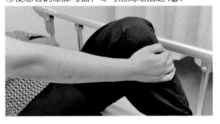	**④**<u>根据▶</u> 膝盖的高度为力矩（使物体转动的力）作用时的胳膊的长度（从旋转轴到加力部位的距离）。所以，至膝盖的高度越高，越可以用较小的力进行旋转 <u>注意▶</u> 确认足底是否切实地抵在床上。另外，如果患者不能保持抬起的膝盖，那么由护理师支撑，将其放倒，避免导致髋关节脱臼

要点	注意・根据
⑤将手放在患者的肩与膝盖上，慢慢地将膝盖倒向自己的方向（⑤）	⑤ 根据▶ 把膝盖放倒，利用力矩的作用旋转腰部 技巧▶ 放在膝盖上的手沿着大腿部移动，支撑髂骨部 技巧▶ 只要配合患者自然地转动即可

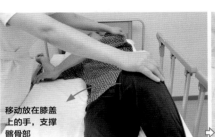

移动放在膝盖上的手，支撑髂骨部

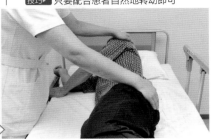

| ⑥整理，使患者的身体稳定（⑥⑦⑧） | ⑥将右肩拉向自己身体一侧，去除压在身体下面肩的压迫
⑦调整头、上肢位置，腰的角度
⑧下肢如果重叠，将上侧的膝盖稍拉向自己身体一侧，并充分弯曲，下侧的膝盖稍稍弯曲
技巧▶ 为使体位稳定，可以使用枕头、坐垫等
注意▶ 此时注意，枕头、坐垫不要产生压迫
根据▶ 特别是骨突出部，如果被压，其部位的皮肤会处于缺血状态，发生褥疮的风险会提高 |

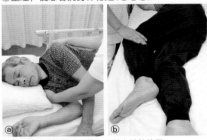

ⓐ将右肩向自己的方向拉，调整上肢的位置
ⓑ进行调整，不使下肢重叠

| ⑦确认患者是否处于安全、舒适的状态（⑨⑩） | ⑨观察是否处于安全状态的同时，对患者而言，体位是否舒适，也要和患者确认
根据▶ 是否舒适的评价只能患者自己做出。读取患者的表情、语言的信息也很重要
⑩观察体位变换后是否有不舒适、疼痛、眩晕、出冷汗、不协调感等
根据▶ 老年人由于体位变化容易引起循环动态变化，所以有必要注意血压、脉搏、动脉血氧饱和度等的变化 |

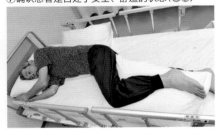

| ⑧期望能两小时变换一次体位（⑪），但在家护理时，也要考虑介护者的情况来决定体位变换的频度 | ⑪ 根据▶ 血行障碍如果持续两个小时，氧气和营养素就会到不了组织，容易引起组织坏死（褥疮）。特别是老年人，要考虑到由于年龄增长引起身体功能的变化、储备能量的降低、基础疾患、药物的内服状况等，这种影响会变得更大 |

要点	注意・根据
6 结束 ①确认患者的身体稳定，观察其状态（**❶❷**）	**❶**体位变化后不要马上离开，确认患者的状态（以表情和姿势确认体位是否不适、有无痛楚等） **❷** 注意▶ 注意体位变换后留置管、输液管、人工呼吸器是否通畅
②整理患者的睡衣、寝具的褶皱和错位，立起病床的围栏，恢复原来的环境（**❸**）	**❸** 注意▶ 不要忘记立起病床的围栏 防止事故的要点▶ 防止患者从床上跌落

评价

- 是否进行了安全、舒适的体位变换
- 是否将体位固定在稳定的状态上
- 是否见到麻痹一侧、骨突出部位有压迫、循环障碍
- 是否全身状态均无异常地进行了体位变换

从仰卧位变为端坐位（右偏瘫）

目的▶
- 预防不能以自身的力量采取坐位的患者，由于卧床的同一体位所产生的压迫（褥疮）、呼吸以及循环障碍。
- 为了保持就餐时的体位以及为换乘轮椅做准备

核查项目▶ 患者可做的动作、关节的可动范围、有无麻痹、一次保持坐位的时间、上次体位变换的时间、吃饭时间、生命体征的变动

适应对象▶ 生命体征（特别是循环动态、呼吸状态）稳定的患者

禁忌▶ 不能进行体位变换的患者（如术后），循环动态不稳定的患者（如血压变化剧烈的患者等）

防止事故的要点▶ 防止跌落、跌倒

必需物品▶ 如果患者自己可以完成一部分的话，准备病床围栏、支撑扶手、绳索

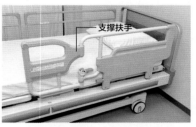

支撑扶手

程序

要点	注意・根据
1 在实施前，评价患者的状态 ①把握是病态还是一般状态，确认意识水平和呼吸状态，观察皮肤状态（有无发红、浮肿、褥疮等）（**❶**）	**❶**确认生命体征、疲劳感、心情等与平日状态无异 注意▶ 突然从长期卧床状态到采取坐位，会出现血压降低、脉频、头晕等自律神经症状，要注意
2 整理环境 ①护理师做准备（**❶**） ②调整病床及病床周围（**❷❸**）	**❶**护理师要把手表、圆珠笔等拿离自己的身体，避免伤到患者 **❷**采取端坐位时，将病床的高度调节到脚底可以够到地板的高度 注意▶ 确认病床脚轮处于闭锁状态

要点	注意・根据
	③将病床周围的床头柜、椅子等搬离病床，确保作业空间
3 告知患者进行体位变换 ①告诉患者，现在将要在床上采取坐位。同时说明其必要性，征得同意（❶）	❶对于将要进行的动作，每次都进行说明 根据▶ 同患者打招呼，使患者明白自己如何移动身体，进行合作，促进其思考，唤起患者潜在的功能
4 进行体位变换 ①在患者采取坐位时，护理师站在患者下床一侧 ②请患者用左手按住右手 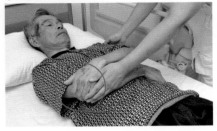 ③患者的下肢能弯曲时，将手伸进两膝腘窝部，弯曲患者两膝，抬起膝盖（❶） 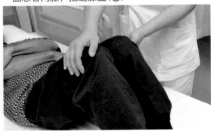 ④护理师的右手通过患者脖颈下插入右肩胛骨下，牢牢地抱住患者的身体（❷） 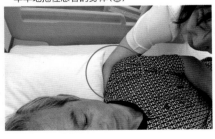	❶如果患者以自己的力量可以完成，请患者自己完成 ❷以护理师的肘关节部紧紧抵住患者的肩部

要点	注意・根据
⑤左手固定，支撑住患者另一侧稍远处的肩部，将患者的上体拉向自己一侧，将患者托起（❸）	❸将肩膀拉向自己的方向，以患者固定的肘部为支点，将其扶起

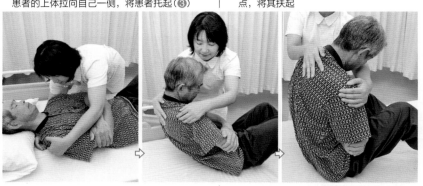

技巧▶ 此时，护理师的脚尖朝向患者的脚尖，一只脚向侧前方跨出，移动重心

注意▶ 扶起时如果动作过快，有时会招致血压下降、眩晕、身体不适等，要引起注意

⑥右手支住患者的背部，另一侧的手插到患者两膝的腘窝部（❹）

❹技巧▶ 尽量使臀部的底面缩小，靠近躯干和大腿

注意▶ 以上臂全体牢牢支撑，不使患者向后倒

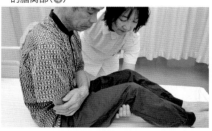

⑦以臀部为支点，将患者膝盖向病床边一侧，转动身体（❺）

❺根据▶ 在移动膝盖的同时，转动臀部，使患者的上体也随之旋转，进行移动

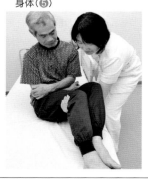

要点	注意·根据
⑧将下肢放到病床边上，采取端坐位（⑥） 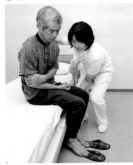 ⑨请患者深深地坐好，使身体稳定（⑦） 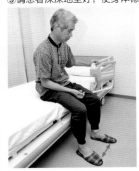 **两脚伸开，大体与肩同宽**	⑥患者如果能抓住病床的围栏，请其抓住围栏或支撑扶手 注意▶ 护理师不要松手，直至患者的身体稳定 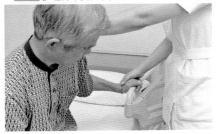 ⑦脚底触地板，穿上鞋袜，伸开双脚，大体与肩同宽 防止事故的要点▶ 防止跌倒、跌落
5 结束 ①确认患者的身体已稳定，观察其状态（❶❷） ②整理患者的睡衣、寝具的褶皱和错位	❶变换好端坐位后，不要离开患者，确认其状态 注意▶ 如果患者难于取得坐位的平衡，护理师要支撑着患者的背部或肩膀，把自己的下肢插入患者的两大腿间、膝头，防止从床上跌落 防止事故的要点▶ 防止从床上跌落 ❷确认输液管、留置管等的位置

评价

● 援助是否配合了患者的可能动作
● 是否变换成了安全、舒适的体位
● 循环动态是否有剧烈的变动
● 坐位时间是否得到了改善（延长）
● 能否预防同一部位的压迫及循环障碍

3 活动
3.2 废用综合征的预防

梶井文子

老年人的特征与护理的必要性

- 所谓废用综合征，是指由于身体活动功能降低的状态产生的各种各样的综合症状。身体活动功能下降的原因是患有骨折或其他某种疾患，为了管理这种病态，强行要求过度的安静，缩小习惯性的生活范围（运动量的减少）。由于这些原因，长期不使用身体本来具有的功能，因而产生退行性变化，全身各种器官处于功能低下的状态。这就是废用综合征，老年人容易发生，并不断加重
- 据说即使健康人，如果持续在床上安静卧床，肌肉每天约降低 2%，一周降低 10%~15%。老年人如卧床近一个月，大部分人会感到以自身的力量步行困难
- 如果这种不活动的状态持续下去，会产生二次肌肉力量降低，如肌肉萎缩、关节拘挛、骨质疏松、体位性低血压、褥疮、心理退行（精神机能降低）等，这些状态会使活动性进一步降低，全身的机能更加低下，最终陷入卧床不起的恶性循环之中
- 要预防废用综合征，就要切断这种恶性循环。为了提高肌肉骨骼系统、心血管系统、呼吸系统、消化系统等所有系统的活动性，尽早离开病床，尽早确立日常生活的节奏是很重要的
- 废用综合征，依靠护理的力量是可以预防的。但重要的是，归根结底，这种援助不是对应处理已经发生的问题，而是为了不使其患上废用综合征

早期判断

要点	注意·根据
1 关于疾患的信息 ● 掌握有关现患疾患的信息	● 确认疾病、障碍（意识障碍、神经系统障碍、肌肉障碍、骨骼系统障碍）引起的活动受限程度 ● 确认其疾患、障碍的程度 ● 对于疾患，是否有不必要的治疗、处置妨碍了活动（重新研讨治疗、处置） ● 药剂有无副作用（血压降低、便秘、倦怠感等）
2 有关症状的信息 **[观察局部症状、全身症状]** ● 掌握局部症状	● 确认有无关节拘挛、变形。必须要静养或有麻痹时，易产生关节拘挛，髋关节的外旋、屈曲，足关节内翻、尖足 根据▶ 据说关节如果不活动，第 4 天就会产生组织学的变化，3 个星期就可明显出现可动范围的减少 ● 确认有无肌肉萎缩。肌肉萎缩的状态称废用性肌肉萎缩，会产生肌肉力量降低和肌肉持久力降低 根据▶ 据说安静一周，肌肉力量会下降 10%~15% ● 能否保持姿势，进行体位变换（保持立位、坐位，自主翻身，依靠介助从仰卧位变为端坐位，由端坐位变为站立等）

要点	注意·根据
●把握全身症状	●确认移动情况（是自主步行，还是依靠拐杖、步行器，是否需要轮椅） ●确认心脏机能（由循环血液量减少引起的一次心搏出量减少，心搏数上升等） 　根据▸ 据说安静3周，心肺机能降低10%~20% ●确认有无静脉血栓 　根据▸ 腓肠肌的输送功能降低引起的瘀血，容易发生静脉血栓 ●确认呼吸机能（肺活量的降低，最大换气量的减少等） 　根据▸ 由于横膈膜活动的限制和呼吸肌力量的降低会产生呼吸功能降低，也容易发生肺炎和无气肺
●把握精神、神经症状	●是否有判断力、学习能力、注意力的降低 　根据▸ 因为身体的活动性降低，认知、判断伴随其活动性状况的机会就会减少 ●是否有不安、抑郁等的症状 ●是否欲望低下、大脑理性功能降低 ●是否出现幻想、妄想等症状 　根据▸ 长期处于刺激较少的环境或伴随年龄增长器官的变化而产生

■表1　废用综合征的主要症状

局部症状	全身症状	精神、神经症状
关节拘挛 肌肉萎缩 骨萎缩 （骨质疏松） 尿道结石 静脉血栓症	体位性低血压 心功能低下 　心搏出量减少 　肺活量降低 坠积性肺炎 消化器功能低下 便秘 食欲低下	大脑理性活动低下 忧郁倾向 自律神经不稳定 姿势、运动调节 功能低下

3 预防废用综合征的预估判断

[活动]
●把握卧床状况

●把握活动状况

[睡眠、休息]
●把握睡眠、休息状况

[餐饮]
●把握食欲

●把握摄食动作

	●一天有多少卧床时间（是否卧床不起）、离床时间 ●如果是安静卧床，掌握从何时起处于该种状态 ●活动时，是否有体位性低血压、呼吸困难等症状 ●骨折或疾患及其治疗是否妨碍活动 ●有无活动欲望低下 　根据▸ 欲望低下会招致抑郁倾向，放弃活动的机会
	●一天的睡眠方式如何 ●有无阻碍睡眠的原因（尿意或疼痛） ●以自己的力量能否翻身
	●是否有食欲（是否难于感到空腹） 　根据▸ 由于不活动身体，消化道的蠕动会减少，变得食欲不振 ●能否维持摄食姿势（是否感到疲劳） ●能否很好地使用筷子、汤匙

要点	注意 · 根据
●把握吞咽功能 ●把握营养状态	⭕吃饭用多少时间 ⭕咀嚼、吞咽是否有困难 ⭕是否由食欲不振陷入低营养状况（能否摄取必要的能量） ⭕是否充分摄取了水分（有无脱水）
[排泄] ●把握尿意、便意 ●把握排尿、排便控制能力 ●把握排泄动作	⭕有无尿意、便意（注意非语言的表示） ⭕有无尿失禁、便失禁 ⭕能否加腹压 ⭕有无排尿困难、残尿、便秘、残便 ⭕如何移动到厕所 ⭕能否穿脱衣服并收拾好 ⭕在马桶上能否保持姿势
[清洁、整容] ●把握清身洁体动作	⭕能否洗澡、淋浴 ⭕能否完成洗脸、洗手、刷牙、梳理头发、剃须等动作 ⭕能否完成穿脱衣服的动作
[交流] ●把握和他人的交流	⭕有无避开与人接触，将自己关闭在屋里（是否有兴趣与他人交流） ⭕对职员有无表示出攻击或逃避的态度
4 日常生活活动能力（ADL）的早期判断 ●巴塞尔（Barthel）指数评定量表（表 2）	⭕日常生活活动能力（ADL）的评价指标之一是巴塞尔（Barthel）指数评定量表。将重点放在"能/不能"的能力上 ⭕评价项目有进食、修饰、上厕所、排尿、排便控制等 10 项，合计 100 分为满分 ⭕可以了解患者健康时的活动性程度，同时也能设定住院后活动性的目标

■表 2　巴塞尔（Barthel）指数评定量表

进食	10：自理，根据需要使用自助工具，可切食物，放调味料 5：需要某种程度的介助，如请人切食物等 0：上述情况以外
轮椅与病床之间的移动	15：移动的所有阶段均可独立完成（包括刹车、翻垫脚的操作） 10：在移动动作的某个阶段需要最小限度的介助，为安全起见可叮嘱、监护等 5：移动需要大量的介助 0：上述情况以外
修饰	5：可洗手、洗脸、梳头、刷牙、剃须 0：上述情况以外
上厕所	10：无介助可完成上厕所的动作（向便器移动、整理衣服、擦拭、水洗操作） 5：在保持稳定的姿势、穿脱衣服、使用卫生纸等事情上需要介助 0：上述情况以外
洗澡	5：无他人存在，一切动作均可完成（盆浴、淋浴均可独立完成） 0：上述情况以外

要点	注意・根据
平地步行	15：至少无介助、监护可自主步行 45 m（可使用辅助工具，如拐杖，不可使用带轮的步行器具） 10：在最小限度的介助、监护下至少可行走 45 m 5：不能步行，但自己可驾驶轮椅，至少可行进 45 m 0：上述情况以外
上下楼梯	10：可以在无介助、监护的情况下安全地上下一层的楼梯（可使用扶手、拐杖） 5：需要介助、监护 0：上述情况以外
更衣	10：可以穿脱所有的衣服（包括系鞋带、开合拉锁，还包括治疗辅助用具的穿脱） 5：虽然需要介助，但至少一半以上可以独立地在标准的时间内完成 0：上述情况以外
排便控制	10：可以以自己的意志控制排便，无失败。自己可使用坐药、进行灌肠 5：排便时有失败，或使用坐药、灌肠需要介助 0：上述情况以外
排尿控制	10：可以以自己的意志控制排尿，需要时可使用尿器 5：排尿时有失败，或使用尿器时需要介助 0：上述情况以外

注：这是代表性的 ADL 评价法，即使满分也不意味着可以一个人独立生活
Mahoney, FL, Barthel, DW：Functional evaluation：The Barthel Index. Md State Med J 14(2)：61-65, 1965
の飯島節訳による

●老年残疾人的日常生活自理度（卧床度）判定基准（原日本厚生省）（表 3）

❍综合评价身有残疾的老年人的 ADL 和 IADL（手段性的 ADL），分为生活自理（等级 J）、准卧床（等级 A）、卧床（等级 B、等级 C）
❍用于判定大体的状态

■表 3　老年残疾人的日常生活自理度（卧床度）判定基准（原日本厚生省）

生活自理	等级 J	虽然有某种残疾，但日常生活大体能自理，可独立外出 1. 可利用公共交通外出 2. 可外出到邻里附近
准卧床	等级 A	室内的生活大体可以自理，但无介助不外出 1. 依靠介助外出，白天几乎全是离床生活 2. 外出频度较少，白天也是时起时卧的生活
卧床	等级 B	室内的生活需要某种介助，白天以床上生活为主，可保持坐位 1. 可换乘轮椅，进食、排泄离床进行 2. 换乘轮椅需介助
	等级 C	整日在床上度过，排泄、进食、换衣服需要介助 1. 可自主翻身 2. 不能自主翻身

注：判定时，不是评价"可以做某事"的能力，而是着眼于"状态"，特别是和移动相关的状态。将日常生活的自理程度分为 4 个等级，进行评价

预防

要点	注意・根据
●组合进行对关节拘挛、肌肉萎缩等局部个别症状的研究和提高心身活动性的护理	❍预防废用综合征，早期康复训练是有效的，多数情况下是进行关节可动范围训练、四肢肌肉力量

要点	注意・根据
	训练。进行康复时，根据每位患者的具体情况，由医师和理疗师共同制订计划，决定实施训练的开始时间、频度、方法等 注意▶ 不适当的训练会引起肩关节炎（误用综合征），过度肌肉训练会引起疲劳，这样反而有肌肉力量降低的可能性，所以护理师要慎于单独判断 ●要考虑到患者在实际生活中的日常生活活动能力（ADL）以及患者所希望的生活。以患者如何能恰如其分地进行日常生活的观点进行预防是很重要的
1 保持良肢位 ●为珍惜所有的关节机能，有必要保持良肢位，特别是保持肩关节、髋关节及足关节的良肢位非常重要	●根据▶ 由于在病床上的静卧，这些部位容易产生挛缩 ●肩关节，可以在肘下放入枕头，使肩部轻微上抬，保持轻度的外转位 ●髋关节，可在大腿外侧放入枕头，防止外旋 ●足关节，可以使用足板，预防尖足
2 进行体位变换，以期早日离床 ●为了预防伴随长期卧床所产生的褥疮、坠积性肺炎，进行体位变换（参照 P162 体位变换）	●为预防褥疮的发生，要尽早离床 ●判断患者的全身状态。如果可能，请其慢慢地在床上起身，转换为坐位。另外，如果患者可以采取坐位，那么请其采取立位也很重要，以期尽早离床 ●保持立位对预防废用性骨萎缩是有效的 　注意▶ 注意体位性低血压
3 进行关节可动范围训练 ●预防关节挛缩，维持、改善现在关节的可动性	●关于具体的方法，参见下页"关节可动范围训练程序"
4 进行提高身心活动性的护理 ●调整生活节奏	●预防废用综合征，有必要调整生活节奏，所以要制订适合每个患者个人的生活日程表 ●患者的身体状况每天都在变化。所以，要从患者日常生活中找出患者身体状况较好的时候，以及因为疲劳或睡眠状态引起的身体状况不好的时候，据此考虑休息与活动的平衡 　注意▶ 考虑到患者的健康状态、生活状况以及本人、家属的希望，注意护理师不要一厢情愿地强加于人

要点	注意・根据
●引入活动护理（参照 P219 娱乐③运动疗法）	⊃所谓活动护理，是为提高老年人活动性提供的护理方法，是适合每一个患者的活动，包括音乐、手工、体操、游戏、园艺等。灵活运用患者以前的兴趣、爱好、特别技能，使患者恢复自信和自豪 ⊃发现患者"能做的事情"和"想做的事情"，提供个别的活动机会

关节可动范围训练程序

目的▶ 为了预防关节挛缩，维持、确保现在关节可动范围。维持关节可动范围，可以防止日常生活活动能力的降低

核查项目▶ 关节可动范围、日常生活活动作程度、相互沟通的方法、有无疼痛、意识水平、生命体征、当天的日程、有无排泄

适应对象▶ 长期卧床患者，肌肉力量降低、有关节挛缩的患者或有其危险的患者

禁忌▶ 骨关节疾患（风湿性关节炎、化脓性关节炎、骨折等）、深部静脉血栓症、心脏疾患、蛛网膜下腔出血

注意▶ 运动时，如有疼痛，不要勉强进行，接受医师、理疗师、作业法教师等专门人员的指导后再进行

必需物品▶ 无须特别准备

程序

要点	注意・根据
1 观察患者症状 ①在关节可动范围训练开始之前，观察患者的状态（**1**②） ②就关节可动范围训练向患者做出说明，得到患者的认可（**3**）	**1**除观察一般状态（生命体征、脸色、心情等）外，还要观察有无疼痛 **2**训练前排泄完毕 **3**简要说明为什么、做什么，请患者协助。告知如有痛疼要立即说话 注意▶ 如诉说疼痛，就不再进行其所诉范围外的可动范围训练
2 训练内容 ①各关节 3~5 次，每天 1~2 次（例如早晚各 1 次）（**1**） ②在床上以仰卧位进行（**2**） ③从健康一侧的上肢、下肢开始，逐渐进行到患病一侧的上肢、下肢（**3**） ④注意训练中患者的反应（**4**）	**1**配合患者的状态进行，一个动作约用时 5 秒，在不引起疼痛的前提下进行 **2**根据需要和患者状态及可活动的关节，调整坐位或侧卧位等 **3**上肢以手指→手→肘→肩关节，下肢以脚趾→脚→膝→髋关节的顺序进行 **4**不时地和患者对话，告知进行哪一个动作 根据▶ 在给患者安心感的同时，唤起患者自己主动参加训练的欲望

要点	注意・根据

3 上肢可动范围训练

[手指关节的伸展]

①拿住患者的一根手指，向手背侧伸展（❶）

❶如果能打开拇指肚，就可以很轻松地使全体伸展开

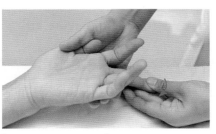

[手指关节的掌屈、背屈]

①一只手握住患者腕部的下方，另一只手按住手背，将手腕向手掌部弯曲（掌屈，见图片ⓐ）（❶）

②将手腕向手背部弯曲（背屈，见图片ⓑ）（❷）

❶患者的前臂，保持垂直抬起的状态进行运动

❷可以轮流替换握住手腕的手

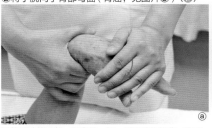ⓐ ⓑ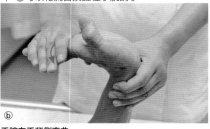

握住手腕的下部，固定住，另一只手按住手背，将手腕向手掌部弯曲

手腕向手背侧弯曲

[肘关节的弯曲、伸展]

①一只手支住肘关节，另一只手握住手腕，弯曲肘关节（屈曲，见图片ⓒ）（❶）

②一只手支住肘关节，另一只手握住手腕，伸展肘关节（伸展，见图片ⓓ）

❶弯曲肘关节要慢慢进行

注意▶ 如果快速地剧烈弯曲，会引起肘关节的挛缩，要引起注意

ⓒ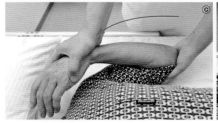 ⓓ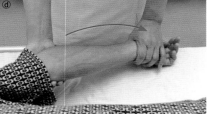

一只手支住肘关节，另一只手握住手腕，弯曲肘关节

伸展肘关节

要点	注意・根据

[前臂的内旋、外旋、内转、外转]

①双手握住患者的手，将前臂向内侧旋转（内旋，见图片ⓐ）

②将前臂向外侧旋转（外旋，见图片ⓑ）

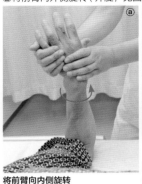 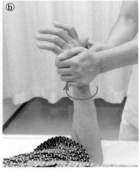

ⓐ　　　　　　　　　　ⓑ

将前臂向内侧旋转　　　　将前臂向外侧旋转

③支住肘关节，将手腕放到胸前（内旋，见图片ⓒ）

④握住腕部，将腕子横向伸展（外旋，见图片ⓓ）

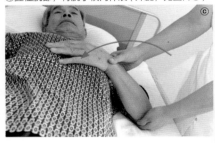 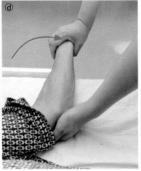

ⓒ　　　　　　　　　　ⓓ

[肩关节运动]

①一只手握住患者的肘部，另一只手从下面抓住手腕，慢慢地向头部方向抬起（腕部向前抬起）（❶）

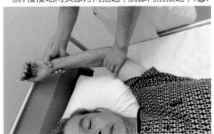

❶很多老年人有肩胛骨活动范围受限的问题，要慢慢地抬起，确认是否疼痛

要点	注意·根据
②支住肩胛骨，握住手腕，转动肩关节(❷❸) 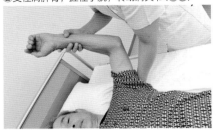	❷肩关节容易脱臼，所以务必要用一只手支撑住肩峰部周围进行训练 ❸同时使用热湿敷，期望在疼痛不强烈的范围内运动
4 下肢可动范围训练 **[脚趾关节的运动]** ①使用两手，将患者的脚趾弯向足背一侧（后曲，见图片ⓐ）(❶) ②下一步用一只手从脚指甲方向握紧足底部固定住，用另一只手将患者的脚趾全部包住，握紧，将脚趾向足底方向弯曲（前屈，见图片ⓑ） 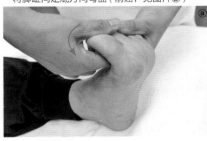 **[脚趾关节的运动]** ①一只手固定患者的脚踝，另一只手放在足底，向中枢方向慢慢放倒（背屈，见图片ⓒ）(❶) ②固定脚踝的手原封不动，用放在足底的手按住足背进行跖屈运动（见图片ⓓ） 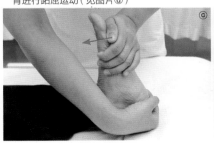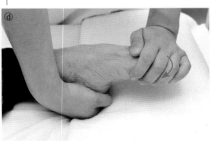	❶**技巧▶** 请患者自己做，如果动作不充分，协助其进行足趾前屈、后屈 ➡每侧做 5~10 次，适当做数组 ❶**技巧▶** 在倒向中枢方向时，放在足底的前臂可以利用护理师体重。一只手固定脚踵部，比较容易进行跖屈、背屈

要点	注意・根据

[膝关节、髋关节的运动]

①一只手按住患者的膝盖，另一只手握住脚跟，边弯曲膝盖边将脚向上抬起（髋关节和膝关节的弯曲）（❶❷）

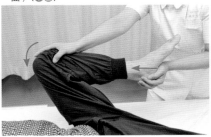

②恢复原状，将脚放下，伸展膝盖（伸展）

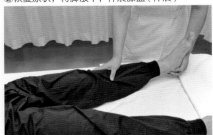

③膝盖保持伸开，抬起下肢（下肢的伸展、抬起）（❸）

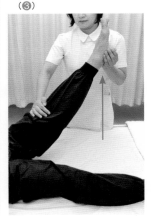

●每侧做 5~10 次，适当做数组
❶如果强行弯曲，有时患者会诉说髋关节疼痛
❷膝关节的弯曲也可以腹卧位或仰卧位进行

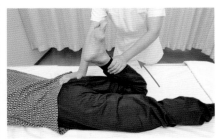

注意▶ 如有疼痛、肌肉紧张、抽筋等状况，要即刻停止

❸抬起时，如发生急速膝屈曲，不要强行伸展。慢慢地阶段性地抬高
注意▶ 肌肉如紧张、疼痛时不要勉强

183

要点	注意・根据
④将抬起的下肢恢复原状（②的状态）后，将下肢稍许抬起，向外侧充分展开（髋关节外旋）（④⑤⑥） 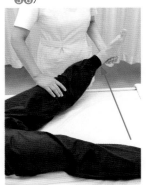	④内旋为 45°，外旋为 20°，不要使患者过度移动 ⑤相反一侧的下肢不要活动 ⑥注意不要变成髋关节外旋位，指尖永远向上
⑤保持姿势，将下肢转回内侧（内旋）（⑦） 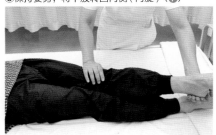	⑦ **技巧▶** 转回内侧，使脚腕交叉
5 实施训练后 ①告知患者训练结束并表示安慰，整理患者的衣服 ②确认一般状态及生命体征	

评价

- 是否安全、舒适地进行了训练
- 在实施关节可动范围训练中或实施后，患者是否诉说疼痛、痛苦
- 患者是否有欲望自主地进行训练
- 见到预防关节挛缩，维持、改善关节可动范围的效果了吗
- 日常生活活动是否得到了保持和扩大

3 | 活动

3.3 | 移动介助（轮椅）

梶井文子

老年人的特征与护理的必要性

- 轮椅的对象是可以采取坐位但步行困难的患者，或治疗、检查需要安静移动的患者
- 老年人由于麻痹、肌肉力量降低、下肢关节的挛缩、关节可动范围的减少、平衡机能的降低等复合因素的作用，步行机能降低。因此，在自身力量移动较为困难的时候，使用轮椅经常作为一种移动手段
- 另外，轮椅对老年人日常起居生活也有很大作用。由于使用轮椅，日常生活的范围扩大了，活动性以及肌肉力量得到维持和提高，离床也更加方便了
- 在换乘轮椅或乘轮椅移动时，容易发生翻倒、骨折等事故，努力预防这些事故是很重要的

早期判断

要点	注意・根据
1 患者的状态	
● 体格，体型	● 身体较瘦者，多骨头突出。骶骨、尾骨部位发生褥疮的风险较高
	● 身体矮小者坐轮椅时，后背有时会在靠背前面，这是一种不稳定的姿势，有必要使用靠垫等调整缝隙距离
● 全身状态	● 如患有体位性低血压，有时长时间保持坐位姿势较为困难
	● 有没有意识障碍、关节可动范围受限等使坐位姿势不稳定的因素
● 肌肉力量及步行障碍程度	● 步行困难到何种程度
	● 是否具有采取立位的下肢肌肉力量，是否有保持姿势的能力
	根据▶ 如完全不能采取立位，则需要 2 人以上的介助者
	● 是否具有采取坐位时，保持躯干的肌肉力量
● 姿势	● 采取坐位时姿势与平衡能力如何
● 有无意识障碍、认知功能	● 能否理解乘坐轮椅。确认有无突然站起的动作或忘记拉上刹车的情况
● 有无麻痹	● 确认有无麻痹及程度
● 有无关节挛缩	● 确认有无关节挛缩及程度
● 有无疼痛	● 确认体位变换及换乘时有无疼痛以及程度、原因
2 整理移动路线上的环境	
● 地板状态	● 地板有无水等
	● 轮椅在地毯等较为柔软的地面上较难移动
● 有无高低差及斜坡	● 注意高低差
	根据▶ 1 cm 左右的高低差也会绊倒人

要点	注意·根据
●确认道路的宽度及有无障碍物	●使用轮椅，需要宽度 90 cm 以上的道路

3 轮椅的种类与选择 ●轮椅有以下几种 ●根据患者的体格及全身状态，选择适当的轮椅	
[普通型轮椅] 一般使用的轮椅。后轮驱动型的最为普及，如果能自己操作后轮的手动驱动装置，此款最为适合	●普通型（标准型）轮椅，有时不适合患者的体型。坐下时，臀部及背部与靠背前部产生一定缝隙。这是一种不稳定的姿势，所以有必要使用靠垫等调整缝隙 ●坐在轮椅上的坐位姿势，髋关节、膝关节、足关节所构成的角度分别为 90° 根据▶ 分散对骶骨的压力 ●普通型轮椅各部位名称和功能见下页所示
[高靠背型轮椅] 靠背高达头部，前面与脚部的角度均可调节，长期卧床但处于离床、康复状态的患者，或长期卧床坐位平衡不好的患者可长期使用	●由于体位性低血压缺乏坐位的耐久性或难于保持颈部、躯干姿势，所以坐位的平衡不好，无法长时间保持坐位姿势，选择高靠背型轮椅
[介助型轮椅] 如不能以自己的力量驱动轮椅，可用此型。车轮较小，比普通型车体小，在较狭窄的地方也可使用	●简洁、轻便。但是只要有一点自己操作的希望，而且判断可能时，请选择普通型 根据▶ 在尊重患者希望的同时，也对维持残存机能起很大作用

普通型轮椅　　　　　　　高靠背型轮椅　　　　　　介助型轮椅

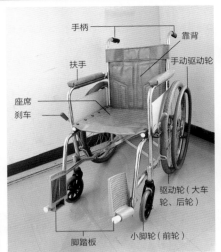

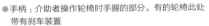

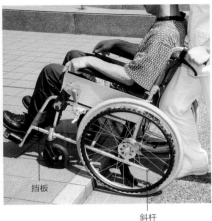

- 手柄：介助者操作轮椅时手握的部分。有的轮椅此处带有刹车装置
- 座席：座席部分，通常为了分散坐压，多放上靠垫等乘坐
- 扶手：静止时作为扶手，乘坐时作为臂屈伸的支撑。有固定式、活动式
- 靠背：静止时作为靠背，支持平衡不好的躯干。由于体位性低血压不能长时间保持坐位时，选择高靠背式较好
- 挡板：为使下肢不落到脚踏板后面的支撑物（不用时可卸下）
- 脚踏板：放脚的台子。如果脚够不到，则有必要调整膝下的高度

- 刹车：有拨动式开关和拉杆式开关。拨动式开关较多，手上没有力气的人，只要拨动一下就可以停下来
- 驱动轮（大车轮、后轮）：普通型轮椅轮子的直径为56~61 cm，比较大。介助型以 30~40 cm 为主。有室外用的橡胶轮胎（充气型）和实心轮胎（无中空部分）两种
- 手动驱动轮：固定在后轮的外侧，比轮胎小一圈。使用者操纵，可使轮椅前进、后退、左右方向旋转
- 小脚轮（前轮）：为使轮椅旋转或曲线行走容易的装置。轮的直径多为 12~15 cm，越大跨越障碍物越容易
- 斜杆：介助者踏上去，使小脚轮抬起，跨越台阶或障碍物的装置

■图1　普通型轮椅各部位名称和功能

[**电动式轮椅**]

扳动操纵杆，就能以发动机的力量驱动。近年来在减轻轮椅重量的同时，还开发出了很多种类

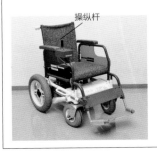

- 有自己操纵和介助者操纵两种。前者是使用者操纵操纵杆或方向盘，后者是介助者操纵。到室外时，如遇坡道等可减轻介助者的负担

要点	注意・根据
4 介护方法的探讨与确认 ●有无意识障碍或麻痹，有无采取立位姿势的下肢肌肉力量及保持姿势的能力，立位的平衡能力，采取坐位时的姿势与平衡，认知功能程度，对握力等进行早期判断，探讨介助方法	●根据判断，确认换乘轮椅的介助是一人完成还是两人完成，是全面介助还是部分介助
5 检查轮椅 ●选择适合患者的轮椅，对轮椅进行检查	检查的要点 ●座席、靠背有无破损 ●手柄有无松动 ●驱动轮（大车轮、后轮）与小脚轮（前轮）有无活动不顺畅，轮胎是否气不足 ●刹车的效果如何 ●脚踏板的高度是否适合患者，脚踏板是否灵活

换乘轮椅（部分需介助）的程序

目的▶
· 对不能步行的患者，使用轮椅将其安全、舒适地送至目的地
· 通过对移动的援助，维持、扩大患者日常生活及行动范围
· 采取立位、坐位，致力于维持患者的肌肉力量以及循环功能、精神活动等残存功能
· 预防跌倒、骨折等事故

核查项目▶ 患者的肌肉力量、可以保持的姿势、生命体征的变动状态
适应对象▶ 依靠介助，可以保持立位，在换乘轮椅时，需要部分介助的患者
禁忌▶ 循环动态不稳定的患者、需绝对安静（卧床）的患者
防止事故的要点▶ 防止跌倒、跌落
必需物品▶ 适合患者体型及身体机能的轮椅，坐垫或靠垫（小枕头），鞋类，毛毯或膝毯，其他根据需要进行准备

程序

要点	注意・根据
1 实施前评价患者的状态 ①在实施换乘前，测定患者的生命体征，观察患者的状态（特别是血压等循环状态）（❶）	❶观察是否有脸色不好或心情不快 根据▶ 长期卧床、循环状态不稳定的患者，因为体位变换，有时会发生体位性低血压。所以，在采取坐位或立位姿势时，要观察是否有坐立不稳、晃动现象
2 向患者说明 ①和患者打招呼，告知要换乘轮椅，征得其同意（❶）	❶就换乘动作的要点，简明地向患者说明，减轻患者的不安 根据▶ 立位时需要介助的患者，在换乘轮椅时常抱有恐惧感，要向患者说明，需要紧紧地抱住患者，安全地进行换乘介助

要点	注意·根据
3 整理环境 ①确保介助换乘轮椅的空间,整理床周围的环境(❶❷)	❶患者身上如有输液管等,护理师事先要进行演练,确保不会妨碍行动 ❷确认病床的脚轮为闭锁状态
4 准备轮椅 ①备齐必需物品,将轮椅放在患者移动方便的位置(❶❷) 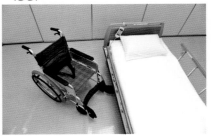	❶为使患者容易接近轮椅,将轮椅放在病床附近,与患者的脚构成20°~30°角,务必刹好车闸 根据▶ 使患者移动时的路线缩短,这样较容易换乘。另外,刹好车闸,可固定轮椅,预防跌倒、跌落 防止事故的要点▶ 防止跌倒、跌落 技巧▶ 根据患者有无麻痹及肌肉力量状态调整放置轮椅的位置、角度 注意▶ 如有麻痹,将轮椅放在健康一侧 ❷抬起脚踏板 根据▶ 不要绊到患者的脚,防止跌倒
5 做好患者的准备 ①调整病床高度,使患者的脚可以够到地面(❶) 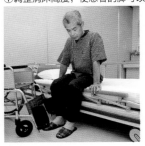 ②需要的话,请患者穿上袜子(❷) ③请患者采取端坐位,穿上鞋(❸❹❺) 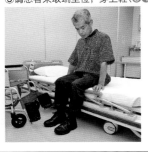	❶患者采取端坐位时,为使脚能够到鞋,在能调节病床高度时,应事先将病床调低。如病床不能调节高度,取端坐位也够不到地板时,要准备踏台 ❷根据▶ 为了保温及防止足部的污垢 技巧▶ 在采取端坐位之前穿好袜子,因为患者的身体稳定性较好,护理师也容易穿 ❸从仰卧位到端坐位的体位变换,请参照P162体位变换 ❹确认患者是否采取膝盖成90°的端坐位姿势 根据▶ 人如果不弯曲膝盖就站不起来 ❺身材较小的患者采取端坐位时,不要坐得过深 根据▶ 这样容易移动身体

活动

3

3.3

移动介助(轮椅)

要点	注意·根据

6 从端坐位换乘轮椅的援助

[介助必要性较低的患者]

①请患者在轮椅一侧的脚稍许朝向前方，护理师正对患者，靠轮椅一侧的脚稍向后撤，两脚前后伸开（❶）

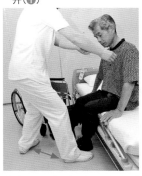

❶护理师后撤与患者轮椅一侧（图片为右脚）同一侧的脚（图片为左脚）

> 根据▶ 在介助过程中，护理师容易保持平衡

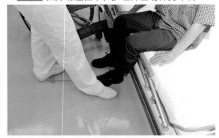

护理师后撤轮椅一侧的脚

②请患者用靠近轮椅一侧的手，握住靠床稍远一侧轮椅的扶手（❷）

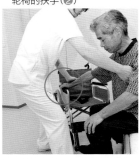

❷ 根据▶ 抓住了离床稍远一侧轮椅的扶手，在换乘时患者可以不必换手

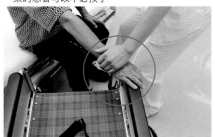

请患者抓住离床稍远一侧轮椅的扶手

③让患者身体前倾，臀部从床上抬起（❸）

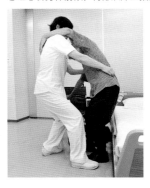

❸护理师用两手支撑住患者的腰，使患者的上身前倾，同时将重心移至后脚上，抬起患者的臀部

要点	注意·根据
④半起身的状态，转换方向（④）	④护理师将手放在患者轮椅一侧的肩胛骨部和靠床一侧的髂骨部，支撑着转换方向

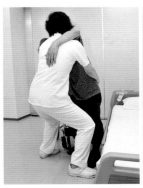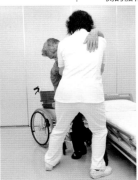

⑤支撑着患者，让患者平稳地坐到轮椅上（⑤）	⑤请患者采取前倾的姿势，下肢轻微接触轮椅座席，然后坐下

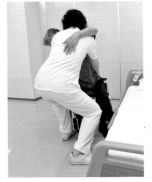

[介助必要性较高的老年患者]

①正对端坐位的患者。可能的话，请患者两臂抱住护理师的肩，护理师两臂抱住患者的腰，牢固地支撑住患者（①②）

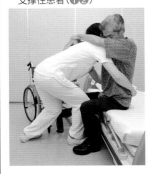

①此时，如可能的话，请患者的脚稍向左右分开，与肩同宽。护理师的一只脚在患者两脚之间，另一只脚在后面伸开站立

②如果能将患者的手搭在护理师的肩上，身体较易互相支撑。如遇麻痹患者，一只手也可以

技巧► 护理师的双臂紧紧扣住患者的背部，不要掀起衣服

技巧► 如果胳膊有挛缩，不能抱住护理师的肩膀，请患者两臂抱在胸前，护理师连其两臂一起抱起

要点	注意·根据
②边和患者说话，边配合站起的时间，使患者平稳地站起(❸❹) 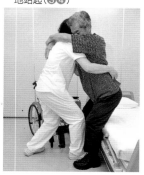	❸请患者采取前倾姿势，将重心转移到护理师的后脚上，慢慢站起 技巧▶ 嘴里数着"1、2、3"，使用力时间一致 ❹如果能采取立位，在进行下一个动作之前，调整好立位的体位平衡 注意▶ 如果患者没有充分做好立位的姿势就向轮椅方向改变方向的话，护理师会以患者前倾姿势接受患者，不仅护理师腰部的负担会增大，患者的姿势也容易崩溃，很危险 防止事故的要点▶ 防止跌倒、跌落
③以抱着患者的状态，转向轮椅方向，让患者坐在轮椅上(❺) 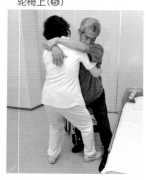	❺护理师边把重心向轮椅座席一侧转移，边让患者坐下 技巧▶ 此时，护理师两脚前后伸开并保持平衡，慢慢移动转移重心即可 根据▶ 患者与护理师的距离越近，重心移动越容易
7 调整姿势 ①患者如果不能深坐座席，护理师站在轮椅的后方，请患者将两前臂抱在胸前，然后将手从患者的腋窝伸入，抓住患者两手手腕及靠近肘部的部分(❶) 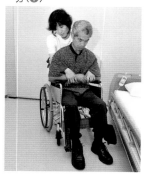	❶注意▶ 患有肌肉力量低下、骨质疏松症的患者较多，在抓其手腕及肘部时，要注意力度

要点	注意·根据
②请患者采取略微前倾姿势，上提腰部，拉起患者（②） 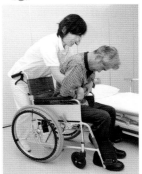	② 根据▶ 不采取前倾姿势，腰的位置就不会动，只能把上身拉起 技巧▶ 在座席上滑动，以捞起的感觉拉到自己跟前
③放下脚踏板，把脚放在上面，调整心里状态，做好移动的准备（③） 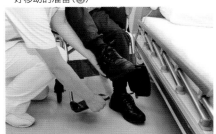	③整理衣物，根据需要套上外罩，盖上膝毯，注意保温
⑧ 移动轮椅的介助 ①向患者说明将要移动轮椅，征得同意（①） ②确认安全后，放开刹车，两手握手柄，左右均等用力，稳定地推行（②） 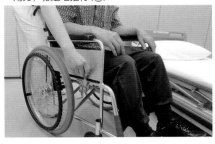	①向患者简要说明，推行轮椅过程中，有时会使轮椅向后方倾斜，但这是安全的。手不要伸出扶手外。移动过程中，不要把放在脚踏板上的脚放下来等，得到患者的协助 ②注意患者的状态，安静地推行 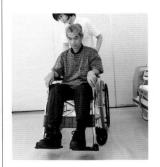

要点	注意·根据

［上下高低阶梯］（❶）

①将轮椅推到阶梯前

②两手握住手柄，脚踏斜杆，将患者的体重向后移动，同时拉手柄，抬起小脚轮，上到阶梯上（❷）

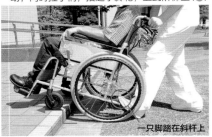

一只脚踏在斜杆上

③前进至后轮顶到阶梯，翻过阶梯（❸）

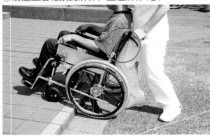

大腿部顶住靠背

④下来时以相反的顺序，反方向从后轮下，护理师背过身，注意后方，慢慢地下来

［陡坡坡道的移动］

①大坡度的下坡，如果前进的话容易加速，有患者向前跌倒的危险，所以请酌情使用以下方法

· 背过身体，边支撑着边慢慢下来（❶）

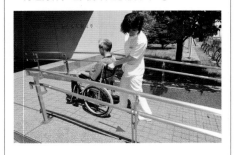

❶如果有 2 cm 以上的台阶，小脚轮（前轮）就会受阻，轮椅不能前进

❷根据▶ 利用杠杆原理，脚踏在斜杆上，可使前轮抬起

技巧▶ 斜杆的踏法，不是正下面，而是向斜前方用力

注意▶ 在抬起脚轮之前，务必告知患者"要抬起前轮了"

❸护理师用一条大腿抵住轮椅的靠背，边控制方向边向前推行

❶护理师注意后方慢慢前行

要点	注意·根据
· 曲折地前进，缓慢地下坡（②） 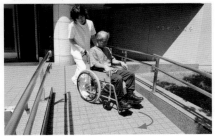	②**根据▶** 由于是弯弯曲曲地行进，所以坡度会变缓 **技巧▶** 注意要缓慢前进，不要使患者从轮椅上跌落
[使用电梯时] ①原则上下坡时背过身乘坐，轮椅向前直行，将小脚轮笔直固定（❶） 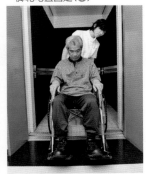	❶如果不是很混乱，可朝前进入电梯，在电梯内转换方向也可以
9 从轮椅向病床移动的介助 ①回到病房，返回病床时，将轮椅刹好，不使其移动。按照上述顺序，进行逆向（**7**→**5**）援助	

评价

- ●能否安全、舒适地换乘轮椅
- ●是否看到循环动态的巨大变动
- ●是否采取了稳定、无痛苦的体位
- ●援助是否与患者可做的动作相互配合
- ●援助是否最大限度发挥了患者的自理能力
- ●是否安全、舒适地进行了移动（运送）

活动

3

3.3

移动介助（轮椅）

195

3 活动

3.4 步行介助

梶井文子

- 步行是一只脚支撑住身体，另一只脚向前方迈出的单纯动作的反复，是人最原始、最主要的移动手段。所以，步行困难或不能步行与生活质量（QQL）的降低直接相关
- 老年人，伴随着年龄的增长，各种基本功能降低。由于髋关节、膝关节活动范围受限及肌肉力量下降等，步行变得困难。由于平衡感觉的降低，步行时容易被绊倒，步履不稳
- 步行困难，使老年人的活动、行动范围变得狭小，活动量减少。而活动量减少，不活动的状态经常持续的话，又会引起废用综合征，进一步降低活动性，久而久之，全身的活动功能下降，终至卧床，陷入恶性循环之中
- 为避免这种恶性循环，从提高老年人生活质量（QQL）的意义来说，维持步行能力、再次获得步行能力都是至关重要的。如果能够步行，活动范围扩大了，也能提高老年人的自信心
- 护理师要认真研究患者的状况，指导其使用适当的步行辅助工具（拐杖、步行器等），努力做工作，促使其安全地步行，这一点很重要
- 在步行的介助中，常伴随着跌倒的危险。护理师要努力预防跌倒，需要掌握在患者失去平衡，将要倒下的时候的处理方法

进行步行介助的早期判断

要点	注意·根据
1 患者的状态 ● 确认一般状态（生命体征） ● 确认安静度 ● 理解力和注意力的程度 ● 有无骨关节疾患 ● 有无局部炎症 ● 患者的服装，包括鞋袜 ● 疲劳度	● 进行介助时，要注意确认当时的疲劳状况、肌肉力量、精神状态、注意力，还要注意其步行状况是否与平时无异 ● 观察外套、裤腿、上衣衣袖的长度、鞋袜等，确认服装上没有步行的障碍因素
2 患者的步行能力 ● 保持立位、立位平衡的情况 ● 移动体重（前后左右）的情况 ● 握力及下肢肌肉力量程度 ● 认知机能 ● 感觉障碍程度（视觉、听觉等）	● 由于认知机能的下降和握力的下降，有些辅助的步行工具变得不能使用了。在进行援助前，要进行上述的早期判断，选择适当的器具等，研究介助的方法
3 步行场所的环境 ● 地板的状态 ● 有无障碍物 ● 面积大小 ● 亮度	● 确认地面是否有水，是否容易滑倒 ● 确认在步行时是否有障碍 ● 在使用步行辅助工具时，确认是否充分保证了使用空间 ● 确认步行环境是不是可以充分看清周围的环境

步行介助的要点

要点	注意・根据
1 步行介助的原则 ●护理师在进行步行介助时，注意不要妨碍患者的步行 ●为了确保步行的安全，护理师应站在患者有障碍的或不稳定的一侧，在危险的时候马上可以支撑住其身体 ●护理师的位置按照表1的原则，任何时候护理师与患者的身体都要保持若即若离的距离，位于其后侧。但是，如果站在患者旁边，患者身体能较稳定的话，要站在其旁边	⊃对护理师相伴在患者边上进行具体说明

活动
3
3.4
步行介助

■表1　护理师相对患者的位置原则

条件	护理师的位置
患者有障碍时	患者的患病一侧
虽无特别障碍，但有一侧不稳定	不稳定一侧
有一侧不稳定的患者依靠扶手移动时	扶手的相反一侧
患者使用拐杖时	不持拐杖的一侧
无特别条件时*	患者不常用的手一侧

＊人在感到危险时，很自然地用较灵活的手采取防卫行动，不要妨碍其行动。大多数人右手较灵活，所以站在患者的左侧

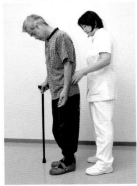

无论何时，护理师都要站在能支撑患者的位置

●时常观察通行场所的安全，如有障碍物马上除去，进行适当的处置

⊃如地板湿了要擦干，有电线类的障碍物要除去

●要配合患者步行的速度，绝不能着急

⊃向患者说明，不必着急，慢慢地走

●确认患者有适合步行的衣服、鞋袜等

⊃到病房外面时，要穿上外套、上衣，有步行障碍的患者，注意外套、上衣的下摆不要太长，以免绊倒

⊃避免穿无后跟、拖鞋等易脱落的鞋，也要避免穿较滑的鞋袜

　注意▶ 妨碍步行，跌倒的可能性较大

2 步行辅助工具的选择
●步行辅助工具大致可以分为拐杖和步行器（见下页图片）

⊃拐杖是在以自己的力量步行不稳定时，为了找好步行的平衡，防止跌倒用的工具。步行器是在取立位，使用拐杖仍不稳定的情况下使用，确保支撑地面，增加稳定性，辅助移动

●判断患者的步行能力，与医生商量患者适合使用何种辅助工具，根据患者的状况进行选择

⊃掌握步行辅助工具的种类、功能、适应对象（参照P199 表2）

要点	注意·根据

■ 步行辅助工具的种类

对患者的步行能力进行事前评估，与医生协商，根据患者的状况选择合适的辅助工具

●拐杖

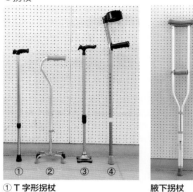

① T 字形拐杖
②③ 4 点支撑拐杖
④洛夫斯特兰德（Lofstrand）拐杖

腋下拐杖

●步行器

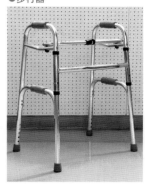

固定型 4 脚步行器

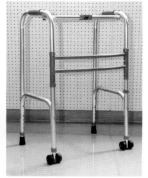

4 脚 2 轮步行器

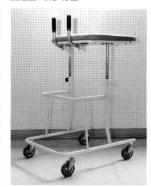

4 脚 4 轮步行器

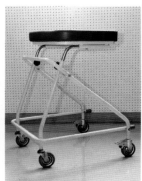

4 脚 4 轮步行器

●步行车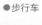

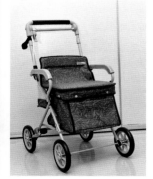

老年人步行车

■表2 步行辅助器具的种类与功能

种类		名称	功能	适应人群
拐杖	手掌支撑式	棍式拐杖	对手握的部分进行加工，弯曲圆滑	不能充分支撑体重，用于轻度步行障碍者、老年人
		T字形拐杖	包括扶手部分，拐杖整体呈T字形	用得最多，适用于轻微步行障碍，无论室内室外，在多数环境中均可使用
		偏心拐杖	体重从把手部分垂直传导到支撑棍，支撑棍上部弯曲	可稳定地支撑体重，用于轻微步行障碍者
		3点支撑拐杖	由于是3点支撑体重，支撑底面积较大，稳定性高	用于立位平衡不稳定或进行初级阶段步行练习者
		4点支撑拐杖	4点支撑比3点支撑底面积更大，稳定性更高	同3点支撑拐杖，但与之相比，体重的支撑性优于3点式
	前臂支撑式	洛夫斯特兰德拐杖	拐杖上部延伸至把手上部，装有护腕	装有固定上肢的前臂护腕，适用于中等程度的步行障碍者和上肢固定力低下的患者
		高架式拐杖	拐杖的上端装有放前臂的架子，在其上端有把手	肘关节、上臂承受体重，适用于手关节、手指疼痛，变形及握力低下的患者
	腋窝支撑式	腋窝拐杖	将呈松叶形的两根侧弓的上部放在腋窝，中间有把手	适合下肢有疾患的患者，但由于支撑体重需要手臂的肌肉力量，所以不适合老年人
步行器·步行车	步行器	固定型4脚步行器	左右与中央框架的结合部固定在一起	将步行器整体抬起向前方移动，用于老年人的早期离床以及一侧下肢的部分免荷
		交互型4脚步行器	左右的框架可交互动作，具有可动性	步行器左右的框架交互动作，移动前行，适用于两下肢肌肉力量低下或一侧下肢免荷
		4脚2轮步行器	前面2个脚为车轮，后面2个脚为橡胶垫	承受体重，在后脚橡胶垫的作用下，车会刹住，适用于两下肢支撑性和立位平衡机能低下的患者
		4脚4轮步行器	4脚均装有车轮	适用于从轻度到中度步行障碍以及立位平衡不良的患者
	步行车	4轮步行车	前轮为行进轮(脚轮)，后轮为固定轮，步行车上端多装有马蹄形垫子	以前臂部支撑的形式稳定性较好，适用于老年人、全身肌肉力量及立位平衡机能低下的患者
		老年人步行车	坐着可以休息，具有装入物品搬运功能	车轮较大，主要目的是室外使用。作为日常生活用具，老年女性的使用频度较高

吉村茂和ほか：步行補助具の適用基準．理学療法ジャーナル34：457-467,2000 より抜粋・著者改変

3 步行辅助工具高度的调节

● 根据患者的身高，调节拐杖或步行器的高度	● 根据▶ 如果不是根据每个人的体格调节高度，就不能安全步行

要点	注意·根据
［拐杖］ ● 所拄拐杖在脚尖 10~15 cm 斜前方时，调节为肘关节弯曲为 30° 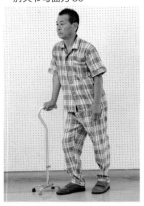	● 技巧▶ 采取这种姿势时，拐杖把手部分与大转子同高即可 注意▶ 如果 3 点支撑拐杖和 4 点支撑拐杖过长，拿起来会比较困难，用起来也不顺手
［步行器］ ● 肘关节微微弯曲，躯干侧面略向前方，抓紧两个把手部分 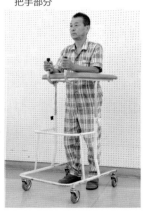	● 过低的话，骨关节要弯曲，支撑性不好

使用拐杖、步行器进行步行介助的程序

目的▶
· 介助患者无跌倒、跌落，安全地步行移动至目的地
· 生活活动范围扩大，使患者得到充足感、满足感
· 预防由活动量降低引起的各种问题，灵活运用残存机能

核查项目▶ 全身状态，运动能力，肌肉力量，视力、听力程度，意识水平，对步行的欲望，步行环境，步行时的服装

适应对象▶ 步行不稳定，有跌倒危险的患者；步行需要介助的患者

禁忌▶ 循环动态不稳定的患者，无步行所需肌肉力量的患者

| 防止事故的要点▶ | 防止跌倒、跌落 |
| 必需物品▶ | 适合患者步行能力、体格的步行辅助工具（拐杖、步行器等） |

程序

要点	注意・根据
1 向患者说明 ①确认患者是否有步行的意愿，步行时，护理师务必伴行左右，注意不要跌倒，简明说明要进行介助，征得同意（❶）	❶为扩展活动范围、提高活动欲望，要促使患者步行，但如果患者没有步行的意愿，不要勉强
2 进行环境调整 ①为预防跌倒，进行环境调整（❶）	❶确认步行路线的地板是否湿滑，有无容易绊倒人的物品（电线等障碍物），外套、上衣的下摆，鞋袜是否妨碍步行，亮度是否充分
3 观察患者的状态 ①观察全身状态（生命体征），有无骨关节疾患，有无局部炎症（❶）	❶如果状态异常或危险，应终止步行，回到床上，采取卧位，报告医师
4 从端坐位向立位的介助 ①从仰卧位向端坐位进行体位转换（❶） ②护理师确认患者已采取了稳定的端坐位后，站到患者的前面（❷） ③请患者将健康一侧的手放到护理师的肩上（❸）（图片ⓐ） ④将患者的臀部从座席面上抬起，使躯干直立（❹❺）（图片ⓑ）	❶从仰卧位向端坐位进行体位转换请参照 P162 体位变换 ❷在前方预留出充分的空间，以不妨碍患者的动作 ❸护理师两掌放在患者肩胛骨至腰部处，保持患者的身体平衡 ❹ 技巧▶ 患者从头部开始，躯干前倾，利用下肢的力量和头部的摆动运动，使臀部抬起 ❺支撑住患者的身体，直至立位稳定，确保安全

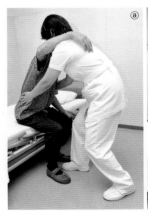
ⓐ

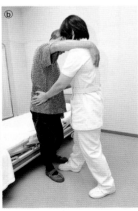
ⓑ

要点	注意・根据
⑤待患者立位稳定，护理师将拐杖递在患者健康一侧的手上，请其拿好（⑥）	⑥护理师站在患者不持拐杖的一侧（疾患一侧），预防患者失去平衡 根据▶ 由于疾患一侧用不上力，所以在摔倒时容易倒向疾患一侧
⑤ 使用拐杖的步行介助 **[3 点步行（3 个动作步行）]（①）** ①护理师与患者保持若即若离的距离，站在患者疾患一侧的后方（②） ②患者以健康一侧的手（或较灵活的手）拿拐杖，保持立位，稳定后，先将拐杖伸向前方（③）（图片ⓐ） ③不持拐杖一侧（疾患一侧）的脚向前迈出（④）（图片ⓑ） ④持拐杖一侧（健康一侧）的脚向前迈出，两脚并拢（⑤⑥）（图片ⓒ）	①拄拐步行有 3 点步行和 2 点步行。3 点步行就是按照拐杖→疾患下肢→健康一侧下肢的顺序向前行进，疾患肢与健康肢总有一方着地，以 2 点着地的状态步行 ② 根据▶ 随时做好即使患者失去平衡，也可支撑住的准备 防止事故的要点▶ 防止跌倒 ③确认拐杖的头部是否与地板垂直 ④护理师也迈出与患者迈出的脚同一侧的脚，确认患者没有晃动 ⑤护理师也向前迈一步同侧的脚，两脚并拢 ⑥重复②～④的动作，前行

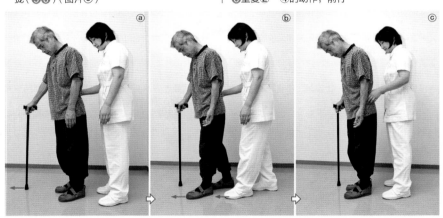

| [2 点步行（2 个动作步行）]（①）

①患者在把拐杖伸出的同时，将与拐杖相反一侧（疾患一侧）的脚伸出（②③）（见下页图片ⓓ）

②伸出健康一侧的下肢，两脚并拢（④⑤）（图片ⓔ） | ① 2 点步行是按拐杖与疾患侧下肢→健康侧下肢的顺序向前伸出，拐杖与疾患肢或健康肢的某一方交互支撑体重，进行步行练习
②持有拐杖一侧的脚向前伸出，就是右手和右脚（或左手和左脚）同时向前伸出，与自然步行的动作相反，拐杖与拐杖相反一侧的脚同时伸出
③护理师也将和患者同一侧的脚向前迈出一步
④护理师也将同一侧的脚迈出一步，两脚并拢 |

要点	注意·根据
	⑤重复①~②的动作前行

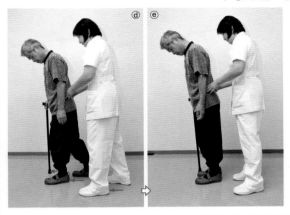

ⓓ ⓔ

<table>
<tr><td>

⑥ 使用步行器的步行介助

[4 脚 4 轮步行器]

①请患者采取立位，握紧步行器两侧上端的把手（**①**）

②护士站在患者的背后，牢固地支撑住患者的腰部（**②**）

③从较灵活的脚（健侧脚）开始慢慢地迈出一步，开始行走（**③④**）

[交互型 4 脚步行器]

①请患者握住步行器的把手，略微抬起步行器一侧的前后脚，向前伸出（**①②**）（见下页图片ⓐⓑⓒ）

②迈出与刚才伸出的步行器相反一侧的脚（见下页图片ⓓ）

③接着抬起刚才迈出脚一侧的步行器，将其前后脚向前伸出（见下页图片ⓔ）

④迈出最后剩下的那只脚（**③**）（见下页图片ⓕ）

</td><td>

❶确认两足底是否均踏在地面上，是否取得了立位的平衡

❷ 根据▶ 步行器常位于身体的前方，如果患者的后部失去平衡，向后方跌倒的危险性极高，所以务必要站在背后
防止事故的要点▶ 防止跌倒

❸将肘部放在步行器的把手上，以前臂支撑体重，推行步行器前进
技巧▶ 依靠步行器的步行速度不要太快。另外，步幅要比通常的步幅小

❹重复①~③的动作，慢慢前行

❶如果从右侧开始的话，请按下述四步的动作步行。
右侧步行器的脚→左脚→左侧步行器的脚→右脚

❷护士在介助时，站在患者的后方，用手在腰部抓住患者的裤子或腰带

❸重复①~④的动作，前行。为使一系列的动作顺畅地进行，护士要紧紧地抓住患者的腰带等，牢固地支撑其腰背部，使其躯干稳定

</td></tr>
</table>

活动 3 3.4 步行介助

要点	注意・根据

使用交互型 4 脚步行器步行

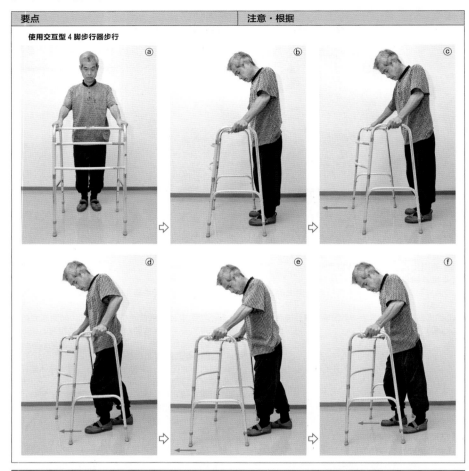

评价

- ●是否进行了安全、舒适的步行介护
- ●患者步行时，是否保持了良好的立位平衡
- ●患者是否充分熟练地使用了步行辅助工具? 选择的步行辅助工具是否适合患者
- ●是否根据患者可能的动作、运动能力进行了援助
- ●患者是否有了活动欲望? 是否得到了满足感
- ●患者的生活活动范围是否扩大了

3.5 预防跌倒

松本美香

老年人的特征与护理的必要性

- 所谓跌倒，是指由于某种原因不能控制姿势而身体倒下的状况
- 跌倒给老年人带来的影响是巨大的，例如骨折等外伤。由于跌倒造成的骨折，多为股骨颈骨折、桡骨远端骨折、肱骨外科颈骨骨折等。如发生这些骨折，疼痛和卧床静养会造成活动性降低，容易发生由卧床静养向废用综合征的转移
- 经历过跌倒，会对跌倒抱有强烈的不安和恐惧，这称为跌倒恐怖感。从恐怖感到对步行丧失自信，到避免外出、不愿进行步行等活动，带来身体功能的降低，进一步增加了跌倒的风险，我们将此称为跌倒综合征
- 一般认为，老年人的跌倒是各种各样的原因及危险因素复杂地纠结在一起而产生的。跌倒的主要原因可以大体分为内因和外因
- 跌倒的内因有年龄增长引起的变化（运动功能降低、视听觉等感觉功能降低等）、影响运动功能的疾患及症状、药物的影响等。外因有室内外物理环境（高低差、活动线上的电线类、易脱落的衣物、不充分的照明等）以及步行辅助工具的不充分等
- 外因由于是物理的原因，是可见的，所以大多是可以改善的。但内因多为与年龄增长、疾患相关，这些症状可以因治疗得到改善，但要根治却很难。虽然如此，肌肉力量低下、平衡功能低下、视听觉功能低下等伴随年龄增长的这些身体功能低下，也可以通过以肌肉力量为中心的训练及日常的训练，达到预防功能低下、强化功能的作用
- 利用预防跌倒的判断工具，判断每一个患者跌倒的风险，制订预防跌倒的个别的护理方案是非常重要的
- 在预防跌倒中，可以改善的危险因素为：视力、听力障碍，伴随肌肉力量降低的身体功能降低，镇静药、降压药所带来的副作用，室内外的物理环境。明确可以改善的跌倒危险因素，对其分别对待是很重要的

跌倒的原因

要点	注意・根据
1 跌倒的内因	
●是否可以观察到年龄增长引起的变化	
・运动功能降低	➡肌肉力量、步行机能、平衡机能这些运动机能的降低，是跌倒、跌落的主要原因
・感觉功能降低	➡如果发生视力低下、视野狭窄等，发现障碍物将比较慢。听力低下将难于听到告知危险的音响。另外，对刺激的反应时间过长，察觉危险的能力就会降低，容易引起跌倒
●是否可观察到下述疾患、症状对运动功能的影响 ・循环器官疾患：体位性低血压、高血压、虚血性心疾患、心不全等	➡这些疾患或症状均会招致运动功能低下，容易跌倒
・神经疾患：帕金森综合征、运动失调症等	➡帕金森综合征患者由于步幅减少和蹭着地面行走，容易被绊倒
・骨关节疾患：变形性关节症、关节炎、腰椎管狭窄等	➡由于年龄增长，关节的结缔组织发生变化，足关节的可活动区域变得狭窄，身体的柔韧性减退，所以容易跌倒
・感觉器官疾患：白内障、绿内障等	

要点	注意·根据
·其他：认知障碍、谵妄、低血糖发作 ● 药物作用：是否服用下述药物 ·安眠药、抗不安药、精神药物、抗过敏药 ·抗忧郁药、降压药、治疗排尿障碍药 ·降压药、降血糖药 ·安眠药、抗不安药、抗忧郁药、治疗帕金森综合征药物	● 认知障碍者不能正确认知自己的运动能力和身体功能，立位及步行会造成不稳定，容易跌倒 ● 由于受药物副作用影响，瞌睡、头晕、身体晃动等会使姿势、步行等不稳定，容易跌倒 ● 引起睡意及身体晃动 ● 引起体位性低血压 ● 引起失神、眩晕 ● 引起谵妄状态
2 跌倒的外因 ● 生活环境（室内）有无跌倒的因素 ·高低差，散落的电器、电线类等，易滑倒的湿地板，易卷起的地毯等 ·不充分的照明、室内障碍物 ·高度不适宜的床，未安装床栏 ·步行器及轮椅等步行辅助工具调节不良、使用不当 ·老年人自身的衣物、地毯类等：长摆衣物、易脱落的鞋、尺寸不合适的地毯等 ● 生活环境（室外）有无跌倒的因素 ·楼梯等的高低差、障碍物、冻结的路面等	● 由于老年人多蹭着地面走路，所以即使是 1~2 cm 的较低的凹凸，也容易绊倒人 ● 手推车等可移动物品，不适当的家具等 ● 拖鞋、凉鞋等无跟鞋，容易开的鞋带等，也是绊倒的原因

预测跌倒的预估判断

要点	注意·根据
1 预测跌倒的预估判断工具 ● 使用 Morse 跌倒评估量表（见下页表 1）预测跌倒的风险	● 这是一个由与跌倒深深关联的 6 个项目构成的预防跌倒的预估判断工具。对这 6 个项目分别进行评价，合计分数越高（0~125 分），可判断为跌倒的风险越大 ● 在项目 3 "使用步行辅助工具"的项目中，"扶着家具行走"占 30 分，比重最高；"有跌倒经历"也是 25 分的高分。可以说，在过去 1~2 年中跌倒的原因是再次跌倒的一个很危险的因素

预防跌倒的要点

目的▶
· 进行床高度的调节、整理床栏、适当整理步行辅助工具等，消除跌倒的外因，营造安全环境
· 患者进行站立、步行、移动等动作时，在脑中要有患者肌肉力量低下及步行机能、平衡机能等运动机能低下的概念，细心观察其动作，进行预测性的介助，防止跌倒
· 患者如有跌倒的经历，对跌倒会有强烈的不安和恐怖（跌倒恐怖感），恐怖感特别强烈时，尽管能够步行，但有时会陷入不想活动的跌倒综合征的状态。为了避免这种状态，要进行心理援助，防止再次跌倒

要点	注意・根据

■表1　Morse 跌倒评估量表（Morse Fall Scale：MFS）

项目		分数
1. 跌倒经历	无	0
	有	25
2. 合并症	无	0
	有	15
3. 使用步行辅助工具	无/安静/护士介助	0
	丁字拐杖/拐杖/步行器	15
	扶着家具行走	30
4. 静脉内输液治疗	无	0
	有	20
5. 步行	正常/床上静养/轮椅	0
	不稳定	10
	步行障碍	20
6. 精神状态	理解自己的能力	0
	过分评价自己/忘记界限	15
	合计	分

Morse, JM. et al：Development of a Scale to Identify the Fall-Pronepatient. Canadian Journal of Aging. 8（4）, 1989 **より**鈴木みずえ訳〔鈴木**みずえ**：転倒・骨折の予防に関する研究について，老年看護学 4（1）：21, 1999 **より**一部改变〕

核查项目▶跌倒的内因（运动机能、感觉机能、影响运动机能的疾患、服用的药物等）、外因（室内外跌倒的因素）

适应对象▶住院患者，特别是有下肢肌肉力量低下、步行障碍疾患以及服用药物的老年患者

防止事故的要点▶
・切实进行跌倒危险性的预测，筛选出需要特别注意的患者
・对高危患者，基于预测，施以个别的有效的办法
・医护人员之间共享这些信息

必需物品▶步行辅助工具、轮椅、病床报警装置、安全带等

程序

要点	注意・根据
1 进行预防跌倒的介入准备 ①利用 Morse 跌倒评估量表等，明确高风险跌倒患者，全体职员共享信息（**❶❷❸**）	❶用颜色区分名牌，病历、病程记录、病房门、床边等贴上明亮颜色的色签，便于识别 ❷在康复卡上做上标记，让康复中的患者戴上醒目的臂章等，以引起康复站全体职员的注意 ❸使用轮椅的患者，如果跌倒的风险较高，给轮椅做上标记 注意▶ 标签避免使用直接的表现，尽量使用只让职员理解的说法，保护患者的尊严
2 核实环境的安全性 ①把病房安排在护士站近处（**❶**）	❶刚一离床，就跌倒在病房、厕所情形较多的患者，将其安排在护士站近处，以便铃声一响，即可迅速应对

要点	注意·根据
②确认病床的安全性(❷)	❷适当设置病床高度、锁住脚轮、床栏、窗边的防滑垫等
③确认按铃的位置(❸)	❸ 注意▶ 务必放在患者可以够到的位置
④设置防跌倒、跌落的安全装置(❹)	❹有感知体动蜂鸣器、离床传感器等，根据患者的身心状态，选择最适合的系统进行设置

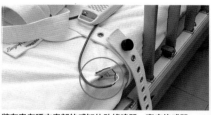

装在患者睡衣肩部的感知体动蜂鸣器、离床传感器

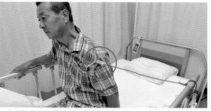

可以感知起床等较大的身体动作，由传感器传输到中心，蜂鸣器鸣叫

要点	注意·根据
⑤椅子的稳定性。作为防止跌倒的方法，要研究椅子的实用方法(❺)	❺ 技巧▶ 利用坐垫较深、靠垫柔软的圈椅，座席向里倾斜的躺椅，装满发泡塑料颗粒的靠垫椅，将楔形靠垫厚的一侧放在座席前面，可以作为防止跌倒的预防措施之一 根据▶ 臀部如果比膝盖的位置还低，就不容易站起来，所以这样可以防止从椅子上的跌落以及站起来后的跌倒 禁忌▶ 显著消瘦的患者，负担体重的臀部有可能发生褥疮，所以要避免使用椅子
⑥检查病房与厕所的夜间照明(❻)	❻使用脚下照明
⑦检查病房与地面，通道上是否放有物品(❼)	❼消除凹凸不平。电线类要从房间的角部通过，以胶带固定。放置在患者行动范围内的器材止于最小限。要注意整理，地面湿了要马上擦干

要点	注意·根据
3 细心观察基本动作，进行介护 ①在患者进行站立、步行、乘坐轮椅等动作时，细心观察其动作，进行预测性的介助(❶)	❶时刻将肌肉力量低下、平衡机能低下、感觉机能低下、空间认识及状况判断力低下、关节可动区域的限制、跌倒的可能性较高等概念装在脑子里，以便必要时进行介助
②提供适当的步行辅助工具（❷❸❹）（参照下页图片ⓐⓑ）	❷使用辅助工具，改善步行和坐位平衡，减小跌倒的危险性 注意▶ 定期检查辅助工具是否有缺陷 ❸稳定身体，扩大双脚站立时和步行时的支撑基面 ❹减轻对腰及膝盖的重量负荷

要点	注意·根据

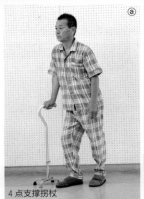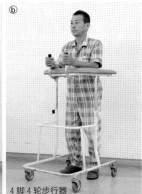

ⓐ ⓑ

4点支撑拐杖　　　　　4脚4轮步行器

③定时进行上厕所的诱导（排泄介助）（⑤）

④在就寝时间段鼓励使用便携式厕所（⑥）

⑤跌倒危险性高的患者在使用厕所时，务必要有护理人员在旁边。这时的原则是不能离开

⑥确保扶手等能抓住的东西，选择适合患者的便器

4 应对处理跌倒内因
①进行肌肉力量锻炼（❶❷）

❶肌肉力量低下、平衡机能低下的患者，在不勉强的范围内，进行大腿四头肌训练和踮脚站立等肌肉力量训练
注意▶ 运动时，注意服装、鞋、水的补给等，不要疏于对安全的考虑
❷根据▶ 少许有重量负荷的运动可减缓骨量的减少

②跌倒风险较高的患者多种药品并用时，要观察其副作用（❸）

❸老年人易受药物的影响，所以有必要充分观察药物的影响
根据▶ 药物当中，有些药物会引起犯困、眩晕、体位性低血压等，是诱发跌倒的原因

5 对患者、家属的指导
①利用跌倒判断工具，判断其是否有跌倒风险，对结果进行说明，请其理解（❶）
②对设施设备的安全使用方法、身体活动范围等进行说明，请其理解
③说明药物的副作用，请其理解

❶向患者本人及家属说明跌倒的风险，指导避免跌倒的必要的注意点
技巧▶ 对预知危险（在何处潜藏着何种危险，如何对预知的风险防患于未然）进行说明，在其理解的基础上，提高患者自身预防跌倒的意识

评价

● 是否降低了跌倒的发生率？是否把跌倒对患者的影响减到了最小？是否降低了骨折的发生率
● 是否没有发生过跌倒，没有使患者的活动性受限、自理度降低？是否可以维持日常生活活动的安全
● 是否能够以多科的合作，有效地实践防止跌倒对策
● 有跌倒经历的患者是否没有再次发生跌倒

活动

3

3.5

预防跌倒

209

3　活动

3.6　娱乐❶回忆疗法

龟井智子

老年人的特征与护理的必要性

- 伴随着长期住院，老年人的生活变得单调，容易失去生活的乐趣和活性。特别是对于长期在疗养病床、护理设施上生活的老年人，要将娱乐活动导入他们每天的生活中，确保活动、娱乐的时间，通过多科的协作，使他们的住院生活变得丰富多彩
- 长期在护理设施、疗养病床上生活的患者，除在康复室进行理疗及技能治疗外，多数时间处于卧床状态。这时要在保证其休息的基础上，根据其爱好，白天导入娱乐活动，丰富其生活
- 长期住院的老年人的生活范围容易变得狭窄，这样会使自理度下降，其社会生活也会受到影响，所以要引入适合患者的休闲和娱乐活动

进行回忆疗法时的早期判断

要点	注意・根据
1 把握生活习惯 ● 把握患者住院前后的生活状态	● 掌握迄今为止的生活习惯 ● 对住院前的生活习惯和现在的状态做比较 　根据▶ 掌握因为住院引起的阻碍生活习惯继续的因素
2 把握兴趣、爱好、所喜欢的活动 ● 持续多年的兴趣、活动 ● 爱好及喜欢的活动 ● 伴随着住院的不安、精神压力	● 掌握是否有因为住院而不得不中断的爱好、活动等 ● 探讨是否有在住院中可以继续的爱好、活动 ● 根据▶ 住院等引起的环境改变是精神压力之源
3 身体的自理度，特别的治疗时间、内容 ● 饮食、排泄、步行等基本的日常生活动作的自理度（BADL），有无麻痹、拘挛、无抑制性动作，有无疼痛 ● 认知机能 ● 视力、听力、坐位保持时间 ● 经管营养等以时间为单位进行治疗的护理内容 ● 服药时间、药物内容	● 根据▶ 确认是否有身体功能、认知功能、无抑制性动作、治疗、药物等障碍妨碍进行娱乐活动 ● 要确认在实施娱乐活动时需要考虑到的麻痹、拘挛、疼痛、坐位保持时间、视力低下、听力低下等 ● 制订计划，在不影响治疗的时间段进行娱乐活动 ● 综合集体娱乐和个人娱乐的优点，使活动丰富多彩。另外，注意活动不是以儿童为对象，而是以一个成年人为对象，要充满敬意地进行娱乐计划

回忆疗法

回忆疗法主要以老年人为对象,是始于美国的心理疗法之一。以接纳、共鸣的态度进行询问是最基本的姿态。有对个人的一对一的个人回忆疗法和以小组进行的集体回忆疗法。有时也进行隔代人交流活动和地区活动

目的▶ 通过追溯生活历史,进行回忆,再次评价、肯定自己的人生,提高自尊心

核查项目▶ 患者的生活经历、工作经历、婚姻经历、出生年月日、认知技能等在参加回忆疗法活动中都是有参考价值的项目

适应对象▶ 集体回忆疗法要以目的、性别、年代等决定参加者,个人回忆疗法无特别要求

必需物品▶ 安静的场所,桌子,椅子,白板,引起患者回忆的书、图片、幼儿时的玩具等,评价表,记录纸。主题如儿童时代、故乡、学生时代、爱好、结婚、生子、育儿、工作、孙子的诞生、退休、小食品、应季食品、以前的游戏等

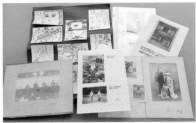

值得怀念的图片、明信片

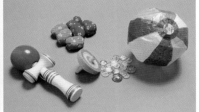

可刺激回忆的"老游戏"玩具

程序

要点	注意・根据
1 向参加者说明目的 ①在进行集体回忆疗法之前说明目的(❶❷) ②说明进行集体回忆疗法的时间、场所、次数、频度(❸) 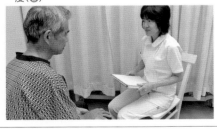	❶**根据▶** 事前进行说明,使参加者能抱有兴趣是很重要的 ❷即使是认知障碍患者,也要对目的、内容进行说明,将事先写在纸上的说明交给患者 ❸告知具体的场所、所需时间。另外,认真回答患者提出的问题
2 集体回忆疗法的准备 ①确保安静的场所,准备桌子、椅子、名牌、花、背景音乐,营造进行回忆疗法的气氛(❶)	❶营造一个使聚在一起的人可以放松、和睦地进行对话的环境

要点	注意·根据
②考虑参加者的背景，决定座位顺序。比如患有重听患者的边上安排副领队的座位等，考虑到需要帮助的参加者 ③准备与回忆主题相适应的小道具等 ④准备每个人个别的和全体的两种记录用纸 ⑤决定领队、副领队、观察者等各个角色	 图 1　座位顺序举例
3 患者的准备 ①到床边迎接患者，使其完成排泄、整理衣服后，向会场移动，并引导至座位(**❶❷❸**)	❶敦促参加者在参加前完成排泄，在参加回忆疗法过程中不可进行排泄。引导至座位，表示欢迎 ❷会场如离病房较远，要准备衣物，注意防寒 ❸如有发热等身体不适状况，不要勉强参加，考虑更改时间
4 回忆疗法的进行方法 ①致辞 ②若是第一次，领队、副领队、参加者相互介绍 ③继续进行的话，由全体参加者考虑会的名称，使其成为一个亲密和睦的会 ④适当使用小道具，开始回忆疗法(**❶**) ⑤不要以批判的态度，而是以接纳、共鸣的态度倾听患者的回忆 ⑥为促进参加者相互间的交流，可适当地点名、重复别人所讲的内容，使每名参加者都可进行回忆 ⑦中途可以端出茶水等，注意和睦地引导进行 ⑧转移到下次的主题、话题 ⑨进行结束致辞	❶一次提问一个问题，句子简短，清晰传达 例如： ·"小时候，玩过什么游戏""在什么地方做的游戏" ·手持沙包，"玩过沙包吗""什么时候玩的" ■表 1　集体回忆疗法的要点 ·以"开放的提问"进行提问，但得不到回答时，变为以"是""不是"回答的"封闭提问" ·讲话中断了的话，重复讲话的最后部分 ·避免使用代名词。使用名词明确具体所指的事物 ·讲话要让大家都明白，这句话是要传达给集体中的哪个人，注意等待回答的时机 ·珍惜、尊重成员中的每一个人，以这种感觉对待每一个人

要点	注意・根据
5 回忆疗法的评价 ①进行个体评价	■表2　**个体评价的着眼点** ・是否集中参加 ・是否可以看到患者的笑容 ・是否能够与他人交流 ・参加的态度是否积极 ・认知障碍患者是否能进行语言表达？是否能镇静、稳定
②进行集体评价	■表3　**集体评价的着眼点** ・程序内容是否适合全体参加人员 ・成员间的交流是否顺畅 ・导入与展开是否理想 ・整体的氛围是否良好

生活往事回忆疗法

目的▶
・回顾过去，确立人生的意义，促进自我评价和自我实现（美国心理学家卡尔・兰塞姆・罗杰斯语）
・听取生活往事，制作记忆笔记，使之成为老年人及家属重新确认其人生历史的开端
・对有攻击性的认知障碍患者、宅居老人、较少感情表现的老年人，在一对一对应的同时，要听取他们的生活往事，给他们讲述的时间

核查项目▶ 患者的生活经历、工作经历、婚姻经历、兴趣、爱好
适应对象▶ 有语言交流欲望者
必需物品▶ 安静的场所、椅子、患者的图片、彩纸、千代纸、彩笔等

程序	
要点	**注意・根据**
1 **接待参加者并说明目的** ①说明讲述生活往事及制作记忆笔记的目的（**1 2**） ②说明听讲的时间、场所、次数等（**3**）	**1** 根据▶ 通过事前进行说明，使参加者抱有期待感 **2** 即使对认知障碍患者，也要简明地说明目的、内容。另外，要先将写在纸上的说明交给对方 **3** 告知具体的场所。另外，对患者的提问要耐心加以说明
2 **听讲的准备** ①准备患者可以坦然倾诉的场所（**1**） ②准备年表 ③准备茶水 ④观察患者的状态，根据情况进行（**2 3**）	**1** 保证场所的安静，准备桌子、椅子、茶水等，营造气氛 **2** 根据患者的身心状态，一次讲述生活往事的时间为20~45分钟 **3** 利用年表、记录纸记录所讲内容

要点	注意·根据
3 患者的准备 ①到床边迎接患者，使其完成排泄、整理衣服后，向实施场所移动，并引导至座位（❶❷❸）	❶敦促参加者在参加前完成排泄，在参加过程中不可进行排泄。引导至座位，表示欢迎 ❷会场如离病房较远，要准备衣物，注意防寒 ❸如有发热等身体不适状况，考虑更改时间
4 生活往事回忆疗法的进行方法 ①致辞 ②若是第一次，参加者进行自我介绍 ③说明回忆生活往事的目的、次数、一次所需时间 ④请患者分几次讲述儿童时代、青年时代、初婚、生子、孩子自立时夫妇二人的幸福往事，最近的事情，兴趣爱好等（❶❷） 	❶以生活往事为基本素材，与患者一起填写年表，确认内容，引导进行 ❷以生活往事为开端，促进与患者的交流，反复地重复其内容，使患者心情舒畅
⑤全体人员讲述完后，请他们准备纪念图片、纪念品的图片，用扫描仪扫描留存 ⑥挑选图片，探讨视觉的构成，记录摄影年月日及图片中的人名、场景，制成记忆笔记本（❸❹） ⑦互相协商，制作封面 ⑧结束致辞（❺❻）	❸记忆笔记有各种各样的形式。以发生时间和主题为主线整理值得回忆的记忆，重视留下有形物品的过程 ❹活动的次数，根据患者的健康状况进行安排 ❺已完成记忆笔记的患者，请其与家人一边看，一边回忆生活往事 ❻除记忆笔记外，还有值得回忆的场所、装着值得回忆物品的回忆箱、值得回忆的影像制品等多种形式
5 生活往事回忆法、记忆笔记的评价 ①进行个体评价	

要点	注意・根据
	■表4 ・是否能够以经过时间和主题重新构成生活往事，保持连续讲述 ・记忆笔记是否整体都做得很好 ・在讲述中，攻击性是否得到了遏制 ・是否对精神稳定方面有效果 ・患者是否让别人看了自己的记忆笔记

怀旧茶会疗法

目的▶
・通过茶会，使患者有放松及与他人交流的时间
・对有攻击性言论的患者，要一对一进行，谋求其心理的稳定，使其拥有交流的机会

核查项目▶ 患者的生活经历、工作经历、婚姻经历、喜欢的茶和香味

适应对象▶ 对有水分摄取限制的患者，要考虑茶的摄取量。对不能长期保持坐位、经常误咽的患者，探讨使用茶加黏稠剂

必需物品▶ 安静的场所、桌子、椅子、红茶、日本茶等茶具

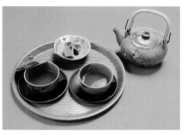

程序	
要点	**注意・根据**
1 接待参加者并说明目的 ①说明怀旧茶会的目的、时间、场所等（❶❷❸）	❶ 根据▶ 通过事前进行说明，使参加者抱有期待感是很重要的 ❷即使对认知障碍患者，也要简明地说明目的、内容。另外，要事先将写在纸上的说明交给对方 ❸告知实施的场所、所需时间。另外，对患者的提问要耐心地加以说明
2 茶会的准备 ①准备能让患者情绪稳定的场所（❶） ②准备茶器和茶叶，决定座位顺序（❷❸）	❶保证场所的安静，准备桌子、椅子、茶具、茶叶、背景音乐等，营造气氛 ❷掌握患者对茶的喜好 ❸如果有多人参加，要考虑每个人的背景，决定座位顺序。重听的患者坐在主持人的边上，考虑需要援助的患者的需要 技巧▶ 沏茶的适当水温为红茶100℃，日本茶60~80℃
3 患者的准备 ①到床边迎接患者，使其完成排泄、整理衣服后，	❶敦促参加者在参加前完成排泄，避免在参加过程

要点	注意·根据
向会场移动，并引导至座位（❶❷❸）	中进行排泄。引导至座位，表示欢迎 ❷会场如离病房较远，要准备衣物，注意防寒 ❸如有发热等身体不适状况，不要求勉强参加，考虑更改时间
4 茶会的导入 ①致辞 ②若是第一次，参加者进行自我介绍（❶） ③随意地讲述所准备的茶的产地、香味、水温、茶的浓淡喜好等，引起患者的兴趣（❷） ④一边引出话题，一边注入开水，沏茶 ⑤一边倒茶，一边慢慢地品味颜色、香味等 ⑥慢慢地品尝 ⑦从茶的话题发展到回忆，如有能掌握患者的有价值的信息，一边使其回忆过去，一边记录，转告给职员，用于护理 ⑧结束致辞	❶以生活往事为开端，促进与患者的交流，反复地重复其内容，使每位参加者都能充分地享受怀旧茶会的时间 ❷分别对待每一个人，使全体患者都能感到被尊重、珍爱
5 怀旧茶会的评价 ①进行个体评价	■表5　评价的着眼点 · 是否见到了笑容 · 是否与他人进行了交流 · 认知障碍患者是否能进行语言表达? 是否安静 · 准备的茶是否为患者喜欢的茶 · 倒茶的方法是否优雅 · 导入和展开是否顺利 · 整体的氛围是否良好 · 对导入催眠、精神上的稳定是否有效果

评价

● 患者是否享受了回忆疗法、生活往事回忆疗法、怀旧茶会疗法的愉悦时间
● 是否对职员了解患者背景有帮助
● 患者的住院生活是否变得丰富

● **文献**
1）野村豊子，黒川由紀子：回想法への招待，筒井書房，1992
2）黒川由紀子：回想法—高齢者の心理療法，誠信書房，2005
3）Buettner L, Fitzsimmons S：Dementia practice guideline for recreational therapy：Treatment of disturbing behaviors, American Therapeutic Recreation Association, 2003

3.7 娱乐❷音乐疗法

松本美香

老年人的特征与护理的必要性

- 年龄增长引起的身体功能低下、住院引起的精神压力及失眠等，会影响到自律神经系统、内分泌系统、中枢神经系统。因此有必要进行自主努力，有规律地保持高活动性的生活习惯，同时也要考虑周边环境
- 通过音乐疗法，可以期望改善由认知障碍引起的精神症状（幻想、妄想、焦躁性兴奋）
- 让失语症患者也唱歌，不能发声的患者演奏乐器等，通过音乐，让他们可以表现自己。另外对自我表现水平低下的老年人，促使他们通过音乐进行自我表现，使他们恢复作为人不可或缺的人与人之间的联系

进行音乐疗法时的早期判断

要点	注意·根据
1 选择适合每位患者的音乐疗法 ● 被动的音乐疗法	● 以"倾听"得到效果 根据▶ 利用声音的震动刺激自律神经，促进其功能。诱导想象，引出无意识的世界，这是一个对治疗有益的心理疗法
● 主动的音乐疗法	● 通过"亲自实践"的参与型疗法。唱歌、合唱、演奏乐器、作词、作曲、配合音乐活动（跳舞、体操、游戏、模仿）等，还有很多享受音乐的方法和辅助性地运用音乐的方法
● 集体音乐疗法 ● 个体音乐疗法	● 在身体、精神可满足活动条件时 ● 满足个人需求的援助，在单间、休息室进行生活、精神治疗比较有效果时
2 老年人活动性的判断项目 ● 认知障碍的程度、欲望低下、不安感、不稳定、暴力、徘徊、紧张感、信息处理能力低下、动作协调性和身体平衡功能低下、交流能力低下等	● 不能理解自己所处的状况，不确定自己的存在，在与现实的差距中，多感到精神压力。因此容易出现不安感及种种有问题的行动。为了减轻这些症状，建议使用有效的音乐疗法

音乐疗法的程序

音乐疗法的定义 运用音乐所具有的生理的、心理的、社会的功效，有意识地、有计划地使用音乐，以减轻心理障碍，维持、改善身体功能，提高生活质量等

核查项目▶ 身心状态是否适合参加音乐疗法项目，从生命体征及患者的言行来判断

适应对象▶ 伴随年龄增长，运动功能低下，活动性低下，由心理纠结及精神压力呈现出某种有问题的行动或失眠的状态。如果身体状态稳定，那么参加音乐疗法一般都没问题，但要尊重本人的意思

防止事故的要点▶ 防止在参加音乐疗法的过程中从椅子上跌落及移动时的跌倒事故

必需物品▶ 乐器、自然声音的 CD、校音器等

程序	
要点	**注意·根据**

1 准备

①确认患者的状态，向实施场所移动（❶）

❶ 防止事故的要点▶ 根据患者的状态进行担架、轮椅或步行介助。为了防止先行被引导至场地的患者在等待时从椅子上跌落，一定要有职员在场

注意▶ 如果患者同意使用防跌落安全带，则一定要固定好。为了使患者不能随便移动，必要时锁住轮椅的制动

2 音乐疗法

①音乐疗法程式举例

1. 起始歌	♪雪绒花	6. 唱歌 3：怀旧旋律	♪湖边的小屋
2. 唱歌 1：季节歌曲	♪夏天来了	7. 唱歌 4：伴随击打乐	♪永怀梦想
3. 唱歌 2：选曲	♪椰树果实	器唱	♪昂首前进
4. 体操：配合音乐活动身体	·活动手指、腕部、脖子、肩膀	8. 鉴赏	♪假面舞会
5. 发声：有意识地发声	·延长发音持续时间，清晰发音等	9. 结束歌	♪晚霞

·起始歌（固定歌曲）（❶）

·歌唱（❷）
·乐器活动
·制作活动

②实施音乐疗法时的注意点（❸）
·患者的表情、脸色

❶ 根据▶ 能够使患者意识到例行的音乐疗法又开始了

❷ 根据▶ 即使有各种各样的功能变化，但多数情况下歌唱能力可以得以保持。发音、发语困难也可以哼歌、部分发声、鼻音、打节拍等，以每个人的个性表现参与

❸ 注意▶ 因为要保持坐位，有时会出现一过性血压低、精神不爽、疲劳感等，要注意观察音乐疗法中患者的表情及脸色等

紧急处置▶ 如果发生突然变化，当场测定生命体征，在报告医生的同时，迅速地回到病房，请其静卧，观察过程

⑥回病房

评价

●参加音乐疗法后，患者诉说心身不适的次数是否有所变化
●通过日常的生活援助，是否提高了患者的活动性
●白天卧床的时间是否减少了
●患者的表情是否生动? 是否见到了笑容
●患者之间的交流是否活跃了

老年人的特征与护理的必要性

- 年龄增长变化的最显著的特征是反应速度及动作速度变得迟缓，即使是健康的老年人，也会诉说身心不适，大多数人日常生活活动不活跃
- 长期卧床，不仅会引起体力降低及生理功能的减退，还会产生情绪低下，积极生存的欲望低下，大脑活动、记忆力、判断力、自尊心等的降低，给心理活动、社会活动带来障碍
- 伴随年龄增长，运动量在日常生活中所占比率减少，引起身体脂肪增加、肌肉力量降低、气力减退等。这些衰老的自觉症状会进一步增加患者的精神压力、抑郁症状，促进社会年龄、心理年龄的增长
- 能够将身体的自由度保持到最后，坚信以自己的意志可以移动到任何地方，需要保持充满活力的精神。不因为各种疾患、后遗症而成为"卧床不起"的状态，是提高老年期生活质量（QOL）的必要条件
- 为提高后期老年生活质量（QOL），维持日常生活中的身体活动能力、日常生活所需体力以及对疾患的防御力是不可或缺的
- 在活动的选择方面，要适应个人需要，尊重个人意志。通过交新的朋友，使之能够认识到自己的社会存在是很重要的。所以为了提高老年人的活动性，很好地平衡社会活动与个体活动是很重要的
- 老年人身体活动的目标是保持"独立的高质量生活"，为此，期望能以持续的团队协作实践运动（活动）
- 持续、适度的运动（活动），对感情、认知功能、维持体力、免疫功能、自律神经、内分泌功能等各项生理功能都是有效的
- 即使是低负荷的运动，因为增加了有氧作业疗法的频度，一般认为也有充分的生理效果

进行运动疗法时的早期判断

要点	注意·根据
1 活动性的程度 ● 动作速度（精神运动速度） ● 四肢的协调、听觉、视觉与动作的协调 ● 反应时间 ● 大臂的运动速度 ● 手指的灵活性 ● 手、腕合乎目的的动作 ● 手关节与手指运动的速度	● 精神运动功能是老化的指标之一 ● 灵巧性、操作能力、运动能力以及眼与四肢的协调、其他的肌肉作业能力 ● 与中枢神经系统关系密切（反应时间、写字动作等） ● 与单纯的反射、肌肉运动不同，在受到各种复杂的刺激时，进行与这些刺激对应的非语言的、动作性的反应 ● 伴随年龄增长，反射、肌肉运动都变得迟缓，这些精神运动功能处于降低倾向状态中
2 伴随年龄增长的运动功能变化对身心的影响 ● 肌肉 ● 骨头、关节 ● 关节可动范围	● 一般来说，伴随年龄增长，支撑运动功能的肌肉、骨头、关节、脑神经等身体器官的功能都在降低 根据▶ 伴随老化，构成肌肉的肌肉纤维变细，数量减少，发生肌肉萎缩。在迅速对应姿势变化时起作用的快肌纤维的萎缩更为明显，因而运动速度降低 ● 也会给关节带来退行性变（变形性关节症），关节活动范围变窄

要点	注意・根据
●脑神经系统 ・认知速度	根据▶ 脑神经间的联系降低，额叶的萎缩也很显著，欲望低下，信息处理能力也会降低 ● 随着神经传导速度延迟的进行，动作的协调性及身体的平衡能力也会降低
3 活动的判断项目 ●身体方面 ・自足步行、跑步、蹦跳 ・伸展、弯曲脚部 ・转动脖颈、前倾 ・挥动手臂，弯曲、伸展肘部 ・弯曲、伸展腰部，旋转 ・张开、合拢双手，投掷、捡拾，活动手指 ・看、听、说、品尝、嗅、触摸 ・动作与动作的协调等（一边……一边……） ●智力方面 ・模仿、认知、理解、回应 ・记忆、考虑攻略、表现 ・读、写、计算、识别 ・推理、预测、表示方向等 ●情绪方面：喜怒哀乐、罪恶意识、苦痛、恐怖、失意、拒绝感、自信、意欲等 ●社会方面（人际关系）：一对一的关系，与集体的关系，集体内的竞争、协作，保持集体对抗的关系，与成员的距离感，进行交流，遵守规矩等	●生活中的娱乐是通过接触，体会安宁，达到恢复人性的活动（具体的行为）的护理行为 ●活动的效果 ・通过快乐的活动维持、提高体力 ・快乐的感情和适度的身体疲劳会产生情绪的稳定，创造性的活动刺激右脑，防止额叶功能降低 ・共享欢乐的交流场所，可培育同伴意识

运动游戏：投掷报纸团

目的▶
- 为谋求患者心理的活性，灵活运用集体活力，得到属于集体的心理稳定、满足感、快乐等
- 提高心肺功能及肌肉力量，维持增进日常生活活动能力和行动体力，由此进一步提高老年人身体活动的安全性和舒适性
- 维持、扩大上肢活动范围
- 获得大动作能力
- 促进向前方移动体重
- 提高运动的调整能力
- 提高持续力
- 促进自发性

核查项目▶ 患者的日常生活活动能力、关节可动范围、四肢运动受限程度、个人意志等；根据每个人体力的负荷量，执行医生指示的安静度

禁忌▶ 有安静卧床指示的患者、患有有感染可能性疾患的患者

防止事故的要点▶ 防止娱乐活动中的跌倒、跌落及外伤事故

必需物品▶ 报纸、筐（纸箱或广口的垃圾箱）、椅子（低矮的）、秒表

程序	
要点	**注意・根据**
1 准备游戏 ①将报纸事先裁成 1/5~1/4 的纸片（❶） ②为每人准备 30 张左右裁好的纸片 ③将裁好的纸片放在各自的椅子边上	❶ 技巧▶ 为提高参加欲望，请患者从准备阶段就一起参与
2 实施游戏 ①将参加者分为 2 组以上，围成圆圈而坐，中间放筐（❶❷） 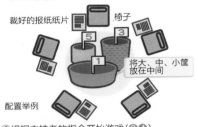 裁好的报纸纸片　椅子 将大、中、小筐放在中间 配置举例 ②根据主持者的指令开始游戏（❸❹） 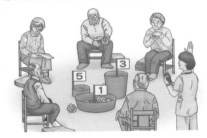 ③主持人计算时间，一分钟后发出信号，游戏结束 ④计算投入筐中的报纸团数，计算得分（❺） ⑤反复进行一分钟的游戏 3 次，享受胜败（❻）	❶ 这是一个只用报纸就可以做的游戏。规则就是把裁好的报纸团成团，扔进筐里，以一分钟投入筐里的报纸团数量决定胜负 技巧▶ 用力将报纸团好，既是指尖的运动，又较易控制 ❷ 参加者坐在椅子上。为能简单地可以拿到放在地板上的报纸，低矮的椅子较好 防止事故的要点▶ 防止患者因失去平衡而跌倒。要跟在需要介助的患者旁边，支撑其身体不要失衡，递给其报纸 ❸ 技巧▶ 像进行实况转播一样进行解说，活跃气氛 ❹ 技巧▶ 最初的一组投完后进行计数，接着另一组投，全体投完之后比较得分。放置尺寸大小不同的筐或箱子，按照从大到小的顺序，设定不同的分值 ❺ 技巧▶ 在计算得分时，主持人以投掷的方式对筐里的纸团进行计算，渲染气氛 ❻ 30 张报纸纸片，可以进行 3 次一分钟的游戏
3 善后处理	

评价
●内容是否尊重个人意志、符合患者需要 ●是否能实施愉悦的集体活动，形成交流的场所，可期待其身心活性化 ●活动中是否没有发生跌倒、跌落事故 ●活动中是否没有出现气喘、眩晕、冷汗、胸痛、紫绀、情绪不佳等身体症状 ●游戏程序对身体、智力、社会、心理等方面是否有效果？是否提高了对援助目标的完成度 ●提高身体功能、自己决断程度、动力、活动意欲、专注度等方面是否见到了变化

4	休息·睡眠	
4.1	**休息**	松本美香

老年人的特征与护理的必要性

- ●所谓老化，就是肉体完成了成熟的过程，开始变得虚弱，生理机能降低及体力衰弱。在日常的生活当中，并未表现在表面，但一旦有精神压力，因为预备能力的降低，就会产生问题
- ●老年人多患有多种疾患，健康状态容易恶化
- ●老年人伴随着老化，容易疲劳，由于体力下降，恢复疲劳需要时间
- ●体力低下使参加活动变得消极；疾患的慢性化，使之有宅居的倾向，也与丧失自信相关联
- ●从有社会工作、活跃的老年人，到卧床不起的老年人，活动状况的个体差别巨大
- ●不经常使用肌肉，力量就会降低，其结果会带来废用综合征。但是，生活习惯、生活样式是可以维持肌肉力量的
- ●由于老化，老年人的身体功能下降。在这过程中，需要整理老年人的生活环境、生活习惯，使之能减少生病及事故的风险，度过健康的老年期
- ●老年人多夜间失眠或多相睡眠，导致白天出现觉醒障碍，引起精神活动低下、昼夜颠倒等问题。需要白天适当地安静和休息，以促进症状的恢复，整理夜间的睡眠模式，调整一天的生活活动节奏
- ●适当地安静、休息，对支持白天的活动有很重要的作用

早期判断

要点	注意·根据
1 睡眠状况 ●入睡时刻、夜间睡眠状况（是否有中途醒来） ●睡醒时间 ●睡醒时的心情	●将起床时间定在一定时间，白天的困意以午睡对应 　根据▶入睡、醒来的时间不固定，一般都会带来白天节奏的变化 ●白天的醒来障碍不仅仅源于夜间的睡眠障碍。由体力降低引起的易疲劳性也会引起这种障碍。适当地安静、休息，不使身心疲劳蓄积是很重要的 ●恢复身心的疲劳，是为了进行日常生活保持必要的体力，为了享受生活保持必要的气力，为了维持对抗疾病的抵抗力，同时，安静、休息的意义也在于身心保持在一定的精神压力水平上
2 失眠引起的身体精神症状 ●醒来时的状况 ●倦怠感、疲劳感、无力感 ●频频打哈欠 ●头痛、眩晕、身体摇晃、肩膀僵硬 ●食欲不振 ●注意力降低 ●判断力、注意力降低 ●意欲、积极性、活动性降低 ●神经过敏	●很早就有困意，接近中午还醒不过来，这种睡眠、觉醒障碍限制了人们白天的活动，有时在人际关系、社会生活方面会发生问题 ●困意不是以精神力量能克服的。要重视平时的睡眠时间和第二天醒来状态之间的关系，认识睡眠习惯与白天困意的变化关系，这是非常重要的 ●白天的不充分感以及不适的原因各种各样

要点	注意·根据
●精神不稳定（精神运动障碍） ●判断力障碍 ●幻觉、幻听、妄想等的恶化	有些人错误地认为这些原因在于失眠，我们可以从他们的诉说中听出来。如果这种错误认识根深蒂固，那么我们进行精神压力疏导的认知疗法要比进行睡眠卫生的指导效果好得多 ➓失眠及其原因会给生活带来怎样的影响，改善睡眠能够给生活带来怎样的变化，把这些关于睡眠的认知作为患者自觉症状之一来把握是很重要的
3 白天的活动状况 ●是否有午睡及时间段等 ●白天在床上度过的时间 ●白天是否有很有欲望进行的活动	注意▶ 指导患者午睡以 1 个小时为大体标准，15 时以后不要午睡 ➓技巧▶ 指导患者除睡眠、休息之外，白天尽量离开病床。饮食、排泄、活动等的行为，尽量根据目的在不同的场所进行，使日常生活活动张弛有度
4 是否服用安眠药	➓不适当地使用安眠药，有时会产生源于药物的失眠

程序

目的▶ 谋求有用的身体能量及控制利用，在提高白天活动性的同时，保证夜间适度的睡眠
核查项目▶ 白天的活动性、夜间的睡眠状况、午睡状况、疾患的病态生理（病状）及与此相伴的必要的安静度等
禁忌▶ 对夜间睡眠有不良影响的活动，与肌肉力量低下、意欲减退等相关的慢性白天卧床不起的状态
防止事故的要点▶ 在安静、休息的场所，规避可预见的危险

程序	
要点	注意·根据
1 患者自身的因素（❶） ①患者的健康状态（病态） ②日常生活活动能力（饮食、排泄、保持清洁、移动）	❶确认治疗上必要的安静度。针对饮食、排泄、保持清洁、移动这些日常生活中的活动，选择符合其需要的护理
2 调整物理环境（❶） ①调整温度、湿度，通风，换气 ②防止噪声，灵活运用音乐 ③灵活运用采光、照明 ④防止臭味，运用香味 ⑤净化空气，防止灰尘	❶辅助日常生活活动障碍的物品、用具对安全、舒适有很大的影响，所以要充分认识它们的种类和特性，做出必要的调整（可调节病床、无脚座椅、靠垫等）

要点	注意・根据
3 调整人文环境 ①确保能保护隐私的个人的空间（❶） **私密的疗养环境会给治疗和静养带来很好的效果**	❶ 根据▶ 个人的兴趣、嗜好品等对在疗养环境中心灵的抚慰和安宁具有很好的效果
②医生、护士、家属、介护者的人际关系（❷）	❷多名患者在同一病房共度疗养生活，这是一个很复杂的环境，环境质量直接影响到健康恢复 技巧▶ 与直接护理者构成良好的人际关系，是重要的环境调整。对于离开住惯了的家，来到医院的患者来说，医护人员的关心能使其感到安心和安慰，这一点要牢记在心
4 调整管理环境 ①维修检查，保证清洁管理用的寝具、织物等清洁（❶）	❶确认设施是一种什么样的结构
5 考虑到心灵护理、信仰等（❶）	❶心灵的平安会带来心神安宁的效果。对基督教徒，要考虑他们与牧师的对话时间和参加院内星期日的礼拜。在住院期间，能够以某种形式继续他们常年守护的信仰生活

评价

- 一天中活动、休息的节奏是否有张有弛
- 是否能够通过休息恢复疲劳，提高白天的活动性
- 起床时间与饮食、休息、活动、就寝等生活时间是否井井有条

老年人的特征与护理的必要性

- 睡眠对维持生命、觉醒时的精神、身体机能、大脑发达以及记忆的处理都很重要。睡眠如果发生障碍会产生各种各样的问题
- 与年轻人相比，老年人身心的适应能力降低，所以，伴随住院而来的睡眠环境变化容易招致失眠
- 睡眠障碍多伴随着觉醒障碍。由于白天觉醒水平低下，可观察到注意力低下、作业功能低下等精神活动障碍，有时会伴有谵妄等意识障碍
- 随着年龄增长，上呼吸道阻力的变化、咽喉肌的肌紧张降低、呼吸节奏调节系统障碍等，使得老年人睡眠呼吸暂停综合征（SAS）有所增加。睡眠呼吸暂停综合征（SAS）会提高心血管障碍及气虚血瘀型脑血管障碍的风险，招致生命预后的恶化，对认知机能产生不良影响
- 包括人在内的生物体有为适应外界 24 小时周期变化的生物钟结构。生物钟所具有的节奏（周期）实际上并非恰好 24 小时，而是"24+4"小时，这被称为概日（大概一天）节奏
- 生物钟是"24+4"小时，如果外界有以 24 小时周期变动的物体（同步因子），那就具有和其同步的性质。睡眠、觉醒等行为，体温等自律神经系统，内分泌系统，免疫代谢系统等都让我们发现了 24 小时的节奏
- 所谓同步因子，就是在 24 小时的周期里，与其同步的环境因素，除去光、温度、饮食、身体运动外，还包括学校、单位共同生活的周围的社会因素
- 由于年龄增长，存在于视交叉上核的人体生物钟功能降低，由于在夜间不能取得充分的睡眠，所以白天的活动量也会减少，很多人变成了在白天睡眠的多相性睡眠
- 认知障碍的老年人，与一般的老年人相比，由于大脑器质的、功能的变化，体内生物钟容易产生障碍。睡眠、觉醒节奏明显容易变得不规律，加之中途醒来、入睡困难等各种睡眠障碍，容易引起夜间谵妄、徘徊等症状
- 对认知障碍患者使用精神药物、催眠导入药物，会使睡眠呼吸暂停综合征（SAS）的症状恶化
- 治疗老年人失眠药物的副作用会引起谵妄、站立不稳等症状，会提高跌倒、跌落事故的风险
- 正确诊断老年人的睡眠障碍属于原发性还是二次性的，对改善生活质量（QOL）是很重要的

睡眠障碍的早期判断

要点	注意・根据
1 概日节奏 ● 由于睡眠，人的中枢神经、自律神经系统、体内诸脏器都会发生很大变化 ■表1 失眠症的分类 ・入睡障碍（入睡困难） ・熟睡障碍（得不到熟睡感） ・中途醒来（熟睡障碍、睡眠持续障碍） ・清晨早醒（睡眠时间缩短） 上述 4 种为综合睡眠时间不足	● 睡眠中血压、体温的降低，不仅仅是由于概日节奏的变动，也有卧床、睡眠等因素的影响 ● 睡眠、醒来受概日节奏支配，与体温联动，决定了容易入睡的时间段。从最高体温（下午晚些时候的时间段）下降至最低体温（黎明前）为一倾斜曲线，与此曲线一致的时间段最易入眠 ● 体内的生物钟与外界的明暗周期有所不合，而不能适当调整，由此产生睡眠醒来节奏障碍，此被称为概日节奏障碍

要点	注意·根据

■表2　昼夜节律睡眠障碍的种类

时差变化综合征 （时区变化综合征）	从生物钟角度来说，由在不适当的时间睡眠而引起的睡眠的零散化和不规则化，属一过性障碍
倒班工作睡眠障碍	
睡眠时相提前（延迟）综合征	睡眠醒来节律提前为清晨醒来的"清晨型"和延迟为夜间醒来的"夜间型"，此种障碍最为普遍
非24小时睡眠醒来综合征	不能进行生物钟的微调，总是略微迟滞的状态，睡眠、醒来时间每天推后一点
不规律睡眠醒来睡眠障碍	从生物钟角度来说，本来应该睡眠的时间进行活动，由此引起的心身不适的症状

■表3　失眠的原因（5P）

Physical 身体的要因	疼痛、瘙痒、咳嗽、呼吸困难、尿频
Physiological 环境原因	噪声、光、不舒适的温度、搬家、旅行等环境的变化、不好的生活习惯等
Pharmacological 药理学原因	药物的副作用、脱离药物等
Psychological 心理学原因	精神压力、紧张
Psychiatric 精神障碍	抑郁症、感觉统合失调症、不安性障碍（神经官能症）

注意▶ 日常生活活动能力降低，造成外出困难，因此照射太阳光的机会随之减少。由于室内光线较暗，与人体生物钟不能同步时，昼夜的活动失去了节律，概日节律也随之减弱，这时夜间会出现失眠

● 昼夜节律的起搏器位于脑内的视交叉上核，由于年龄的增长，其细胞数逐渐减少。与此视交叉上核活动相关联，松果体夜间分泌松果体激素（调节体温、睡眠觉醒的昼夜节律的激素），松果体激素从视神经进入的光刺激抑制其分泌。松果体激素随着年龄的增长而减少

● 由于年龄增长，昼夜节律时相提前，深部体温节律、松果体激素节律振幅降低，产生睡眠醒来节律的错位

● 由于与外部环境的同步机能降低，睡眠醒来节律的偏差越来越大
谵妄是由于身体受到侵害，引起意识障碍，因而对外界的认知发生扭曲，加之情绪化的兴奋，而出现有问题的行为

● 在重症病人监护室等无24小时明暗周期的环境中，昼夜节律的振幅会减弱

2 白天的生活
● 睡醒时，是否在明亮的地方活动

● **根据▶** 3000 勒克斯以上高照度的光对人来说是最强的同步因子。人在早上受到高照度光的照射时，人体的生物钟能与地球自转24小时的明暗周期变化同步。根据日照时间的变化，可觉察到季节变化、环境变化。另外，高强度光还有调节自律神经系统的功能

● 一定时间内，人工照射高照度光疗法，是治疗昼夜节律年龄增长变化引起的老年人睡眠障碍的有效方法之一

● 晚上或熄灯前，将照明调暗

● 夜间照射高照度光会降低松果体激素的分泌，该激素具有促进睡眠的功能，因而容易醒来。应将失眠患者生活场所的照明调暗

● 午睡的时间段

● 在15点之前，睡1~2个小时没有问题

要点	注意・根据
3 睡眠状况 ●入眠状况（就寝时间、入眠至熟睡的时间） ●有无中间醒来、次数、状况（在什么情况下会醒来） ●睡眠的持续时间、总睡眠时间 ●有无早上醒来（醒来时间、醒来后还能否再睡着） ●睡眠的满足感（熟睡感） ●早上醒来状况（睁眼、心情、身体状况） ●是否服用安眠药、服用时间、依存度、效果	●用睡眠生理多项记录仪对老年人检查可见：入眠时间（至熟睡时的时间）的延迟、睡眠效率（全睡眠时间/上床时间）的低下、浅睡眠阶段的增加、促进大脑休息的非快速眼动睡眠与深熟睡感感觉相关联的快速眼动睡眠的减少。因此，老年人睡眠较浅，难有熟睡感
	● 注意▶ 如有昼夜节律障碍恶化的征兆，要在注意脱瘾症状的同时中断药剂。对于具有昼夜节律性的睡眠障碍，在一定的时间段使用药物 ●安眠药的主要作用是催眠作用。这种作用如果在想要睡眠的时间段出现，会很有效。但如果在醒来的时间段出现反会起到有害的作用。期待主作用在特定的时间段出现的治疗称为时间疗法。这是通过控制睡眠与醒来的程序，达到与理想的程序同步的行动疗法
●本人对睡眠的想法、把握方式，自觉失眠时是否感到痛苦	●即使是慢性睡眠不足，患者有时也会觉察不到自己的困意。使患者平时就意识到睡眠时间与第二天醒来状态的关联、长期的睡眠习惯、白天困意变化等是很重要的
4 失眠症造成的身体方面的症状 ●觉醒症状 ●频繁打哈欠 ●倦怠感、无力感、疲劳感 ●疼痛、眩晕、摇摆、肩部僵硬 ●眼球充血、眼睑浮肿、脸色不佳 ●食欲不振 ●营养低下 ●基础疾患的恶化 ●二次障碍的出现	● 根据▶ 生物钟的紊乱容易发生疾患。抑郁症、癌症、猝死、糖尿病的发病率较高 ●据说，内脏脂肪的蓄积与生物钟的紊乱有关，也有通过减肥恢复正常的病例报告
5 失眠症造成的精神方面的症状 ●集中力降低 ●判断力、注意力降低 ●意欲、积极性、活动性低下 ●神经过敏 ●精神运动障碍（精神不稳定） ●判断力障碍 ●出现幻觉、幻听、妄想	●白天应该醒来的时间是否昏昏沉沉 根据▶ 日常生活活动能力（ADL）低下的老年人，一天活动、休息的节奏无张无弛，昼夜节律的紊乱及基于白天活动量的夜间睡眠必要性的减弱，容易转变为多相性睡眠。另外，在诉说失眠的老年人当中，即使日常生活活动能力（ADL）不低，夜间松果体激素分泌量不足者也居多

休息・睡眠 **4** 4.2 睡眠援助

要点	注意・根据
6 引起二次失眠的疾患	
●脑血管障碍：脑动脉硬化症、脑梗死后遗症、脑溢血	
●呼吸器官疾患：夜间哮喘、睡眠呼吸暂停综合征（SAS）、慢性闭塞性肺疾患等	●SAS ・闭塞性 SAS：睡眠时，上呼吸道闭塞，呼吸暂时停止。无呼吸状态持续数秒到数十秒，达到醒来水平，于是喉头肌的紧张缓解，上呼吸道产生缝隙，再次开始呼吸。其结果就是出现睡眠中断、浅睡眠
●循环器官疾患：高血压、夜间狭心症	・中枢神经性 SAS：只限于睡眠中发生的呼吸障碍。呼吸运动完全停止，无呼吸状态持续数秒，睡眠变浅或醒来。由此，再次进行呼吸。此种类型不打鼾，再次呼吸时，多伴有大声叹气
●内分泌疾患：甲状腺功能亢进或低下	
●消化器官疾患：十二指肠溃疡（早上心窝部疼痛）、反流性食管炎（胸痛）	
●肝硬化（氨的增加）	
●慢性透析患者、肾不全	
●糖尿病	
●血液疾患：恶性贫血、白血病、溶血性贫血、再生不良性贫血	
●下肢静止不能症：患有末梢神经障碍，缺铁性贫血，尿毒症，慢性肺疾患等合并症，饮酒，维生素、矿物质不足，药物治疗的开始时或中断时，咖啡因，吸烟，疲劳等是恶化因素	●下肢静止不能症是周期性四肢运动障碍，下肢常有异常感觉或无意识运动，由此造成入睡困难、睡眠断续。其原因比较有力的一个说法是作用于中枢神经的神经传导物质（多巴胺）的功能低下
●睡眠时的肌痉挛（周期性四肢运动障碍）	●肌肉瞬间痉挛称为肌痉挛。夜间睡眠中，以大约 30 秒的周期，下肢出现异常运动（膝关节瞬间抬起，接着落下）。特别是拇指的伸展伴随着足关节、膝关节的部分屈曲而出现。因此会产生不完全醒来反应以及中途醒来。原因不明，以男性老年人居多
●更年期障碍（黄体酮的上升）	
●精神疾患：神经官能症、抑郁症、感觉统合失调症	
●阿尔茨海默型认知障碍综合征	●睡眠觉醒节律容易变得极其不规律 **根据▶** ・比起一般的老年人，其睡眠结构的变化更加严重 ・快速眼动睡眠明显减少，这与认知障碍的严重程度相关。一般认为，这是由于前脑基底部的麦奈尔特（Meynert）氏基底核及相关的乙酰胆碱工作系统障碍造成的 ・与昼夜节律的异常相关（可见视交叉上核容积以及细胞数的减少） ・运动感觉功能降低 ・由于夜间睡眠障碍，造成替代性午睡增加 ・因为行动受限，造成光以及社会性的同步因子减弱，形成了睡眠觉醒节律障碍的恶性循环

程序

目的▶ 对于住院的老年人来说，失眠是巨大的痛苦。睡眠障碍的原因可能是身体因素，也可能是环境因素。在排除这些因素的同时，要把重点放在其失眠的精神痛苦上进行援助

核查项目▶ 睡眠、醒来类型、白天的生活方式、失眠造成的身体及精神症状、有无药物副作用、服用安眠药状况等

适应对象▶ 有失眠的自觉症状，感到痛苦的患者；本人虽无自觉症状，但醒来状况明显有问题的患者

防止事故的要点▶ 防止跌落、跌倒。防止安眠药副作用引起的身体摇摆及谵妄等症状的出现

必需物品▶ 适量的寝具（枕头、毛毯、褥单、睡衣），手浴、足浴使用物品适量

程序	
要点	**注意·根据**
◆调整环境因素 **1** 调整病房环境 ①明亮度（❶❷❸） 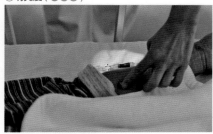 用笔式手电筒照亮手周围	❶睡眠时的亮度，根据各人的喜好千差万别。要掌握患者的需求，尽可能将亮度调整为符合患者希望的程度 ❷在多床的病房，用布帘将床隔开，防止光亮外泄 技巧▶ 夜间，在确认持续点滴或点滴线时，用笔式手电筒照亮手周围 ❸防止事故的要点▶ 带有厕所的单间要开着灯，以门的开闭调节明暗。防止夜间上厕所步行时被东西绊倒
②温度（❹❺❻） ③湿度（❼） ④声音（❽❾❿）	❹就寝时，由寝具在身体周围形成的温度、湿度被称为"床铺气候"。舒适的睡眠不仅仅和房间的温度、湿度有关，适当地保持"床铺气候"也很重要 ❺根据▶ 外界与病房的温度差如果在 7℃ 以上，人的自然体温调节能力就无法调节，便会引起失眠 ❻温度的理想值为夏天 26~28℃，冬天 18~20℃ ❼通年的湿度保持在 50%~60% 注意▶ 流行性感冒病毒感染的预防方法中，湿度管理是极为重要的。在极为干燥的冬季，每天要确认湿度，进行加湿等湿度调整 ❽对声音的反应因人而异。医疗器械的金属音、开关门的声音、查房的脚步声、走廊的说话声、手推车的声音、同室病友的鼾声等，都会阻碍睡眠，是使睡眠变浅的不良刺激 注意▶ 监测的铃声，原则上应设定为护士在楼内的任何地方都可以听到的音量

要点	注意·根据
	设定为静音或音量极小，在发生事故时有可能被追究过失责任
	❾同室病友的鼾声，对住院的患者来说，是一个很严重的问题。在计划调整房间的同时，有必要观察其鼾声是否由睡眠呼吸暂停综合征（SAS）引起，从根本上做工作
	❿耳塞的使用：在收听广播、音乐时，使用耳机
	注意▶ 在听广播、音乐时，设定为自动关闭
⑤臭味（⓫）	⓫排泄的臭味、污染的服装类、寝具或香味强烈的花草都是不良的刺激
	技巧▶ 与芳香剂、消臭剂等人工的香味相比，芳香油等更具身心放松效果，适于疗养环境

2 寝具、睡衣、床，进行体位调整

①枕头（❶❷❸❹）

与床平行

①枕头（❶❷❸❹）	❶头枕在枕头上侧躺的时候，脊椎骨与床保持平行
	技巧▶ 位于下侧的手臂自然向前伸出，脖子至腰的中心轴不扭曲
	❷仰卧时，喉头及颈部无压迫感，从后头部至肩部放松
	技巧▶ 高度大约为颈部角度前倾 15°
	❸硬度为"煎饼坐垫（薄而简朴）"的硬度，以头不陷进去为佳
	技巧▶ 如 5 cm 厚的坐垫高度不够，可以用毛巾被补足其高度
	❹符合个人的习性
	技巧▶ 也可以使用在家里用惯了的枕头
②铺的寝具（❺）	❺熄灯前开床，把床单铺平
	注意▶ 为使腰疼患者的腰痛不至于恶化，使用略硬的垫子、床板
③盖的寝具（❻）	❻技巧▶ 吸湿、放湿性能优越，不妨碍翻身、轻柔的羽绒被，对心脏没有负担，最适合使用。夏季，纱布、华夫格针织品等使皮肤感到清爽的毛巾被最适合
④睡衣（❼）	❼技巧▶ 适度宽松、有伸缩性的布料，不妨碍翻身及去厕所的步行
⑤床栏（❽❾❿）	❽床栏有镶嵌式、推拉式
	防止事故的要点▶ 选择适合患者的床栏，防止夜间跌落
	注意▶ 对有可能自己把床栏卸下、翻越栏杆、有可能跌落的患者，如何使用、使用什么样的床栏，需要进行充分的探讨

要点	注意・根据
	⑨床与床栏使用同一公司的产品。不同公司的产品组合使用，可能会产生缝隙，损害床栏的稳定性
	⑩精神状态不稳定或好动的患者，身体的一部分夹在床栏缝隙间，有时会招致生命危险或手足发生跌打伤、骨折等。要用柔软的被子盖住床栏，使手脚不至受伤。用毛毯盖住床栏、塞满缝隙的措施是必要的（专用的床栏套市场上有售）
⑥床的高度（⑪）	⑪患者一个人去厕所的时候，确认床的高度，保证患者可以安全上下
⑦设置感知体动蜂鸣器（⑫）	⑫对需要介助的患者，采取患者一个人离开床铺不致摔倒的措施，在床脚下设置传感器脚垫、床栏处设置体动感知蜂鸣器等。在熄灯前要做好准备，一旦出现异常可马上赶到病房
⑧使用限制行动用具（⑬⑭）	⑬注意▶ 根据每个设施的行动限制基准，如果使用限制行动用具，在使用前要事先得到本人或家属的同意
	⑭注意▶ 对于控制四肢的患者，要注意充分观察，不要妨碍其睡眠。还要考虑到控制部位的皮肤症状、精神状态、保持同一体位引起的身体的痛楚等，进行适当的援助
⑨研究适当体位（⑮）	⑮根据▶ 肌肉的过度紧张以及紧张的持续，会引起肩部僵硬、背痛，而保持同一体位、收缩胸廓的前屈姿势会招致腰痛，这都会妨碍睡眠
	技巧▶ 灵活运用小枕、抱枕
侧卧位灵活运用抱枕	
◆心理因素的对应 **1** 成为患者谈话的伙伴 ①监护以温柔的语言进行对话（❶）	❶根据▶ 护士镇静、安稳的态度会给患者安心感
2 谋求转换气氛 ①劝患者进行读书、看电视、听音乐（❶）	❶根据▶ 心理因素造成的失眠，通过气氛转换，失眠的焦虑会减轻

231

要点	注意・根据
3 谋求身心放松 ①进行手浴（❶） 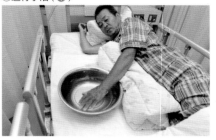	❶ 根据▶ 末梢血行良好的话，会发散体热，体温适度下降，容易入睡 技巧▶ 在洗脸盆里准备比洗澡水略热的热水（约 40℃），手浴时间 10~15 分钟，对缓和精神紧张有效
②进行足浴（❷） 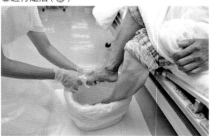	❷ 根据▶ 就寝前 10 分钟左右的足浴，有提高皮肤温度、疗养的效果。足浴后心率减缓
③进行按摩、指压（❸） 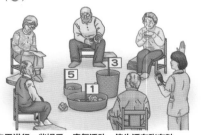	❸ 根据▶ 以手指或手掌摩擦皮肤，以敲、揉、按等的手法缓解肌肉紧张
◆ 调整日常生活的因素 **1 提高白天的活动性** ①有规律地调整生活时间，尽量提高白天的活动性（❶） **白天进行一些娱乐、康复活动，使生活有张有弛**	● 老年人有自己常年构筑的生活背景和历史。要尊重他们每个人的价值观，不伤害他们的自尊心，帮助他们得到更好的睡眠 ❶ 根据▶ 白天活动身体，使体温上升，夜间体温就会下降，进入易入睡的状态 技巧▶ 起床时间固定，将饮食、休息、活动、就寝等生活时间调整得有规律

要点	注意・根据
2 夜间尿频的应对措施 ①避免就寝前过度摄取水分（❶）	❶ 根据▶ 就寝前过量摄取水分，是造成夜间尿频的主要原因 注意▶ 晚饭后应控制水分摄取。但容易发生脱水，所以不要过度限制
②营造夜间能安全排尿的环境（❷） ③督促就寝前排尿（❸）	❷营造夜间能安全排尿的环境（便携式马桶、尿器等），使患者能安心入睡 ❸就寝前进行上厕所诱导
3 努力缓和空腹感 ①劝患者摄取温牛奶（❶）	❶ 根据▶ 温牛奶钙质丰富。钙具有镇静作用，刺激胃黏膜，使副交感神经适度紧张，适于入睡时饮用 注意▶ 就寝前摄取浓茶、咖啡等含咖啡因的饮品是不能入睡的原因，要避免
◆**开安眠药，以缓解失眠**（❶）	❶睡眠障碍引起的身心疲劳，如果使白天的醒来水平恶化，就要按照医生的指示，使用安眠药 防止事故的要点▶ 由于使用安眠药、嗜睡状态、白天醒来不良、步行时的身体摇摆、活动性低下、由反射功能低下发生的误吞等引起并发呼吸器官合并症的可能性很高，所以要特别注意观察全身状态的变化

评价

● 一天的活动、休息节律是否得到整理？是否适度得到了能够补偿白天活动疲劳的夜间睡眠
● 是否得到了熟睡感？每天早上起床时间能否神清气爽地醒来，充满生气地开始新的一天
● 能否不依靠安眠药，而依靠重新规划生活环境改善睡眠障碍
● 是否能防止由夜间中途醒来、安眠药的副作用带来的身体摇摆造成的跌倒、跌落事故
● 使用限制用具，是否没有妨碍患者的睡眠
● 查房时，从各种点滴线的接口到插入患者的部分，是否用手指进行了确认
● 由于个体的夜间排尿介助，中途醒来的次数是否减少了

休息・睡眠

4

4.2

睡眠援助

5 清身洁体
5.1 洗浴介助

谷口好美

老年人的特征与护理的必要性

- 洗浴是一种清洁的援助。同时，对老年人来说，也是生活的乐趣。除了得到恢复身心疲劳、放松的效果外，还是与人交流的机会
- 老年人因为洗浴，身体的活动量增加了，但也要考虑到相应的身体消耗。在身体状况不佳或与平常情况不同时，要引起特别注意
- 在医院、养老设施中，劝解老年人洗浴遭到拒绝的事也不少。要考虑到患者对陌生环境下洗浴的抵抗，探讨患者容易接受的、比较舒适的方法
- 可以预测到老年人洗浴的风险，可以想到急剧的血压变动引起的脑卒中、心脏疾患，更衣室、浴室的跌倒事故等，因此，营造可安全洗浴的环境是很必要的

目的▶
- 洗掉皮肤、黏膜的污垢，保持全身的清洁
- 洗浴促进全身的血液循环、新陈代谢
- 洗浴的冷热刺激、水压可缓解全身肌肉、关节的紧张
- 使身心都得到休息

核查项目▶
- 头发、皮肤的污垢，出汗，皮肤状态
- 生命体征（体温、血压、脉搏、呼吸状态）
- 身体状态（自觉症状），有无倦怠感、心情不快感，脸色，表情等
- 步行、保持姿势、坐位的能力，上下肢可动范围，手指的灵巧性
- 排泄状况（失禁等）
- 上次洗浴日、病房、疗养院可以洗浴的时间段（确认与治疗、康复的预定有无重合）

适应对象▶
- 可以洗浴的患者（得到医生入浴许可的患者）
- 体力、肌肉力量低下，有麻痹、关节拘挛、需要对洗浴动作进行介助的患者
- 有跌倒的危险，需要监护的患者
- 可独立行走或通过介护可步行，可以独立进出浴盆的患者

[卧位机械浴]
- 全身关节有拘挛，难于采取坐位的患者，处于不能活动状态的患者

防止事故的要点▶ 防止在浴室、更衣室跌倒，防止从浴盆、担架车上跌落，防止不适水温的烫伤，防止对浴室、更衣室不适当的清扫、消毒引发的感染症状扩大

必需物品▶ 浴巾、毛巾、入浴用香皂（浴液）、洗发水、护发素、替换的睡衣、内衣、吹风机、浴室用小凳子、防滑垫、轮椅（需要时）、浴室脚垫、简易扶手等
- 卧位机械浴：担架车、移动辅助用具（滑动托板）
- 护士用：围裙、凉鞋、支撑腰带（需要时）

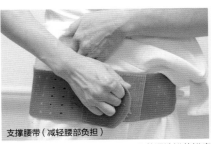

支撑腰带（减轻腰部负担）

机械浴（椅浴）＝可以坐着洗浴

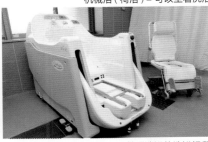

▼普通洗浴的浴室

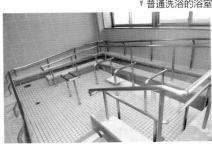

▼普通洗浴的洗浴场所

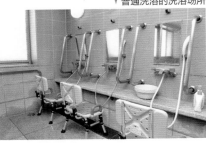

普通洗浴程序

程序	
要点	**注意·根据**
1 向患者进行说明 ①向患者说明洗浴的程序、目的、所需时间（❶） 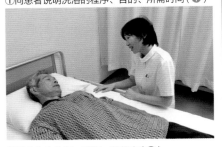 ②测定生命体征，观察一般状态（❷） ③洗浴前敦促其排泄（❸）	❶为了得到患者的协助，要事先进行说明，征得同意。告知具体的程序、进行方法、所需时间 技巧▶ 老年人多拒绝洗浴。要确认拒绝的理由，不要勉强，如改变洗浴时间等，顾及其羞耻心。避开饭后、空腹时 ❷如发现生命体征有异常（发热、血压高等）或心情不愉快，要再次探讨是否要进行洗浴 ❸考虑所需时间，事前完成排泄 根据▶ 洗浴中如发生尿意、便意，在移动至厕所的过程中，体温会下降，增加负担。另外，如果慌忙去厕所会发生跌倒事故。如果在浴室失禁，患者的自尊心会受到伤害，所以务必督促事前完成排泄

要点	注意・根据
④准备必需物品 ・患者准备：请患者准备洗浴必需物品（浴用香皂、洗发水、护发素、浴巾、换洗衣物等），对患者说明，在浴室整理好之前，在屋中等待（❹） ・护士准备：在与患者进行确认的基础上进行准备 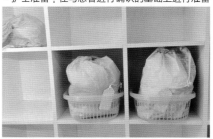 在更衣室的架子上为每一位患者准备物品	❹等待有时会使人烦躁。事先告诉患者轮到该患者的大体时间，请其放心
2 浴室的准备 ①调节浴室的温度（26~28℃）（❶） 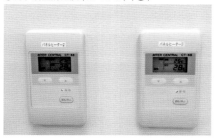 ②浴盆内放入温水。水温约为 40℃。根据患者的希望使用浴液（❷） ③准备更衣室、浴室用的椅子，浴室脚垫等（❸） 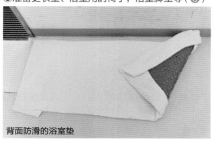 背面防滑的浴室垫	❶以放置在浴室的温度计确认温度。温度感觉有个体差异，即使是适宜的温度，也要向患者确认凉热 ❷ 技巧▶ 因为有烫伤的风险，所以要用温度计或护士自己的手确认水温 ❸注意不要被更衣室、浴室的台阶绊倒，跌倒的风险很高，所以要注意 防止事故的要点▶ 检查更衣室、浴室有无障碍物，地板是否湿滑，注意安全，不要跌倒

要点	注意・根据

3 患者进行准备

①引导患者到浴室（❶❷）

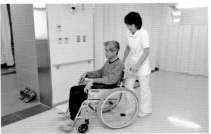

❶如能步行，向患者说明去浴室，引导其拿着必需物品到更衣室。注意根据患者的日常生活活动能力（ADL）进行引导

❷进入更衣室，关门。如果是轮椅，刹好车（有时要移动到更衣室的椅子上）

②进行脱衣援助（❸）

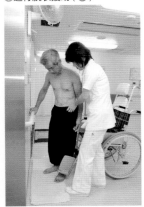

搀扶着进行
脱衣援助

❸用浴巾遮掩身体，最小限度地露出皮肤

技巧▶ 如果站立困难，要考虑请其扶着扶手或护士的肩膀站起，脱下裤子等

4 进行洗浴援助

①引导患者至浴室，请其坐在淋浴椅上

②注意淋浴的水温，边与患者确认，边从脚下部倒水（❶）

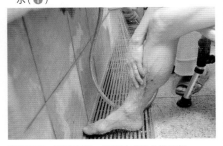

③使香皂、浴液起泡，轻轻冲去身体的污垢

❶根据▶ 因为有烫伤的风险，所以要注意淋浴、放水的水温

防止事故的要点▶ 确认水温是否高于40℃。如果前面的人洗浴时使用的水温设定过高，会突然流出热水，造成烫伤

要点	注意・根据
[半瘫痪者的洗浴介助] ①帮助偏瘫患者进入浴盆（❶） 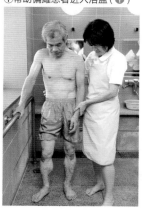	❶在步行不稳时，进行进入浴盆的介助
②请其用健康一侧的手抓住扶手，护士站在患病一侧，进行援助（❷） 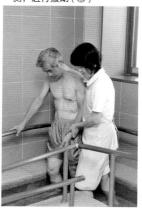	❷一边对患者说慢慢走，一边督促其步行
③进入浴盆（❸） 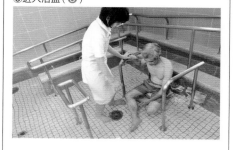	❸扶住扶手，请其慢慢下蹲，确认其是否有身体状况不佳 防止事故的要点▶ 进入浴盆时，容易失去平衡，有跌倒的危险。所以要扶好扶手，慢慢地切实进行 技巧▶ 为了防止跌倒，最好在浴盆底下铺上防滑垫 注意▶ 如果是病房内小型浴室的浴盆，患有偏瘫的患者以坐位入浴时，在浴盆旁边放置一把与浴盆同高的洗浴椅。让患者用手抓住扶手，身体泡在浴盆里

要点	注意・根据
④泡在水里，直至身体暖过来（❹） 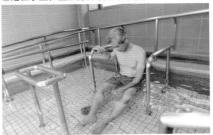	❹注意监护，在进入浴盆期间不要发生意识障碍、眩晕等 注意▶ 如患者诉说心里不舒服，可用冷水浸泡毛巾，拧干后擦拭脸部、胸部，以缓解症状。中断洗浴，测定生命体征
⑤扶着扶手慢慢起立后，从坡道走出浴盆 ⑥进行洗发、洗身介助（❺） 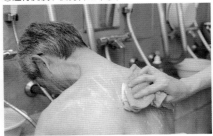	❺考虑维持残存机能。洗发、洗身等患者如能自己完成，敦促患者自己完成 ·配合患者的日常生活活动能力（ADL），对背部、脚部等手难于够到的地方进行洗浴介助 ·除不太好洗的腋窝、腹股沟、阴部外，由于松弛，所以皮肤间接触较多的地方污垢易残留，不容易充分洗净，要帮助患者充分洗净 技巧▶ 这是观察患者全身的机会。确认皮肤是否有异常（皮肤、湿疹、褥疮初期、浮肿等）
⑦再入浴盆，温暖身体 ⑧再用水把身体洗净，向更衣室移动（❻）	❻注意不要跌倒。出入浴盆和向更衣室移动时引导患者，避免跌倒、绊倒
5 进行洗浴后的介助 ①请患者坐在更衣室的椅子上，用浴巾裹住身体，擦去水分（❶❷）	❶技巧▶ 如果站立动作困难，在更衣室的椅子上铺上浴巾，擦去臀部的水分 ❷技巧▶ 洗浴后，以适合患者的化妆水、软膏进行保湿 根据▶ 老年人的皮肤易干燥
②进行穿衣介助 ③用吹风机吹干头发，梳理头发（❸） ④根据患者的日常生活活动能力（ADL）进行介助，回病房	❸防止事故的要点▶ 过于靠近吹风机容易烫伤，使用时离开头发
6 观察患者洗浴后的状态 ①安全地移动到病床 ②观察生命体征、一般状态（❶）	❶观察患者的脸色和状态，是否有心情不快或其他异常 根据▶ 洗浴容易引起血压变动（洗浴后易出现低血压） 技巧▶ 洗浴后指甲会变软，如患者手脚的指甲长长了，回到病床后要帮助患者剪指甲

要点	注意・根据
观察生命体征、一般状态 ③督促补充水分（❷）	❷补充 200 mL 左右的水（根据喜好，可推荐开水、茶、离子饮料等） 根据▶ 预防脱水
④入浴后敦促其暂时安静，采取舒适的体位，然后退出病房（❸）	❸在离开患者时，将紧急呼叫按铃放在患者能够到的地方 根据▶ 状态发生急剧变化时，患者自己能够马上求助

机械浴程序

程序

要点	注意・根据
1 向患者进行说明 ①向患者说明要进行洗浴，告知程序、目的、所需时间（❶） ②测定生命体征，观察一般状态（❷）	❶为了得到患者的配合，要事前说明，征得同意。告知具体进行的方法、所需时间。另外对患者所提问题要耐心说明 注意▶ 要避开饭后（包括经管营养）、空腹时间段，在不进行静脉点滴的时间内进行 ❷如发现生命体征异常（发热、血压高等）、心情不畅，再次研究是否进行洗浴
2 做好浴室、患者的准备 ①在床边准备好洗浴的必需物品 ②调整浴室的室温（26~28℃）（❶） ③洗浴前确认纸尿布（❷） ④卧位机械浴：脱衣，用棉毛毯、毛巾被裹住身体，避免皮肤外露，使身体保持一定的温度 ⑤椅浴使用轮椅进行移动。如果是卧位机械浴，移动至担架车（❸），系好安全带	❶卧位机械浴时，要准备约 40℃ 的水 ❷考虑到所需时间，事前完成排泄 根据▶ 在洗浴过程中不发生尿意、便意 注意▶ 在插有膀胱留置导尿管时，要拔开导尿管连接部分，用夹子夹紧，固定导尿管 ❸技巧▶ 在从病床向担架车移动时，使用推送滑板

要点	注意・根据
3 洗浴介助 **[椅浴]** ①用轮椅送至浴室（❶）。确认椅子、轮椅的刹车 ②坐着轮椅的状态下脱衣后，移到椅子上（❷） 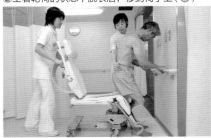 扶着扶手，从轮椅上站起来，将轮椅移开，插入椅子，请其坐下 ③两人进行介助，使患者深深地坐在椅子上。后背靠在靠垫上，保持安全性 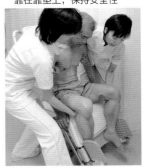 深深地坐下 ④放下移动手柄、脚踏板（❸） 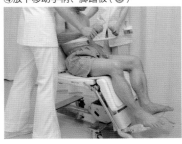	❶准备好轮椅。向患者说明，从病床移动到轮椅。请患者将必需物品放在膝盖上，移送至浴室 ❷如更衣室、浴室有温度计，使用温度计确认温度。温度感觉每个人有差别，即使温度适宜，也要确认是否感到冷 　防止事故的要点▶ 务必两人共同将患者移到椅子上 ❸根据▶ 为了移动时的安全

要点	注意・根据
⑤向洗浴场所移动，确认椅锁（❹） 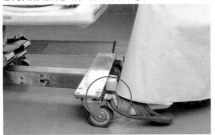	❹ 根据▶ 注意，在洗身体时，如果轮椅移动，患者可能会跌落
⑥注意淋浴的水温，边与患者确认，边从脚底部开始淋水（❺） 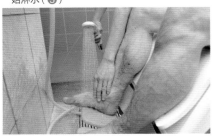	❺温度适中，在喷淋时，也有人感到烫。要帮助患者减少负担，使其感到舒适
⑦进行洗发、洗身援助（❻） 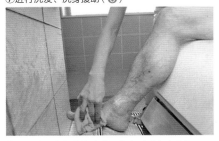	❻边观察患者的状态边进行。洗发、洗身的援助程序与患者确认后，以使其舒适的方法进行。洗身和擦拭一样，从末梢向中枢，以使循环良好的方向进行。如身体变冷可适当用花洒向背部淋水
⑧系紧椅子中部的安全带，抬起移动杆（❼） 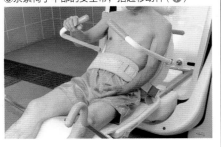	❼进入浴盆时，系紧安全带，使身体浮在水面，不致发生事故

要点	注意・根据
⑨向椅浴浴盆移动 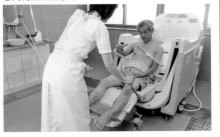	
⑩说明之后，向浴盆放水（**8**） 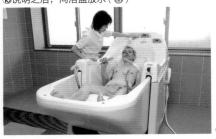	**8**水温约为 40℃ 技巧▶ 因为有烫伤的危险，所以护士要亲手确认水温。同时也向患者确认
⑪身体浸入水中，温暖身体 ⑫从水中出来，简单地擦拭，坐在浴椅上，向更衣室移动 ⑬移动到铺着浴巾的轮椅上，擦干身上的水分 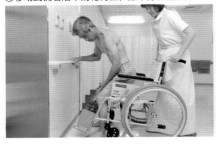	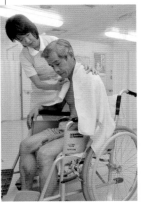
[卧位机械浴] ①用担架车将患者运送至浴室（**1**）	**1**担架车的移动、运送由两人以上进行。另外，即使系着安全带，也有跌落的危险，所以不要离开患者 防止事故的要点▶ 考虑到患者跌落、跌倒的危险，不要离开患者，时时监护
②担架车刹好 ③移动至机械浴的架子上（**2**）	**2**注意▶ 移动时，注意不要发生由于摩擦产生的表皮剥离、偏瘫一方的下肢卷进身体下面的事情

要点	注意·根据
④向患者说明，将机械浴的担架移动到浴盆上，慢慢放入浴盆内（❸❹）	防止事故的要点▶ 确认水温（40℃）是否合适。水温过高是烫伤的原因 ❸由担架的升降，使患者躺卧位浸入水中，所以要边向患者说明，边慢慢操作，不要使患者感到恐怖。另外注意脸部不要浸水 注意▶ 担架升降时，注意手脚不要夹在浴盆与担架之间 ❹洗浴中时常与患者对话，注意观察表情、状态变化 紧急处置▶ 洗浴中如发现异常，紧急呼叫，确保急救人数，以多人将患者运送到安全的场所，与医生联系
⑤浸到水里温暖身体，进行洗身援助 ⑥洗浴完毕后，将机械浴的担架从浴盆抬起 ⑦用浴巾裹住身体，擦去水分。使用推送滑板，两人介助，移动至移动用担架车（❺❻）	❺注意保温，最小限度露出皮肤 根据▶ 在身体仍保持热度时尽快更衣 ❻介助者站在担架车两侧 根据▶ 使之不要跌落 技巧▶ 洗浴中，进行病房的换床单、整理环境等工作
⑧用毛巾被裹住身体保温，穿好睡衣、纸尿布 ⑨用担架车运送至病房	
4 进行洗浴后的介助 ①进行洗浴后的介助（❶❷）	❶确认衣服、纸尿布是否穿着妥当 注意▶ 插有膀胱留置导尿管时，拔下卡子，接通导管，确认流出。固定导尿管后穿纸尿布 技巧▶ 洗浴后，以适合患者的化妆水、软膏等进行保湿 根据▶ 老年人的皮肤易干燥 ❷观察患者的脸色及一般状态，确认是否有身心不适或异常 根据▶ 洗浴容易引起血压的变动（洗浴后易低血压） 技巧▶ 洗浴后指甲会变软，如患者手脚指甲长长了，回到病床后帮助患者剪指甲
②观察有无疲劳感、洗浴后有无变化。这是观察全身皮肤状态的机会，报告觉察到的问题 ③在病床上进行穿衣介助 ④用吹风机吹干头发，梳理 ⑤敦促补充水分（❸）	❸推荐饮用 200 mL 左右的水（根据喜好，开水、茶、离子饮料等） 根据▶ 预防脱水
⑥洗浴后督促患者短暂安静，采取舒适的体位，然后退出病房	❹在离开患者时，将紧急呼叫按铃放在患者能够到的地方（❹）

要点	注意・根据
	根据▶ 状态发生急剧变化时，患者自己能够马上求助
5 进行浴室、浴盆的清扫、消毒 ① MRSA（耐甲氧西林金黄色葡萄球菌）、绿脓杆菌、皮癣等，根据感染的状态，探讨洗浴程序、方法等 ②用热水洗刷洗浴后的浴盆，对浴盆、浴室进行消毒（**①**） 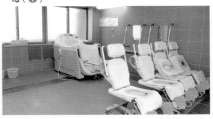 ③整理浴室内部	①因为使用浴室、浴盆的人不特定，所以要根据所定的方法进行清扫、消毒，防止其成为扩大感染的原因 防止事故的要点▶ 彻底进行浴室的清扫、消毒，使感染不至扩大

评价

- 是否去掉了皮肤的污垢
- 皮肤是否适度润泽？是否没有见到由于皮肤干燥造成皮肤落屑
- 血液循环是否良好？疲劳感、关节疼痛是否得到了缓和
- 洗浴后的一般状态是否稳定
- 是否得到了精神的安宁、满足感？如听到患者说清爽多了、真舒服之类的话

清身洁体

5

5.1

洗浴介助

245

5 清身洁体

5.2 局部洗浴（手浴、足浴）

谷口好美

目的▶
- 去除手指、足部皮肤的污垢，保持清洁
- 温热刺激有按摩的效果，使手指、足部的血液循环良好
- 给予舒适的刺激，可以期望精神稳定，导入睡眠

核查项目▶ 生命体征，倦怠感，有无心情不畅，手指、足部的皮肤状态，有无皮肤损伤，四肢浮肿等

适应对象▶ 需要安静、处于不能洗浴状态的患者

禁忌▶ 体力显著低下、血压变动剧烈的患者

防止事故的要点▶ 防止不适当的水温引起的烫伤，防止跌倒（地面及病床周围容易湿滑，要保持环境安全）

必需物品▶ 水盆、足浴用桶、水罐（需要加水时）（①）、手术床单（②）或报纸、洗涤剂（③）或肥皂、温水、一次性手套（④）、毛巾（免洗毛巾或纱布）（⑤）、浴巾、保湿软膏（⑥）、牙刷、指甲刀、温度计等

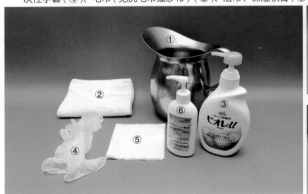

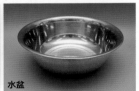

水盆

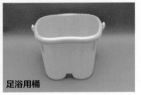

足浴用桶

手浴程序

程序	
要点	**注意・根据**
1 向患者进行说明 ①告知患者进行手浴 ②事前询问是否有尿意、便意，敦促排泄（❶） ③告知程序、目的、所需时间（❷❸❹）	**❶**根据日常生活活动能力（ADL），事前完成排泄。手浴在排泄后、饭前进行 　**根据▶** 为了请患者身心放松，进行手浴 **❷根据▶** 告知患者进行手浴是代替洗浴，减轻患者的不安，得到协助 **❸**告知具体的程序及进行方法、所需时间，对患者所提问题耐心回答 **❹**所需时间控制在 5~15 分钟 　**根据▶** 考虑到患者体力的消耗

要点	注意・根据
2 做手浴的准备 ①调整病房室温。室温控制在 24~28℃。注意空调风不要直接吹到患者身体上（❶） ②在床边准备好必需物品（❷），水温为 38~40℃ ③如为多人病房，要拉好床帘，如为单间，关好门（❸）	❶以设置在病房的温度计确认温度，与患者确认病房是不是不冷。在提高室温的期间，准备必需物品。准备温度略高一些的水，使水不会很快变凉 ❷用温度计或手确认水温 **技巧▶** 用温度计或手确认水温 **防止事故的要点▶** 防止由于不适当的水温引起烫伤 ❸因为要露出皮肤，注意保护个人隐私，不让别人看到
3 实施手浴 **[以坐位实施]** ①如果能以轮椅移动，在洗脸池也可进行手浴。为了预防感染，以清洁手指为目的，在吃饭前后、上厕所、康复后进行手浴 ②向患者说明，抬起上半身 90° 或采取端坐位，调整体位 ③在患者面前配置护理炕桌，锁好脚轮 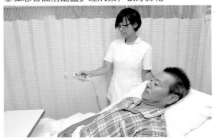 ④在护理炕桌上铺上防水单（或报纸），放好装入 38~40℃ 温水的水盆（❶❷） 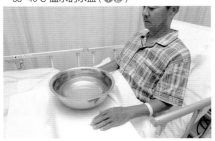	❶注意倒入水盆的水量。以手放入水中不溢出为宜 ❷考虑患者的意识水平、判断力。患者在水平低下时，会打翻水盆，把床周围弄湿，这时换睡衣、床单等都会给患者增加负担

要点	注意·根据
⑤将患者的手指浸入水中，暖一段时间（❸）	❸确认患者是否有心情不畅，与患者进行交流，使患者放松
⑥观察皮肤、指甲的状态 ⑦打上香皂，洗手腕、手背、两指之间、指尖以及指甲里面（❹） 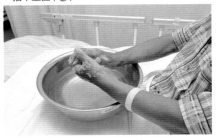	❹ 技巧▶ 好好清洗容易落下的部分（拇指周围、指尖、指甲、手纹、手腕、两指之间、手背），进行援助 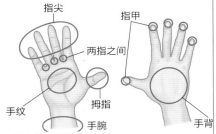 ■图 1 容易落下的部分
⑧充分洗净香皂（❺），用毛巾擦干水分 ⑨将水盆从护理炕桌上搬开（❻） 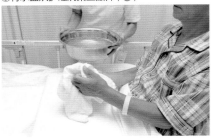	❺也可以将装在水罐中的温水浇在手上清洗 ❻在拿开水盆时，注意水不要溢出来，弄湿病床周围
⑩用毛巾擦干两指之间的水分 ⑪全手涂上保湿软膏，进行按摩（❼）	❼保湿软膏使用患者喜欢的香味，目的是保湿。按摩请参照 P264 手部护理 根据▶ 按摩可使血行良好，得到放松的效果
[以卧位进行] ①调整患者体位，将水盆放在手浴一侧。如患者穿长袖衣服，将袖子挽起，不要弄湿衣服 ②铺上防水单，放好放入温水的水盆，将患者的手指浸入水中，暖一下手（❶）	❶用小枕头支住手浴一侧的肘部 根据▶ 水盆的边缘如直接触及胳膊会疼痛，还有皮肤损伤的危险

要点	注意・根据

要点	注意・根据
③观察皮肤、指甲的状态 ④打上肥皂洗手 ⑤充分洗净，不要留下肥皂残留 ⑥用毛巾擦去水分 ⑦搬走水盆（❷） ⑧全手涂上保湿软膏，进行按摩（❸）	❷在收拾水盆时，也可将水盆的污水倒入水桶中拿走 ❸保湿软膏使用患者喜欢的香味，目的是保湿。按摩请参照 P264 手护理 根据▶ 按摩可使血行良好，得到放松的效果
4 善后处理 ①注意手浴后患者的状态（❶） ②把患者安排为舒适的体位，退出病房（❷）	❶观察患者的生命体征是否无变化 ❷在手浸入水中后，指甲变软的时候剪指甲即可。在离开患者的时候，将紧急呼叫按铃放在患者可以够到的地方

足浴程序

程序	
要点	**注意・根据**
1 向患者进行说明 ①告知患者进行足浴 ②事前询问有无尿意、便意，敦促排泄（❶） ③告知顺序、目的、所需时间（❷❸❹）	❶根据日常生活活动能力（ADL），敦促事前排泄。避开吃饭、探视时间 根据▶ 这样可以放松地进行足浴 ❷足浴与擦拭全身共同进行，为了促进入睡 根据▶ 这是一种代替洗浴的活动，所以要减轻患者的不安，征得同意 ❸告知具体程序、进行方法、所需时间，对患者提出的问题耐心解答 ❹所需时间控制在 5~15 分钟 根据▶ 考虑患者的体力消耗

要点	注意・根据
2 进行足浴准备 ①调节病房室温。室温控制在 24~28℃，注意空调风不要直接吹到患者身体上（❶） ②准备必需物品（❷），水温为 38~40℃ ③如为多病床病房，则关好床帘。如为单间，则关好门。床若为抬起状态，则将其调整为水平状态（❸） 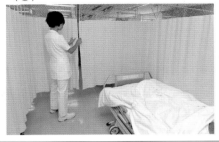	❶以设置在病房的温度计确认温度，与患者确认病房是不是不冷。在提高室温的期间，准备必需物品 ❷在准备阶段，准备温度略高一些的水，使水不会很快变凉 [技巧▶] 用温度计或手确认水温 ❸[根据▶] 因为要露出皮肤，所以要留意患者的羞耻心。注意保护个人隐私，不让别人看到
3 进行患者的准备 ①床边的地面上铺好手术床单或报纸，上面放好足浴用的水盆或足浴用桶（❶） ②向患者打招呼，如在床上进行，请其采取端坐位，确认是否有心情不畅等（❷） 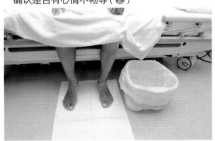 ③睡衣（裤）的下摆如太长，将其卷起，不要弄湿	❶擦拭中，注意不要弄脏床周围。在手浴、全身擦拭后再进行亦可 ❷如不能采取端坐位，将水盆放在床上，以仰卧位进行 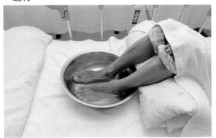
4 实施足浴 ①观察脚部状态（❶❷） ・足部冰冷、疼痛 ・皮肤颜色、干燥状态、浮肿 ・足部变形、关节拘挛 ・指甲变形、肥厚 ②从脚尖开始，慢慢地全脚浸入水中。确认水温烫不烫，是否有温吞等不快感（❸）	❶注意是否有循环障碍、精神障碍 ❷如有足癣，要注意不要扩大感染 ❸调节为患者喜欢的水温，使患者心情舒畅，精神放松

要点	注意·根据
③在水中稍事浸泡后，戴上一次性手套，用手轻搓两指之间、脚踝、脚后跟，搓去死皮等污垢，然后洗净（④） ④使用纱布（或废弃的布也可以）洗净 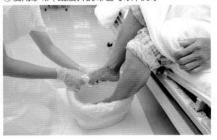	技巧▶ 根据患者的喜好，使用市场上销售的洗浴剂（适量） ④注意不要弄脏床单、地板。根据污垢程度，也可轻轻涂上起泡的肥皂
⑤用毛巾擦干水分（⑤） ⑥全脚涂上保湿软膏，进行按摩（⑥）	⑤把脚趾间也洗干净，充分擦干，不留足浴后的水分 ⑥充分注意保湿 根据▶ 按摩能进一步改善血液循环，得到放松的效果
5 善后处理 ①注意足浴后患者的状态（①） ②将患者安排为舒适的体位，退出病房（②）	①观察患者的生命体征有无变化 ②在离开患者时，将紧急呼叫按铃放在患者可以够到的地方。即使没有呼叫，也要注意患者的状态，多查房，同患者打招呼

评价

● 手指、足部的污垢是否洗掉了
● 皮肤是否适度湿润？是否没有见到由于干燥引起的皮肤落屑
● 患者是否得到了精神的安宁、满足感？如听到患者说神清气爽、心情舒畅等
● 失眠患者是否容易入睡了？是否提高了睡眠的满足感？如听到患者说能睡个好觉等

清身洁体 5

5.2 局部洗浴（手浴、足浴）

5 清身洁体
5.3 阴部护理

谷口好美

老年人的特征与护理的必要性

- 老年人由于谵妄、尿道感染、药剂、运动受限、便秘等各种各样的原因，容易发生排尿、排便障碍
- 随着年龄增长，皮肤、黏膜容易变得脆弱。由于失禁，使用纸尿布的机会增多，就容易发生皮肤炎症、褥疮。另外，脱水或插有膀胱留置插管的患者有尿道感染的风险。阴部护理目标是排泄自理，对于预防这种二次障碍是很重要的
- 阴部护理是一种伴随有羞耻心的护理行为，要非常注意。不经意的话会伤及老年人的人格，给患者造成心理负担等
- 利用交换纸尿布、洗净阴部的机会，尽量快地以适当的手法观察、判断，早期发现异常，尽早处理

早期判断

要点	注意·根据
1 阴部、臀部皮肤、黏膜状态 [阴部状态] ●男性 ·阴囊、阴茎皮肤有无病变（发红、湿疹、颜色异常等） ·有无从外尿道口分泌出来的分泌物，有无疼痛等症状 ●女性 ·外阴部：有无发红、肿胀、浮肿、皮肤病变等 ·尿道口、阴道口：有无分泌物、出血 [臀部、肛门周围的皮肤状态] ·有无发红、糜烂、水泡 ·有无褥疮	⊃阴囊、阴茎的内侧，不容易充分清洁护理。抵抗力如减弱，容易发生真菌感染（生殖器念珠菌病等），观察时要注意内侧 ⊃尿道口异常会有感染的危险，如有此症状要报告医生 ⊃有尿失禁，使用纸尿布时，皮肤容易呈湿润状态 根据▶ 这是发红、糜烂、水泡的原因 ⊃如有便秘，帮助掏便时逐一进行下列观察、判断 ·排便状况 ·有无诉说疼痛、黏膜出血 ·有无肿瘤、结节 ⊃长期卧床的患者，骶骨部及大传子部易发褥疮
2 排尿、排便障碍状态 [尿失禁] ·有无尿意 ·排尿时的症状 ·尿失禁的种类（急迫性、压迫性、充溢性、功能性等） ·排尿检查表（上厕所、纸尿布的交换时间、有无失禁、尿量、水分摄取状况等）	⊃在进行阴部护理的同时掌握排尿类型，以适合患者的方法进行援助，使之逐渐能自主排泄 ·蓄尿障碍：膀胱存尿困难（急迫性、压力性尿失禁） ·排尿障碍：由于尿闭，尿积存在膀胱，呈溢满状态（充溢性尿失禁） ·由于排泄环境引起的排尿困难：使用纸尿布

要点	注意・根据
[大便失禁 (特别是痢疾)] ・臀部皮肤的状态 ・大便的性状、次数 **[使用的纸尿布、垫的种类]**	由于不能去厕所引起的失禁 (功能性失禁) ❍频繁闹肚子、臀部发红、发生糜烂时，进行保护皮肤的软膏处理，以人工肛门用具预防褥疮。另外要探讨痢疾的原因 (饮食、经管营养的内容及速度等) ❍检查是否根据失禁的量，选择了适当的纸尿布、垫

程序

目的▶
- 除去由分泌物、排泄物带来的阴部污垢，保持清洁
- 预防起因于失禁湿润的皮肤黏膜损伤 (纸尿布、褥疮等)
- 预防尿道感染
- 去除排泄物、分泌物的恶臭，保持清爽感。促进与他人的交流

核查项目▶ 生命体征、有无倦怠感、心情不爽感、阴部皮肤及黏膜的状态有无异常 (发红、损伤、褥疮等)、膀胱留置插管插入部位的黏膜状态，有无分泌物

适应对象▶ 处于不能洗浴状态的患者、使用纸尿布的患者、使用膀胱留置插管的患者

禁忌▶ 由于皮肤、黏膜的问题，需要专业医生做出判断者，体力显著低下、难于变换体位者

防止事故的要点▶ 防止不适当的水温引起烫伤，防止尿道感染

必需物品▶ 纸尿布 (①)、防水床单 (②)、一次性手套 (③)、温度计 (④)、阴部用毛巾 (⑤)、浴巾 (⑥)、纱布 (⑦)、便器 (⑧)、阴部洗净用水瓶 (⑨)、小水罐 (⑩)、脓盆 (⑪)、肥皂、报纸等

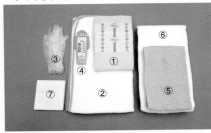
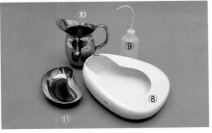

程序

要点	注意・根据
1 向患者说明目的 ①告知患者进行阴部清洗 ②事前询问是否有尿意、便意，促使排泄 (❶) ③告知顺序、目的、所需时间 (❷❸❹)	❶根据日常生活活动能力 (ADL)，事前完成排泄。也可配合交换纸尿布、擦拭时间进行，避开刚吃过饭、探视时间 ❷因为会露出阴部的皮肤、黏膜，会关系到患者的羞耻心，要事前进行说明，征得同意 根据▶ 减轻患者的不安，得到协助

要点	注意・根据
	❸告知具体程序、进行方法、所需时间，对患者提出的问题耐心解答 ❹所需时间控制在 20~30 分钟 根据▶ 考虑患者的体力消耗
2 进行清洗阴部的准备（在床上进行） ①调整病房室温。室温设定为 24~28℃，注意调整空调，风不要直接吹到患者身体上（❶） ②多床位的病房拉上床帘，关闭监视器。单间关上门。病床抬起时调整为水平状态（❷） ③在洗净阴部时，用水瓶中准备的微温水（❸），水温为 38~39℃ ④整理床边环境。将必需物品（纸尿布等）放在患者手可以够到的地方，在床下准备好包裹用过的纸尿布的报纸 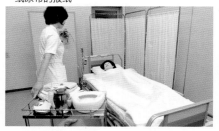 ⑤将铺盖叠为扇形，将臀部铺上防水床单（❹） ⑥如穿着睡衣（裤子等），向患者说明脱下裤子。如果是浴衣类，把浴衣卷到腰部。用浴巾或毛巾被盖住腰到下肢的部分（❺） 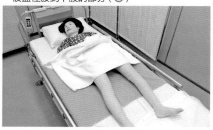	❶以设置在病房的温度计确认温度，与患者确认病房是不是冷。在提高室温的期间，准备必需物品 ➡有时可在带温水冲洗便座厕所或简易厕所进行阴部清洗 ❷根据▶ 因为要露出皮肤，所以要留意患者的羞耻心。注意保护个人隐私，不让别人看到 ❸把温度计或手放进水中确认水的凉热。如遇有麻痹、知觉障碍患者，烫伤的风险很高，所以要注意水的温度 ❹使用纸尿布的患者，确认纸尿布是否紧贴臀部 根据▶ 为了不弄湿、弄脏病床周围 ❺穿脱衣服、换纸尿布时，如果患者站起来困难，采取侧卧位

要点	注意・根据
3 清洗阴部 ①护士戴好一次性手套。向患者打招呼，将纸尿布的前部打开，用叠好的阴部用毛巾在阴部周围围成防水圈（❶） 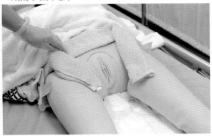	❶进行清洗时要留意患者的羞耻心，也要注意不要污染床单
②使用清洗阴部用水瓶，将微温的水分数次冲洗阴部。向患者确认水温是否合适（❷） ③取肥皂在手，搓起泡后洗净（❸❹）	❷事前确认水温 根据▶ 为了不发生烫伤 防止事故的要点▶ 阴部被柔软的皮肤、黏膜覆盖，所以要充分注意水温，不要发生烫伤 ❸使用纱布（阴部用毛巾、布），肥皂起泡亦可 注意▶ 插有膀胱留置插管的患者，在清洗尿道口时，注意插管的管路问题。由于插管的机械性刺激，会提高尿道口损伤、尿路感染的风险。注意不要用手拉插管，将其固定住进行清洗。清洗完毕后，用橡皮膏固定 防止事故的要点▶ 阴部温度、湿度较高，所以处于易感染的状态。为预防尿道感染，要频繁地进行阴部清洗 ❹皮肤、黏膜易受伤，所以不要用力擦洗。如污垢较多，用毛巾或纱布（阴部用）洗净
·如为男性，洗净龟头部、阴茎、阴囊（展开皱纹） 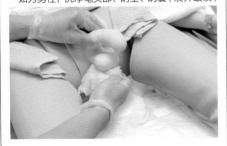	

清身洁体

5

5.3

阴部护理

要点	注意・根据
・如为女性，打开大阴唇，从前向后冲洗干净 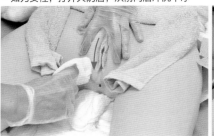 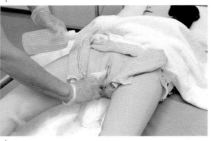 ④擦去多余的水分 ⑤确认阴部皮肤、黏膜有无发红，纸尿布等的异常（⑤）	⑤ 根据▶ 阴部温度、湿度较高，易被污染
4 洗净臀部、肛门周围 ①取侧卧位（如有麻痹，则健康一侧在下）。从臀部到肛门周围轻轻打上肥皂清洗（❶） 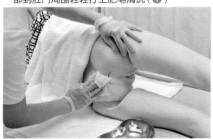 ②在臀部、肛门周围淋上水，认真洗掉肥皂泡沫 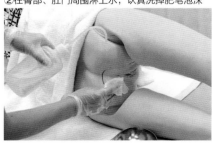 ③用毛巾、纸巾等擦干水（❷）	❶不要涂抹过多的肥皂，要充分冲洗 注意▶ 取侧卧位时，由于体位的变化，会促使排尿，有时会有失禁的情况发生，所以要用垫子盖住前面，进行体位变换 注意▶ 意识水平低下的患者在进行体位变换时，注意床栏不要碰到上肢，不要发生负伤、插管移位等问题 ❷不要用力擦拭，要温柔地、拍打式地擦干水 根据▶ 对皮肤、黏膜的刺激较小

要点	注意・根据

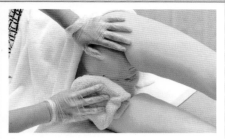

④将旧的纸尿布团到背部，将新的纸尿布和垫子
1/2 左右贴向背部

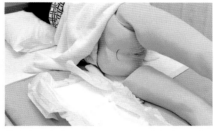

⑤清洗时，将用过的纸尿布取出，拉出新的纸尿布，
整理好（❸），摘掉手套
⑥整理睡衣

❸ 技巧▶ 向患者打招呼，请其抬起腰部，如困难，
请其取反方向的侧卧位，将用过的纸尿布拉出
注意▶ 最小限度地进行体位变换，不给患者增
加负担

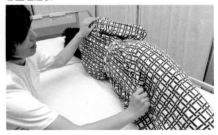

| **5** 善后处理
①注意被护理的患者的状态（❶）
②将患者安排为舒适的体位，退出病房（❷） | ❶观察生命体征等有无变化
❷在离开患者时，将紧急呼叫按铃放在患者可以够
到的地方 |

评价

● 在阴部是否没有见到大便等污物的附着？臭味是否减轻、消失了
● 阴部是否没有了不快感（瘙痒、疼痛等）
● 阴部皮肤、黏膜是否没有了发红、过敏等异常
● 患者是否得到了精神的安宁、满足感？如听到患者说神清气爽、心情舒畅等

5　清身洁体

5.4　足部护理

柳井田恭子

老年人的特征与护理的必要性

- 随着年龄的增长，皮肤皮脂的分泌、出汗都会减少。因此变得干燥，失去光泽，保持水分的功能减退，容易形成干性皮肤
- 由于高龄、肌肉纤维减少、神经细胞减少、神经传导速度降低，因此足部的动作变得不顺畅，容易跌倒。为预防跌倒，足部护理对老年人来说是很重要的
- 足部的病变使平衡机能降低，是跌倒的原因之一。因此，作为预防跌倒的措施，不仅仅要锻炼肌肉能力，对脚指甲、皮肤、末梢循环等做出早期判断，进行护理也是很重要的。另外，对脚趾、脚指甲进行护理可以提高预防跌倒的效果
- 关于老年人足部病变的原因，有既存的慢性疾患、视力低下、生活习惯等复杂的多方面原因交织在一起，加上年龄增长的影响，所以老年人易发生角质化，脚趾、脚指甲变形（拇指外翻、脚指甲嵌入或卷起）
- 老年人足浴的效果，除可期待提高免疫力之外，对改善浮肿、发冷、血液循环不良、疲劳等均有效果，还有安眠、帮助休息的效果

早期判断

要点	注意·根据
1 皮肤的颜色 ● 有无发红 ● 色调（青紫、苍白、黑色） 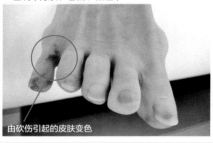 由砍伤引起的皮肤变色	● 如果除去压迫，随着时间的移动发红消失，可判断为压迫引起的反应性充血，除去压迫即可。如为炎症感染引起，会有肿胀、灼热、疼痛的感觉存在，要注意观察 ● 红紫、青紫：多由慢性动脉闭塞或狭窄造成的血流障碍引起 ● 苍白：这也是急性动脉闭塞所见的特征，观察是否有失去脉搏、寒冷感、感觉障碍
2 有无脱毛 ● 脚部全体有无脱毛 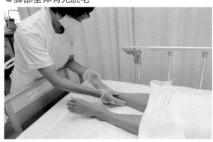	● 确认以前发生过什么 根据▶ 由于自律神经障碍，如发生动静脉瘘口径扩大，末梢血管的血流受到阻碍，会发生足部脱毛

要点	注意・根据
3 有无干燥、龟裂 ●仔细观察脚后跟部、脚趾间 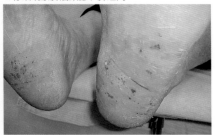 产生龟裂的脚心	●**根据▶** 由于年龄增长、脱水、自律神经障碍等，出汗量减少，容易发生干燥，脚后跟部角质肥厚，皮肤失去弹性，容易发生龟裂 ●足癣中，趾间型足癣的特征是皮肤软化、龟裂；角质脱屑型足癣的特征是足底部角化、龟裂
4 有无胼胝（膙子）、鸡眼、跖疣 ●手触足底部进行确认 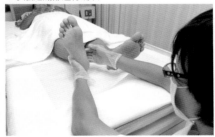	●**根据▶** 承受体重的第1、第2、第5跖骨部的足底等，容易见到皮肤的肥厚，产生胼胝
5 是否穿着适合脚形、尺寸的鞋 ●有无槌状趾、钩状趾、高弓足、扁平足、拇外翻	●不仅要观察脚，也要观察鞋 **根据▶** 如果穿着不合脚形的鞋，足部会变形，足底压力不均衡，提高形成溃疡的风险
6 有无足部血液循环障碍、神经障碍 ●触查动脉和观察下肢（下肢肌肉萎缩、足部冷汗、下肢体毛减少） ●单纤维丝检查，检查有无震动感觉 [指甲状态的早期判断] ●指甲的色调变化、厚度、干燥状况、形状、嵌甲、长度、指甲周围有无炎症 　甲周炎　　　　　嵌甲	●掌握足部病变的种类及严重程度，在制订护理计划时是一个很重要的线索 ●用尼龙线（单丝纤维）接触足背和足底，如有感觉低下，则怀疑糖尿病神经障碍 ●确认有无嵌甲、萎缩、槌状趾、甲周炎（发红、肿胀、热感、疼痛、硬结等） **根据▶** 嵌甲易发于拇指，指甲两侧内缘向内侧卷曲，嵌入皮肤，有时伴随疼痛，会发生甲周炎 ※关于剪指甲，请参照 P281 剃须、剪指甲、除耳垢

要点	注意・根据
[步行状态的早期判断] ●步行时有无疼痛、下肢变形	⊖观察患者步行时的步距（左右脚后跟的间隔）、步幅、步角（脚尖打开的角度）、一步所需时间和左右差、脚的迈出及着地状态、步行时身体的倾斜及平衡 根据▶ 脚部重心的承接方式往往与脚部问题相关
[全身状态的早期判断] ●腰部、足部疾患的既往病历 ●有无脑血管障碍引起的麻痹 ●有无浮肿 ●有无视力低下	⊖老年人在诉说步行疼痛时，有各种原因。如变形性膝关节症、腰疼、关节炎等骨、关节疾患，还有鸡眼、蜂窝组织炎等的皮肤疾患、闭塞型动脉硬化的循环障碍、嵌甲等的指甲异常，要明确这些疾患的原因，需要专业医生进行治疗。另外，选择合适的鞋垫、鞋，选择改善循环的按摩、足浴等相应的护理也是必要的
[掌握患者日常生活与脚的关系，做出早期判断] ●工作与兴趣 ●社会的作用与生活样式	⊖询问一天、一周、一年的生活方式，了解患者的生活 根据▶ 脚与日常生活关系很深。如穿着安全靴（为了保护作业者的脚，工程现场穿着的 JIS 日本工业规格的鞋）会增加脚的负担，使足部变形

足部观察

程序

要点	注意・根据
1 向患者说明目的 ①向患者说明，观察足部，与诊断、治疗密切相关（❶）	❶得到理解后，观察足部，对患者表示感谢 根据▶ 有很多老年人对观察足部有抵抗感
2 观察患者的足部 ①触摸足部全体。然后观察部分（❶❷） 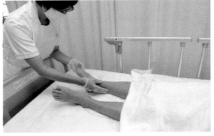	❶不要用凉手触摸，触摸前要温手 根据▶ 有很多老年人对观察足部有抵抗感 ❷打开足趾间观察 根据▶ 因为皮肤很密，易产生湿润环境，发生脚癣

要点	注意・根据
②触摸足背动脉，观察循环状态（❸） 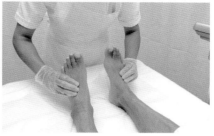	❸技巧▶ 足部动脉的寻找方法：将拇指、中指、无名指 3 指放在脚拇趾与第 2 趾之间，从此处向脚腕方向滑动，确认脉搏。左右同时触摸，就可知道左右脉搏的大小、强弱的区别 注意▶ 足背动脉保持足背的血液循环，后胫骨动脉保持足底的血液循环。动脉硬化如进一步发展，会引起末梢动脉疾患。如触摸不到动脉，就要怀疑末梢动脉疾患
③观察患者平时穿的鞋（❹）	❹如果穿着鞋，观察鞋的形状及鞋垫 根据▶ 承受压力的部分，鞋垫也会磨损，可据此判断加压部位
④护理师边观察脚趾状态，边进行说明，帮助患者观察、触摸脚部（❺❻） 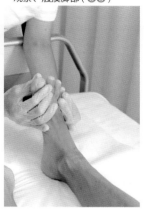	❺向患者说明足部状态，比如"这个地方变硬了，你自己知道吗"等，敦促患者观察、触摸自己的脚 根据▶ 通过观察、触摸自己的脚，使患者对自己的脚更加关心 ❻如有视力障碍，可使用放大镜。如弯腰困难，可用数码相机照下来，通过图片观察脚心
3 护理师将观察的结果转告给患者，进行记录 ①说明患者现在脚部的状态（❶❷❸）	❶告知患者"这里长腼子了" 根据▶ 与患者共同观察足部，告知现在足部的状态。由此促进患者了解自己的身体，提高对脚部的关心程度 ❷需要进行直接护理或预防性护理时，对患者进行说明 ❸患者多未意识到步行困难的原因在于足部状态恶化，这时要向患者进行说明，提高患者的意识
②记录患者的脚部状态（❹）	❹根据▶ 足部状态有时也是衡量疾病、身体状态的一个标尺，通过记录，掌握经时变化是有益的

有胼胝的足部护理程序

目的▶ 去除角质，使其接近健康的正常皮肤

核查项目▶ 胼胝的状态、足部变形、走路的方法、鞋

适应对象▶ 有胼胝的老年人

禁忌▶ 有创伤者

防止事故的要点▶ 防止不合脚的鞋、不合适的鞋垫引起跌倒

必需物品▶ 足底锉刀（①）、细颗粒纸锉、温水、纱布（②）、毛巾（③）、喷雾器（④）

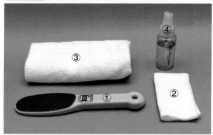

程序	
要点	**注意・根据**
1 对患者进行说明，进行胼胝处置 ①护士观察、触摸患者的脚，告知"这里长腄子了"，请患者自己触摸（❶）	❶请患者自己触摸胼胝 　根据▶ 请其感受处置前后的不同
2 进行胼胝处置 ①将足底和足底锉刀用温水润湿（❶） ②用足底锉刀轻锉足底变硬的部位和进行过胼胝处理的部位 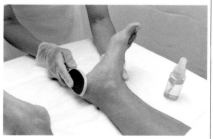 ③用细颗粒纸锉轻擦整个脚部（❷） ④用湿的纱布擦去角质 ⑤用毛巾擦脚（❸）	❶ 可用喷雾器润湿 　根据▶ 由于摩擦，患者有时会感到发烫 ❷确认皮肤硬度 　根据▶ 观察角质状态 ❸要擦拭彻底，不要有残留
3 探究胼胝的原因并向患者说明 ①向患者说明胼胝是怎么发生的，使患者也明白（❶❷❸）	❶胼胝是由机械性刺激发生的，探究其原因，除却恶化因素

要点	注意・根据
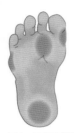 ■图1　足底压高的部位	❷请患者触摸 　根据▶ 让患者知道何种程度的硬度较为合适 ❸简单明了地说明 　根据▶ 向患者说明，胼胝是有皮肤的部分受到强烈压迫，或受到长时间的摩擦、刺激，该部分为了能多少经受些刺激，于是皮肤变厚、变结实。这是一种防御反应的结果。共同思考患有胼胝的原因。对患者说明，走路方法的毛病、扁平足、穿不合适的鞋、经常正襟危坐、穿着安全靴的工作等，都易使其患胼胝，另外和本人的脚的类型、生活背景关系也很深，老年人的足部变形（拇外翻、扁平足等）较多，也容易发生胼胝
4 对患者说明胼胝预防方法 ①说明鞋、鞋垫的选择方法（❶❷❸） 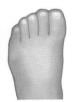 　　埃及型脚　　希腊型脚　　正方形脚 　　　　　　　　［脚型］ 　　斜角形　　　弧形　　　　方形 　　　　　　　　［鞋形］	❶如果患者穿着不合适的鞋，具体告知选鞋的注意事项 　根据▶ 由鞋造成机械刺激时，对选鞋进行说明 ❷指导选择适合自己脚的鞋垫 　根据▶ 鞋垫可以分散、减轻加在足底的压力 　防止事故的要点▶ 不合适的鞋、鞋垫，走路时容易失去平衡，有跌倒的危险 ❸脚型有埃及、希腊、正方形三种，据说日本人较多的是埃及型和正方形型 ・埃及型：拇指最长→适合斜角形鞋 ・希腊型：第二趾比拇趾长→适合弧形鞋 ・正方形型：脚趾长度大体相同→适合方形鞋

評价

●患者对脚部的关心程度是否提高了
●足部问题的原因是否找到了
●是否知道了足部问题的护理、预防方法

5　清身洁体
5.5　手部护理

柳井田恭子

老年人的特征与护理的必要性

- 由于年龄的增长和皮肤变得脆弱，容易出现皮肤障碍
- 由于年龄增长，发汗、皮脂分泌机能衰退，角质细胞间的脂质随之减少，因此皮肤容易干燥
- 手的温暖，可以抚慰人的心灵和肌体
- 手的按摩，可以促进新陈代谢，使血液、淋巴流动畅通，具有放松效果
- 老年人伴随年龄增长会水分不足，因此皮肤容易干燥（老年性皮肤干燥症）。干燥带来瘙痒，由于瘙痒挠破皮肤使皮肤受伤的例子很多

早期判断

要点	注意·根据
1 皮肤、指甲的状态 ● 皮肤是否干燥，是否有皮疹 ● 指甲是否有开裂，有无指癣	● 把握皮肤和指甲的状态。由于年龄增长，指甲变脆，容易开裂 ● 确认有无指癣、甲裂、修剪过度、甲周炎等
2 关节可动范围 ● 手指的动作是否受限，有无关节变形	● 手指的动作是否受限，有无关节变形
3 全身状态 ● 症状不仅限于手指，全身都有 ● 有无瘙痒	● 老年性皮肤干燥症患者常诉说皮肤瘙痒，特别是在空气干燥的秋冬之际出现，寒冷使皮肤表面温度下降，皮脂分泌量减少。空气中的湿度降低，更进一步加速了干燥的进程 ● 平时要注意指甲护理，剪成适当的长度，患者难耐瘙痒，抓挠皮肤时也不致伤及皮肤

程序

目的▶ 使手指的动作顺畅进行，谋求身心放松。规避指甲（过长的指甲、甲裂等）、皮肤的问题。清洁皮肤，刺激末梢血管，促进血液循环

核查项目▶ 基础疾患、皮肤、指甲状态、手指的灵巧性

适应对象▶ 不能洗浴的患者等

禁忌▶ 皮肤有伤的患者

必需物品▶ 脸盆（①）、芳香油（精油）（②）、护手霜（③）、纱布（④）、温水（约 39℃）、一次性手套、指甲刀（⑤）、指甲锉刀、毛巾

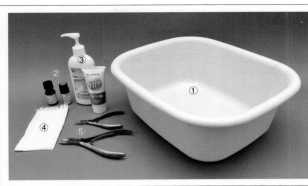

[主要必需物品]
①脸盆 ②芳香油 ③护手霜
④纱布 ⑤指甲刀

程序	
要点	注意·根据

1 进行手浴

①脸盆中放入水，滴入 1~2 滴患者喜欢的芳香油

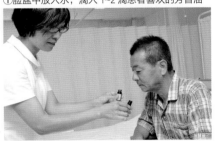

确认患者喜好的香型

②将手泡在水中（❶）

❶最好水能没过肘部
根据▶ 芳香油滋润粗糙的手，还可解消胳膊、肩部疲劳

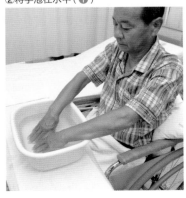

要点	注意・根据
③将纱布缠在手指上，清洗两指之间（❷❸） 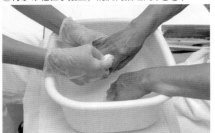 将纱布缠在食指上，认真清洗易污染的两指之间	❷患者如能取坐位，可使用护理炕桌，以患者舒适的姿势，在轮椅或床上进行 　根据▶ 手浴对患者来说比较舒适，但是勉强的姿势、讨厌的气味反而加重患者的烦恼 ❸让患者感到身心舒适的水温非常重要
2 进行手部按摩（涂抹护手霜） ①准备好护手霜（❶） ②取护手霜在手，用手掌暖一会儿，抹满全手（❷） 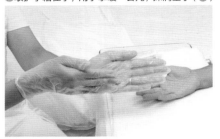	❶尽量准备患者喜欢的香型的护手霜（香味有使人放松的效果） ❷以手的温度温暖护手霜 　根据▶ 冰冷会给人不快的感觉
③从小拇指开始，按顺序一指一指地进行按摩（❸） 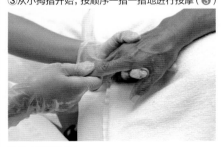	❸一指一指地进行按摩 　根据▶ 改善血液、淋巴的流通 　技巧▶ 轻轻按住指甲周围进行按摩，然后从指尖向指根滑动数次
④按摩手背（❹）	❹螺旋式地按摩整个手背

要点	注意・根据
⑤轻按大拇指指根进行按摩（⑤）	⑤按摩时，一边确认有无疼痛，一边进行
⑥把手翻过来，按压大拇指指根，以不痛为限。其他部分也轻轻按压按摩	
⑦按摩整个手部（⑥） 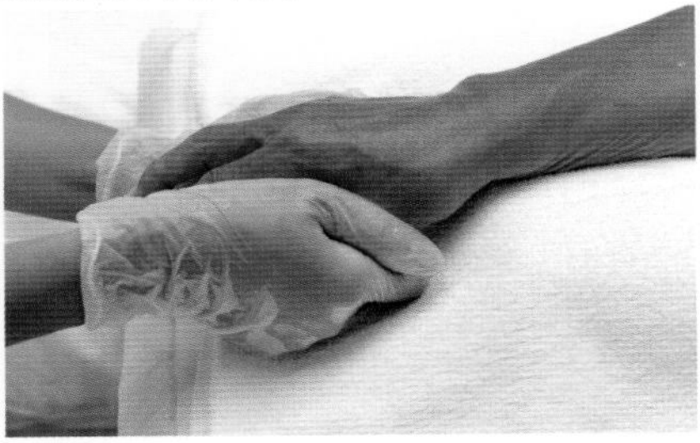	⑥最后，将左右手手指交叉在一起活动手腕，用手心包裹住全手进行按摩
⑧用毛巾擦去多余的护手霜（⑦）	⑦将手指间残留的水分擦干 根据▶ 手指间易积存污垢，产生不洁，所以要彻底干燥
3 剪指甲 参照 P281 剃须、剪指甲、除耳垢	

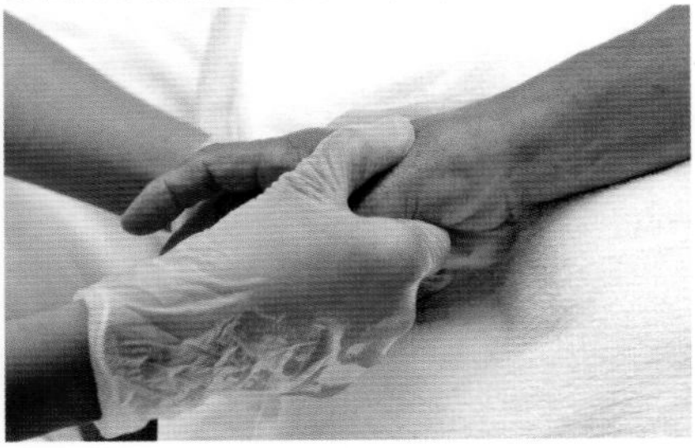

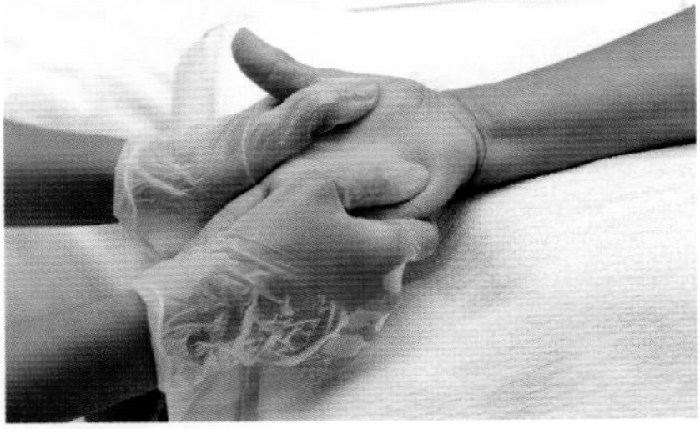

参照 P281 剃须、剪指甲、除耳垢

评价

●手部保湿了吗
●精神是否放松了

5　清身洁体
5.6　全身擦拭

谷口好美

目的▶
· 擦去全身皮肤、黏膜的污垢，保持身体清洁
· 按摩可以促进血液循环，促进皮肤、黏膜的新陈代谢。腹部按摩可以促进肠胃蠕动
· 促进骨、关节的运动
· 是观察全身状态的机会，可早期发现皮肤、黏膜的异常
· 给予心理的清爽感，可期待转换心情

核查项目▶ 生命体征，有无倦怠感、心情不爽，全身皮肤的状态，有无麻痹、关节疼痛等症状，有无皮肤损伤（褥疮等）

适应对象▶ 体力低下的患者、需要安静的患者、治疗上不能（不被允许）进行洗浴的患者

禁忌▶ 对体力显著低下的患者，为避免全身负担过重，进行局部清洗

防止事故的要点▶ 防止不适当的水温引起烫伤

必需物品▶ 水盆（放入 50℃ 左右的温水）、水罐（中间有必要加水时）、浴巾、棉毯、毛巾被、处置用床单（注意不要把床弄湿）、擦拭用毛巾（如有擦拭车时，准备蒸好的毛巾，身体擦拭用和阴部擦拭用要分开）、洗净阴部用水瓶（同时进行换纸尿布时）、纱布（洗净阴部用的柔软的棉布等）、报纸、肥皂、塑料袋、温度计、睡衣、内衣（患者用的，前开的 T 恤衫、内裤、纸尿布等）

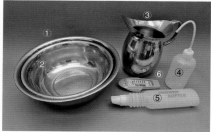 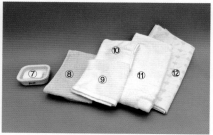

①大水盆　②小水盆　③水罐　　　⑦肥皂　⑧阴部用毛巾　⑨湿布
④⑤洗净阴部用水瓶　⑥温度计　　　⑩脸巾　⑪浴巾　⑫处置用床单

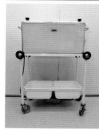

擦拭车

程序

要点	注意·根据
1 向患者说明目的 ①告知患者要进行清洗 ②在清洗前询问有无便意、尿意，敦促排泄（❶）	❶根据日常生活活动能力（ADL），事前完成排泄。避免刚吃过饭、探视的时间 **根据▶** 为了可以悠然、放松地进行清洗

要点	注意・根据
③告知目的、程序、所需时间（❷❸❹） 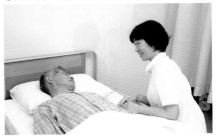	❷如果露出皮肤等，关系到患者的羞耻心，要事前说明，征得同意 根据▶ 告知患者，清洗可以代替洗浴，减轻患者的不安，得到协助 ❸告知患者具体的程序、进行方法、所需时间，对患者的提问认真解答 ❹所需时间在 20~30 分钟 根据▶ 考虑患者的体力消耗
2 进行准备 ①将病房的室温调至 24~28℃，注意空调的风不要直接吹到患者身上（❶） ②为了清洗顺利进行，整理好床周围的**椅子**、护理炕桌（❷） ③在床边准备好必需物品。将水温调整为 50~55℃（❸）。放入 1/3~1/2 的水，注意不要溢出 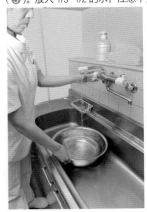 ④在患者的床边准备好干净的睡衣、内衣、纸尿布（如需使用时）、浴巾，放在容易拿的地方	❶确认温度。每个人的体感温度有差别，特别是老年人，容易感到寒冷，注意与患者确认 注意▶ 在提高病房温度期间，准备必需物品。如果在清洗时发现物品不足，出去取东西等，患者就会露出肌肤等待，会增加对护理师的不信任感，所以要事先准备好所有的物品 ❷如果床边狭窄，护理师就不得不半弯着腰做些清洗动作，腰的负担加重，也是腰疼的原因，所以事先要整理环境 ❸带水拧毛巾，温度会下降 10℃ 左右，用毛巾擦拭时患者会感到寒冷，给患者不快感。所以水温要准备得略高一些 技巧▶ 用温度计或手确认水温。如有介助者，则将水温调整为 60℃，稍高一些，请介助者使用厨房用的厚橡胶手套，将毛巾拧干递给护理师 防止事故的要点▶ 调整为患者觉得舒适的水温。过热会烫伤，太凉患者体温会下降，使患者不快

清身洁体 5 5.6 全身擦拭

要点	注意・根据
⑤整理涉及患者隐私的环境。多床病房拉好床帘，单间关好门（❹） 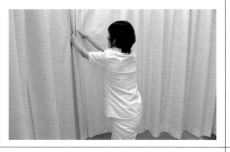	❹ 根据▶ 因为要露出皮肤，所以要注意患者的羞耻心。另外要注意保护患者的隐私，不要让他人看到
3 做好患者方面的准备 ①患者取仰卧位。如病床抬起，调整至水平状态（❶） ②将床上铺盖叠为扇状放在脚下。盖上棉毯、毛巾被 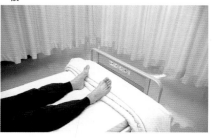	❶根据患者的日常生活活动能力（ADL），也可以坐位进行。注意整理环境，清洗中不要污染床周围
4 进行清洗 ①清洗按照脸→上半身→下半身的顺序，从上到下进行（❶） 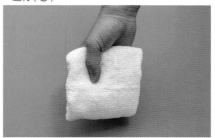 清洗毛巾，裹好拿在手上 ②清洗脸、颈部。顺序为：眼（从内眼角到外眼角）→鼻子、鼻子周围→嘴周围→额头（至发际）、脸颊、耳部→颈部（从后向前），清洗后擦干水（❷❸）	❶基本的擦拭方法是将毛巾卷在较灵活的手上擦拭 根据▶ 之所以将毛巾裹在手上，是为了防止毛巾的末端碰到患者的身体，使患者感到凉意 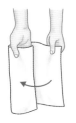 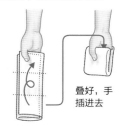 叠好，手插进去 ■**清洗毛巾的拿法** ❷ 根据▶ 为了保护眼睛，最先擦眼。从内眼角到外眼角慢慢擦拭，注意不要过于用力。擦一遍之后，将毛巾换到另一面

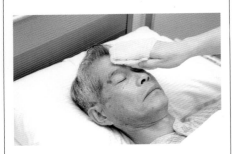

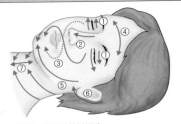

■**图1 脸部、颈部的擦拭顺序**

❸清洗后，用浴巾擦去水分

注意▶ 如果打了肥皂，为了肥皂成分不残留，擦拭两次以上

❸帮助患者脱去上半身的衣服（❹）。脱掉衣服后，考虑到寒冷和着耻心，用浴巾、毛巾被盖住身体，最小限度露出

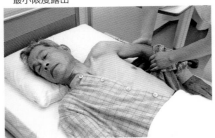

❹如果是浴衣式的睡衣，则可以直接全部脱掉，用浴巾盖住身体，只露出擦拭的部分，进行全身擦拭。如果是上下分开的浴衣，则分别脱下上下部分，不使露出太多进行擦拭为好

注意▶ 如有上肢麻痹，让患者从健侧开始脱掉袖子。如果小臂正进行静脉点滴，从不进行点滴的一侧开始脱

④清洗上肢。按照手→小臂→大臂→肩膀→腋窝的顺序进行（❺❻❼）

❺从四肢末梢向中枢进行擦拭

根据▶ 促进流向心脏的静脉血、淋巴液的流动

技巧▶ 如抬起关节部位，用手支撑着进行

❻以仰卧位进行时，在下面铺上毛巾，用擦拭毛巾热蒸身体般一边盖住身体一边擦拭

注意▶ 在抬起上肢时，用手关节和肘关节支撑

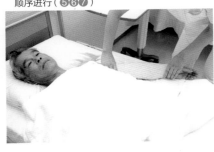

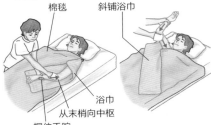

棉毯　　　　斜铺浴巾

浴巾

从末梢向中枢

握住手腕

❼指间、腋窝等皮肤较密的部位，要特别仔细地擦拭。在擦拭过程中确认患者是不是感到冷、疼，有不快感等

要点	注意・根据
⑤擦拭胸部（前胸部、侧胸部）。以仰卧位擦拭胸部，用浴巾拭去水分（❽） 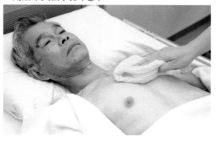	❽ 技巧▶ 腹部、背部擦拭的小技巧是将两块温热的擦拭毛巾摞在一起，如同蒸桑拿般地触及皮肤即可。大范围地进行温热刺激，给予舒适的感受
⑥用两块温热的擦拭毛巾以脐部为中心蒸桑拿般地画圆擦拭腹部（❾） 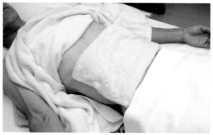 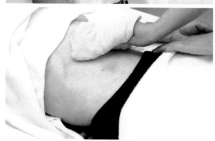	❾ 根据▶ 沿着肠的走向进行按摩。将两块温热的擦拭毛巾摞在一起，如同蒸桑拿般地触及皮肤，以温热刺激促进排便 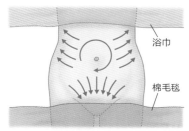 ■图 2　腹部按摩的部位和方向
⑦擦拭背部时，采取侧卧位（❿），如同挥球拍般擦拭 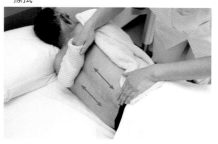	❿ 根据患者的具体情况，如果难于采取侧卧位，就改变擦拭顺序，先擦下肢 技巧▶ 为预防褥疮，将两块温热的擦拭毛巾摞在一起，如同蒸桑拿般地进行背部按摩亦可 注意▶ 如果是处于卧床不起状态（不可活动）的患者，由于卧床时间很长，确认背部皮肤是否有褥疮的征兆（发红等）

要点	注意・根据
⑧穿好上半身的睡衣（上衣）、内衣（穿 T 恤衫时），进行整理（⑪） 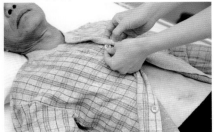	⑪如为浴衣式的睡衣，可先从下肢开始擦拭。擦拭背部后，再穿好衣服 **注意▶** 如上肢患有麻痹，先从患病一侧套上袖子穿衣。如小臂进行静脉点滴，先从点滴一侧套上袖子穿衣
⑨帮助患者脱掉下半身的衣服。如穿着睡衣（睡裤），向患者打招呼脱掉睡衣（⑫） ⑩擦拭患者下半身，在两下肢下面铺上浴巾，用两块温热的擦拭毛巾蒸桑拿般地温暖身体，然后以小腿→膝关节→大腿的顺序擦拭（⑬）	⑫避免不必要地露出阴部 **根据▶** 顾及患者的羞耻心 ⑬也可将两块温热的擦拭毛巾擦在一起，如同蒸桑拿拿般地进行按摩 **根据▶** 可适度地用力擦拭，这样可以促进血液循环，预防下肢静脉血栓
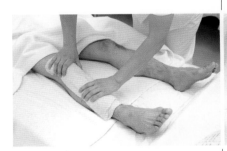	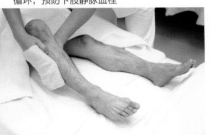
⑪清洗阴部、臀部，请参照 P252 阴部护理 ⑫穿好下半身的睡衣（睡裤），进行整理	
5 善后处理 ①注意擦拭后患者的状态（❶） ②将患者整理为舒适的体位，退出病房（❷）	❶注意患者的生命体征 **技巧▶** 如果患者状态稳定，得到患者的同意，可以在擦拭的同时进行手浴、足浴 ❷在离开患者的时候，将紧急呼叫按铃放在患者可以够到的地方。另外，即使没有呼叫，也要巡视病房，留意患者的状态变化

评价

- ●皮肤的污垢去除了吗
- ●皮肤是否适度湿润了？ 是否没有由于干燥引起的皮肤落屑
- ●患者是否得到精神的安定、满足感？ 如听到患者说清爽多了、真舒服等

清身洁体

5

5.6

全身擦拭

5　清身洁体
5.7　洗发

谷口好美

目的▶

· 毛发：除去头皮的污垢（皮脂、头屑等）
· 毛发：除去头皮污垢（皮脂、头屑等）带来的不快感，保持清洁
· 使头皮的血液循环状态处于良好，维持头皮的机能。预防脱发、脂溢性皮炎

核查项目▶ 生命体征，有无倦怠感、心情不爽感，头发，头部的皮肤状态

适应对象▶ 需要安静，处于不能洗浴状态的患者

禁忌▶ 一般状态不稳定（发热、血压变动剧烈等）、体力显著低下的患者，不能采取洗发体位的患者（头部、颈部需要安静，中耳炎，状态不稳定等），头部外伤、颅内压亢进的患者

防止事故的要点▶ 防止洗发时的错误操作及错误动作，防止洗发车的不完全固定（脚轮刹车、调节螺丝等），防止不适当的水温引起烫伤

必需物品▶

· 以洗发车进行：洗发车、防水床单（①）、报纸、水罐（②）、一次性手套（③）、温度计、浴巾、毛巾、理发披肩（④）、棉球、纱布、洗发水（⑤）、护发素（⑥）、吹风机（⑦）、梳子、睡衣（如要换洗）
· 在浴室的洗脸池进行时：担架车或洗发用椅子
· 洗发器（不能用洗发车时）、水桶

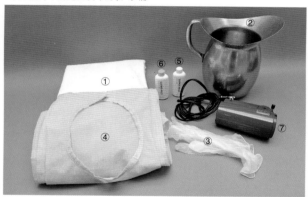

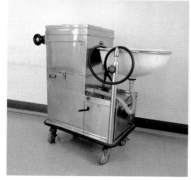

洗发车

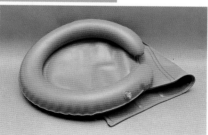

洗发器

程序	
要点	**注意・根据**
1 向患者说明 ①告知患者，将要进行洗发 ②测定生命体征，观察一般状态。判断是否能采取洗发的体位，决定实施方法 ③洗发前询问有无便、尿意，敦促排泄（❶） ④告知程序、目的、所需时间（❷❸❹） ⑤不能用洗发车实施时，进行干洗（❺）	 ❶考虑洗发所需时间，事前完成排泄。需要排泄时，根据患者的日常生活活动能力（ADL）进行援助。避开刚吃过饭和探视的时间 　根据► 为了患者能轻松地、心情舒畅地洗发 ❷根据► 告知患者，洗发是代替洗浴的一种方法，能减轻患者在床上洗发的不安，得到患者的协助 ❸告知具体的程序、进行方法、所需时间。另外，认真回答患者提出的问题 ❹洗发所需时间控制在 15~20 分钟 　根据► 考虑到患者的疲劳以及在床上洗发姿势带来的痛苦 ❺根据► 如果体力消耗过大、洗发车洗发负担过重时，可以进行干洗
2 进行洗发的准备 ①调整病房（或浴室）的室温（标准为 24~28℃）（❶） ②进行洗发准备。打开洗发车的污水槽的盖，确认里面没有污水。在清水槽内倒入 40~42℃ 的水（❷） ③打开洗发车的保温开关，确认灯亮着。另外，确认排水灯是否亮着	❶根据► 以设置在病房的温度计进行确认。每个人的体感温度有差别，向患者确认是不是冷。在温暖房间准备必需物品。如在浴室的洗脸池进行，要调整浴室的室温 ❷洗发车种类不同，如洗发车有高温报警，可以利用此项功能 　注意► 水温超过 45℃ 就会发生烫伤，需要注意

要点	注意・根据
④确认洗发车是否正常工作。花洒出水是否顺畅（❸）、水温是否合适 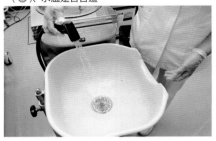	❸ 根据▶ 机械的错误动作有时会左右患者，需要引起注意 防止事故的要点▶ 事前确认，是否能够正确使用洗发车
⑤将洗发车移动至床边 ⑥固定洗发车的位置（❹）。如果病床摇起，将其调整为水平状态。根据需要，移动病床，使洗发车可进入。将床两头的脚轮锁住（❺） 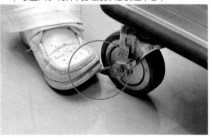	❹根据周围环境和病床的种类，选择适当的场所，决定洗发车的位置 ❺如果患者的头正枕在洗发车上，洗发车的移动会引起事故 注意▶ 为了安全，务必将所有脚轮上的锁锁住
⑦卸下病床枕头一侧的床框（床板） ⑧如病床枕头一侧的床框不能卸下，让仰卧位的患者斜躺，将洗发器放在床上，患者的头枕在上面，洗发车放在床旁边，用洗发车的花洒洗发 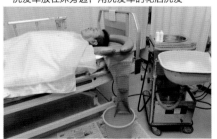 在枕头一侧的床框不能卸下的病床上使用洗发器时，让患者略微斜躺，在床上放好洗发器，让患者的头枕在上面。洗发车放在床旁边，用洗发车的花洒洗发	

要点	注意・根据
⑨将洗发车的头枕对准患者的头部。用头枕的调节螺丝将头部位置固定后拧紧调节螺丝，确认头枕不来回晃动（⑥）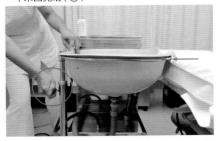	⑥再次确认拧好了头枕的调节螺丝 注意▶ 如果头枕摇晃，洗发过程中头枕偏离，有发生事故的危险，需要注意 防止事故的要点▶ 为保证患者的安全，切实把洗发车固定好（脚轮锁、调节螺丝） 注意▶ 调节病床、洗发车头枕的高度，不使患者腰部负担过重
⑩如为多床病房，拉好床帘；如为单间，关好门（⑦）	⑦根据▶ 照顾患者隐私，不要被他人看到。避开刚吃过饭及探视的时间
3 做好患者的准备 ①将必需物品准备在床边 ②向患者打招呼，取出头下的枕头。在患者的身下铺好防水床单，在其上铺上浴巾（❶）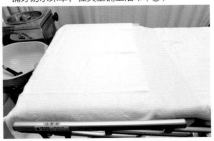 ③在患者的颈部裹上毛巾，再围上围裙（❷） ④调整患者的体位，使患者的头部枕在洗发车的头枕、头枕皮带上（❸） ⑤确认头部是否有摇摇晃晃的不快感，触及头枕的部位是否疼痛（❹）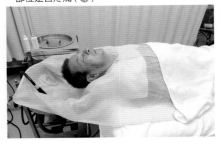	❶整理环境，在洗发中不要弄湿周围 ❷毛巾在围裙里面收紧，不要弄湿领子 ❸在进行患者体位调整时，以适当的人数进行 ❹如果颈部碰到洗发车的头枕疼痛，在头枕上再加一层毛巾进行调整

5

5.7

洗发

要点	注意・根据
4 洗发 ①梳理头发。如果头发缠绕在一起，不要勉强，从发尖梳起 ②用毛巾（或纱布）轻轻盖住脸部，用棉球塞住耳朵（❶） 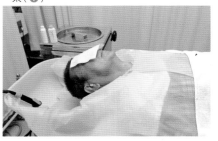 ③将花洒朝向头枕内侧，打开花洒开关，注意水不要喷在患者身上（❷） 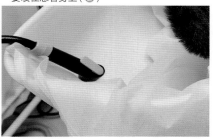 ④护士将水喷到手上，确认不过热之后，慢慢地淋向患者的头部（❸） 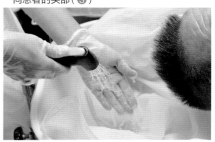 ⑤与患者确认水温是否合适，将全部头发淋湿后，关上花洒开关 ⑥取适量洗发水在手，充分起泡（❹）	❶有的患者对盖脸感到不快，要尊重患者的意愿 ❷洗发车的型号不同，操作也不同。以花洒开关进行开、关水 ❸ 注意▶ 为了防止事故，先确认水温后，再向患者头部喷淋 防止事故的要点▶ 过热的水有烫伤的危险，所以在洗之前，护士务必要确认水温 ❹为了提高清洁效果，待洗发水充分起泡后再使用。另外，为了把摩擦带给头发的损伤限制在最小限度，护士用手使洗发水起泡后再洗

要点	注意・根据

⑦头皮上全部抹上泡沫，用指腹按摩般洗发（**⑤**）

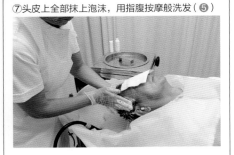

⑧向患者确认有无瘙痒，有无特别介意的地方。为了把泡沫拢在一起，轻轻地将头发

⑨洗掉泡沫。请患者将脸侧向一侧，露出后头部。为了避免水进到耳朵里，用手将耳郭向前方推倒，盖住耳孔，进行清洗（**⑥⑦**）

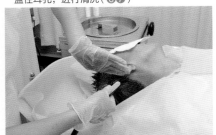

⑩重复上述⑥~⑨的过程，清洗两遍（**⑧**）。确认清洗是否充分，有没有残余泡沫的地方（发际、耳朵周围、后脖颈发际等）

⑪与患者确认是否有瘙痒、冲洗不干净等介意的地方，关闭花洒，轻轻将去头发上的水
⑫取护发素在手，轻轻涂抹在头发上，再用水冲洗干净（**⑨**），轻轻将去头发上的水

---

⑤不要指甲立起洗发，不要伤及头皮。以头皮为中心进行洗发，毛发的污垢也可去掉。注意不要给头部以震动

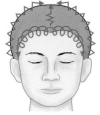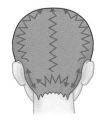

■图1　洗头皮的方法

⑥为了避免两耳进水，可将棉球塞入两耳
⑦如果脸不能侧过去，就以仰卧位进行，在后头部抹上洗发水，起泡，清洗

⑧在洗发中要注意患者是否诉说痛苦、是否见到意识水平低下等。原则上洗两遍（如果长时间没洗发，只洗一次，污垢难于去除）
　技巧▶ 洗第二遍时，洗发水的量比第一次少放些，也可以充分起泡
　注意▶ 如果清洗不充分，会成为头皮、皮肤疾患（过敏、湿疹等）的原因

⑨将护发素轻轻涂抹在头发上，冲洗干净。原则上不附着在头皮上。事前确认制品的使用方法、使用注意事项

要点	注意・根据
⑬用毛巾擦去脸部、耳部的水，用毛巾把头发整个包住 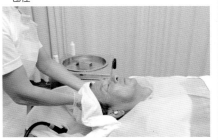	
⑭把患者的头从头枕上移开，拿掉湿毛巾等，把头放在防水床单、浴巾上面，调整体位 ⑮擦干脸及颈部周围的水。用吹风机吹风，用浴巾擦干头发，梳理（⑩⑪） 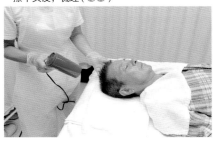	⑩除去剩余的水分。注意保温，不使患者感到寒冷。吹干时，注意吹风机的热风不要直接吹到患者身上 ⑪一起照着镜子，为患者梳理喜欢的发型，可以更加表现出患者本人的个性，提高患者与疾病斗争的意志
5 善后处理 ①收拾使用过的物品。确认患者有无异常，整理为舒适的体位，退出病房（❶） ②（在浴室等处）收拾洗发车。将洗发车车体的水滴擦干净，排出污水槽的水，清洗干净 ③将洗发车放回规定的地方	❶离开患者时，将紧急呼叫按铃放在患者可以够到的地方

评价

- 头皮的瘙痒感、不快感是否消失了
- 是否得到了精神的安定、满足感？如听到患者说清爽多了、真舒服等
- 是否顺畅地实施了洗发？是否给患者带来疲劳感
- 是否没有弄湿、弄脏睡衣、床单

目的▶

[剃须的目的]
· 通过剃须，可以保持其仪容整洁，使患者神清气爽
· 如果有"想把胡子剃干净""想时尚一些"的心情，还可以促进与他人的交流和活动

[剪指甲的目的]
· 指甲间易藏有污垢，通过整理指甲，可以保持手指、脚趾清洁
· 如果皮肤有瘙痒感，作为安全措施之一，将指甲剪为适当的长度，避免抓挠伤及皮肤
· 可早期发现指甲肥厚、嵌甲、甲癣等指甲异常

[除耳垢的目的]
· 老年人腮腺的分泌降低，外耳道易留存污垢，所以要适时去除
· 定期观察可以早期发现耳部的异常（炎症、耳漏等）

核查项目▶
· 剃须：胡须的状态、要剔除部分皮肤有无损伤、有无出血倾向（从血液数据判断）等
· 剪指甲：指甲状态（颜色、形状、特征）、有无异常（指甲癣等）、有无皮肤的损伤
· 除耳垢：耳垢的性状、有无耳漏等异常、去除时的疼痛等

适应对象▶
· 自己剃须、剪指甲、去耳垢困难的患者
· 有指甲问题（嵌甲、甲癣），指甲肥厚，自己难于剪除的患者
· 平时可见危险的行为，从安全管理的角度来说，患者独立剃须、剪指甲比较困难的患者

禁忌▶ 剃须：皮肤有伤等问题时。剪指甲：指甲的病变需要专业医生判断时。去耳垢：耳漏，有感染的危险时

防止事故的要点▶ 防止因剃须刀使用不当造成的皮肤损伤

必需物品▶
· 剃须：擦拭用毛巾（如有擦拭车，准备蒸过的毛巾）、毛巾（①）、电动剃须刀（②）、镜子（③）、保湿剂（乳液等）
· 剪指甲：剪指甲刀（④）、钳型剪指甲刀、指甲锉刀、处置用床单（⑤）
· 除耳垢：棉棒（⑥）、钢笔式手电（⑦）、擦拭毛巾（⑧）

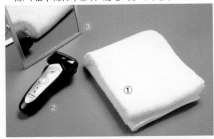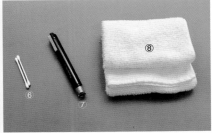

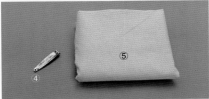

剃须程序

程序	
要点	**注意・根据**
1 向患者进行说明，进行剃须准备 ①告知患者将要进行剃须 ②告知程序、目的、所需时间（❶） ③在床边准备好必需物品	❶边询问患者喜欢的方法、平常使用的方法，边向患者做事前说明，征得同意。另外，对患者提出的问题认真做出解答
2 进行剃须 **[自己可以进行时]** ①整理环境，使患者可以照着镜子进行（❶） ②将电动剃须刀递给患者，请其剃须（❷） 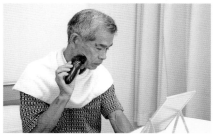 ③剃了一遍之后，确认还有没有剃剩下的地方 ④剃完用擦拭毛巾擦拭，用干毛巾擦干 ⑤涂上保湿液、乳液等保湿剂 **[需要介助时]** ①铺好处置用床单，将必需物品放在手边 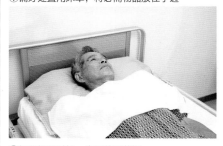 ②如果胡须过长，先用剪刀剪短	❶为促进养成保持仪容整洁的习惯，提高自我护理能力，激发患者干净整洁的欲望 ❷使用电动剃须刀时，确认皮肤是否干燥。根据患者的喜好，事前准备剃须膏等 根据▶ 皮肤湿润，容易剃得深 技巧▶ 如果使用剃须刀或安全刀片，要顺着胡须生长的方向剔除；电动剃须刀是逆方向剔除。另外，可以用不拿电动剃须刀的手，边舒展皱纹边剔除 注意▶ 电动剃须刀过强触及皮肤会给皮肤增加负担，剃须过后会感到疼痛，注意不要过深剔除 防止事故的要点▶ 剃须刀使用不当会导致受伤，需引起注意

要点	注意·根据
③电动剃须刀垂直接触皮肤，从下向上，与胡须生长方向相反，一只手舒展皱纹，另一只手剔除胡须 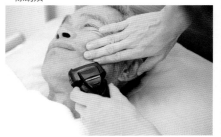	
④剃须后，用擦拭毛巾擦拭（❸）。用干毛巾擦干水 ⑤涂上保湿水、乳液等保湿剂（❹）	❸如果能移动至洗脸池，用水充分洗净 ❹如果患者有希望，涂抹符合患者希望的保湿液、乳液
❸ 善后处理 ①用水冲洗电动剃须刀，剔除夹住的胡须 ②把患者放置为舒适的体位，退出病房（❶❷）	❶如患者保管电动剃须刀有危险，由护士站保管 ❷定期检查替换刀片，刀片钝了要进行更换 　根据▶ 刀片生锈或变钝，有伤及面部及指腹的危险

评价

●胡须是否剃干净了
●是否得到精神的安定、满足感? 如听到患者说清爽多了、真舒服等

剪指甲程序

程序

要点	注意·根据
❶ 向患者进行说明，做好剪指甲的准备 ①告知患者，采取仰卧位或坐位剪指甲 ②告知程序、目的、所需时间（❶） ③在床边准备好必需物品 ④铺好处置用床单，将必需物品放在手边	❶边询问患者喜欢的方法、平常使用的方法，边向患者做事前说明，征得同意。另外，对患者提出的问题认真做出解答 　技巧▶ 在局部浴（手浴、足浴）或洗浴之后，指甲吸收水分会变软，这时剪指甲安全、舒适，而且易剪

清身洁体
5
5.8
剃须、剪指甲、除耳垢

283

要点	注意·根据
2 剪指甲 ①观察指甲的状态 ②用指甲刀沿着指甲尖缓缓地以弧形修剪。指尖白色的部分剩 1 mm 左右（❶）	❶不要一次剪很多，一点一点地剪不容易修剪过度 　根据▶ 修剪过度会引起嵌甲，注意不要剪得过多 　注意▶ 为了不剪得过多，另外也为了不误剪周围的皮肤，要坐在患者的旁边，以护士自己剪指甲时相同的视线实施地修剪 　技巧▶ 如指甲易裂，一次不要多剪，分几次一点一点地修剪
③将指甲剪为方形 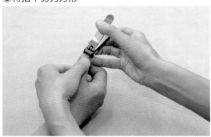	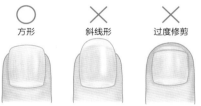 　　方形　　　　斜线形　　　过度修剪 ■**图 1　指甲的修剪方法**
④用指甲锉刀轻锉光滑（❷） 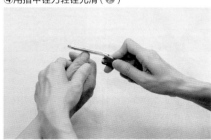	技巧▶ 洗浴、手浴后指甲变软再修剪，比较容易 ❷根据▶ 指甲修剪得不好会刮到皮肤、衣服，这是伤及皮肤、衣服的原因之一
[如为嵌甲] ①嵌甲接触皮肤的部分用尖细的钳型指甲刀修剪或用指甲锉刀锉（❶） ②嵌甲引起的变硬的皮肤，用钳型指甲刀修剪或用指甲锉刀锉（❷） ③用小镊子将药棉塞入指甲与皮肤之间 ④根据需要用胶带固定	❶嵌甲易发于拇指。原本指甲的弧度较大，年龄大了以后，指甲及下面的皮肤均会萎缩，逐渐地指甲更加弯曲。嵌甲嵌入皮肤，会引起肿痛。这与修剪过度、鞋的压迫、肥胖及急剧的体重增加均有关系，要全面思考形成嵌甲的原因 ❷如发生嵌甲，则要更加认真地去除甲沟与弯曲部分内侧的角质，预防由角质存留引起的压迫和感染是很重要的

要点	注意·根据
[肥厚指甲] ①指甲的肥厚部分用指甲锉刀锉掉（❶） 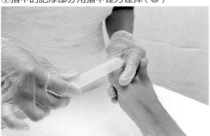 ②明显肥厚时，用钳型指甲刀一点一点地去掉肥厚的指甲 ③为使表面光滑，使用指甲锉刀	❶用卡尺测定指甲厚度 　根据▶ 可确认肥厚的程度
3 善后处理 ①将患者放置为舒适的体位，退出病房（❶）	❶离开患者时，将紧急呼叫按铃放在患者可以够到的地方

评价

● 指甲是否修剪为适度的长度？修剪得是否光滑
● 是否得到了精神的安定、满足感？如听到患者说清爽多了、真舒服等

除耳垢程序

程序

要点	注意·根据
1 向患者进行说明，进行准备 ①向患者说明将要去除耳垢 ②告知程序、目的、所需时间（❶） ③在床边准备好必需物品	⊖一般来说，每隔一段时间要清除耳垢，否则耳垢堆积，患者会听不清。但也有人认为耳垢是自然排泄的，无须去除。机械的刺激会使耳垢的分泌过剩，用棉棒掏耳垢，容易发生伤及外耳道等问题 ❶边询问患者喜欢的方法、平常使用的方法，边向患者做事前说明，征得同意。另外，对患者提出的问题认真做出解答
2 去除耳垢 ①观察外耳道的状态。如看不清楚，使用钢笔手电观察（❶）	❶ 根据▶ 如果耳朵有异常，记录下来，告知主治医生，探讨是否要看耳鼻喉科医生

要点	注意・根据
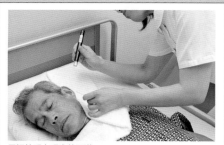 用钢笔手电观察外耳道 ②如果见到耳部有异常，使用棉棒去除耳垢 ③向患者说明，取侧卧位，使患者的头部处于稳定的状态，尽量不要动（**❷**） 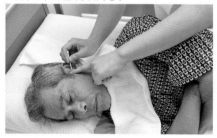	**技巧▶** 使用助听器时，摘掉助听器。确认助听器的耳机是否清洁，助听器有无小毛病 **❷根据▶** 在去除耳垢过程中，头部如果突然活动，有伤及外耳道的危险 **注意▶** 为了预防感染，棉棒伸入以 1 cm 为限。掏耳深部的耳垢时，从里向外用棉棒轻轻掏出 **技巧▶** 如果耳垢干燥，结块难于掏出，洗浴后进行即可。也可使用耳垢水（碳酸氢钠、甘油、水的混合液）。还可用棉棒蘸上温橄榄油，湿润外耳道，1~2 天变软后再取出
④去除耳垢后，清洁耳郭、耳的后部（**❸**） 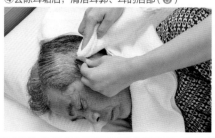	**❸根据▶** 耳郭、耳后部属于难以护理到位的部位，易积存污垢，利用此机会进行清洁
❸ 善后处理 ①将患者放置为舒适的体位，退出病房（**❶**）	**❶**离开患者时，将紧急呼叫按铃放在患者可以够到的地方

评价

- 眼睛可见范围内的耳垢是否去除了
- 是否发现耳部疼痛、异常（耳漏、出血等）
- 是否得到了精神的安宁、满足感？如听到患者说清爽多了、真舒服等

6 | 衣着（更衣）

柳井田恭子

老年人的特征与护理的必要性

- 伴随年龄增长，老年人神经、运动功能降低，由此造成动作缓慢、不稳定，反射、反应降低。另外，肌肉力量、持久力降低，骨量减少，骨质脆弱等原因容易发生脊椎变形（驼背）、骨折。加之老年人多患有多种疾患，更加需要更换符合其身体功能、残存机能的衣着
- 对患有拘挛疾患患者的更衣介助时，要展开其变硬的关节，这会伴随痛苦，痛苦提高了患者的紧张，使身体紧紧地拘在一起，穿脱比较困难
- 衣着有防御寒暑、保护身体、进行体温调节的功能，内衣类有保持皮肤清洁的功能。睡衣的污垢不仅使人心情不快，也会使睡衣的吸湿性、透气性、保温性下降。老年人由于出汗、分解污垢，处于易感染的状态
- 敦促患者，自己能做的事自己做，提高做事的欲望很重要。选择患者易穿脱的衣类也是非常重要的因素之一
- 由于卧床患者一直在床上接受日常生活援助、治疗检查，所以汗液、分泌物、排泄物等容易污染睡衣。睡衣的污染会抑制水分的吸收、发散，衣服内湿度会增高
- 更衣也是观察皮肤的时机，注意皮肤的湿状态
- 原则上衣服要宽松，如为系扣的，选择大扣。如为拉锁，则更换为尼龙拉锁

早期判断

要点	注意·根据
1 身体机能的把握 ● 身体运动的状况（关节拘挛、有无麻痹等）、可采取的体位、关节的可动范围、肌肉力量 ● 生命体征、有无疼痛、出汗状态	● 把握身体机能 根据▶ 为了能以坐位进行更衣动作，坐位平衡良好是必需条件。另外，超出必要的更衣介助可能会招致患者的欲望降低 ● 把握患者现在的状况 根据▶ 如果全身衰弱，起不来床，就以卧床的状态进行。如果疼痛强烈，在吃了镇痛药之后进行。在决定更衣方法和时间时需要灵活变通
2 患者对衣着的喜好、希望，患者的预定计划（检查、外宿等） ● 是否穿着喜好的衣服 ● 患者是否可以自己脱衣服，在厕所是否有犹豫的时候 ● 在预定有检查时，是否选定了能使检查顺利进行的衣服	● 更衣是基本生活习惯之一，也是一种有效的康复训练。要准备好易穿脱的衣物 ■表1 更衣时衣物选择的要点 ·穿脱容易 ·不妨碍关节的动作 ·对治疗、检查无影响 ·反映患者的心情、爱好、希望 ● 根据需要，使用系扣器、穿袜器等自助工具，支援患者自主进行

6

衣着（更衣）

287

要点	注意·根据
	■表2　更衣动作所需的功能 ·穿脱裤子：立位稳定、大腿肌肉力量、膝关节的可动范围 ·上衣的穿脱：手可够到相反方向的肩、背部 ·系扣子：手指的灵巧性和肌肉力量 ·能认识自己手、脚、体干位置关系的自觉功能、认知功能
3 衣类穿着时间及污染状况 ● 有无食渍 ● 有无便、尿污染 ● 有无血液污染 ● 有无汗渍污染	➡ 早期判断睡衣污染的原因 根据▶ 污垢会使衣物的透气性降低，使心情不快，并易造成感染
4 观察穿脱睡衣动作 ● 患者自己进行睡衣穿脱动作的状况 ● 穿脱时哪些动作不便 ● 是否有自己穿脱的欲望 ● 有无伴随穿脱的症状（疼痛、气喘、疲劳） ● 观察患者在换睡衣过程中的脸色、心情、疲劳感、皮肤状态	➡ 边确认更衣是否给患者造成痛苦，是否安全，边进行更衣 根据▶ 更衣是了解患者残存机能的线索 ➡ 察觉到患者欲进行的动作，尽量敦促患者自己进行，这也关系到患者的欲望 ➡ 换睡衣时，观察患者的皮肤状况 根据▶ 老年人皮肤易干燥，皮肤的弹力减弱，易患褥疮。有必要确认是否没有机械性压迫 ➡ 观察患者的状态 根据▶ 由于体位变更，循环动态变化，患者有时会心情不快

换睡衣的程序

目的▶ 保持皮肤机能正常，保持皮肤清洁，使心情舒畅，观察全身皮肤
核查项目▶ 有无麻痹、安静度、治疗内容、生命体征、残存机能、康复状况等
适应对象▶ 需要支援的所有人
禁忌▶ 急剧变化等
防止事故的要点▶ 防止从病床上跌落
必需物品▶
·卧床患者：内衣（需要时）、干净的睡衣、袜子（需要时）、洗衣袋（需要时）、手推车
·偏瘫患者：自助工具（系扣器、穿袜器等）、袜子（需要时）、洗衣袋（需要时）、干净的睡衣（如为前开襟，根据患者的残存机能，不选择纽扣式，而选择尼龙拉锁或挂钩式）

程序

要点	注意·根据
◆卧床患者的更衣 **1 向患者打招呼，进行说明** ①说明要换睡衣并取得其理解，确认换哪套睡衣（❶）	❶换睡衣对转换心情、给生活注入活力很重要。需要尊重患者的意志，不破坏患者的欲望

要点	注意・根据
2 整理病床周边，准备更衣 ①调节室温（❶） ②拉上窗帘，将床头柜拿离病床，使护理师易于活动，卸下护理师一侧的床栏（❷❸❹）	❶ 根据▶ 换衣服时不要让患者感到寒冷 ❷ 手推车内，以换衣服的顺序放好干净的睡衣 　 根据▶ 按替换顺序放好，可顺利地进行更衣 ❸ 顾及患者的着耻心，拉上窗帘 ❹ 另一侧的床栏务必安装好 　 根据▶ 防止跌落 　 防止事故的要点▶ 由于更衣时身体动作较大，有时会发生意想不到的跌落，要引起注意
3 进行更衣 ①掀起铺盖（❶） 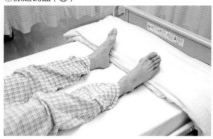 ②脱去睡衣一侧的袖子时（全介助），把手放到脖子后面，支撑头、颈部，另一只手展开前襟，使其宽松，易于脱下 ③脱下肩部。用一只手从下部支撑着托住肘关节，抽出袖子（❷） 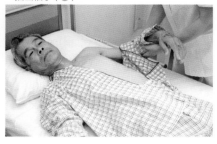	❶ 掀起铺盖，叠成扇形，放好 　 根据▶ 如果脚上盖着东西，患者会感到沉重。另外，也妨碍变换体位 ❷ 以肩部、肘关节、手的顺序脱衣 　 根据▶ 如从手部开始脱，肘关节会卡在袖子上，增加患者的负担 　 注意▶ 在进行输液时，先脱未进行输液一侧的袖子。然后，脱进行输液一侧的袖子。注意不要拉抻插管，不要使插管缠在一起。将输液药瓶穿过袖子，注意药瓶不要倒过来。穿衣时，先把输液药瓶穿过袖子，再给进行输液的上肢穿上睡衣。输液药瓶在穿过袖子时，为防止回流，将卡子卡住 　 注意▶ 如有拘挛、偏瘫，先脱健侧的袖子，再脱瘫痪一侧的。穿的时候，先把瘫痪一侧的袖子穿上 　 根据▶ 瘫痪一侧容易发生拘挛，其结果是关节活动范围变小，如果进行可动范围之外的弯曲、伸展，会引起脱臼、骨折等事故

要点	注意・根据

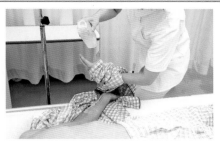

脱下输液一侧的袖子，然后将输液瓶从袖口拿出

④观察皮肤（❸）

③观察皮肤的干湿状态
　根据▶ 干燥会发生瘙痒，给患者带来痛苦。特别要注意观察骶骨部等褥疮好发部位

⑤患者在护理师相反一侧的位置，取侧卧位。脱下一侧的袖子与前身，向内侧团好，放在身体下面，然后面向护理师取侧卧位，将团在身体下面的睡衣推向对面一侧（❹❺❻）

④病床是患者的生活场所，所以应注意不要让皮屑飞散
　根据▶ 如有皮肤干燥，就会有皮屑
⑤如患者无麻痹，请患者握住床栏
　根据▶ 稳定体位
⑥使患者采取面向护理师一侧的侧卧位
　根据▶ 适于防止跌落和观察脸色

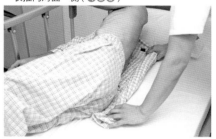

⑥再次回到患者与护理师相反方向的侧卧位（朝向对面），穿上干净睡衣的袖子（❼）

⑦从清洁的睡衣袖口接住患者的一只手（做迎接状），支撑着患者的手、关节，穿上袖子

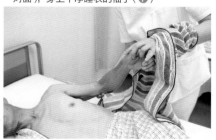

⑦确认领子的位置，同时观察后背有无褶皱，展开前身穿好（❽）

⑧使患者采取面向护理师的侧卧位，用另一侧的手脱掉脏睡衣（❾）

⑧抓住领子和腰部，沿着脊柱拉抻，展平褶皱
　技巧▶ 如果肩、脊柱、腋下 3 个地方整理好，就不容易起皱
⑨将脏睡衣从肩部拿开，团在一起，脱下
　根据▶ 防止皮屑落到床单上

要点	注意・根据
⑨迅速从患者身下拿出睡衣，披在身上 ⑩护理师的手伸入袖口，以迎接的手势抓住患者的手，以手、肘关节、肩膀的顺序穿上 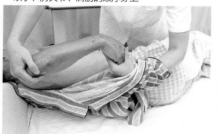 ⑪抚平褶皱，整理睡衣。如果是浴衣，把前身展开，穿上袖子，整理领子。抚平背部的褶皱，系好腰带。把手伸入腋下，将睡衣向左右两边持平，展平背部的褶皱（⑩⑪） ⑫把脏睡衣放入洗衣袋 ⑬告知患者更衣完毕，收拾现场	 ⑩ 根据▶ 褶皱是患褥疮等的原因之一 ⑪如为浴衣，确认腰带是否系得太紧，是否没有结成死结，背部是否没有褶皱
◆**偏瘫患者的更衣** **1** 向患者打招呼，进行说明 　　参照"卧床患者的更衣"程序	
2 收拾病床周围，准备更衣 　　参照"卧床患者的更衣"程序	
3 进行更衣 ①将铺盖掀起。参照"卧床患者的更衣"程序 ②脱去上衣（**123**） ·如为前开、纽扣式睡衣，请患者用健侧的手解开纽扣（必要时使用系扣器） ·脱掉健侧的睡衣放到患者身体下面 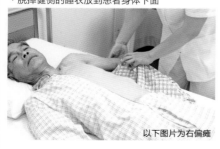 以下图片为右偏瘫	**1**如患者平衡好，采取坐位。若不好，不要勉强，以卧床进行。配合患者的残存机能，使用自助工具 **2**护士让患者不要着急，要有耐心，引起患者以自己力量更衣的欲望 **3**只援助患者不能做的部分 　　根据▶ 加强患者的自理心，提高与疾病斗争的意志 　　技巧▶ 如果偏瘫，从健侧开始脱

6

衣着（更衣）

要点	注意・根据
・健侧向下，取侧卧位 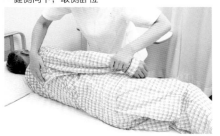 ・托着患者的肘关节，脱掉上肢的睡衣 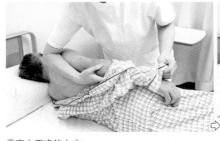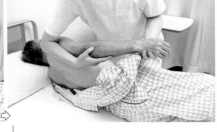 ③穿上干净的上衣 ・护士以迎接的手势托住患者的肘关节，给患侧的上肢穿上袖子 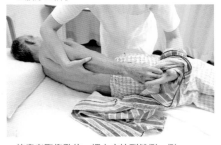 ・使患者取仰卧位，把上衣拉到健侧一侧 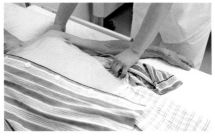	

要点	注意·根据
·穿上健侧上肢的袖子，系好扣子（④⑤）	④在系扣子之前，确认背部衣服有没有拧着，有没有穿反 ⑤患者自行进行时，也可使用系扣器

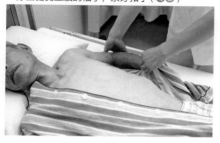

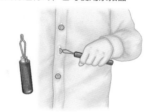

■图1　系扣器（左）及使用方法（右）

④脱裤子
·为避免露出不必要的部分，用浴巾盖住下肢

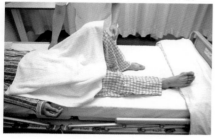

·请患者自己抬起健侧的臀部，将裤子褪至大腿部（⑥⑦）
·请患者抬起健侧的膝盖，护士把患者的裤子褪下，脱掉

⑥因有跌落的危险，要抬起床栏
防止事故的要点▶把床栏抬起，使患者不致因更衣时身体的动作跌落
※为让读者能看清楚，下面图片中均把床栏放下了
⑦原则是尽量让患者自己进行，在患者疲劳时适当进行援助

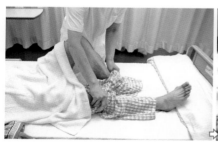

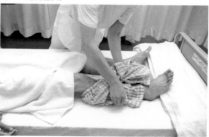

6
衣着（更衣）

要点	注意・根据
⑤穿裤子 ・护士以迎接的手势给患侧下肢穿裤子至膝盖以上 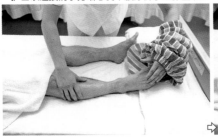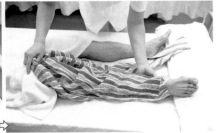 ・请患者弯曲健侧的膝盖，穿裤子至膝盖以上 ・健侧的脚用力，直起腰，用健侧的手将裤子提至腰部 ⑥穿鞋时，变为坐位，用健侧的手将鞋拿到靠近患侧下肢足关节的地方，盘腿，放在健侧大腿部，用健侧的手把鞋穿上（❽）	❽根据需要可使用穿袜器

评价

● 能否维持皮肤的生理机能
● 是否考虑了安全性和舒适性（防止从床上跌落，防止疲劳）
● 实施时间、内容、方法是否妥当
● 睡衣的选择是否妥当
● 患者的反应如何？心情是否爽快
● 睡衣是否无褶皱、无松弛
● 对患者不能做的部分是否进行了援助
● 患者是否有自己换睡衣的欲望了

第 3 章

身体护理技术

1　生命体征的测定

杉本知子

老年人生命体征的特点与测定的意义

● 生命体征即身体机能的特征。具体说就是可测量的、表示生命特征的呼吸、脉搏、血压、体温及意识等
● 一般来说，随着年龄的增长，细胞数会减少，生理机能也会降低，这必然影响上述生命体征。因此，随着年龄的增长，掌握老年人的身体状况极为重要
● 老年人的生命体征如下：

【呼吸系统】
· 肺泡减少、肺气交换能力低下，易出现动脉血氧分压低下现象
· 肋软骨钙化和肋骨运动的减少使肺活量下降，导致动脉血氧分压下降
· 肺的弹性降低导致残气量增加，很难听到肺底部的呼吸音

【循环系统】
· 老年人随着动脉的硬化，易出现收缩压上升和脉压增大。由于动脉硬化很难触摸到末梢血管脉搏
· 饭后由于增加了对消化道的血流量，会出现饭后低血压
· 长期卧床患者由于血压调整机能低下，易发直立式低血压
· 由于受到心脏瓣膜的硬化和变性、刺激传导系统细胞的消失和变性的影响，易出现心律不齐

目的▶ 通过测量掌握老年人的全身状态，尤其是身体的内部循环。确认使循环机能和呼吸机能发生变化的疾病动态，或者对新发疾病的危险性做出预估判断

核查项目▶
· 血压、脉搏、呼吸变化所产生的身体症状：有无头痛、意识状态、郁闷、眩晕、站起头晕、出冷汗等
· 影响血压、脉搏、呼吸等的服药情况：药的种类、药量、服药时间
· 身体状况：是否刚刚进餐、洗浴、运动；是否刚刚饮酒、吸烟；有无疼痛、便意、尿意等
· 精神状态：兴奋、焦躁、紧张等
· 测量时的环境（室温等）和体位（坐位、卧位等）

适应对象▶ 有必要掌握健康状态和疾病变化的患者

禁忌▶
· 手臂有伤正在治疗时不要测量该侧手臂的血压。同样乳腺癌手术后也不要测量患侧手臂的血压
　根据▶ 压迫患侧手臂会影响淋巴循环，有可能增加水肿
· 一侧麻痹的患者不要测麻痹侧血压
　根据▶ 测麻痹一侧的血压会受到影响，不会得到正确的测定值
· 对于血液透析造设分流的患者，禁止测量造设分流一侧的血压
　根据▶ 测血压就要压迫上肢，这样会短时阻断分流部位的血流，增加分流的负担

防止事故的要点▶ 防止未确认患者姓名而主观误认患者；要确认有否造设分流，上肢是否有伤等

测量血压

必需物品 听诊器、血压计（现在多使用无液体血压计、电子血压计）、酒精棉、记录纸、记录用具

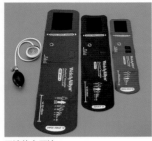
无液体血压计

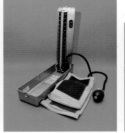
水银血压计

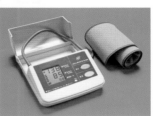
电子血压计

程序（使用无水银血压计，用听诊法测上肢）

要点	注意·根据
1 做好准备，对患者进行说明 ①洗手，准备必需物品（❶） ②检查所用血压计（❷） 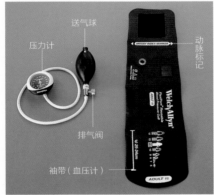 袖带内有胶囊 ③将必需物品运至患者床旁 ④告知患者测量血压的目的和方法，取得患者的认可	❶由于水银对环境有影响，因此现在多使用无液体血压计和电子血压计 ❷测量时主要注意以下两点 　·反复按压送气球送气，检查胶囊是否鼓起，鼓起的气囊是否漏气 　·血压计袖带的长度、宽度与患者的体格、测量部位是否相符 　技巧 选择袖带时尺寸要与患者的体格、测量部位相符 　根据 按照规定，成人测量血压时，袖带内气囊的尺寸为宽 13 cm，长 22~24 cm。但国际上推荐的袖带宽度要达到上臂的 40% 以上，长度至少要围住上臂的 80% 以上 　注意 袖带宽度过窄，会使收缩压和舒张压的测定值升高。反之，袖带过宽，收缩压和舒张压的测定值会降低

图中标注：送气球、压力计、动脉标记、排气阀、袖带（血压计）

要点	注意・根据
⑤确认患者的身体状况，告诉患者测前要安静几分钟（❸）	❸ 根据▶ 吃饭、运动、洗浴、精神紧张和憋尿等都很容易导致血压测定值发生变动，因此，在测血压之前一定要掌握这些情况 注意▶ 有的患者有见医生精神紧张而血压一时升高的"白衣高血压"症状，因此，在测血压时，使患者不要精神紧张也至关重要
⑥患者取坐位或仰卧位（❹❺）	❹由于侧卧位不可能测到正确的数值，患者要取仰卧位或坐位 根据▶ 卧床时血压最高，其次坐位，立位最低 ❺ 根据▶ 测血压时原则上袖带要与心脏同高。如高于心脏，收缩压和舒张压的测定值低。反之，如低于心脏，收缩压和舒张压的测定值高
2 测量血压 ①让患者露出上臂并伸直。（❶）如需脱衣服要拉上窗帘和屏风。要考虑到患者的隐私 ②检查仪表，数值归"0" 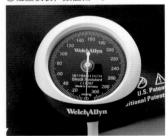 ③用手找到患者肱动脉位置（❷） 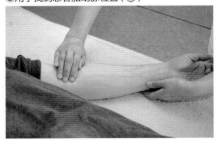	❶ 技巧▶ 可以脱掉一只袖子，也可将袖子挽到肩部，但都不要让衣服压迫手臂 根据▶ 如衣服压迫肱动脉，将减少血管内的血流量，无法测出正确的数值 ❷ 技巧▶ 在肘关节的稍内侧（小拇指侧）可触摸到肱动脉 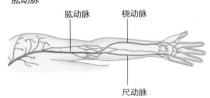 ■图1　上肢肱动脉的位置

要点	注意・根据
④将袖带缠在患者上臂肘关节上方 3 cm 处（❸❹） 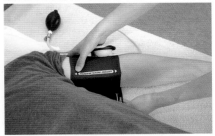 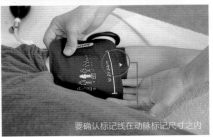 要确认标记线在动脉标记尺寸之内	❸将袖带缠在患者手臂上，不要有空隙 根据▶ 袖带缠得过松，收缩压和舒张压的测定值高；反之，缠得过紧，收缩压和舒张压的测定值低 技巧▶ 使用有动脉标记的仪器时，要将标记线对准肱动脉 ❹使用有动脉标记的仪器时，标记线要在袖带标记的测定尺寸之内 技巧▶ 如不在测量尺寸之内，要置换合适的袖带
⑤确认心脏和袖带的位置后，将听诊器放在肱动脉位置上（❺） 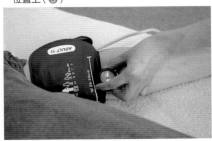	❺听诊器一般用膜型的 技巧▶ 坐位测量时，心脏要与血压测量部位的上臂（缠袖带位置）高度一样 注意▶ 不要将听诊器放在袖带与手臂之间。听诊器放在袖带下的话，当送气加压时，听诊器会过度压迫肱动脉，测出的数值不准。袖带要均匀压迫肱动脉
⑥拧紧加压阀，对袖带加压（❻） ⑦边看血压计的数值边慢慢放气，并用听诊器听血管音（科罗特科夫音）（❼）	❻ 技巧▶ 加压的数值大致要比前次测定值高 20 mmHg ❼最早听到血管音的数值是收缩压。随着排气最终会听不到血管音。这时的数值是舒张压 技巧▶ 排气时的速度为 2~3 mmHg/s。排气过快，所测数值会不准

要点	注意・根据
⑧每次测量血压至少测 2 次，间隔 2 分钟左右（⑧）	⑧ 根据▶ 按照规定，测量血压至少测 2次，间隔 1~2 分钟。并说明，当各测定值的差为不满 5 mmHg 的近似值时，选两次的平均值为血压值
3 测量后的整理、记录 ①测量后松开加压阀，从袖带排气 ②将袖带从患者手臂松开，整理衣服和寝具 ③挤压袖带，将其中的空气完全排除（❶） ④整理好血压计等必需物品，用酒精棉消毒患者使用过的听诊器 ⑤记录测定值 ⑥洗手	❶一定要从患者手臂取下袖带后再对其完全排气

测量血压的意义及原理

● 血压就是血液从心脏向全身输送血液时给予血管壁的压力。因此，通过测量血压可以了解心脏和血管的机能状态
● 心脏为输送血液在收缩时的血压值为收缩压，而舒张时的血压值为舒张压，二者间的差为脉压。一般情况下随着血管的动脉硬化，脉压会逐渐加大

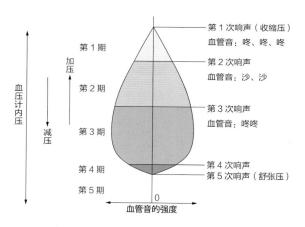

■图 2　测量血压（听诊法）时血管音的变化

使用水银血压计时的注意事项

近年来使用水银血压计的越来越少。在使用时注意以下几点：

●检查仪器状况
· 与无液体血压计一样，袖带的长度和宽度要适合患者的体格和测定部位，确认不漏气
· 确认送气时水银柱是否上升；加压阀未松开状态下已上升的水银柱是否下降；水银柱是否分段或残留在数值表上等

●测量时的注意事项
· 由于水银血压计细高容易倒翻，因此要放在稳固的位置
· 打开水银开关后，要确认水银柱在"0"的位置上
· 测量方法与无液体血压计相同
· 测量后将血压计倾斜，使水银回到水银槽并关闭开关

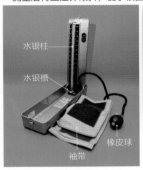

水银柱
水银槽
橡皮球
袖带

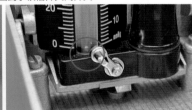

测量前，要确认水银柱在"0"的位置上

1

生命体征的测定

高血压的判定

● 按照规定，收缩压 140 mmHg 以上，或舒张压 90 mmHg 以上为高血压。测量时出现左右差的患者，有可能是由于动脉硬化出现血管狭窄等血管病变，要引起注意
● 鉴于老年人快速降压会带来众多危害（因快速降压会使各脏器的血流量急速下降），因此，日本《高血压治疗指导 2009》建议，治疗时逐渐增加药量，将降压目标设定在 140/90 mmHg 以内

■表1　高血压的分类

分类	收缩压		舒张压
最佳血压	< 120	而且	< 80
正常血压	< 130	而且	< 85
正常高值血压	130 ~ 139	或者	85 ~ 89
Ⅰ度高血压	140 ~ 159	或者	90 ~ 99
Ⅱ度高血压	160 ~ 179	或者	100 ~ 109
Ⅲ度高血压	≥ 180	或者	≥ 110
（孤立性）收缩高血压	≥ 140	而且	< 90

选自日本《高血压治疗指导 2009》

低血压

● 日本高血压学会没有制定低血压的标准
● 血压低的原因是由于循环血液量减少导致心排血量低下等。一般来说，老年人由于细胞内水分减少容易脱水。脱水是循环血液量减少的原因之一

●在长期卧床患者和帕金森患者中，由于自律神经障碍经常会出现直立性低血压。直立性低血压患者在体位转换为立位瞬间，收缩压会降低 20 mmHg 以上，舒张压会降低 10 mmHg 以上，出现眩晕状态。与饭后低血压一样，在老年人中较为常见

测量脉搏

| 必需物品▶ | 钟表（有秒针的）或秒表、记录纸、记录用品 |

程序（桡动脉测量脉搏时）

要点	注意・根据
1 做好准备、向患者说明 ①洗手，准备必需物品 ②检查所用钟表（或秒表） ③将必需物品运至患者床旁 ④向患者说明测量脉搏的目的和方法，并取得患者的同意	
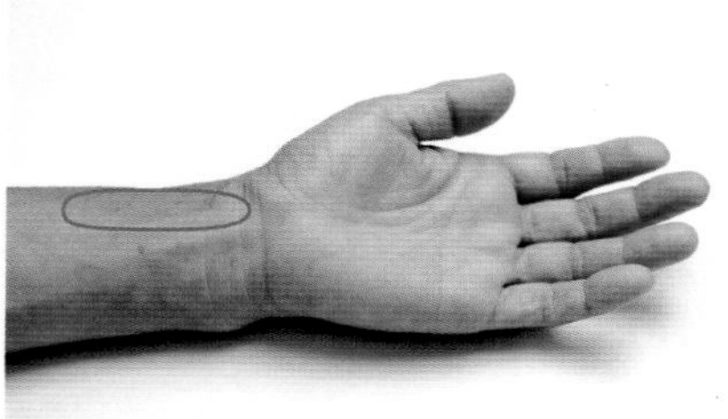 **2** 测量脉搏 ①确认患者的身体状况，告知患者测量前要安静数分钟（**1**） ②患者取坐位或仰卧位（**2**） ③护士要事先将手暖热（**3**） ④让患者露出手关节部位 ⑤确认患者的桡骨动脉（**4**）	**1** 根据▶ 吃饭、运动、洗浴、精神紧张以及有无尿意和便意都会影响脉搏的变动，因此测量前要掌握这些情况 **2** 脉搏数会因患者的体位不同而发生变化。一般来说，仰卧位最少，坐位、站位依次增加 **3** 根据▶ 不要因手凉给患者带来不快 **4** 可以触摸到脉搏的部位有：颞动脉、颈动脉、腋窝动脉、肱动脉、桡动脉、股动脉、腘窝动脉、胫骨后动脉和足背动脉 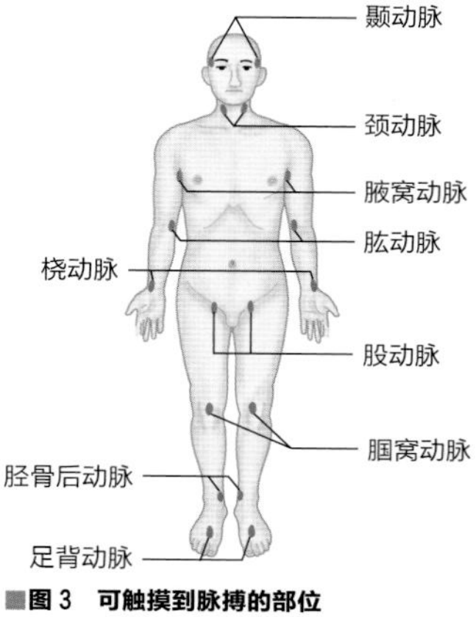

桡动脉的触摸部位

颞动脉
颈动脉
腋窝动脉
肱动脉
桡动脉
股动脉
腘窝动脉
胫骨后动脉
足背动脉

■**图 3　可触摸到脉搏的部位**

要点	注意・根据
⑥护士将食指、中指和无名指并拢按在患者的桡动脉处（⑤） 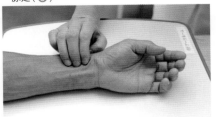	⑤测量脉搏时护士不要用拇指 根据▶ 如用拇指测量，测量的可能是自己的脉搏 技巧▶ 为了不与护士自身的脉搏混淆，要用食指、中指和无名指测量 技巧▶ 为了固定住患者的手腕，护士要将自己的手背垫在患者手下
⑦测量脉搏的时间一般为 1 分钟。确认脉搏次数、节律、硬度（紧张度）和强弱（测脉搏护士手指的用力程度）（⑥）	⑥正确测量很重要 技巧▶ 按压太重找不到脉搏，因此要轻轻按压 技巧▶ 如有动脉硬化，脉搏会出现左右差。因此，事先要确认有无脉搏的左右差
3 结束后的整理、记录 ①记录测定值和相关情况 ②整理所用物品 ③洗手	

判定

- 脉搏与心脏的心跳数是一致的，成人的正常值为 1 分钟 60~80 次。老年人 1 分钟 50 次以下为缓脉，100 次以上为速脉
- 与血压一样，如脉搏出现左右差，有可能是动脉硬化引起的血管狭窄
- 测量脉搏时的观察重点是：脉搏次数、节律、硬度（紧张度）和强弱（测脉护士手指的用力程度）等项目
- 随着年龄的增长，心肌细胞数减少，但心肌细胞出现肥大。窦房结内的起搏器细胞也会减少并纤维化。由于这些变化，老年人易频发心律不齐
- 心律不齐主要分为脉搏过缓、脉搏过速和脉律混乱。脉搏过速为速脉心律不齐，脉搏过缓为缓脉心律不齐。要注意，缓脉不能维持心排血量可能会导致休克。脉律混乱的心律不齐包含期前收缩和房颤。期前收缩会产生脉搏中途消失（间歇）。而房颤不同，脉搏的节拍和强度都会混乱。总之，如出现心律不齐，要通过心电图进行正确检查

■表2　脉搏的强弱和紧张度

观察项目	分类	触摸情况
脉搏的强弱	强脉	一次从心脏的送血量大时可触摸 在发热、主动脉瓣关闭不严和左心房肥大时可见
	弱脉	一般在脉率快时（速脉）可触摸
脉搏的紧张度	硬脉	可明显感到脉搏的紧张度 在高血压、动脉硬化时可见
	软脉	稍感到脉搏紧张度 在低血压和贫血等时可见

听诊心音

必需物品▶ 听诊器（膜型、钟型）、酒精棉、记录用纸、记录用具、秒表或带秒针的钟表（必要时）

程序

要点	注意·根据
1 做好准备工作，向患者说明 ①洗手，准备必需物品 ②检查听诊器等物品有无破损 ③将必需物品运至患者床旁 ④向患者说明听诊心音的目的和方法，并取得患者的同意 ⑤确认患者的身体状况 ⑥患者取仰卧位（❶） ⑦拉上窗帘，要考虑患者的隐私（❷） ⑧事先将听诊器温热（❸）	❶听诊心音时，患者取仰卧位，听诊者在患者的右侧 ❷根据▶ 要考患者的害羞心理 ❸根据▶ 听诊器冰凉会使患者不快。最小限度裸露肌肤，同时注意室温
2 听诊心音 ①露出患者的胸部 ②将听诊器紧贴在患者的体表（心底部），听诊 I 音（参照 P306 表 4）。其后，将听诊器沿胸骨左缘慢慢移动，继续听诊心音	 ■图 4　心脏的位置

要点	注意・根据
③用膜型听诊器听完后，按同样程序再用钟型听诊器听一遍。将钟型听诊器轻轻按在身体表面即可（❶❷❸） 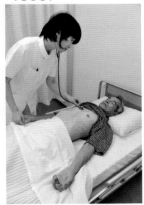	❶通常的听诊顺序是从心尖部到胸骨左缘和胸骨右缘上部 ❷心音听诊包括：音量（有无音的高亢或减弱）、音质［音的分裂（有无时间间隔）］、心脏杂音（音的大小、可听取音的部位和方向）。必要时也要测量心率，要综合判断循环系统的机能状态 ❸详细的心音听诊部位按下述ⓐ至ⓔ的顺序进行 　ⓐ二尖瓣区域（左第5肋骨间锁骨中线附近、心尖部分） 　ⓑ三尖瓣区域（第4肋骨间胸骨左缘） 　ⓒ二次动脉瓣区（第3肋骨间胸骨左缘） 　ⓓ肺动脉瓣区域（第2肋骨间胸骨左缘） 　ⓔ主动脉瓣区域（第2肋骨间胸骨右缘） 技巧▶ Ⅰ音在吸气时易听到 技巧▶ Ⅲ音和Ⅳ音左侧卧位时易听到。由于这些音都是低音，只能用钟型听诊器在心尖处可听取(也就是说，用膜型听诊器听到的音不是Ⅲ音和Ⅳ音

■表3　膜型听诊器与钟型听诊器的特征及使用方法

膜型	低频区被去掉，很容易听到高频区。使用时将整个膜面接触体表，反弹音变大，易于听到心音
钟型	可听到全频音域。使用时拿着听诊器的突出部分轻轻按在体表上，因为按压过大皮肤会绷紧，会和膜型一样听不到低频区

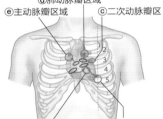

■图5　心音的听取部位

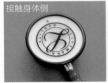

膜型听诊器及手持法

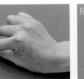

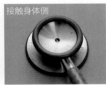

钟型听诊器及手持法

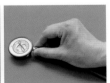

3 听诊后的整理、记录
①整理患者的衣服和寝具
②用酒精棉消毒所用听诊器
③记录听取内容
④收拾所用物品
⑤洗手

判定

- 心音的听诊正常状态下可听到 I 音和 II 音，此外如有音的分裂、音的减弱可以推测是病态。另外，要判别心脏杂音的分类（收缩期杂音、舒张期杂音、连续性杂音等）及其性质等，从而推测出异常状态

心音

- 心音是在心脏收缩期开始和舒张期终了时，瓣膜、心脏壁等心脏周围的整个结构一起震动所发出的声音
- 心音分为 I 音至 IV 音。I 音和 II 音是随着瓣的开闭发出的声音，因此一般都可听到。I 音是在心脏的收缩期随着房室瓣（二尖瓣和三尖瓣）的开闭发出的声音。II 音是在心脏的舒张期，随着动脉瓣（主动脉瓣和肺动脉瓣）的开闭发出的声音
- 一般在心尖部可听到最强的 I 音。I 音亢进有可能是二尖瓣狭窄或三尖瓣狭窄，I 音减弱有可能患有心肌梗死等，I 音的分裂可能是完全右束支传导阻滞或完全左束支传导阻滞等
- II 音是随着半月瓣的开闭发出的声音，因此是由两个要素组成。一个是以主动脉瓣为起源，一个是以肺动脉瓣为起源。以主动脉瓣为起源发出的声音在所有听诊区都可听到，而且比以肺动脉瓣为起源发出的声音大。以肺动脉瓣为起源发出的声音只能在肺动脉区听到。因此，如在肺动脉区以外听到以肺动脉瓣为起源的 II 音可以认为是 II 音亢进。II 音亢进常见疾病有高血压、肺高血压等。出现音的减弱可能患有主动脉瓣狭窄等疾病
- II 音虽然分别起源于主动脉瓣和肺动脉瓣，但通过呼吸很容易使两个要素的间隔发生变化。也就是说，在吸气时两个要素分裂，这叫生理分裂。如在呼气时也出现分裂，为病理分裂，有可能患有肺动脉瓣狭窄等症
- III 音和 IV 音是在异常情况下才能听到的心音。但是有人在健康情况下也能听到 III 音。这称之为正常 III 音（正常 III 音随着年龄的增长听到的比例逐年下降，超过 50 岁就听不到了）
- III 音在 II 音之后，也就是说在舒张期早期可以听到。III 音出现表示在舒张期有给心室带来负担的疾病。具体说有室间隔欠缺损、房间隔缺损、充血性心力衰竭等
- IV 音在 I 音之前，也就是说在扩张晚期可以听到。出现 IV 音说明左心室和右心室的扩张能力低下，负担加重。具体说患有心肌梗死、扩张型心肌症、充血性心力衰竭等

心杂音

- 心杂音按照产生的时间大致可分为收缩期杂音（心脏的收缩期可听到的声音）、舒张期杂音（心脏舒张期听到的声音）及连续性杂音（收缩期和舒张期都可听到的声音）。心杂音的强度分类见表 4

■表 4　心杂音的强度

I	非常弱，听一次未必能听到
II	虽然弱但很容易听到
III	稍强，但没有震颤
IV	稍强，伴有震颤
V	强，听诊器放在胸壁就可听到
VI	很强，听诊器只要一靠近胸壁就可听到

- 收缩期心杂音分为射血性杂音和逆流性杂音，前者在患有主动脉瓣狭窄、肺动脉瓣狭窄、甲状腺功能亢进及贫血时可听到，后者在二尖瓣逆流和三尖瓣逆流时可听到
- 舒张期杂音分为灌水状杂音和车轮转状（隆隆）杂音。前者在患有主动脉瓣逆流、肺动脉瓣逆流及肺高血压时可听到，后者在二尖瓣狭窄和三尖瓣狭窄等时可听到
- 连续性杂音在动脉和静脉出现流通异常时可听到，可认为患有动脉导管未闭症等

呼吸音的听诊与呼吸频率的测量

必需物品▶ 听诊器（膜型和钟型）、酒精棉、记录用纸、记录用品、秒表或带秒针的钟表

程序

要点	注意·根据
1 做好准备工作，向患者说明 ①洗手，准备必需物品 ②检查听诊器等物品有无破损 ③将必需物品运至患者床旁 ④向患者说明听诊呼吸音的目的、方法并取得患者的同意 ⑤患者取坐位或仰卧位（❶） ⑥拉上窗帘、屏风，要考虑患者的隐私（❷） ⑦事先将听诊器温热（❸）	❶患者最好取坐位，不能坐位时取仰卧位 ❷ 根据▶ 要考虑患者的害羞心理 ❸ 根据▶ 听诊器冰凉会使患者不快。最小限度裸露肌肤，同时注意室温
2 听诊呼吸音 ①露出患者的胸部 ②将听诊器（膜型）紧贴在患者的体表，听诊呼吸音（❶） 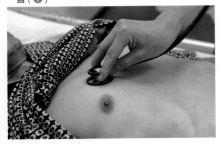	❶听诊呼吸音时按照下图1~8的顺序操作。要逐个部位听呼吸音，听完胸部后听背部 技巧▶ 听诊呼吸音时，要让患者慢慢做深呼吸 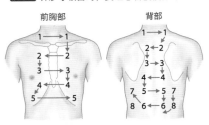 ■图6　听诊呼吸音的部位和顺序

前胸部　　　背部

1

生命体征的测定

要点	注意·根据
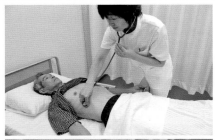 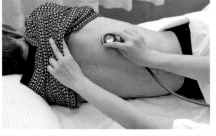	**技巧▸** 听诊呼吸音时，要确认有无左右差，有无呼吸音减弱部位和消失部位。同时还要掌握音的性状。必要时也要测量呼吸频率，综合判断呼吸状态
3 测量呼吸频率 ①测量时间为 1 分钟，测量时不要让患者意识到。要检查患者的胸部和腹部活动，同时也要观察呼吸节奏和深度（❶）	❶如患者意识到在测量，呼吸的次数、深度很容易发生变化。因此要在患者无意识时测量 **技巧▸** 卧床时，横膈膜的活动容易受到限制。因此，设法调整病床，不要妨碍横膈膜的活动
4 测量后的整理、记录 ①整理患者的衣服和寝具 ②用酒精棉消毒所用听诊器 ③记录听取内容 ④收拾所用物品 ⑤洗手	

判定

[呼吸频率的判定]
· 成人的呼吸频率正常值为 16~20 次/分钟
· 呼吸过速：24 次/分钟以上
· 呼吸过缓：12 次/分钟以下
· 深度呼吸：呼吸次数没有变化，但一次的换气量增大
· 浅快呼吸：呼吸数没有变化，但一次的换气量减少（睡眠中等）

[呼吸音的判定]
●听诊呼吸系统所听到的声音分为呼吸音和副杂音。呼吸音中的肺泡呼吸音是吸气时听到的强音。支气管呼吸音在呼气时可明显听到，在吸气和呼气之间出现中断。各呼吸音的听取部位不同

● 听诊呼吸音并对其性状做出判断时要重视以下几点
● 第一，要确认呼吸音是正常还是异常。特别要确认有无呼吸音的左右差，有无呼吸音的减弱部位或消失部位。例如：气胸、肺炎、肺水肿等症状时，肺泡呼吸音的强度减弱
● 第二，听到异常音（即副杂音，指呼吸音以外的音）时，要对其种类做出判断（参照图8）。例如：副杂音的一种水泡音常见于肺炎、肺水肿等；细裂音常见于间质性肺炎或肺纤维化等；喘鸣是空气通过狭窄的气管时发出的声音，有哮喘等疾病时可以听到

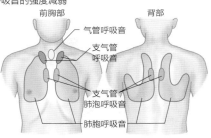

前胸部　背部

气管呼吸音
支气管呼吸音
支气管肺泡呼吸音
肺泡呼吸音

■图7　可听取呼吸音的位置分布

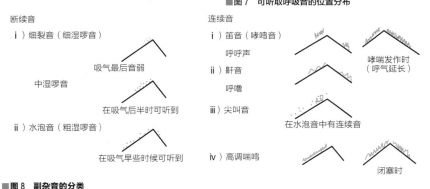

断续音

ⅰ）细裂音（细湿啰音）

吸气最后音弱

中湿啰音

在吸气后半时可听到

ⅱ）水泡音（粗湿啰音）

在吸气早些时候可听到

连续音

ⅰ）笛音（哮鸣音）

呼呼声

哮喘发作时（呼气延长）

ⅱ）鼾音

呼噜

ⅲ）尖叫音

在水泡音中有连续音

ⅳ）高调喘鸣

闭塞时

■图8　副杂音的分类

血氧饱和度的测量

必需物品► 脉冲血氧仪、酒精棉、记录用纸、记录用具

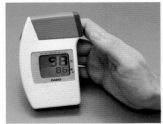

①简易脉冲血氧仪一体机

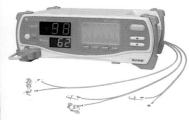

②携带型脉冲血氧仪

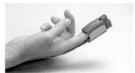

③手指探头

［②③图片提供：日本光電工業株式会社］

程序（在食指测量血氧饱和度时）	
要点	**注意・根据**
1 做好准备工作，向患者说明 ①洗手，准备必需物品 ②检查脉冲血氧仪工作状况 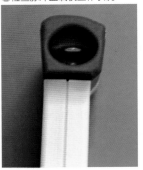 **打开手指支架，通上电源** ③将必需物品运至患者床旁 ④向患者说明测量血氧饱和度的目的、方法并取得患者的同意 ⑤患者取坐位或仰卧位 ⑥检查患者的食指是否有冷感或肿胀。检查患者手指有无脏污，是否做了美甲（**❶**）	○脉冲血氧仪的工作原理：探头由发光部和受光部组成，发光部发出红光和红外线光，动脉血中的氧化血红蛋白和还原血红蛋白的吸光度不同，利用该原理可测到 SpO_2（经皮血氧饱和度） **❶**要事先确认患者的血压、手指的血液循环、有无美甲、手指或皮肤的色素沉淀情况 根据▶ 脉冲血氧仪在测量部位血液循环不好或有美甲时，无法测出正确数值
2 测量血氧饱和度 ①将食指插入血氧仪的手指支架内（**❶**） 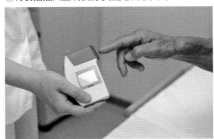	**❶**一般将血氧仪的探头套在食指上测量 技巧▶ 持续测量血氧饱和度时，要适当变换探头的套装位置 根据▶ 探头的压力会引起套装位置循环不好 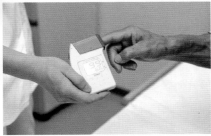

要点	注意・根据
②插入食指后，仪器自动测量血氧饱和度 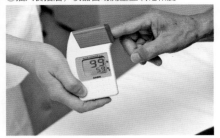	
3 测量后的整理、记录 ①整理患者的衣服和寝具 ②用酒精棉消毒所用器具 ③记录所测氧饱和度值 ④收拾所用物品 ⑤洗手	

- 动脉血氧饱和度（SaO$_2$）是血液中与氧结合的血红蛋白占全部血红蛋白的比例。此外，动脉血氧分压（PaO$_2$）是呼吸状态的指标，要采动脉血测量
- 经皮血氧饱和度（oxygen saturation measured by pulse oximetry:SpO$_2$）的测量不必采血，简单易行，在临床为了掌握患者的呼吸机能状态广为应用
- SaO$_2$、SpO$_2$ 的正常值通常都在 95% 以上
- 由于测量血氧饱和度可以掌握呼吸机能状态，对于接受家庭氧疗法的患者来说，在选择健康保险适用基准上，也有参考价值。即 PaO$_2$ 的 60 Torr 相当于 SpO$_2$ 的 90%。如测出该数值必须采取紧急应对措施。
- 从生命体征（血压、脉搏、心跳数、心音、呼吸频率、呼吸音）判断有无异常

1）日本高血圧学会高血圧治療ガイドライン作成委員会編：高血圧治療ガイドライン 2009，ライフサイエンス出版，2009

2 检查

2.1 血液检查(采静脉血)

杉本知子

老年人血液检查的注意点

- 一般来说，老年人的血管细而脆，多出现采血困难。采血困难导致采血时间拖长，往往得不到正确数值
- 当以血液为检体进行各种检查时，一定要将老年人与一般成年人的基准值加以区别。其理由为，老年人随着年龄的增长代谢机能下降，如果采用一般成年人的基准值会治疗过度
- 老年人在下述检查项目时数值偏低
  · 红细胞数(RBC)、血色素量[出现血红蛋白量(Hb)]出现、血红蛋白值(Ht)
- 另外，老年人的下述检查项目随着年龄增长会有所上升
  · 平均红细胞容积(MCV)、血清胆固醇(60岁时为最高值，其后逐渐减少)、葡萄糖负荷后2小时值

目的▶ 血液成分通常保存在一定范围内。但当身体发生各种病变时，其成分也发生变化。血液检查就是要通过其变化检查身体状况，同时运用其结果诊断疾病，判定治疗疾病的效果

核查项目▶ 病史、基础疾病、正在服用的药物、日常生活活动能力(ADL)状况、家属护理状况

防止事故的要点▶ 防止取错检体，防止未确认患者姓名而误认患者，防止操作不当出现针头刺伤事故，防止血液及器具使用不当发生感染

必需物品▶

· 注射器采血：检查单、注射针(通常21G或22G)(①)、注射器(②)、指定的真空采血管(管内要负压、灭菌)、管架(③)、酒精棉(⑥)(酒精过敏者选用其他消毒药)、手指消毒剂(⑦)、压脉带(⑧)、处置手套(⑨)、托盘(⑩)、废弃注射针专用箱(⑪)、橡皮膏(⑫)、胶带(事先剪好合适尺寸)(⑬)、末梢有冷感、血液循环不好时对采血部位进行保暖的物品(⑭)、腕枕(⑮)、处置用布单等

· 真空采血管采血(将上述注射针、注射器改为以下物品)：持针器(④)、采血针(⑤)

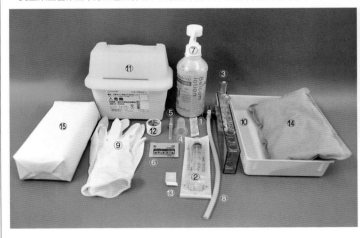

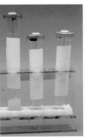

真空采血管

程序	
要点	注意·根据

1 采血前

①洗手，做手指卫生（❶）

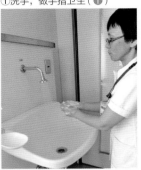

②准备必需物品
③阅读检查单，确认检查项目（❷）
④备好检查用真空采血管，检体标签贴在真空采血管上。对照检查单核实真空采血管上的标签（❸）

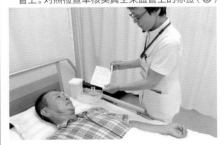

2 采血时

[使用注射器时]

①将必需物品运至床旁
②确认患者的姓名后，告知患者检查的目的、方法，取得患者的认可（❶）

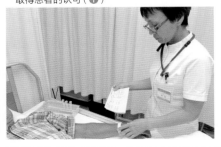

❶以静脉血为检体进行采血时，注射针必须扎入患者的体内，这样必然有感染的风险。护士在采血时一定要洗手，还要有预防感染的正确知识

防止事故的要点▶ 为了预防感染一定要洗手

❷使用注射器采血时，要事先计算必要的采血量
❸冷藏的真空采血管要事先恢复到室温

技巧▶ 在真空采血管上记载上必要的采血量。对照检查单确认检查内容和采血量

防止事故的要点▶ 对照检查单，确认采血管上的患者姓名、采血量，防止取错检体或误采血

❶确认患者姓名时让患者自己报全名。如是住院患者一般穿住院服，对此要加以确认

注意▶ 必须确认患者的全名

防止事故的要点▶ 为防止认错患者事故发生，一定向患者本人确认其姓名

要点	注意·根据
③调整患者的体位。住院患者取仰卧位，外来患者多取坐位 ④用手指消毒药再次进行手指消毒（擦拭酒精消毒药），戴上处置用手套（❷） 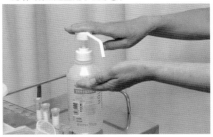	❷护士用手指消毒药直接擦在手指上，使其干燥，进行消毒，之后戴上处置手套 根据▶ 为了防止接触血液的护士自身受感染，一定要戴上手套 注意▶ 接触血液等体液时，一定要洗手并戴手套，以降低感染的风险
⑤从袋子中取出注射器（❸） 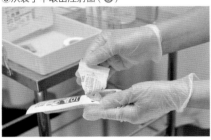	❸取注射器时，袋子不要接触连接注射针部位 技巧▶ 将装入注射器的袋子整理后拿在手上，不要弄脏与注射针连接部位 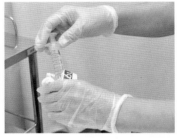
⑥右手持注射器，半开注射针的袋子，露出注射针的连接部（❹） 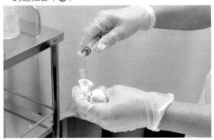	❹取注射针时，袋子也不要接触与注射器连接部位 技巧▶ 将装入注射针的袋子整理后拿在手上，不要弄脏与注射针的连接部位 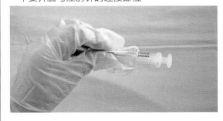
⑦连接注射器和注射针（❺）	❺连接时，注射针的切口与注射器的刻度在同一表面上 注意▶ 将注射针安装在注射器上时，护士的手指不要直接碰到连接部位 根据▶ 防止弄脏连接部位

要点	注意・根据

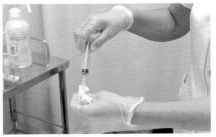

注射器与注射针的连接

⑧拉动内管，检查注射器有无破损，内管伸缩是否顺畅（⑥）

⑨挽起患者的衣服袖子，使患者露出前臂

⑩铺上处置用布单，放好腕枕，确认采血静脉（⑦）

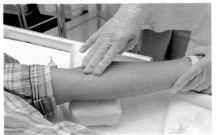

确认肘正中皮静脉

⑪用压脉带缠紧上臂，使静脉怒张（⑧）

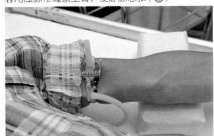

⑥注射器如有破损，不能顺利采血，让患者长时间等待会使患者不快

⑦不但要确认血管的位置，还要确认血管的走向。老年人常有蛇形静脉，尽可能不要选蛇形静脉

注意▶ 如是正在输液的患者，要选择非输液一侧手臂静脉采血

根据▶ 因为输液会稀释血液，不能得到正确测定值

禁忌▶ 对于血液透析造设分流的患者，不要在分流部位的血管采血

根据▶ 压迫会一时截断分流部位的血流，会增加分流的负担。而且，采血针刺入正在透析的血管有感染的风险

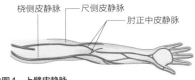

■图1 上臂皮静脉

⑧技巧▶ 让患者将拇指放在中间，握拳

注意▶ 为了使静脉怒张，过度反复开闭手掌（反复握拳、打开）会增高钾值，因此采血时要加以控制

技巧▶ 询问患者压脉带的松紧，不要使患者过度痛苦

注意▶ 压迫时间要尽量短

根据▶ 如压迫时间过长，会导致末梢血液循环不好，出现麻木，给患者带来痛苦。而且，长时间压迫会使血管内的水分移动到组织内，难以得到正确的检查结果

要点	注意・根据

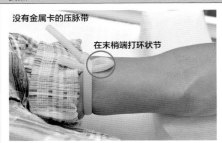

没有金属卡的压脉带

在末梢端打环状节

技巧▶ 没有金属卡的压脉带打结时，打出的环状节在末梢端
根据▶ 要防止压脉带的末端接触刺入部位，造成污染

⑫用酒精棉消毒刺入部位（❾）

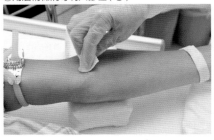

❾待酒精干燥后再将针头刺入
技巧▶ 消毒时，酒精棉要从刺入部位开始向外画圆，进行消毒。已消毒部位不要再用同一酒精棉擦拭
根据▶ 如用同一酒精棉擦拭，影响刺入部位卫生
注意▶ 考虑到有的患者对酒精过敏，要事先确认可使用的消毒药

⑬取下注射器的针帽
⑭注射针刺入的同时确认手指尖有无麻木感（❿）

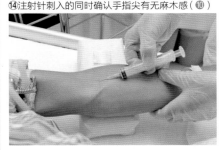

❿注射针刺入皮肤的角度为 15°~30°
技巧▶ 注射针刺入时，右手拿注射器，另一只手展平皮肤
注意▶ 注射针刺入皮肤时，一定要确认指尖是否麻木，有无剧烈疼痛
根据▶ 如刺入时指尖麻木，有可能是针尖碰到了神经。为了防止损伤神经，刺入时一定要确认有无麻木

[指尖麻木或剧烈疼痛时的处理方法]
・如有麻木或剧烈疼痛要马上拔出针头
・再次采血时不要穿刺同一部位
・要向患者说明情况，同时告诉患者，如果持续疼痛，要及时就诊
防止事故的要点▶ 要详细了解刺入部位周围的解剖图，了解要刺入采血的静脉。穿刺前要告知患者，如有麻木或剧烈疼痛，要马上提出
技巧▶ 感觉刺入血管后，要放平注射针的角度，沿血管的走向推针

⑮一点一点地拉注射器内管进行采血（⓫⓬）

⓫技巧▶ 看到血液的回流进入注射器后，抽动内管，采取所需血液量

要点	注意・根据

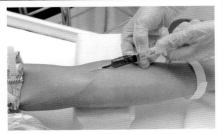

<table>
<tr><td></td><td>注意▶ 采血时，如快速拉动内管，会出现红细胞溶血（红细胞崩坏，血红蛋白流到细胞外），影响检查结果。反之，如时间过长血液会凝固，也不能得出正确的检查结果
⑫采血量为必要最低限，一次采血量在 20 mL 以内
根据▶ 一次采血过多会影响血液流变</td></tr>
</table>

⑯解开压脉带，同时告知患者放开攥拳的手
⑰将酒精棉按在刺入部位，拔出注射针。让患者从酒精棉上面按压刺入部位（⑬⑭）

⑬注射器采血时，放松压脉带后拔出针头
根据▶ 缠着压脉带拔针会出血
⑭按压刺入部位 3~5 分钟止血
技巧▶ 对于自己按压困难的老年人，用备好的胶带进行机械按压。老年人一旦皮下出血，吸收很慢，容易出现紫斑
⑮技巧▶ 告诉患者止血时不要揉搓刺入部位
根据▶ 揉搓会使附着在血管损伤部位的血小板剥落，阻碍止血

⑱采血结束后，观察患者是否因采血有异常表现。
（⑮）下述几点要告知患者：
· 止血后贴上橡皮膏（如完全止血也可不贴橡皮膏）
· 止血后，如用采血的手提取重物仍会再出血
· 采血当日不要洗澡
⑲将必要量的血液注入真空采血管。使用有抗凝药或凝固促进药的真空采血管时，注入血液后要将血液和药剂完全搅和在一起（⑯）

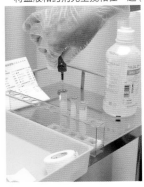

⑯血液注入真空采血管时，要顺着真空采血管的内壁注入
防止事故的要点▶ 血液注入真空采血管时，要把真空采血管放在检体架上
根据▶ 手持采血管注入血液有刺伤手的危险
技巧▶ 将血液注入有抗凝固药或凝固促进药的真空采血管后，要手腕上下翻转，使血液和药剂充分混合
注意▶ 将血液注入到有抗凝固药或凝固促进药的真空采血管后，必须将药剂和血液迅速搅和在一起
根据▶ 如药剂与血液不能充分混合，就会凝固在真空采血管内，得不出正确的检查值
注意▶ 血液注入真空采血管时，如强力推内管，红细胞会溶血，影响检查结果

⑳注入血液后，将用过的针头丢入废弃注射针专用箱内，不要戴针帽（⑰）

⑰由于有可能刺伤护士，不要再给注射针戴针帽

要点	注意・根据
	根据▶ 据报告，刺伤事故多发生在给针头戴针帽时 技巧▶ 废弃注射针专用箱要事先配置好。根据护士的操作习惯放在顺手的右侧或左侧 防止事故的要点▶ 为了预防刺伤事故，要坚决遵守针头处置上的注意事项，并让所有人都知道万一发生事故时的应对方法

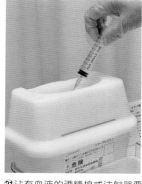

用过的注射针不要戴针帽，直接扔到废弃注射针专用箱内

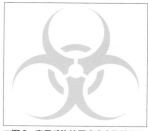

■图2　表示感染性医疗废弃物的标识（黄色：注射针、手术刀等锐器）

㉑沾有血液的酒精棉或注射器要作为感染性医疗废弃物处理

[使用真空采血管时]

①右手拿持针器，取下采血针连接持针器一侧的针套（❶）

❶取下持针器一侧的针套时，注意连接真空采血管的针头不要触及周围物品

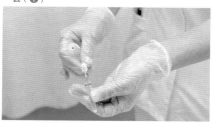

②将持针器安装在采血针上（❷）

❷采血针与持针器安装时要直接按入到位
技巧▶ 安装到位有"咔"的声音

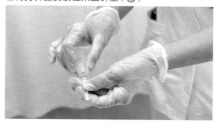

要点	注意・根据
③卷起患者的衣服袖子，露出小臂 ④铺上处置用布单，备好腕枕。确认采血静脉 ⑤用压脉带缠紧上臂，使静脉怒张 ⑥用酒精棉消毒采血部位，将持针器上的采血针刺入，确认指尖有无麻木（❸） 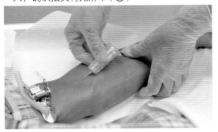 **将持针器上的采血针刺入** ⑦将真空采血管直接插入持针器进行采血（❹） 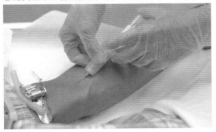 ⑧进入真空采血管的血流一停，结束采血。血流停止后马上将真空采血管从持针器拔出，松开压脉带（❺❻） 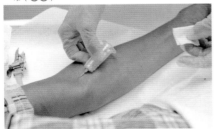 ⑨将采完血的真空采血管颠倒混合后放在检体架上（❼） ⑩将酒精棉压在刺入部位，拔出采血针	❸ 注意▶ 一定确认采血针刺入时有无剧烈疼痛或麻木感 根据▶ 刺入时指尖如有麻木感，有可能是针尖碰到了神经。为了防止损伤神经或穿透动脉，刺入时一定要确认有无麻木或疼痛感 ❹要确认血液流入真空采血管 根据▶ 如没有血液流入，是采血针没有正确刺入静脉 ❺ 注意▶ 真空采血管还在持针器上时不要松开压脉带 根据▶ 松开压脉带后真空采血管内的血液就会倒流到体内，引起感染等 ❻连续采血时，持针器固定在一只手上，另一只手更换下一支真空采血管。一次更换多个真空采血管采血时，要加入抗凝固剂 防止事故的要点▶ 使用的真空采血管一定要恢复到室温 根据▶ 温度的变化会导致真空采血管内的压力变化，采血管内的内容物有流入患者体内的危险 ❼ 注意▶ 至少颠倒混合 5~6 次，否则真空采血管内的血液会凝固

检查

2

2.1

血液检查（采静脉血）

319

要点	注意・根据
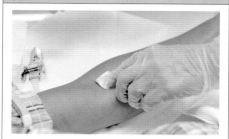 ⑪将事先备好的胶带固定在酒精棉上（❽）	❽让患者按压刺入部位 3~5 分钟
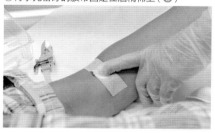 ⑫将带有采血针的持针器丢入废弃注射针专用箱（❾）	❾为了预防感染，持针器也一同扔掉
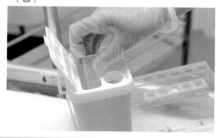	
3 采血结束后 ①采血后要观察患者有无异常变化 ②整理结束后，摘下处置手套，洗手，清理手指卫生 ③将装有血液的真空采血管速送往检查室（❶）	❶ 注意▶ 检查项目不同检体的保存方法不同 根据▶ 例如，做糖尿病的生化检查时，如静脉全血保存，由于解糖作用，血清中的葡萄糖会减少，得不出正确的检查结果。又如，在做脂质的生化检查时，静脉全血保存会出现溶血，不能得出正确的检查结果 防止事故的要点▶送检体前要检查真空采血管的姓名正确与否

杉本知子

老年人上消化道内窥镜检查的注意点

- 内窥镜检查就是将内窥镜从患者口腔插入，用肉眼观察胃、食管等消化道状态的检查。老年人常见消化器官恶性肿瘤、逆食性食管炎、胃溃疡等疾病。即便对这些疾病已做出诊断，实施内窥镜检查也至关重要
- 近年来，为了减少痛苦，经鼻性内窥镜检查很普及
- 现在不仅进行内窥镜检查，同时提取组织的一部分进行病理分析（生化检查），还要切除息肉进行检查。此时要事先确认抗凝固药等影响止血药物的服用状况。而且，消化道内若有残存食物则不能进行检查，在检查前一定要按照医生的指示禁止饮食
- 对上消化道进行内窥镜检查时，检查前后严格禁止进食。有脱水倾向的老年患者，必须中断平时所服药物的患者，因此要特别观察患者全身状态的变化情况
- 对于因检查中断服药的患者，要掌握可以再服药的时间
- 老年人随着年龄的增长会出现下述变化
  · 口腔与食管：牙的缺损、唾液腺的萎缩、食管黏膜的萎缩等
  · 胃：胃黏膜的萎缩、胃酸分泌功能下降、胃内食物的食管倒流
  · 肠管：肠管黏膜萎缩导致小肠吸收面积下降、肠管柔润性和弹性下降等

目的▶ 经口或经鼻插入内窥镜是为了用肉眼调查胃、食管等的黏膜状态及变化情况

核查项目▶ 以往病史、基础疾病、正在服用的药物

适应对象▶ 上消化道出血的老年人（食管静脉瘤、胃静脉瘤、急性胃黏膜病变、胃、十二指肠溃疡或癌症等），胃异尖线虫病患者，需要消化道异物的观察与去除、生化检查的患者

禁忌▶ 消化道穿孔或心肺有重大障碍的老年人、全身状态不良的老年人、意识不清有误咽的老年人、有精神病不能配合的老年人

防止事故的要点▶ 防止未确认患者姓名，主观误认患者；防止对抗血栓药及抗凝固药等所服药物的了解不够而发生事故；防止使用器具不当引起出血或感染；防止因使用麻醉药而出现异常

必需物品▶ 检查服（无花纹）、处置用布单、内窥镜一套（必要时准备生检用钳和福尔马林瓶）、X线片、塞露卡因喷雾剂或利多卡因喷雾剂（10 mg/1次的喷雾）（①）、塞露卡因胶浆（利多卡因盐酸盐胶浆）（②）、塞露卡因膏（③）、二甲基硅油制剂（磷铵）、消化道镇痉挛药（④）、注射器（⑤⑥）、注射针（⑦）、牙垫（⑧）、胶带（⑨）、计量杯（⑩）、勺子（⑪）、纱布（⑫）、点滴架（必要时）

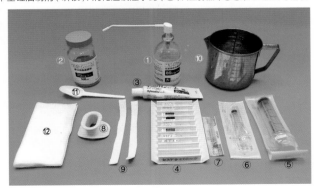

程序

要点	注意·根据
1 检查前 ①确认患者姓名（❶）	❶确认患者时要让患者自报姓名
②向患者说明检查的目的和方法，征得患者同意 ③内窥镜检查是将内窥镜插入消化道内，肉眼观察黏膜状态，因此事先要向患者说明注意事项（❷） ■表1　内窥镜检查注意事项 检查前日的注意事项： ·对检查前日的晚饭内容没有特别要求 ·夜晚9点以后要禁止食物和水以外的饮料 检查当日的注意事项： ·禁止吸烟、摄取食物和水以外的饮料（如牛奶、果汁等）。饮水量要控制在必要的最低量 ·正在内服药的患者，按照医生的指示确定当日早晨的药是否能服用	❷一般从检查前日夜晚9点起禁止饮食，但可以喝水 根据▶ 消化道内有残存物无法检查 注意▶ 如果得知在禁止饮食期间摄取了食物或饮料（水除外），要中止检查 注意▶ 在下消化道内窥镜检查时，从检查前日开始就不许进食。因此，从前日开始就要避免摄取蔬菜、水果、海藻类。直到检查之前都允许饮水。在检查前日开始要服用泻药，这一点与接受上消化道内窥镜检查患者大不相同
④要掌握有无感染（HBs抗原、HCV抗体、梅毒、HIV抗体等）及以往病史（❸❹）	❸要掌握所述感染项目是阳性还是阴性，阳性时要防止感染其他患者 ❹要掌握以往病史，以便事先确认检查时可用药物。例如对上消化道进行内窥镜检查时，有时在检查前注射解痉灵（丁基东莨菪碱溴化物）等消化道镇痉药。但该药物对于青光眼患者和前列腺肥大而排尿障碍的患者是禁药 根据▶ 使用解痉灵会使青光眼患者眼压增高，使前列腺肥大患者排尿更加困难
⑤临近检查前确认生命体征（❺） 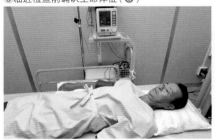	❺不仅要确认身体状况，还要确认对检查的想法，对检查注意事项的理解程度。要使患者确实接受检查 技巧▶ 老年患者由于听力、视力低下，经常会听错或不能充分理解医护人员的说明。因此事先掌握患者对检查的理解程度对于顺利检查非常重要 技巧▶ 测量生命体征时，要一并检查有无假牙或即将拔掉的牙齿。如检查前还有时间，要去牙科进行治疗 防止事故的要点▶ 为应对突发事件要备好急救药品车
⑥确认是否正在使用抗血小板药或抗凝药等（❻）	❻如正在服用抗血小板药或抗凝药，要遵循医生指示中断服药

要点	注意·根据

2 检查时

①确认患者姓名，由护士带领到检查室（**❶**）

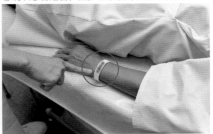

也要确认腕带上的患者姓名

②必要时在确保个人隐私的房间或空房间更换检查服

③要求患者取下假牙、眼镜、胸衣等（**❷**）。如患者涂有口红，要擦掉口红

④服用消泡剂（二甲基硅油制剂）（**❸**）

⑤肌内注射制止胃动药（解痉灵）（遵医嘱也可注射镇静药）（**❹**）

⑥口含咽头麻醉药（塞露卡因胶浆）。大约 5 分钟嗓子发直后慢慢咽下或吐出（**❺**）

⑦请患者上检查台，取左侧卧位（**❻❼**）

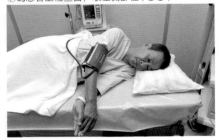

取左侧卧位

---

❶再次确认患者姓名
　根据▶ 有的患者重名，因此要再次确认
　防止事故的要点▶ 护士不要点名，要让患者自报姓名，还要检查腕带

❷检查当日不要穿紧身衣服。老年人中常有使用假牙者，为防止误入，检查前去掉假牙
　技巧▶ 取下的假牙放入专用盒内。为防止干燥变形，将假牙放入水中

❸服用消泡剂是为了去除胃内的泡沫，便于观察（按照医生的指示确定使用药剂）

❹观察有无副作用出现（心悸、心情不快、视物模糊、疹块等）
　根据▶ 老年人的药物排泄机能低下，易出现副作用

❺向患者说明，要含在嗓子里麻醉咽喉部。不要一下咽下药物，可以慢慢喝下
　根据▶ 就算是为了防止误入，也不能急于咽下

❻让患者取舒服的体位。并告知患者检查中头部不要乱动

❼若要同时切除息肉等，要确保静脉通路（将留置针插入静脉内，以备紧急时静脉内注入药物等）
　防止事故的要点▶ 要观察有无因使用塞露卡因胶浆或利多卡因盐酸盐胶浆出现异常

要点	注意・根据
⑧插入内窥镜前用喷雾器向嗓子喷麻醉药 ⑨给患者戴上牙咬 ⑩慢慢插入内窥镜，用肉眼观察目的位置的状态（⑧） 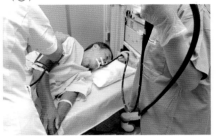 ⑪随着检查的进行，帮助患者按照医生指示变换体位	⑧告诉患者，在检查期间要全身放松；要用口或腹部呼吸，不要咽下唾液，要吐出。在内窥镜检查时，如要打嗝，患者要尽量忍耐 技巧▶ 检查是有些痛苦的。因此，检查中要帮助患者减轻痛苦，比如握紧患者的手等 技巧▶ 按照医生指示对患者说咽下内窥镜，或抚摸患者后背，促使内窥镜顺利插入 注意▶ 处置中，要观察患者的全身状态和监视器。如有状态变化要及时告诉医生并按照医生指示处理
3 检查结束后 ①告诉患者摄影结束 ②轻轻拔出内窥镜 ③测量生命体征（❶） ④向患者说明检查后的注意事项，也可简单写在纸上交给患者（❷） ■表2　检查后的注意事项 ・检查后要安静休息 1~2 小时再回家 ・检查后的开始吃饭时间遵医嘱。只做观察的情况下，检查结束后 1 小时内禁止饮食 ・检查当日禁止开车 ・检查当日禁止长时间洗浴，可以洗淋浴 ・检查结果日后由医生对患者说明 ・检查后如有腹痛、恶心或黑色大便（柏油便）要马上就诊	❶只做内窥镜观察时，检查结束后马上测量生命体征，并检查腹痛等腹部症状。一并进行生化检查时，通常在检查结束时和检查结束 1 小时后进行上述观察 注意▶ 检查后测量生命体征的观察要点如下： ・观察症状：恶心、吐血、便血、血压下降或速脉→可能出现的合并症是：消化道出血 ・观察症状：腹痛、发热、腹部胀满→可能出现的合并症：消化道穿孔 ❷只做观察的话，检查后 1 小时内禁止饮食 根据▶ 上消化道内窥镜检查时使用的咽头麻醉药还残存药效，有误咽的危险 注意▶ 一并进行生检或切除息肉的患者的开始进食时间要遵医嘱。要按照医生指示暂时禁止喝咖啡、吃刺激性强的食品、饮酒等 紧急处置▶ 如出现腹痛、恶心、有黑色大便等症状，很可能是消化道出血或消化道穿孔，要紧急处置

要点	注意·根据
⑤掌握患者的身体状况，用麻醉恢复得分表判断可否回家（外来患者时）	 ■图1　麻醉恢复得分表
⑥所用各种器具按要求洗净、整理好（❸❹）	❸为预防感染，检查使用物品最好是一次性物品 ❹洗净灭菌后再次使用的物品要慎重处理，不要传染其他患者

2 检查
2.3 X 线单纯摄影

杉本知子

老年人 X 线检查的注意点

- 健康诊断中经常使用 X 线检查。X 线检查就是利用骨骼、脏器等吸收的 X 线差描绘出的画像的底片
- 常用胸部 X 线单纯摄影来诊断肺炎等疾病。该检查通常取站位，站位困难的患者也可卧床检查
- 卧位 X 线单纯摄影的检查台窄且滑，视力不好的患者有从检查台摔落的危险。因此，在检查时要防止事故发生
- X 线照射时，护士要避免没必要的照射。照射时护士要离开照射室，如确需陪同要戴上护具。如护士处于怀孕期要请其他护士代为陪同

目的▶ X 线单纯摄影是对患者的骨骼或脏器照射 X 线，调查患者骨骼或脏器的形态或机能变化
核查项目▶ 以往病史、基础疾病、日常生活状况、正在服用的药物、听力（有无耳聋及耳聋的程度）
适应对象▶ 全体老年人
禁忌▶ 没有禁忌
防止事故的要点▶ 防止未确认患者姓名而主观误认患者，防止患者从检查台跌落
必需物品▶ 检查服（无花色）、缠头发用橡皮筋（患者头发长时）等

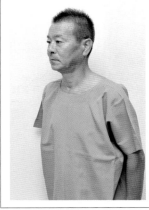

检查服

程序

要点	注意・根据
1 检查前 ①确认患者的姓名（❶）	❶确认患者姓名时要让患者自报姓名 **防止事故的要点▶** 因有同名同姓的患者，不要只叫患者的名字，要让患者自报全名
②向患者说明检查的目的和方法，并征得患者认可	

要点	注意・根据
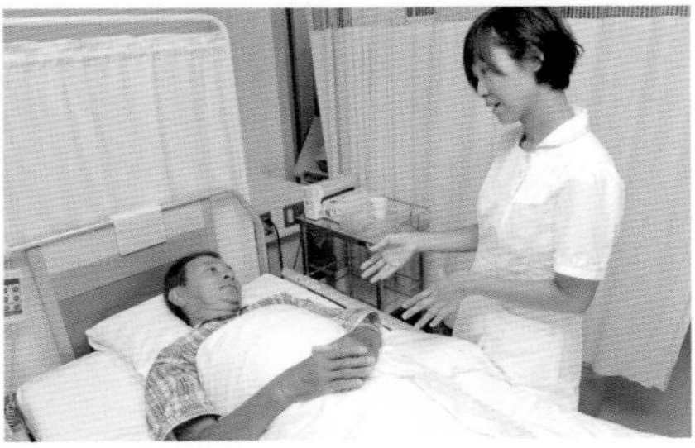 **说明 X 线检查的目的和方法** ③患者在摄影技师或医生的引导下来到摄影室（❷） ④在确保隐私的房间取下胸罩或贵金属。必要时换上检查服（❸）	❷注意▸ 为了避免不必要的照射，在听到摄影技师的指示前不要进入射影室 ❸患者着厚衣服或有花色的衣服时，要说服患者换穿检查服。检查服要直接穿。检查部位的金属制品和塑料制品要取下 根据▸ 如检查部位有饰品、胸罩、拉链、纽扣等金属或塑料制品，在摄影时这些物品会留在片子上。很多老年人患者贴着膏药，因同样理由要从检查部位取掉 技巧▸ 头发长的患者缠起头发，不要垂在后面 根据▸ 防止头发垂在背部挡住摄影部位，照不出清晰图片
2 检查中 ①在摄影技师的引导下来到射影台 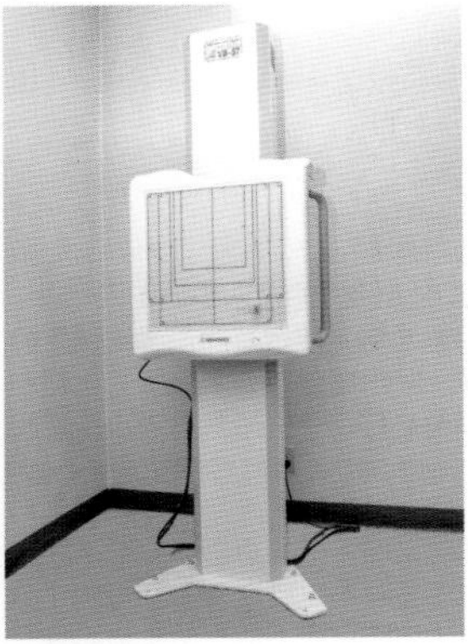 **站位摄影台**	

要点	注意・根据

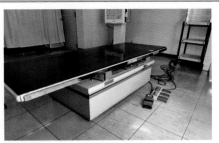

平面射影台

②按照摄影技师的指示调整患者的体位和位置（❶）

③调整好体位后让患者做深呼吸。吸气后屏住呼吸并保持住（❷）

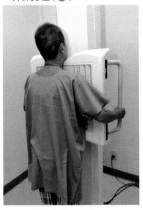

❶一般胸部 X 线单纯摄影取站位

❷通常是由摄影技师指示患者：“吸气。好，屏住呼吸”
　技巧▶ 要按照摄影技师的指示屏住呼吸并保持住姿势（身体不要动）
　防止事故的要点▶ 卧床摄影时，要协助患者上下检查台，以免跌落、摔倒

④进行 X 线摄影（❸）

❸照射时，如患者不需要陪伴，护士要离开摄影室
　注意▶ X 线摄影根据照射的方向呈现不同图像。图像分正面像和侧面像。前者有后前像（通常的摄影）和前后像（卧床摄影时）之分。后者有左侧面像和右侧面像之分，这时摄影时双手要举起

❸ 检查结束后

①告知患者摄影结束（❶）

②请患者更衣（❷）
③更衣后协助离开检查室

❶在检查台上卧床摄影时，有的患者会一下坐起，要耐心提醒患者不要从检查台跌落
❷最后要提醒患者不要遗忘取下的贵金属物品等

3 呼吸循环管理

3.1 吸引

龟井智子

老年人特征与护理的必要性

- 随着年龄增长，咽下机能和呼吸肌力都有所减退，导致自咳痰困难，易发吸入性肺炎
- 成人到达喉头的气管分泌液为 1 日 50~100 mL，但有意识咽下和作为痰咳出的量很少。痰量增加的原因有：呼吸系统感染、肺瘀血、过敏反应、肿瘤、吸烟、空气污染、吸入刺激性气体、年龄增长等。痰增加的因素有：①支气管腺体肿胀和黏液分泌的增加；②渗出液增加、白细胞的游走及食菌作用产生的脓；③局部产生的组胺、血清素、前列腺素、白三烯素促进渗出物增加
- 在讨论吸引的必要性之前，先要采取充分的预防措施。要开展纤毛运动；要帮助患者摄取水分或加湿来降低痰的黏稠度；要调整患者的体位，使其顺利排痰；实施手排痰法等帮助；不能充分排痰时，通过吸入、注射、内服药物降低痰的黏稠度；促进气管分泌或肺表面活性物质的分泌
- 为了预防吸入性肺炎，要进行口腔护理，调整进食的姿势，选择利于下咽的食品形态
- 对老年人来说，吸引对身体伤害很大，吸引导管操作可引起口腔内损伤、气管损伤，咽头迷走神经刺激可引起呼吸停止、低氧血症等并发症。因此要慎重实施

早期判断

要点	注意·根据
1 掌握患者的状况 ● 体力活动情况 ● 掌握以往病史	●体力消耗大的老年人和呼吸肌力低下的老年人咳痰无力，痰易滞留在肺部 ●如长时间卧床不起，在下叶、后肺底区会出现肺不张，容易发生肺炎，因此要经常变换体位 ●肺结核、肺叶切除手术、气胸手术等
2 痰的性状、量、颜色 ● 观察痰的性状	●根据痰的性状、量和颜色可以获取很多信息，因此要注意观察 ●从性状上可将痰分为浆液性、黏液性、脓性和混合性 4 种。表 1 是按痰的脓性进行的分类

■表 1　痰的分类 (Miller-Jones)

M₁（黏液性 1 度）	瓶子翻过来也难流动，黏稠且透明
M₂（黏液性 2 度）	黏稠且浑浊，没有明显的脓性部分
P₁（脓性 1 度）	有 M₁ 和 M₂ 的性状，但其中一小部分明显是脓
P₂（脓性 2 度）	全体的 1/3~2/3 为脓性
P₃（脓性 3 度）	痰几乎全部是脓性，黏稠度反而很低

要点	注意·根据
●痰的颜色	●痰的颜色有透明、白色、灰色、黄色、黄绿色、绿色、粉色、黑色、血痰、铁锈色、巧克力色等 ●非化脓性肺病是白色或无色，化脓性肺病是黄绿色，哮喘等因痰中有多量嗜酸性细胞呈黄色，急性肺炎是铁锈色，肺吸虫病是巧克力色，绿脓菌感染是绿色，肺水肿是粉色泡沫状，肺粉尘病是黑色痰。支气管扩张、慢性支气管炎、弥漫性泛细支气管炎、肺化脓等多为黏性痰或脓性痰。大量的浆液性痰有可能是肺泡上皮癌
●有无臭气	●患有支气管炎、支气管扩张、肺癌、肺结核等疾病时，气管、支气管黏膜损伤，肺实质性损坏会损伤血管，出现血痰。黄色、黄绿色痰多为气管感染伴有臭气
●一日的痰量 ●痰的黏稠度和性状	●量多，量少 ●黏度强还是弱，是水状还是泡沫状等
3 胸部的视诊、触诊、叩诊与呼吸音的听诊 ●胸廓运动与左右差的视诊 ●胸廓的触诊	●视诊的要点 ·表情：有无痛苦的表情，眉宇间有无皱纹 ·皮肤：颜色、氧状态、营养状态、有无脱水 ·四肢：四肢末梢的颜色、杵状手指、浮肿、手指温度 ·口唇：颜色，口腔内的卫生状态、干燥状态，有无口呼吸 ·鼻腔：卫生状态、干燥状态、有无鼻翼扇动 ·颈部：颈静脉怒张、锁骨上窝塌陷、呼吸辅助肌的使用。颈静脉怒张是由于右心功能不全 ·胸廓：呼吸形式是胸式还是腹式 ·胸廓运动：呼吸或深呼吸时的胸廓运动及左右差。患有气胸、肺不张、大叶性肺炎时，患侧胸廓运动受限制，出现左右差。吸气时胸廓随着胸壁塌陷，呼气时胸廓随着胸壁凸起为连枷胸 ·胸廓形态：桶状、塌陷 ●检查呼吸辅助肌的紧张度、胸廓的协调性、胸廓的柔软性 ●肌肉的触诊 ·颈部：后头下肌群、斜方肌、胸锁乳突肌、斜角肌 ·前胸部：肋间肌、胸大肌、三角肌

波形	类型	说明
呼吸的深度 时间→ 吸气 呼气	正常呼吸	
	速呼吸	呼吸次数 24 次 / 分以上，为浅呼吸
	缓呼吸	呼吸次数 12 次 / 分以下，多为增加呼吸的深度
	多呼吸	呼吸次数、深度都增加的呼吸
	低呼吸	一次换气量减少的呼吸，睡眠时
	过呼吸	一次换气量增加的呼吸
	少呼吸	呼吸次数、深度都减少
	无呼吸	口、鼻的呼吸停止 5 秒以上
	潮式呼吸	一次的换气量递增，然后递减至无呼吸。如此反复地呼吸

■图1 呼吸类型

· 腹部：横膈肌、腹斜肌、腹直肌
· 背部：菱形肌、背肌、竖脊肌
- 触诊部位有无震动：一般情况下肺的病变部位胸廓活动低下。中枢支气管有痰时，手掌可感到咕噜咕噜的震动，听到嘎嘎声
- 叩诊：通过清音、浊音、鼓音来推定肺底和横膈膜的位置、肺的大小。平静呼吸时，肺的下限在锁骨中线上第 6 至第 7 肋骨处
- 横膈膜的叩诊在背部进行。在最大吸气位置上，一边在浊音与清音的水平线上上下移动，一边让患者深吸气检查其临界线。如出现浊音可能患有肺浸润、肺炎、肺结核、肺化脓、肿瘤、胸积水等

● 通过叩诊推定有无胸水滞留和横膈膜位置

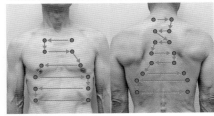

叩诊点

● 听诊确认有无痰的滞留

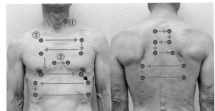

听诊的顺序

- 听诊：呼吸音（气管音、支气管音、肺泡音）、副杂音（啰音）
- 通过听诊掌握换气状态，有无气管、支气管闭塞，有无分泌物滞留，有无肺不张和胸积水
- 一边左右比较呼吸音的大小，检查副杂音及其种类，一边用膜型听诊器对各个肺区听诊至少一个呼气吸气周期。胸侧、背侧都要听诊
- 不要站在患者的正面，要在患者的侧面听诊气管音、支气管音、肺泡音。气管音在颈部气管上可以听到，声音粗且大；支气管音在前胸部的胸骨上、背部两肩胛骨间的狭小范围可以听到，比肺泡音大而音调高；肺泡音在胸壁正中部、肺尖区以外的肺野可听到

要点	注意·根据
■表 2　肺音的分类 （表格见下）	● 副杂音可分为连续性啰音和断续性啰音 ● 连续性啰音分为低音性啰音和高音性啰音 ● 断续性啰音分为水泡音和细裂音。对听取到啰音的部位和呼吸音低下部位，要进行 X 线检查加以确认

呼吸音	正常	气管呼吸音、支气管呼吸音、肺泡呼吸音
	异常	减弱、消失、呼气延长等
副杂音 （啰音）	连续性 啰音	低音性啰音（鼾声状音、干啰音）
		高音性啰音（笛音）
	断续性 啰音	水泡音（粗湿啰音）
		细裂音（细湿啰音）
其他（非肺性副杂音）		胸膜摩擦音、黑曼氏综合征等

要点	注意·根据
4 水分的吸收与排出 ● 经口水分摄取量 ● 经管营养，经皮内视镜胃瘘造设术（PEG）使用者的营养剂注入量 ● 点滴的体内注入量 ● 出汗量 ● 排泄量	● 根据► 有脱水倾向的老年人，痰的黏性高，咳出痰困难，易滞留在肺里
5 药物 ● 掌握内服、吸收和注射所使用的去痰药 ● 掌握 1 日的用药次数	● 了解药物的种类和效果，观察有无副作用症状 ● 气管分泌促进药：通过促进气管分泌，降低痰的黏度，使痰易于咳出 ● 气管黏液溶解药：通过改变痰的成分，使痰易于咳出 ● 气管黏液修复液：促进支气管黏膜的修复，调整黏液构成成分 ● 上述药物均有食欲不振、恶心、呕吐、腹泻、腹痛等副作用
6 并发症 ● 咳嗽 ● 呼吸困难 ● 疲劳感	● 排痰时不可避免要咳嗽，如咳嗽有疲劳感，要镇咳 ● 急性呼吸功能不全或支气管异物等会导致激烈的呼吸困难，哮喘发作也会出现呼吸困难
7 检查与诊断 ● 问诊：以往病史、现在的疾病与治疗情况、现在的痰量、自己可否咳出 ● 诊查：视诊、触诊、听诊、叩诊 ● 咳痰检查、支气管镜检查	● 咳痰检查就是提取痰后在显微镜下观察的检查，这是呼吸系统疾病诊断上不可或缺的检查

要点	注意・根据
	⊃咳痰细菌检查：特指细菌或真菌等导致肺炎或支气管炎的细菌。检查方法有两种，一种是用显微镜观察所提取痰的涂片检查；一种是培养细菌检查新生菌种类的培养检查。细菌的培养要 2~3 天；结核菌的培养要 6 周
	⊃咳痰细胞诊断：用显微镜检查细胞，看是否有癌细胞。有时也会将支气管镜插入气管，提取黏膜进行检查。癌症的诊断之一就是咳痰细胞诊断
●胸部 X 线检查	⊃胸部 X 线检查：肺的透明度、阴影、空洞影、浸润、硬化、淋巴结、钙化、愈合、肥厚、肺不张、血瘀、囊肿、气胸、气肿等
●血液常规检查、血液生化检查	⊃白细胞数、CRP（C 型反应性蛋白）等炎症
●胸部 CT 检查	⊃在诊断肺癌、肺结核、肺炎、肺气肿、支气管扩张症等时要进行胸部 CT 检查

呼吸循环管理 3 3.1 吸引

口腔内吸引的操作程序

目的▶ 用吸引器从咽头部机械性地吸引口腔内滞留的痰、气管分泌物、唾液、食物残渣等，从而净化口腔

核查项目▶ 自力咳痰状况、咽下状态、气管分泌物的量、口腔内的状况、生命体征、认知机能等

适应对象▶ 口腔内滞留痰、唾液等而自力不能咳出的患者，咽下机能低下不能正常咽下唾液的患者，认知机能低下不知道咳痰的患者

禁忌▶ 口腔内有炎症、出血、溃疡等，进行吸引操作会使其恶化的患者

防止事故的要点▶ 防止吸引操作中唾液误入；防止导管损伤口腔黏膜，出血

必需物品▶ 吸引器（没有中控管线时）、吸引瓶、连接软管、吸引导管（12~14 号）（①）、酒精棉（②）、处置手套（③）、围裙（④）、护目镜（⑤）、口罩（⑥）、脉冲血氧仪（⑦）等

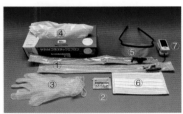

程序	
要点	注意・根据
1 说明目的 ①告知患者操作程序、目的、所需时间（**❶❷❸**） 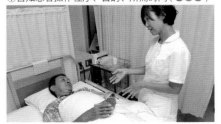	❶根据▶ 口腔内吸引会使患者感觉痛苦，因此必须事先向患者说明并得到患者同意 ❷技巧▶ 很难让认知症患者完全理解，要请求家属帮助 ❸告知患者具体操作程序、所需时间。耐心解答患者的提问 根据▶ 患者多对口腔内吸引有不安感，要减轻患者的顾虑

要点	注意・根据
2 吸引的准备工作 ①将必需物品运至患者床旁（❶）。再次确认所用吸引导管的种类 ②吸引时要拉上窗帘，要考虑到患者的隐私（❷）	❶一般口腔内使用的吸引导管要比气管吸引导管粗，为 12~14 号的导管。要备好必需物品，事先检查吸引器的工作状况和吸引力 ❷同病室有其他患者时，物品的摆放要得当，不能让其他患者碰到吸引器等 注意▶ 如同病室有认知障碍患者，为防止误饮消毒液等，物品不要随意放在病房，吸引操作时再运到病房 注意▶ 家庭护理时，要利用社会资源，事先备好吸引器，并研究必需物品的采购方法。要备好放置必需物品的架子、桌子
3 患者的准备工作 ①测定生命体征，听诊呼吸音，观察意识状态，测量经皮氧饱和度，观察口腔内滞留物，观察脸色、表情，有无痰堵嗓子的声音（❶） ②将脉冲血氧仪装在患者的手指上，测量氧饱和度 ③护士面向患者 ④让患者张开口，以便将导管插入口腔内（❷❸）	❶评价全身状态以及呼吸状态、口腔内状态 ❷对患者说"请张开口" 注意▶ 患者张口困难时，为防止损伤导管，要装上牙垫 ❸注意▶ 当口腔内有损伤、炎症、溃疡等时，要特别注意不要因吸引扩大损伤
4 实施口腔内吸引 ①护士洗手后要戴上处置手套、围裙和护目镜。将吸引导管连接上软管，检查作业功能和吸引力（❶）	❶口腔内吸引压一般为 −400~−200 mmHg，但要根据吸引物的性状和量进行调节

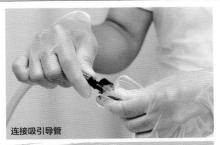

连接吸引导管

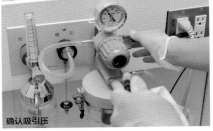

确认吸引压

②导管轻轻插入口腔内 5~10 cm，开始吸引（②）

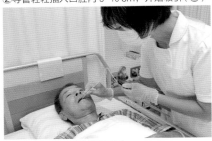

将吸引导管插入口腔内进行吸引

③告知患者吸引结束，拔出导管（③）

④卸下连接软管，用酒精棉擦拭导管后丢弃（④）

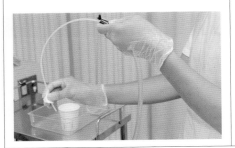

②插入导管时，为防止突然加压吸到黏膜，要边轻轻加压边插入

注意▶ 一次的吸引时间在 10 秒以内，如需要继续吸引，要在患者调整好呼吸后进行。防止低氧血症

注意▶ 口腔内吸引使用的导管不能用于气管内吸引

技巧▶ 如为认知障碍患者，由于得不到患者的协助，一定要求得家属的帮助

防止事故的要点▶ 防止吸引操作中唾液误入；防止导管损伤口腔黏膜，出血

③对患者说"您辛苦啦"等慰问的话

④原则上要扔掉所用的吸引导管

紧急处置▶ 口腔内疼痛、出血时要马上与医生联系。有可能是口腔黏膜溃疡、炎症或损伤

要点	注意・根据
⑤要对同一患者进行鼻腔吸引时，保持导管与软管在连接状态，吸入净水，洗净管内壁，用酒精棉擦拭导管顶端后继续吸引 ⑥脱下手套、围裙，按照规定程序废弃掉 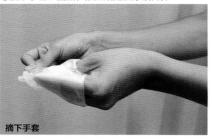 **摘下手套** ⑦洗手	
5 吸引后的观察 ①有无痰或唾液的滞留，咽头底部有无咕噜咕噜的声音，呼吸状态，有无吸引造成的损伤、恶心，吸引物的性状和量（❶❷） **观察吸引后的状况** 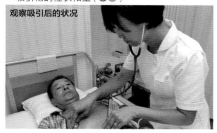	❶口腔内实施吸引后，如在咽头部仍能听到咕噜咕噜的声音，可以判断痰的滞留部位不是口腔内 注意▶ 确认口腔内吸引是否诱发了呕吐 ❷观察痰的颜色、性状和量
6 吸引后的整理 ①废弃吸引瓶内的废液（❶） ②收拾所用物品，将吸引器送回保管部门（❷） ③按指定方法废弃医疗废弃物 ④记录吸引情况（❸）	❶废液积存到吸引瓶的 70%~80% 就要废弃掉 ❷将瓶子洗净，干燥后保管起来 ❸吸引的时间、吸引量、性状、患者的状态等

鼻腔内吸引的操作程序

目的▶ 用吸引器机械性地吸引鼻腔内滞留的分泌物，净化鼻腔
核查项目▶ 鼻汁的量、鼻汁是否流入咽喉、咽下状态、气管分泌物的量、生命体征、认知机能等
适应对象▶ 适应于分泌物滞留鼻腔内且靠自力不能除去而流入咽喉部的患者

禁忌▶ 鼻腔内有炎症、出血、溃疡等，吸引操作会导致恶化的患者

防止事故的要点▶ 防止导管插入不当造成鼻出血

必需物品▶ 吸引器（没有中央管线时）、吸引瓶、连接软管、吸引导管（12~14 号）、酒精棉、处置手套、围裙、护目镜、口罩、脉冲血氧仪等

程序	
要点	注意・根据
1 说明目的等 ①告知患者操作程序、目的、所需时间（**❶❷❸**）	❶ 根据▶ 吸引会使患者感觉到痛苦，因此必须事先向患者说明并得到同意 ❷ 技巧▶ 很难让认知障碍患者完全理解，要请求家属帮助 ❸告知患者具体操作程序、所需时间。耐心解答患者的提问 根据▶ 患者多对吸引有不安感，要减少患者的顾虑
2 吸引的准备 ①将必需物品运至患者床旁（**❶**）。再次确认所用吸引导管的种类 ②吸引时要拉上窗帘，要考虑到患者的隐私（**❷**）	❶一般鼻腔内吸引导管用 12~14 号管。备好必需物品，事先检查吸引器的工作状况和吸引力 ❷同病室如有其他患者，物品的摆放要得当，不能让其他患者碰到吸引器等 注意▶ 如同病室有认知障碍患者，为防止误饮消毒液等，物品不要随意放在病房，吸引操作时再将物品运到病房 注意▶ 家庭护理时，要事先选定吸引器，研究必需物品的采购方法。要备好放置必需物品的架子
3 患者的准备工作 ①测定生命体征，听诊呼吸音，观察意识状态，测量经皮氧饱和度，观察鼻腔内滞留物，观察脸色、表情，有无痰堵嗓子的声音（**❶**） ②鼻腔内有无异常（**❷**） ③护士面对患者	❶评价全身状态以及呼吸状态、鼻腔内状态 ❷ 禁忌▶ 鼻腔内有损伤、炎症、溃疡等不能做鼻腔内吸引
4 实施鼻腔内吸引 ①护士洗手后，戴上处置手套、围裙和护目镜。将吸引导管连接在真空管上，检查作业功能和吸引力（**❶**） ②吸引容器内的净水，让净水通过导管，洗净管内壁。将导管轻轻插入鼻腔内开始吸引（**❷**）	❶鼻腔内吸引压一般为 −200 mmHg，但要根据吸引物的性状和量进行调节 ❷插入导管时，为防止突然加压吸到黏膜，要边轻轻加压边插入。插入到靠近咽头位置即可。一次的吸引时间要控制在 10 秒以内 注意▶ 如认为有必要再次吸引，要确认呼吸及循环指标没问题后再进行。要防止低氧血症

要点	注意·根据
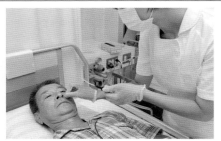 **鼻腔内插入吸引导管进行吸引** ③告知患者吸引结束，拔去导管（❸） ④卸下连接的软管，废弃导管。或者用酒精棉擦拭吸引导管，再吸入净水，洗净管内壁后放在有消毒药的容器内保管（❹） ⑤再次使用导管时，要先吸入净水，洗净管内壁，再用棉球擦拭干净导管即可 ⑥丢弃摘下的手套、围裙等 ⑦洗手	**注意▶** 鼻腔内吸引用导管不可用于气管内吸引 **防止事故的要点▶** 因为鼻黏膜薄，易损伤，易出血，因此插入导管时要小心谨慎 ❸对患者说"您辛苦了"等慰问的话 ❹原则上用完的导管要丢弃，但从节约的角度考虑，如导管没有损伤，管内壁也没有污染，可以再次用于同一患者。但要洗净消毒，一日一换 **技巧▶** 如是认知障碍患者，由于不能配合吸引，一定要求得家属的帮助 **紧急处置▶** 如鼻腔内疼痛、出血，有可能出现鼻黏膜溃疡、炎症或损伤，要马上与医生联系
5 吸引后的观察 ①有无鼻汁的滞留，咽头的底部有无咕噜咕噜的声音，呼吸状态如何，有无吸引造成的损伤，吸引物的量、性状（❶❷）	❶鼻腔内吸引后，如在咽头部仍能听到咕噜咕噜的声音，可以判断痰的滞留部位不是鼻咽腔内 ❷观察痰的颜色、性状和量
6 吸引后的整理 ①废弃吸引瓶内的废液（❶） ②收拾所用物品，保管好吸引器（❷） ③按指定方法废弃医疗废弃物 ④记录吸引情况（❸）	❶废液积存到吸引瓶的 70%～80% 就要废弃掉 ❷将瓶子洗净，干燥后保管起来 ❸吸引的时间、吸引量、性状及患者的状态等

气管内吸引的操作程序

目的▶ 用吸引器机械性地吸引气管内滞留的痰、气管分泌物、异物等，净化气管

核查项目▶ 自力咳痰状况、咽下状态、气管分泌物的量、口腔内的状态、生命体征、认知机能等

适应对象▶ 靠自力咳不出痰的患者，气管插管或插入气管软管的患者（气管切开、气管插管中的患者），通过咳嗽或体位引流等方法咳痰困难，而且确定气管内有分泌物存在的患者

> 禁忌▶ 没有绝对的禁忌，但下述情况下要小心谨慎。低氧血症、有出血倾向、气管内出血、心功能低下
> 及心功能不全、颅内压亢进、气管过敏性亢进、吸引刺激易发支气管痉挛、吸引刺激易发心律不齐、吸
> 引刺激会导致病情恶化、气管分泌物会引发严重感染等
>
> 防止事故的要点▶ 防止野蛮插入吸引导管造成气管、支气管壁的损伤
>
> 必需物品▶ 吸引器（没有中央管线时）、吸引瓶、连接软管、灭菌的吸引导管（10~12 号）、用于人工呼吸
> 机的封闭式吸引导管、镊子、酒精棉、灭菌精制水或生理盐水、装有净水的杯子、处置手套、围裙、护
> 目镜、口罩、脉冲血氧仪、手动复苏用带阀面罩、氧气、心电图监视器等

程序

要点	注意·根据
1 说明目的等 ①告知患者操作程序、目的、必要性、所需时间（❶❷❸）	❶ 根据▶ 气管内吸引会使患者感觉痛苦，必须事先向患者说明并得到同意 ❷ 技巧▶ 很难让认知障碍患者完全理解，要求得家属的帮助 ❸告知患者具体操作程序、所需时间。耐心解答患者的提问 根据▶ 患者多对吸引有不安感，要减轻患者的不安
2 吸引的准备 ①将必需物品运至患者床旁（❶）。再次确认吸引导管的种类 ②吸引时要拉上窗帘，要考虑到患者的隐私（❷）	❶一般使用 10~12 号吸引导管。备好必需物品，事先检查吸引器的工作状况及吸引力 ❷同病室如有其他患者，物品的摆放要得当，不能让患者碰到吸引器等 注意▶ 家庭护理时，要事先选定吸引器的，研究必需物品的采购方法。要备好放置必需物品的架子
3 患者的准备工作 ①测定生命体征，听诊呼吸音，观察意识状态，测量经皮氧饱和度，观察脸色、表情，有无咕噜咕噜痰堵嗓子的声音（❶） ②吸引前的增氧（❷）	❶评价全身状态及呼吸状态 ❷因为要吸掉气管内的氧气，所以易发低氧血症。对病情不稳定的患者及需加以注意的患者实施气管内吸引时，推荐实施吸引前增氧。可使用手动复苏用带阀面罩增氧，也可提高人工呼吸机的氧浓度
4 实施气管内吸引 ①护士洗手后戴上处置手套、围裙和护目镜。将吸引导管连接到软管上，检查作业功能和吸引力（❶） ②对于有自发呼吸的患者，在患者吸气时适时沿着气管（气管套管）内侧轻轻将导管插入（❷❸）	❶气管内吸引压最大为 –150 mmHg。设定压力时要将导管完全封闭 ❷ 注意▶ 为防止损伤气管、支气管，插入导管的深度为导管顶部不要触到气管权位部位。气管套管长度为 20~30 cm，气管软管为 45~50 cm

要点	注意・根据
③负压下慢慢抽回吸引导管。在有分泌物的位置要稍停顿（❹❺） 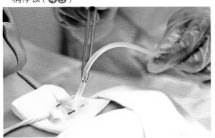 **将吸引导管插入气管内实施吸引** ④吸引结束后告知患者，并拔掉导管（❻） ⑤卸下连接软管，废弃导管（❼） ⑥摘下手套、护目镜、围裙，废弃掉 ⑦使用封闭式吸引导管时，要用生理盐水彻底洗净内壁 ⑧洗手	技巧▶ 根据气管长度可事先在插入导管上做个标记 ❸插入导管时不要加吸引压 ❹为防止导管插入中急速加压吸引黏膜，要慢慢加压 ❺一次吸引时间在 10 秒以内，从导管插入到吸引结束要在 20 秒以内，防止出现低氧血症 注意▶ 如果需要再次吸引，要确认呼吸、循环指标正常后，再进行下次吸引 注意▶ 反复吸引时，每次吸引结束后，要用酒精棉擦掉导管顶部的分泌物，吸入灭菌水，除去导管内的分泌物 技巧▶ 气管内吸引从插入导管到拔去导管都要细心操作，不得鲁莽 防止事故的要点▶ 吸引中，导管不要上下移动。边上下移动边吸引并不会增加吸引量，反而有可能损伤气管壁 注意▶ 定时吸引时，要判断当时吸引是否必要，避免不必要的吸引 紧急处置▶ 如吸引中出现并发症，要立即终止操作，与医生联系。并进行必要的处置，继续观察 ❻对患者说"您辛苦了"等慰问的话 ❼防止事故的要点▶ 为防止感染将导管废弃，不再利用
5 吸引后的观察 ①观察患者的状态（❶） ・呼吸数，胸廓的活动，经皮氧饱和度，呼吸音，分泌物的颜色、量、黏性、气味，有无出血，意识状态，有无呼吸困难感（❷❸） ・装有人工呼吸机的患者要检查肺机能（气管阻力、换气量等）	❶评估是否进行了有效、安全的气管净化 ❷如分泌物没有有效除去，要研究吸引的方法、气管的湿度是否合适等。要确认是否诱发了并发症 ❸如有 P341 表 3 的并发症症状要马上与医生联系

要点	注意·根据
	■表3　气管内吸引的并发症
	·鼻腔、支气管黏膜等损伤
	·低氧症、低氧血症
	·心律不齐、心跳停止
	·速脉
	·血压变动
	·呼吸停止
	·咳嗽不止、疲劳
	·呕吐
	·上气管痉挛
	·不快感、疼痛
	·医院内感染
	·肺不张
	·头部疾病（颅内压升高、颅内出血、脑水肿加重）
	·气胸
	日本呼吸疗法医学会「コメディカル推進委員会：気管吸引のガイドライン」（成人で人工気道を有する患者のための），2007
6 吸引后的整理 ①废弃吸引瓶内的废液（❶） ②收拾所用物品，保管好吸引器（❷） ③按指定方法废弃医疗废弃物 ④记录吸引情况（❸）	❶废液积存到吸引瓶的 70%~80% 就要废弃掉 ❷将瓶子洗净，干燥后保管起来 ❸吸引的时间、吸引量、性状及患者的状态等

评价

● 吸引前的症状是否有所改善
● 是否有效进行了口腔内、鼻腔内、气管内的吸引
● 吸引的次数是否正在减少
● 是否确立了吸引以外的排痰方法
● 吸引前后是否实施了增氧

呼吸循环管理

3

3.1

吸引

3　呼吸循环管理

3.2　排痰

龟井智子

老年人特征与护理的必要性

- 年龄增长、因营养不良引起的身体消瘦，都会使呼吸肌量减少，导致自力咳痰必要的呼吸肌力降低。老年人由于常年卧床、误咽、术后的卧床静养，易发肺不张或肺炎
- 对于自力排痰困难或插管使用人工呼吸机的老年人，要积极帮助他们排痰，除去气管内分泌物
- 排痰可以减轻气管阻力及呼吸工作量，减轻呼吸困难，有效改善气体交换。要帮助老年人或术后患者排痰，预防肺部并发症
- 下述情况要予以排痰援助。一日咳痰量 30 mL 以上，一次吸引有 5 mL 以上的气管分泌物，痰的黏稠度高，末梢气管有痰，咳嗽困难，插管中使用人工呼吸机等
- 排痰方法有：开展纤毛运动；通过摄取水分或加湿，降低痰的黏稠度；咳嗽排痰；通过调整体位促进排痰；徒手排痰法等。如仍然不能顺利排痰，用药物（吸入、注射、内服）降低痰的黏度，促进气管分泌和肺表面活性物质的分泌

评估呼吸音、痰的滞留、排痰状态

要点	注意·根据
1 掌握患者的状况 ● 体力、活动情况 ● 以往病史	○ 消耗体力的老年人和呼吸肌力低下的老年人自咳痰不足，痰易滞留在肺部 ○ 长期卧床不起的患者在下叶、后肺低区会出现肺不张，易发肺炎，因此要经常变换体位 ○ 肺结核、肺叶切除手术、气胸手术等
2 胸部的视诊、触诊、叩诊与呼吸音的听诊 ● 胸廓的形状及左右差、胸廓运动及左右差 ● 呼吸辅助肌的使用 ● 皮肤的颜色、紧张度、颈静脉怒张	○ 视诊要点（参照 P330） · 表情：有无痛苦的表情，眉宇间有无皱纹 · 讲话：是否由于呼吸困难，只能讲单词，不能顺畅地进行会话 · 胸廓：呼吸形式是胸式还是腹式 · 胸廓形态：桶状、塌陷 · 胸廓运动：呼吸或深呼吸时的胸廓运动及左右差。患有气胸、肺不张、大叶性肺炎时，患侧胸廓运动受限，出现左右差。胸廓在吸气时随着胸腔内负压塌陷，在呼气时凸起为连枷胸 · 皮肤：颜色、氧状态、营养状态、有无脱水 · 四肢：四肢末梢的颜色、杵状手指、水肿、手指温度 · 口唇：颜色，口腔内的卫生状态、干燥状态，有无口呼吸 · 鼻腔：卫生状态、干燥状态、有无鼻翼扇动 · 颈部：颈静脉怒张、锁骨上窝塌陷、呼吸辅助肌的使用。颈静脉怒张是由于右心功能不全

要点	注意・根据
●呼吸运动（深度、节律、规律性）	●呼吸类型（参照 P331 图 1）
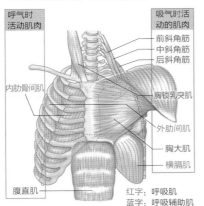 呼气时活动肌肉：前斜角筋、中斜角筋、后斜角筋、内肋骨间肌、胸锁乳突肌、外肋间肌、胸大肌、横膈肌、腹直肌　吸气时活动的肌肉　红字：呼吸肌　蓝字：呼吸辅助肌	●触诊：呼吸辅助肌的松紧，胸廓的协调性，胸廓的柔软性
	●肌肉的触诊
	・颈部：后头下肌群、斜方肌、胸锁乳突肌、斜角肌
	・前胸部：肋间肌、胸大肌、三角肌
	・腹部：横膈肌、腹斜肌、腹直肌
	・背部：菱形肌、背肌、竖脊肌
	●触诊部位有无震动：中枢支气管有痰时，手掌可感到咕噜咕噜的震动，听到嘎嘎声
	●一般在肺的病变部位，胸廓活动低下
■图 1　呼吸肌和呼吸辅助肌	
●叩诊确认有无胸水滞留，推定横膈肌位置	●叩诊：通过清音、浊音、鼓音来推定肺底、横膈肌的位置，肺的大小。平静呼吸时，肺的下限在锁骨中线上第 6 至第 7 肋骨处（参照 P331）
	●横膈肌的叩诊在背部进行。在最大吸气位置上，一边在浊音与清音的水平线上上下移动，一边让患者深吸气调查其临界线。如出现浊音可能患有肺浸润、肺炎、肺结核、肺化脓、肿瘤、胸积水等
●听诊确认有无痰滞留	●听诊：呼吸音（气管音、支气管音、肺泡音）、副杂音（啰音）
	●通过听诊掌握换气状态，有无气管、支气管的闭塞，有无分泌物滞留，有无肺不张和胸积水
	●一边左右比较呼吸音的大小，检查副杂音的有无及其种类，一边用膜型听诊器对各个肺区听诊至少一个呼吸吸气周期。胸侧、背侧都要听诊
	●不要站在患者的正面，要在患者的侧面听诊气管音、支气管音、肺泡音。气管音在颈部气管上可以听到，声音粗而大；支气管音在前胸部的胸骨上、背部两肩胛骨间的狭小范围可以听到，比肺泡音大而音调高；肺泡音在胸壁正中部，肺尖区以外的肺野可听到
	●副杂音可分为连续性啰音和断续性啰音。连续性啰音分为低音连续性啰音和高音连续性啰音

要点	注意·根据
	●断续性啰音分为水泡音和捻发音。对听到的啰音部位和呼吸音低下部位，要通过 X 线检查加以确认
3 痰的性状、量、颜色 ●观察痰的性状 ●痰的颜色 ●有无臭气 ●一日痰的量 ●痰的黏稠度	●从痰的性状、量和颜色可以获取很多信息，要特别注意观察 ●从性状上可将痰分为浆液性、黏液性、脓性和混合性 4 种（参照 P329 表 1） ●痰的颜色有白色、灰色、黄色、黄绿色、绿色、粉色、黑色、血痰、铁锈色、巧克力色等 ●非化脓性肺病是白色或无色，化脓性肺病是黄绿色，哮喘等因痰中有多量嗜酸性细胞呈黄色，急性肺炎是铁锈色，肺吸虫病是巧克力色，绿脓菌感染是绿色，肺水肿是粉色泡沫状，肺粉尘病是黑色痰。支气管扩张、慢性支气管炎、弥漫性全细支气管炎、肺化脓等症多为黏性痰或脓痰。发现大量浆液性痰有可能是肺泡上皮癌 ●气管、支气管黏膜损伤，肺实质性损坏会损伤血管，出现血痰。黄色、黄绿色痰多为气管感染，伴有臭气 ●量多，量少 ●黏度的强弱，是水状还是泡沫状等
4 水分的排出与摄取 ●经口水分摄取量 ●经管营养，经皮内视镜胃瘘造设术（PEG）使用者的营养剂注入量 ●点滴的体内注入量 ●出汗量 ●排泄量	●根据▶ 有脱水倾向的老年人痰的黏性高，咳出痰困难，易滞留在肺里
5 药物 ●掌握内服、吸收和注射所使用的去痰药 ●掌握 1 日的用药次数	●了解药物的种类和效果，观察有无副作用症状（参照 P329 吸引）
6 并发症 ●咳嗽 ●呼吸困难 ●疲劳感	●排痰时，不可避免地要咳嗽。如咳嗽，会有疲劳感，因此要镇咳 ●急性呼吸功能不全或气管有异物等会导致激烈的呼吸困难，哮喘发作也会出现呼吸困难

要点	注意·根据
7 检查·诊断 ●问诊：以往病史、现在的疾病与治疗情况、现在的痰量、自己可否咳出 ●诊查：视诊、触诊、听诊、叩诊 ●咳痰检查、支气管镜检查	●咳痰检查是诊断呼吸系统疾病不可或缺的检查 ●咳痰细菌检查：检查导致肺炎或支气管炎原因的细菌或真菌。细菌的培养要 2~3 天，结核菌的培养要 6 周 ●咳痰细胞诊断：癌症的诊断之一就是咳痰细胞诊断
●胸部 X 线检查	●胸部 X 线检查：肺的渗透度、阴影、空洞影、浸润、硬化、淋巴结、钙化、愈合、肥厚、肺不张、血瘀、囊肿、气胸、气肿等
●血液一般检查、血液生化学检查	●血液检查：白细胞数、CRP（C 型反应性蛋白）等炎症
●胸部 CT 检查	●胸部 CT 检查：肺癌、肺结核、肺炎、肺气肿、支气管扩张症等

协助排痰

> **目的▶**
> · 开展纤毛运动，促进痰的移动。配合使用吹气法、体位排痰法、徒手排痰法（摄取水分、加湿、气管用超声波喷雾器）
> · 降低痰的黏稠度，促进气管分泌和肺表面活性物质的分泌（使用喷雾器吸入药物）
>
> **核查项目▶** 自力咳痰情况、咳出力、咳嗽、咽下状态、气管分泌物的量、痰的性状、饮水量、输液量、有无疼痛、认知机能等
>
> **适应对象▶** 装人工呼吸机患者；手术后长期卧床患者；痰的黏度强自力咳痰困难患者；能听到喘鸣和啰音，确定有痰滞留的患者；认知障碍不知咳痰的患者；或者室内干燥时
>
> **禁忌▶** 没有特别禁忌，如水分摄入量有限制时，按要求摄入
>
> **必需物品▶** 室内用超声波加湿器、气管用超声波喷雾器等

程序

要点	注意·根据
1 水分摄取 ①可以经口摄取而且摄取水分没有限制时，劝患者多摄取水分（❶❷） ②确认输液量（❸）	❶对气管加湿 **根据▶** 为了开展纤毛运动 ❷除治疗上有水分摄入限制外，劝患者一日要摄取水分 1 000~1 500 mL ❸评估输液量和排泄量（水分的出入），判断有无脱水倾向
2 调节室内湿度 ①室内相对湿度最好为 50%~60%。使用室内超声波加湿器加湿 ②室内超声波加湿器要定期换水（❶）	❶室内使用超声波加湿器时，每 12 小时换一次水 **根据▶** 为了预防过敏性肺炎、军团杆菌病等

要点	注意・根据
3 使用喷雾器 ①排痰时，同时使用喷雾器加湿气管并吸入药物 （**1**）	**1**喷雾器的使用方法请参照 P461 "喷雾器"

体位排痰法（体位引流法）的操作程序

[目的▶] 患者所取体位要使气管内滞留分泌物的肺区高于支气管，利用重力诱导分泌物排出

[核查项目▶] 痰的自力咳出状况、咳出力、咳嗽、气管分泌物的量、痰的性状、饮水量、输液量、有无疼痛、认知机能等

[适应对象▶] 装人工呼吸器患者；能听到喘鸣和啰音，确定有痰滞留的患者；因疼痛不能有效咳痰的患者；长期卧床的患者等

[禁忌▶]

· 心肌梗死急性期→随着体位变换，循环动态也随之变动，不可进行

· 气胸的患者→胸腔插管，在生命体征稳定之前不可进行

· 有血痰或脓胸时→由于血液或脓会流入健康侧肺，不可进行

· 脑外科手术后，体位变换会危及颅内压的患者。如食管吻合手术后，胃内食物会回流到吻合部位

[防止事故的要点▶] 防止从床上跌落

[必需物品▶] 枕头、垫子、脉冲血氧仪、杯子（接痰用）、纸巾等

程序	
要点	注意・根据
1 体位排痰法的说明 ①说明目的、必要性（**1**） ②说明取哪种体位，时间长短（**2**）	**1**说明痰滞留的部位、排痰的目的、取哪种体位、实施时间等 **2**预防性排痰时，每隔 2 小时进行一次左右侧卧位
2 体位排痰法的实施 ①根据听诊和 X 线检查，明确痰滞留的部位，取适当体位（**1** **2**） ②利用枕头和垫子使患者取适当体位（**3** **4** **5**）	**1**痰滞留的肺区要高于诱导支气管，利用重力促进痰的诱导排出 **2**根据痰的性状和咳出状况一个体位 15~30 分钟，1 日可进行 2 次。但同时要听诊呼吸音并用脉冲血氧仪检查增氧状况 [技巧▶] 如事先吸入药物或加湿，易于排痰 **3**利用枕头、垫子固定体位 **4**如取90°的侧卧位有困难，可取40°~60°的侧卧位 [技巧▶] 与徒手排痰法并用效果更好 [注意▶] 实施中不要从床上跌落 [防止事故的要点▶] 因为在床上要变换各种体位，为不使患者从床上跌落，枕头和垫子要摆放在适当位置

要点	注意・根据
③实施后确认效果（**⑥**）	**⑤**实施中要事先备好装痰的杯子及纸巾等 **⑥**结束后漱口

a.上叶的引流

b.上中叶前部的引流

c.右中叶的引流 15°

d.左上叶舌部的引流 15°

e.下叶后部、肺底部的引流 15°

f.左侧肺底部的引流 15°

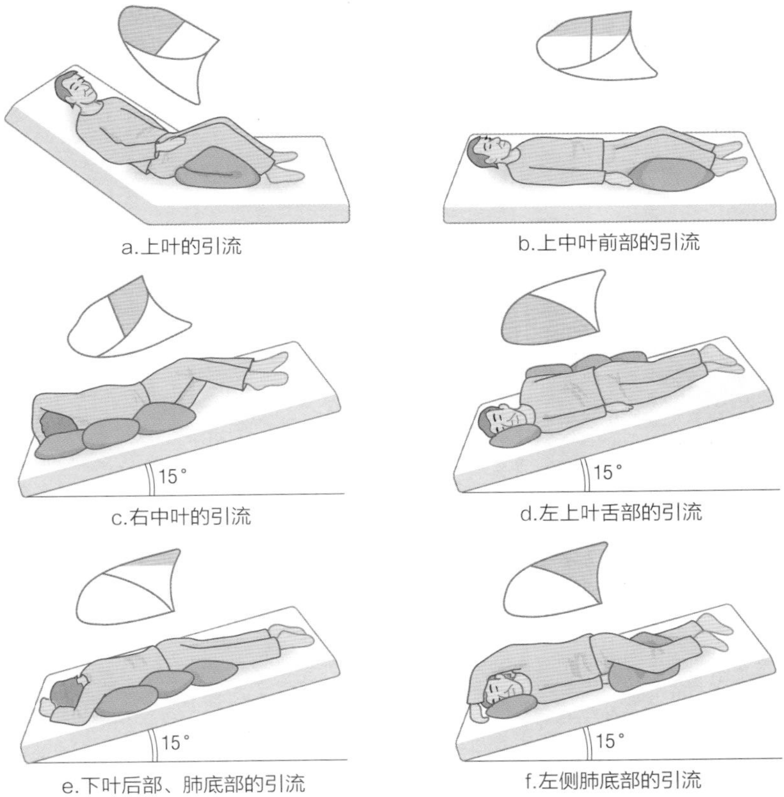

■图2　体位排痰法

吹气法的操作程序

目的▶ 打开声门，迅速呼气，使气管里的痰移动到咽头后咳出。利用咳嗽可以用小的能量使痰移动

核查项目▶ 痰的自力咳出状况、气管分泌物的量、认知机能等

适应对象▶ 气管切开、气管狭窄、术后疼痛等不能有效咳嗽的患者；咳嗽诱发气管痉挛的患者

禁忌▶ 有血痰时

必需物品▶ 没有特定物品

程序	
要点	**注意・根据**
1 向患者说明 ①说明目的、必要性（❶❷） ②说明取何体位和频率	❶吹气法是打开声门，迅速呼气，使痰易于移动的方法。通过体位排痰法等，将到达咽喉部附近的痰咳出。声门打开可以抑制胸腔内压上升 ❷向患者说明，由于吹气法比咳嗽消耗的能量少，所以不容易疲劳
2 实施吹气 ①患者取坐位，身体前倾（❶） 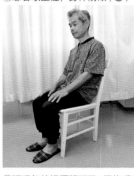 ②深吸气使横膈膜下降，屏住呼吸 2~3 秒（图片ⓐ） ③轻轻张开口，下腹部用力呼气 2~3 次（图片ⓑ） （❷） 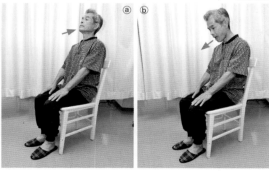 ④实施中如痰移动到气管要咳出	❶ 根据▶ 前倾坐位能使腹压上升，易于实施吹气法 ❷反复 2~3 次，痰咳出后稍休息，调整呼吸 注意▶ 如术后有手术创伤，实施中，护理人员要按住创伤部位，边保护边进行

徒手排痰法

目的▶
· 实施者用手给予胸廓震动、负压、正压等刺激，促进痰的移动
· 在体位排痰法的基础上，用手对胸廓加以震动、按压，促进痰从末梢向中枢气管有效移动

核查项目▶ 痰的自力咳出状况、气管分泌物的量、痰的黏稠度、呼吸音、痰的滞留部位、生命体征、认知机能等

适应对象▶ 气管、肺泡等有痰滞留的患者，肺不张患者

禁忌▶ 循环动态不稳定的患者、连枷胸的患者

必需物品▶ 枕头等

程序

要点	注意·根据
1 对患者说明 ①说明目的、必要性（❶） ②说明方法和所需时间（❷）	❶说明痰的滞留部位和徒手排痰法的必要性 ❷目的是为了增加空气向肺泡的流入，使痰向中枢气管移动，因此取正确体位很重要。向患者说明具体实施方法
2 徒手排痰法的实施 [**呼气按压法**] ①取排痰体位，在患者呼气时，按压有痰滞留的肺区上的胸廓（❶） ②呼气按压上叶（❷） 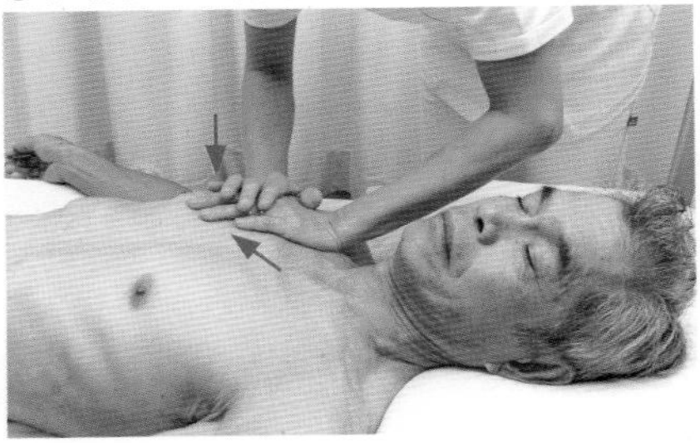 	技巧▶ 要轻轻按压。患者深呼吸，噘嘴呼吸效果更好。吸气时不要按压 注意▶ 如手法不熟练，不但效果不好还会出现骨折等并发症，因此要练好手法后再实施。任何手法都要告知患者，要边观察，边实施 ❶ 根据▶ 改善空气对肺泡的流入，使痰移动 ❷一只手放在第4肋骨稍上部位，另一只手压在上面，朝斜下方按压

要点	注意・根据
③呼气按压下叶（❸） 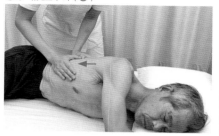	❸侧卧位，患侧在上，手按压中腋窝腺与第 8 肋骨的交叉点稍上部位
④呼气按压中叶（❹） 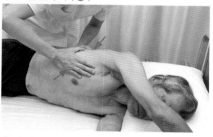	❹前胸部侧，手放在第 4 肋骨与第 6 肋骨之间部位；后背侧，手放在肩胛骨下角。用全手掌前后按压
⑤呼气按压后肺底区（❺） 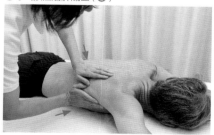	❺取腹卧位，后背侧的手放在第 10 肋骨稍上部位，侧胸部位的手放在中腋窝腺与第 8 肋骨交叉点稍上部位。后背侧垂直按压后背，侧胸部位横向按压
[振动法] ①取排痰体位，手或振动器放在胸廓上，轻轻振动有痰部位至最大呼气时（❶）	❶ 根据▶ 患者呼气的同时给予振动，加速呼气流速，使黏痰移动 禁忌▶ 避开心脏和肝脏部位。血小板减少的患者易出现肺出血，禁止使用
[反弹法] ①取排痰体位（❶） ②手放在胸廓上，在患者呼气的同时按压胸廓，对患者说"吸气"，在患者开始吸气的同时，迅速将手离开（❷）	❶实施对象是呼吸音低下和肺不张患者。利用胸廓的弹性，加速吸气流速，促进痰的移动 ❷按压胸廓，让患者一直呼气，直至呼气结束后，迅速将手离开，使胸廓膨胀
[后肺底托举法] ①手插入后背侧，用指尖敲打，改善空气的流入（❶❷）	❶用于大腿骨折等正在牵引的只能取仰卧位的患者，或体位变换困难的患者

要点	注意·根据
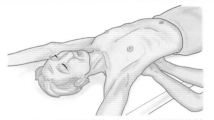 两手并在一起伸到后背侧，指尖可以碰到脊柱的刺突 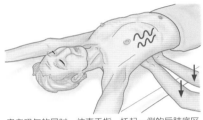 患者吸气的同时，伸直手指，托起一侧的后肺底区摇动 **[轻打法]** ①成碗状轻轻叩击胸廓，通过振动使痰游离、移动（❶） 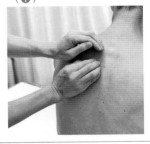	❷为了改善后底肺区的肺炎和肺不张，通过后肺底托举法固定健康侧胸廓，同时用袋阀面罩换气，可有效改善肺不张 ❶ 注意▶ 有时会出现心律不齐、支气管痉挛、肺出血等。虽不能证明可有效移动滞留在肺泡的痰，但振动气管内的痰，使痰易于咳出
3 实施后的观察 ①确认实施后的效果 ②观察患者的状态有无变化（❶）	❶结束后告知患者，如有状态变化按紧急呼叫按铃

评价

● 痰的滞留音（啰音）是否消失
● 肺不张是否消失
● 排痰后是否得到增氧
● 呼吸频率、呼吸不畅是否有所改善
● 痰的量、性状是否改善

3　呼吸循环管理
3.3　吸氧疗法

龟井智子

老年人特征与护理的必要性

- 氧气对于人体的正常机能、生命的维持是必不可少的，但由于反应性高，在人体内不能蓄存。氧供应不足，细胞的能量代谢出现障碍的状态被称为低氧症
- 动脉血氧分压（PaO_2）是决定是否适合实施吸氧疗法，及确定氧浓度、流量和投入方法的指标。动脉血中的氧不足引起的低氧状态称之为低氧血症
- 吸氧疗法就是对低氧症患者投氧。导致呼吸功能不全的疾病大致分为呼吸系统疾病、神经及肌肉疾病、肺循环障碍三大类（见表1）。确定是低氧症的老年人采用吸氧疗法。产生呼吸功能不全的病态有换气血流比不均等、扩散障碍、左→右分流、肺泡低换气。要注意血红蛋白浓度、心血搏出量、组织血流量的变化也会产生低氧症
- 呼吸功能不全状态持续一个月以上为慢性呼吸功能不全。$PaCO_2$（动脉血二氧化碳分压）45 Torr（即mmHg）以下为Ⅰ型呼吸功能不全，超过45 Torr为Ⅱ型呼吸功能不全。慢性呼吸功能不全且病态稳定的患者（高度慢性呼吸功能不全、肺高血压、慢性心功能不全、紫绀型先天性心脏病）适合家庭氧疗法（参照P363 家庭氧疗法）
- 吸氧用具有低流量装置、高流量装置、贮存器装置。要注意，这些装置各自的特点和提供的吸气氧浓度（FiO_2）不同
- 关于在医院或医疗机构实施吸氧疗法的呼吸功能不全的老年人，除了要观察呼吸系统、加强症状管理外，还要进行并发症等全身管理。而且，由于身体活动受限或低氧血症，会出现谵妄和废用综合征，因此进行预防性护理至关重要
- 吸氧软管对患者身体活动的制约和活动时出现的呼吸困难都对患者有很大心理影响。心理上的不安又会加重老年人的呼吸困难，因此有必要对患者进行心理援助
- 氧饱和度和氧分压用血红蛋白氧解离曲线表示。要掌握数值的要点（见图1）

■表1　表现呼吸功能不全的疾病

1. 呼吸系统疾病
   1）气管系统障碍：哮喘、慢性阻塞性肺病（COPD）、肺不张、气管异物
   2）肺实质系统障碍：肺炎、肺出血、误入、吸入刺激气体、急性呼吸窘迫综合征（ARDS）
   3）血管系统障碍：血管炎、肺栓塞
   4）胸膜及胸廓系统：气胸、胸腹水、胸膜炎、连枷胸

2. 神经及肌肉疾病
   重症肌无力、吉・巴氏综合征

3. 肺循环障碍
   血栓塞症、心源性肺水肿、非心源性肺水肿

日本呼吸器学会肺生理专门委员会，日本呼吸管理学会酸素疗法ガイドライン作成委员会编：酸素疗法ガイドライン，P7，表2，日本呼吸器学会・日本呼吸管理学会，2006

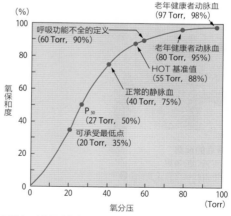

■图1　血红蛋白氧解离曲线上需记忆的要点

日本呼吸器学会肺生理专门委员会，日本呼吸管理学会酸素疗法ガイドライン作成委员会编：酸素疗法ガイドライン，P3，图1，日本呼吸器学会・日本呼吸管理学会，2006

呼吸状态及增氧的评定

要点	注意・根据
1 胸部的视诊、触诊、叩诊及呼吸音的听取 ● 观察手指	● 参照 P342 排痰 ● 杵状指：手指末端肥大，手指呈弯曲状态。常见于支气管扩张、肺癌、间质性肺炎等
2 观察患者 ● 意识状态 ● 血压、脉搏、经皮血氧饱和度（SpO₂） ● 呼吸频率、有无异常呼吸 ● 低氧血症的症状：紫绀等 ● 高碳酸气血症的症状：头痛、出汗、多眠等 ● 痰、咳嗽 ● 水分的摄取、排出 ● 呼吸困难 ● 姿势、体位 ● 氧气管带来的拘束感、紧张、不安 ● 平时用长句子讲话是否困难	● 要事先掌握低氧血症和高碳酸气血症的症状 ● 呼吸困难是指呼吸时痛苦或很费力的状态，与气促（shortness of breath：SOB）同义。呼吸困难是由于外呼吸机能（换气、扩散、血流）障碍所致 ● 根据▶ 入院等带来的环境变化，氧气管等带来的紧张感 ● 呼吸很困难时，对于问话的回答只简单回答是或不是，避开长句子讲话
3 痰的性状、量、颜色	● 参照 P362 排痰
4 水分的摄取、排出 ● 食物摄取量、水分摄取量 ● 摄取水分是否充分，测量一天的摄取量 ● 经管营养、经皮内视镜胃瘘造设术（PEG）患者的一天水分摄取量 ● 出汗量 ● 排泄量	● 根据▶ 由于水分摄取量不足、痢疾或尿量增加等，会出现排出量多于摄取量的情况，对老年人来说容易出现脱水。脱水会导致气管纤毛运动低下、排痰困难、痰滞留、肺不张等。气体交换障碍还会导致低氧血症
5 开始吸氧的基准 ● 在吸入室内空气情况下，PaO₂ 不到 60 Torr，或 SpO₂ 在 90% 以下	● 当出现 PaO₂ 不到 60 Torr 或 SpO₂ 在 90% 以下的急性呼吸功能不全时，可以判定为低氧症。如怀疑是低氧症或低氧症的危险很大时，即便没有确诊是低氧血症也要开始吸氧 ● 吸氧的目标是 PaO₂ 达到 60 Torr 以上，或 SpO₂ 达到 90% 以上
6 低氧血症的临床症状 ● PaO₂ 在 60 Torr 以下的症状：速脉、心悸、高血压、呼吸急促、神志不清 ● PaO₂ 在 40 Torr 以下的症状：紫绀、心律不齐、重度呼吸困难、不稳、兴奋、低血压、少尿	● 低氧血症的症状很多。呼吸困难也有心理上的因素，要进行心理上的评估

要点	注意・根据

要点：

- PaO$_2$ 在 30 Torr 以下的症状：意识丧失
- PaO$_2$ 在 20 Torr 以下的症状：昏睡、缓脉、潮式呼吸、休克状态、心跳骤停

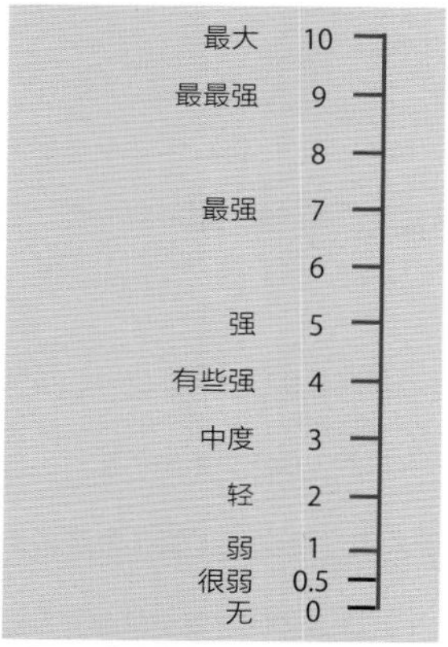

■图2　修正版呼吸困难指数

注意・根据：

- ○ 慢性呼吸功能不全时，有时即便有低氧血症也不会出现自觉症状
- ○ 有贫血的患者有时也不会发生紫绀
- ○ 通过呼吸困难指数（图2）、弗莱彻・修・琼斯分类（表2）、MRC 呼吸困难等级（表3）可以客观地掌握患者主观呼吸困难程度的等级

■表2　弗莱彻・修・琼斯分类

Ⅰ度	可与同龄健康者同样地劳动、步行，也可与健康者同样上下楼梯
Ⅱ度	可与同龄健康者同样走路，但不能与健康者同样上下坡，上下楼梯
Ⅲ度	平地也不能与健康者同样步行，但按自己的速度可以走 1.6 km 以上
Ⅳ度	不是边走边休息的话，走不了 50 m 以上
Ⅴ度	说话、脱衣服都呼吸困难。因气促不能出门

■表3　MRC 呼吸困难等级

0	只激烈运动时气促
1	快速走平路时或慢速上坡时气促
2	因为气促，平路比同龄人走得慢。或者按照自己的速度走平路时，由于呼吸困难中途要停歇
3	由于呼吸困难，平路走 100 m 或几分钟都要停歇
4	气促很厉害，不能出家门。或者换衣服都要气促

🔢7 高碳酸气血症的临床症状

- ● 手热、头痛、出汗、脉压增大的高血压、颈动脉跳跃性脉动、缩瞳、扑翼样震颤、无力感、多眠、腱反射低下、心律不齐、乳头瘀血、低血压、痉挛、昏睡等

- ○ 高碳酸气血症的症状，受患者的碳酸气分压基础值的上升程度和上升速度影响

🔢8 二氧化碳（CO$_2$）昏迷的症状

- ● 意识障碍
- ● 呼吸性酸中毒
- ● 自发呼吸的减弱

- ○ 原因是肺泡低换气所致。只呼吸室内空气必然出现低氧血症
- ○ 给氧要从低浓度开始，目标是 SpO$_2$ 达到 90%
- ○ 如只采用吸氧疗法没有效果，要采用非侵袭性正压换气（NPPV）或插管下人工呼吸疗法

要点	注意・根据
9 检查、诊断	
●问诊：要掌握有关呼吸功能不全或低氧血症的以往病史及现在状况，有无以下症状：气喘、支气管炎、慢性阻塞性肺病（COPD）、肺不张、气管异物、肺炎、肺出血、吸入刺激气体、肺栓塞、气胸、胸腹水、胸膜炎、肺水肿、神经及肌肉疾病等	●问诊时要掌握有无吸烟史、以往病史、过去的治疗经过
●诊查：听诊、视诊、触诊	●听诊要听呼吸音、支气管音
●胸部 X 线检查、支气管内窥镜检查	●胸部 X 线检查或 CT 检查要掌握肺野的渗透性亢进、陈旧性炎症
● CT 检查	
●呼吸机检查	●分析入院时的数据、开始吸氧时的数据、吸氧开始以后的数据
●动脉血气分析、血液一般检查、血液生化检查	●吸氧状态下采动脉血时，要记录下采血时的氧吸入量。中止吸氧后采血时，要在呼吸室内空气 5 分钟以后开始采血
	●慢性呼吸功能不全时，要检查行走或运动 6 分钟前后的增氧状态，确认是否出现运动性低氧状态
●咳痰涂片检查、培养检查	

预防低氧血症及呼吸困难

要点	注意・根据
1 督促摄取水分，或评定水分的摄入与排出，防止脱水	
●摄取充足水分	● 根据▶ 开展旨在净化气管的纤毛运动，促进输送黏液纤毛的机能，从而使痰易于咳出，防止脱水
	●除治疗疾病有水分限制外，1 天要摄入 1 000~1 500 mL 的水分，这样易于排痰
2 调整体位（取舒服的体位）与呼吸法	●步行时突感呼吸困难（急促呼吸），让患者取坐位，稍前倾，两手放在大腿部，看护者从背面协助患者呼吸
	●没有椅子的话可靠在墙上。在呼吸稳定之前让患者取舒服的体位
	●活动易出现呼吸困难时，在活动前后采用横膈膜呼吸（腹式呼吸），呼气时活动
	●卧床时取坐起位或半斜卧位。横膈膜低位的体位可减轻呼吸困难
3 如有痰滞留，要帮助排痰	●根据痰的滞留部位采取适当的体位，实施体位排痰法（参照 P342 排痰）
	●排痰帮助、吹气法（参照 P342 排痰）

要点	注意・根据
4 精神上的鼓励	➡低氧血症会出现呼吸困难或情绪激动等临床症状，因此给予患者精神上的鼓励是必不可少的。让患者调整呼吸，对患者的不安采取对应措施

吸氧疗法的操作程序

目的▸ 对于低氧症患者，通过提高吸入气体的氧浓度给予适量的氧气，达到增氧

核查项目▸ 氧处方量、吸氧方法、血液气分析值、SpO_2、低氧血症的症状、高碳酸气血症的症状、生命体征等

适应对象▸ 吸入室内空气条件下，$PaO_2 < 60$Trr 或 $SpO_2 < 90\%$ 的急性呼吸功能不全、重症外伤、急性心肌梗死、短期治疗、外科手术

禁忌▸ 如满足开始吸氧基准，没有特别禁忌

注意▸
- 不需要正确控制吸氧浓度时，选择低流量式（鼻插管、氧气罩、带储存器的氧气罩）；需要正确控制吸氧浓度时，选择高流量式（文丘里面罩、喷雾器吸氧机）
- 对于 CO_2 昏迷、氧中毒患者要加以注意
- 严禁烟火，探视者禁止吸烟
- 要了解并正确运用给氧方法（低流量、高流量、存储装置）。特别要掌握患者的一次换气量、是否在用口呼吸、氧的处方流量、面罩的密闭性等

防止事故的要点▸ 防止吸氧时吸烟或使用烟火造成烫伤

必需物品▸ 参照下述 **2** 准备吸氧用品

程序

要点	注意・根据
1 向患者说明吸氧疗法 ①告知患者吸氧的目的、方法（❶❷❸） 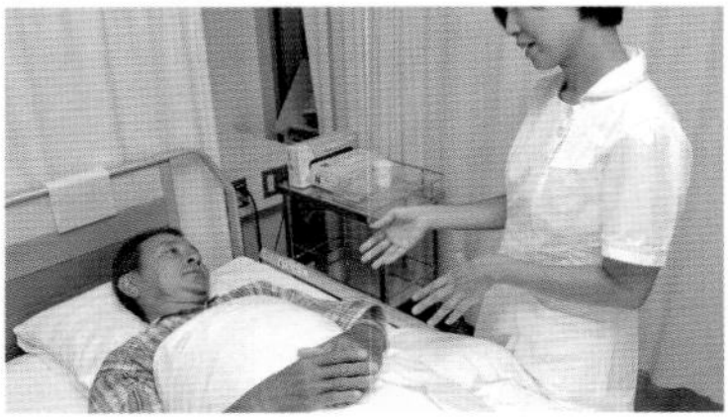	❶根据▸ 吸氧疗法需要患者的配合，一定要事先说明并取得患者的同意 ❷有意识的患者多为呼吸困难产生不安，要设法减轻患者的不安 ❸要耐心说明具体的呼吸方法以及就餐、去卫生间移动时的吸氧注意事项
2 准备吸氧用品 ①必需物品运至床旁 **［低流量装置］**（❶） ・供给患者一次换气量以下的氧气，不足部分通过吸入鼻腔周围的室内气补充。根据患者的一次换气量，吸入氧的浓度有所不同	❶防止事故的要点▸ 使用经皮气管内导管时，要每天清洗导管，以防感染

器具	特征	氧流量、吸入浓度（%）
鼻插管 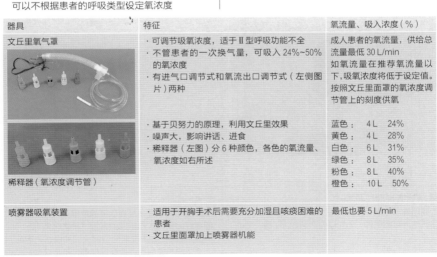	·简便，可以饮食、说话 ·不适合长时间口呼吸的患者 ·即便氧流量超过 6 L/min，也不能提高吸入氧浓度 ·家庭和住院都可使用	1 L/min・24% 2 L/min・28% 3 L/min・32% 4 L/min・36% 5 L/min・40% 6 L/min・44%
简易氧气罩	·如氧流量 5 L/min 以下，将再呼吸氧气罩内滞留的呼出气体，因此流量要高于 5 L/min ·用于不担心 PaO_2 上升的患者	5~6 L/min・40% 6~7 L/min・50% 7~8 L/min・60%
开放型送氧装置（OXYARM，氧气臂）	·没有氧气罩的压迫感，饮食、说话也不受限制 ·不会像鼻插管有鼻黏膜干燥。鼻和口都可吸氧 ·打鼾的患者也可吸氧 ·有可监视 CO_2 的扩散盒（顶部有特殊杯子）	1 L/min・21%~27% 2 L/min・28%~31% 4 L/min・32%~35% 6 L/min・36%~39% 8 L/min・40%~43% 10 L/min・44%~47%
经皮气管内导管	·与鼻插管比外观上没有特别之处，但导管插入气管内 ·有时会出现血痰、插入部位的皮下气肿、咳嗽及咳痰量增加、导管堵塞、气管内损伤等	

[高流量系统]（❷）

·供给患者一次换气量以上的氧气，但吸入的氧气可以不根据患者的呼吸类型设定氧浓度

❷注意 文丘里氧气罩如不能完全密封，则达不到预期的氧浓度

器具	特征	氧流量、吸入浓度（%）
文丘里氧气罩	·可调节吸氧浓度，适于 II 型呼吸功能不全 ·不管患者的一次换气量，可吸入 24%~50% 的氧浓度 ·有进气口调节式和氧流出口调节式（左侧图片）两种	成人患者的氧流量，供给总流量最低 30 L/min 如氧流量在推荐氧流量以下，吸氧浓度将低于设定值。按照文丘里面罩的氧浓度调节管上的刻度供氧
稀释器（氧浓度调节管）	·基于贝努力的原理，利用文丘里效果 ·噪声大，影响讲话、进食 ·稀释器（左图）分 6 种颜色，各色的氧流量、氧浓度如右所述	蓝色： 4 L 24% 黄色： 4 L 28% 白色： 6 L 31% 绿色： 8 L 35% 粉色： 8 L 40% 橙色： 10 L 50%
喷雾器吸氧装置	·适用于开胸手术后需要充分加湿且咳痰困难的患者 ·文丘里面罩加上喷雾器机能	最低也要 5 L/min

要点	注意・根据

[贮存器装置]
· 从氧气管吸氧时，呼气时氧气存入贮存袋中，可以吸入高浓度氧

器具	特征	氧流量、吸入浓度（%）
有贮存袋的面罩	· 可吸入 60% 以上的高浓度氧气 · 如不设定 6 L/min 以上，会再吸入呼出的气体 · 需要加湿氧气 · 注意给予高浓度氧产生的 CO_2 昏迷	6 L/min · 60% 7 L/min · 70% 8 L/min · 80% 9 L/min · 90% 10 L/min · 91% 以上
有贮存袋的鼻插管	· 在鼻插管的流出口有贮存袋 · 因能节约氧气被广为使用 · 贮存袋如有水珠将失去机能，要避免与加湿器同时使用 · 与鼻插管比最多可节约 75% 的氧气	与鼻插管相同的吸氧浓度下，有贮存袋的鼻插管氧流量与节约效果（%）如下：鼻插管 2 L/min，有贮存袋鼻插管为 0.5 L/min（节约 75%）
垂吊型有贮存袋的鼻插管	· 在鼻插管流出口处有贮存袋，可挂在胸前 · 其他特征同上	3 L/min → 1.0 L/min（节约 67%） 4 L/min → 2.0 L/min（节约 50%） 5 L/min → 2.5 L/min（节约 50%）

②确认给氧的方法和流量
③根据患者的日常生活情况准备便器和便携式马桶（**③**）
④要使患者饮食时也能吸氧（**④**）

③为了保证排泄时也能吸氧，要加长软管或备好便器和便携式马桶
④在饮食时要临时变更鼻插管，保证继续吸氧

❸ 向患者说明注意事项
①要用鼻子呼吸（**❶**）
②氧气为可燃气体，2 m 以内严禁烟火（**❷**）

❶ **根据▶** 为了提高经鼻吸氧的效率
❷要打出任何人都明白的告示"严禁烟火"
防止事故的要点▶ 吸烟会引起火灾和烧伤，因此，不用说患者自身，就是探视者也禁止吸烟

要点	注意・根据
◆使用鼻插管吸氧时 **1 确认必需物品** ①检查鼻插管、氧流量计 ②根据氧流量准备加湿瓶、加湿水（❶❷）	❶一般来说，在氧流量 3 L/min 以下情况时，如鼻腔没有症状，则没必要加湿。这并不是说可以不加湿。不使用加湿水时，注意室内的加温、加湿 ❷可以边吸氧边说话或吃饭，但由于刺激鼻黏膜，氧流量通常在 6 L/min 以下
2 准备机器，实施吸入 **[使用集中管线时]** ①检查管线的氧出口 ②连接氧流量计和加湿瓶，连接中央管线的氧出口（绿色）（❶） 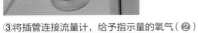 ③将插管连接流量计，给予指示量的氧气（❷） 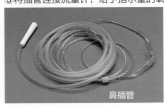 鼻插管	❶ 注意▶ 检查是否有由流量计接续不良引起的线路上氧泄漏 ❷ 注意▶ 要从正面可以看到流量计，并进行调节

要点	注意・根据
④给患者装上吸氧设备，用固定环或胶带固定插管 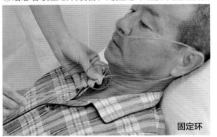 固定环 **[使用氧气瓶时]**（❶） ①将氧气瓶与附带流量计的压力表连接，用扳手固定（❷） 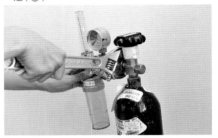 ②将阀门面向没人方向，慢慢拧开，直至全部打开 ③看压力表数值，确认氧残量（❸） 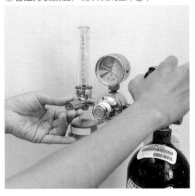	❶在医院内主要用于检查时或移动中 ❷ 注意▶ 将氧气瓶加以固定，不要翻倒 ❸注意不要出现氧残量不足 ・氧气瓶的氧残量计算公式 　　氧气瓶氧残量（L）＝ 　　瓶容量（L）× 瓶残压（MPa）÷ 瓶压力（MPa） ・医疗上常用的氧气瓶容量为 500 L，通常加氧是 14.7MPa(150 kgf/cm²) 的高压 　例如：500 L 的氧气瓶（瓶压 14.7MPa），残压 5MPa，用上述公式计算如下： 　500 L（容量）×5MPa（残压）÷14.7MPa＝170 L（残量） ・氧气瓶可使用时间计算公式 　　可使用时间 = 瓶残量（L）÷ 使用流量（L/min） 　例如：上述例子，2 L/min 使用时，计算如下： 　　170 L ÷ 2 L/min=85 min

要点	注意·根据
④将氧气瓶放在担架、轮椅或手推车的台架上 ⑤将插管接上流量计，开始供氧 ⑥给患者装上设备，固定插管	
3 吸氧后整理 ①整理物品（❶） ②不要的物品按规定废弃、消毒	❶收拾氧气瓶时，要关闭流量计和阀门
◆使用文丘里氧气罩时 **1 检查必需物品** ①检查文丘里氧气罩、氧流量计 ②根据氧流量准备加湿瓶、加湿水	
2 准备机器，实施吸氧 **[使用中控管线时]** ①检查管线的氧出口 ②连接氧流量计和加湿瓶，连接中控管线的氧出口（绿色） ③将氧气软管与氧浓度调节管连接 ④给患者装上设备，调节橡胶带长度，固定面罩（❶❷） **[使用氧气瓶时]**（❶） ①将氧气瓶与附带流量计的压力表连接，用扳手固定	❶注意▶ 面罩脱落或密封不严都得不到预期的氧浓度 ❷清洁面罩，注意皮肤过敏 ❶在医院内主要用于检查时或移动中

要点	注意・根据
②将阀门面向没人方向，慢慢拧开，直至全部打开 ③看压力表数值，确认氧残量 ④将氧气瓶放在担架、轮椅或手推车的台架上 ⑤将氧气软管与氧浓度调节管连接，开始供氧 ⑥给患者装上设备，固定氧气面罩	
3 观察吸氧中的患者，检查软管、连接部和氧流量 ①观察患者的呼吸状态及全身状态（**①②**） ②检查软管是否堵塞，连接部是否松开 ③确认氧流量（**③**） ④检查加湿瓶（**④**）	❶离开患者时，紧急呼叫按铃要放在患者手可以触到的地方。即使患者没有呼叫，也要注意观察患者的状态变化，与患者语言交流 ❷如出现意识功能障碍、自发呼吸减弱，则有可能是 CO_2 昏迷 ❸经常检查流量计，确认是否是指示的流量 ❹使用加湿水时，如水减少了，将剩余部分废弃，将加湿瓶洗净后再注入蒸馏水到指示线处 注意▶ 剩下的水禁止继续使用
4 实施后整理 ①整理物品（**❶**） ②不要的物品按规定废弃、消毒	❶收拾氧气瓶时，要关闭流量计和阀门

评价

- 是否保证 SpO_2 达到 90% 以上
- 是否有低氧血症？活动、就餐、步行、排泄、洗浴等时是否中断吸氧
- 是否出现高碳酸气血症、CO_2 昏迷
- 吸氧带来的紧张、身体拘束感是否得到减轻
- 是否安全吸氧

●文献

1）　日本呼吸器学会肺生理専門委员会，日本呼吸管理学会酸素療法ガイドライン作成委员会编：酸素療法ガイドライン，日本呼吸器学会・日本呼吸管理学会，2006

老年人特征及护理的必要性

- 对稳定病态的慢性呼吸功能不全患者实施家庭治疗的方法之一是家庭氧疗法（home oxygen therapy:HOT）
- 家庭氧疗法的对象有高度慢性呼吸功能不全 [肺气肿、慢性支气管炎等慢性阻塞性肺病（COPD）、肺结核后遗症、间质性肺炎、肺癌等]、肺高血压、慢性心功能不全 [NYHA（心机能分类）Ⅲ级以上、睡眠时潮式呼吸、睡眠多波动描述仪确认无呼吸低呼吸指数 20 以上]、紫绀型先天性心脏病（法乐氏四联征、大血管转位、三尖瓣关闭症）等。老年人多为慢性呼吸功能不全、肺高血压
- 如适合家庭氧疗法，由本人、主管医生、专门医疗机构协商，确定给氧设备后，与有关方面联系。对本人及家属说明疾病情况，指导吸氧方法、生活起居的方法（就餐、药物治疗、呼吸法、排痰法、活动方法、洗浴、排泄等）、供氧设备的使用方法。出院日将供氧设备安装在患者家里，告知厂家对供氧设备的说明
- 建议利用好基于身体障碍者福利制度的社会资源，比如基于健康保险制度的访问看护，或者基于介护保险制度的护理管理上的访问看护、访问介护、巡诊等
- 实施家庭氧疗法患者的年龄多为 70~80 岁。老年人往往有呼吸系统或呼吸系统以外的并发症，为了保证他们安定的疗养生活，除吸氧外还要进行一揽子呼吸康复，如就餐、运动、呼吸法、预防呼吸系统感染、药物治疗等

实施前评定

要点	注意·根据
1 呼吸状态 ●问诊 ·病史（有无结核等呼吸系统疾病、心脏疾病等） ·现在病状（发病时间、发病经过） ·吸烟史 [一日吸烟枝数 × 吸烟时间（年）= 吸烟指数] ·职业（有无接触特殊物质及其时间） ·疾病恶化因素（呼吸系统感染、肺炎、并发症的恶化等） ●听诊（参照 P329 吸引） ●视诊（参照 P329 吸引） ●胸廓叩诊（参照 P329 吸引） ●胸廓触诊 ●症状 ·哮喘、呼吸困难感（参照 P352 吸氧疗法） ·痰的量、颜色、性状（参照 P329 吸引）	●通过问诊、听诊、视诊、叩诊、触诊掌握呼吸状态 根据▶ 慢性呼吸功能不全患者由于换气障碍会持续有低氧血症。自觉症状易发呼吸困难或活动时呼吸困难，因此要掌握低氧血症的症状程度（参照 P352 吸氧疗法） ●将吸氧前的日常生活、职业经历、吸氧史等与现状比较 根据▶ 掌握慢性呼吸功能不全的原因及恶化因素 ●通过听诊掌握气管的净化状况（有无痰的滞留） ●根据▶ 通过视诊掌握胸廓的可动性、辅助呼吸肌群的使用、体形（瘦、肥胖）、低氧血症引起的紫绀等 ●通过叩诊推定肺的大小。肺气肿会出现肺过度扩张、横膈膜低平 ●中枢支气管滞留痰时，手掌触到胸廓会有轰轰的振动感 ●确认哮喘是安静时，还是工作时，或者是运动时

要点	注意 · 根据
·咳嗽（有痰还是干咳、频率、时间段） ●其他 ·尿量 ·体重、体重指数（BMI）及其变化	➡有右心功能不全并发症的患者要检查水肿、体重变化 ➡慢性阻塞性肺病（chronic obstructive pulmonary disease:COPD）患者，也会出现呼吸肌氧消费量增大、代谢亢进，体重减少或营养障碍。由于脂肪减少影响肌蛋白，造成肌量减少，因此，呼吸肌力和换气效率会更加下降 ·轻度体重减少　80% ≦ % IBW < 90% ·中度以上体重减少　% IBW < 80% 　（% IBW ： % ideal body weight，理想体重比） 　（参照 P82）
●检查结果 ·动脉血液气体、经皮氧饱和度（SpO₂） ·呼吸机能检查（肺机能检查）	➡确认血液的增氧。检查有否高碳酸气血症。要注意，对高碳酸气血症患者投入高浓度氧有 CO_2 昏迷的危险 ➡呼吸机能检查是通过 % 肺活量（%VC）、1 秒量（$FEV_{1.0}$）、1 秒率（$FEV_{1.0}$%）等判定呼吸机能障碍（图 1）。呼吸机能障碍分为正常（B）、闭塞性障碍（D）、束缚性障碍（A）、混合性障碍（C）

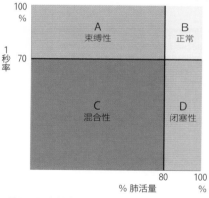

■图 1　呼吸机能障碍的分类

➡肺气肿等会出现肺扩张过度、横膈膜低平化、啤酒桶状的胸廓变形、肺野末梢血管影狭小化、肋骨间腔开大等症状。肺结核后遗症会有钙化、空洞化

·胸部 X 线检查

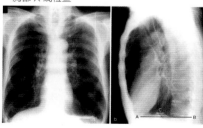

■图 2　肺气肿的 X 线胸部平面影像
正面（左）：肋间腔的开大、横膈膜低平化
侧面（右）：横膈膜低平化
三嶋理晃（高久史麿ほか 監）：新臨床内科学　第 9 版，P67，图 1-34，医学书院，2009

要点	注意・根据
·肺 CT 检查 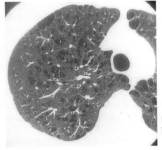 **■图 3 COPD 的胸部 CT 影像** 西村浩一（泉孝英ほか编）：医療者のための喘息 と COPD の知識，P129，图 2，医学書院，2007	● COPD（肺气肿、慢性支气管炎）时，通过高分解能肺 CT 可以发现多数存在 LAA（low atten-uation area，低吸收领域）等变化
·运动负荷试验（6 分钟步行试验）	● 通过 6 分钟步行试验（美国胸部学会），评估步行能力、持久力
2 身心认知机能 ● 掌握患者对实施家庭氧疗法的想法、不安感、郁闷等 ● 掌握患者对调整氧供给设备和氧处方量的理解能力	● 慢性呼吸功能不全患者由于劳动时有呼吸困难等症状，常感到不安、郁闷，因此，要掌握患者的心理状态，努力消除患者的不安 ● 认知机能低下的患者或中度至重度认知障碍的患者独自在家时，难以自己管理家庭氧疗法。因此，其家属或护理人员在场时，要对家属和护理人员实施家庭氧疗法的教育
3 饮食内容、摄取水分情况 ● 摄取食物的内容和数量 ● 能量摄取、营养平衡、水分摄取是否充分。测定 1 天必要的能量及摄取量	● COPD 患者由于静养时能量消耗量增加，常出现代谢亢进，易发营养障碍。而且，由于饭后的呼吸困难感增大和因呼吸困难运动量下降，食欲不振，食物摄取量减少。这表明作为抑制摄食因子的炎症性细胞因子已介入
4 药物处方及其理解 ● 掌握正在使用药物的种类 ·支气管扩张药（β₂刺激药、抗胆碱药） ·类固醇药 ·抗过敏药 ·合剂 ·掌握给药方法（外敷、吸入药、内服药等）	● 根据▶ 老年人多使用复数药物，易产生副作用 ·长期服用类固醇时，要确认是否有肥胖体形、骨质疏松症等 ·服用 β₂刺激药时，要确认是否有心悸、速脉、头痛、手足颤抖、口渴、食欲不振、起斑疹等副作用 ● 根据▶ 使用抗胆碱药、抗抑郁药、安眠药、镇痛镇静药等都会降低肠蠕动，易产生便秘 ● 排便时的用力会增加呼吸困难，可以考虑用泻药

呼吸循环管理 3 3.4 家庭氧疗法

要点	注意·根据
5 家属 ·同居家属 ·非同居家属 ·护理人员	●要掌握同居家属的构成、非同居家属及护理人员的状况。要了解护理人员的健康状态、护理欲望、护理责任感、有无工作、在家庭中的作用等。研究可否安全地开始家庭氧疗法。同居家属也要禁止吸烟，并彻底保证在供氧设备 2 m 以内严禁烟火（煤气灶、火炉、线香、蜡烛等）
6 家庭疗养环境 ·有无本人的专用房间 ·供氧机器的设置位置	●供氧机器的设置位置要放在易于换气、离墙壁 5~10 cm 且周围没有烟火的地方。要与患者家属协商设置地点，要保证能连接 20 m 长的软管，要保证患者在厕所、洗漱间、浴室等场所可以吸氧
7 地区资源与社会资源（家庭氧疗法实施者可利用的地区资源）（编者注：此部分为日本国内信息，仅做参考） ●要掌握患者所在地区的资源 ●有无《身体障碍者手册》（基于日本身体障碍者福利法） ●是否知道患者协会和非营利组织法人日本呼吸系统障碍者情报中心的存在，是否有效利用了该中心	 ●保健福利中心、福利事务所、市镇村介护保险科、市镇村障碍福利科、地区综合支援中心、社会福利协议会、志愿者中心、医疗机构的医疗社会工作者 ●呼吸系统机能有一定障碍的人可以获取《身体障碍者手册》（表 1 ） ●作为患者、家属，进行交流和交换信息的场所有日本肺机能低下者团体协议会、日本呼吸系统疾病患者团体联合会、以医院为中心的协会等

■表1　呼吸系统机能障碍等级与基准

注：没有 2 级

等级	障碍程度	判定基准
1 级	因呼吸系统机能障碍，自身的日常生活活动极度受限者	呼吸非常困难，几乎不能行走 由于呼吸障碍，预测肺活量 1 秒率 *（以下称指数）不能测量；或者 PaO_2 在 50Torr 以下
3 级	因呼吸系统机能障碍，家庭内的日常生活活动明显受限者	指数超过 20 ，在 30 以下；或者 PaO_2 超过 50Torr，在 60Torr 以下；或者相当于该基准时
4 级	因呼吸系统机能障碍，社会上的日常生活活动明显受限者	指数超过 30 ，在 40 以下；或者 PaO_2 超过 60Torr，在 70Torr 以下；或者相当于该基准时

＊预测肺活量 1 秒率（指数）＝ 1 秒量 ÷ 预测肺活量 ×100

家庭吸氧的操作程序

目的▶

·患者要了解一揽子的呼吸康复，以便出院后可以实践
·了解适合家庭氧疗法的疾病，了解日常生活（饮食、排泄、运动、药物疗法、睡眠等）、呼吸排痰法、供氧机器的操作、社会制度的利用等
·可以在自家中设置供氧机器，安全地开始家庭氧疗法

核查项目▶ 主要疾病、并发症、主管医生的说明内容、症状、呼吸困难感（安静时、工作时）、饮食营养状况、呼吸排痰法的学习情况、药物（内服、吸入）的了解、有无家属及护理人员、供氧设备的家庭安置位置、身心的观察和疗养记录（SpO₂、血压、脉搏、体温、摄取食物量、排泄、呼吸困难感、痰的颜色和量）等

适应对象▶

· 病情稳定，呼吸功能不全已持续 1 个月以上，主管医生认为有必要进行家庭氧疗法的患者
· 已接受家庭氧疗法的教育，本人或家属对家庭氧疗法及其日常生活的注意事项有正确认识的患者

禁忌▶

· 病情不稳定
· 不能禁烟（吸氧过程中吸烟会引起火灾，要彻底禁烟）
· 患者本人认知机能障碍严重，对吸氧不能理解
· 独自居住而且认知机能或自理能力明显低下，难以管理家庭氧疗法的患者
· 不能得到同居家属的理解和帮助的患者

必需物品▶ 供氧设备（氧浓缩器或液化氧装置）、便携用氧气罐、呼吸同步供氧装置、吸氧眼镜、鼻插管、脉冲血氧仪、家庭护理手册、影像教材、教材小册子、诊疗计划表等指导计划书、地区协作规定等

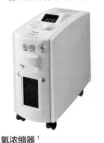

氧浓缩器¹

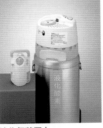

液化氧装置²

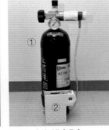

便携用氧气罐（①）
呼吸同步供氧装置（②）

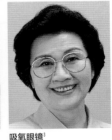

吸氧眼镜³

[图片提供：1. 帝人ファーマ株式会社；2. チャートジャパン株式会社；3. チェスト株式会社]

程序	
要点	**注意·根据**
1 说明家庭氧疗法的目的、操作程序等 ①首先由医生说明家庭氧疗法的必要性，而后要再次确认患者理解的内容及患者的想法 ②要具体说明家庭氧疗法的目的、操作程序、必要的准备（❶❷❸❹） 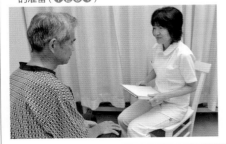	❶要制订指导计划书，分阶段说明 ❷确认其身心状态是否可以接受指导 ❸要具体说明家庭氧疗法的目的、操作程序、必要的准备。要耐心回答患者的提问 ❹要寻求医生、护士、药剂师、营养师、理疗师、医疗社会活动家、护理援助专员等跨越医疗、保健、福利的多方位、多层次的援助 **根据▶** 患者对在家吸氧生活没有具体概念，误认为劝其出院是医院不管了，常有不安感。因此，要通过介绍家庭吸氧的先例，播放影像教材等，使患者了解家庭吸氧患者的生活状况，减轻患者的不安

要点	注意・根据
2 实施家庭氧疗法前的教育指导 ①确认吸氧处方（供氧装置的型号、氧流量、吸氧时间、有无使用呼吸同步供氧装置），准备氧浓缩器、便携式氧气瓶、蒸馏水等教育指导必要的物品 ②准备影像教材和小册子教材，按阶段进行教育指导（❶❷）	❶根据患者的理解能力，必要的话也要向其家属说明 ❷对老年人的教育指导要根据患者的理解力分阶段进行。要有效使用教材。患者如能正确行动或实施操作要给予表扬，肯定患者的行动 根据▶ 老年人的理解力和认知机能差别很大。而且，很难改变常年的习惯，很难接受新事物 技巧▶ 要用平易近人、通俗易懂的语言，也可举办小型集体教育
3 对于家庭氧疗法、一揽子呼吸康复，进行教育指导	❍对于 COPD 引起的慢性呼吸功能不全患者，要按照《COPD（慢性阻塞性肺病）诊断与治疗指导方针第 3 版（日本呼吸器学会 2009）》进行患者教育。由于其他疾病引起的慢性呼吸功能不全实施家庭氧疗法时，遵照医生的指示，通过与多方面协作，对患者进行全面教育 ❍一揽子呼吸康复的基本要素包括社交活动、运动疗法、职能疗法、物理疗法、氧疗法、营养指导、药物疗法、患者教育（禁烟、整个日常生活）及精神上的鼓励等
[向患者说明，使患者了解疾病情况] ①就肺、呼吸系统的结构构造向患者说明，使患者对此有所了解（❶） ②就疾病、病态、并发症、药物治疗向患者说明，使患者对此有所了解（❷）	❶耐心细致地向患者说明肺、呼吸系统的结构构造 ❷耐心细致地说明肺气肿、肺结核后遗症等的病态、并发症、药物等的治疗 根据▶ 能够正确认识疾病对于家庭自我管理至关重要。要让患者本人或家属了解疾病及并发症、病情恶化时的症状
[向患者说明，使患者了解呼吸法] ①就噘嘴呼吸向患者说明，使患者对此有所了解（❶❷）	❶说明噘嘴呼吸的原理，让患者进行练习，使患者能感到安静时、劳动时的效果 ❷噘嘴呼吸的方法是：从鼻腔开始缩小嘴唇，用吸气的两倍时间慢慢将气吐出。可以提高气管内压，保持气管通顺，但要防止气管虚脱

要点	注意·根据
②就横膈膜呼吸（腹式呼吸）进行说明，让患者对此有所了解（❸）	❸说明横膈膜呼吸的原理，让患者进行练习，以保证活动开始前后、呼吸困难时、急剧发作时确实可以进行横膈膜呼吸

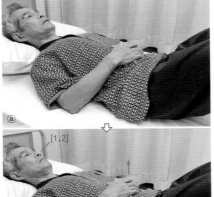

ⓐ取斜坡卧位，双膝立起，手轻轻放在腹部

　→ 呼吸，[ ]内的数字表示吸气、呼气的时间（患者心里默默数数，1个数约为1秒）

　→ 表示腹部的活动

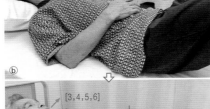

ⓑ从鼻子用力吸气，当空气流入，横膈膜下降，腹部鼓起

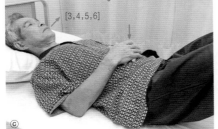

ⓒ从口慢慢吐气，将气全部吐光。这时腹壁会变瘪，横膈膜上升

■ 横膈膜呼吸［卧位］

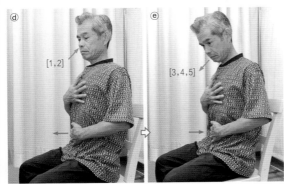

　→ 呼吸，[ ]内的数字表示吸气、呼气的时间（患者心里默默数数，1个数约为1秒）

　→ 表示腹部的活动

ⓓ手放在胸部和腹部。从鼻子用力吸气，腹部鼓起

ⓔ从口慢慢吐气，将气全部吐光。这时腹壁变瘪，横膈膜上升

■ 横膈膜呼吸（坐位）

要点	注意・根据
③就控制急性发作的松弛活动向患者说明，让患者对此有所了解（④）	④呼吸困难或使用呼吸辅助肌群会使肩颈（斜方肌、胸锁乳突肌）僵硬，通过松弛活动可以消除肩、肌肉的紧张。要让患者加强练习，一旦急性发作时可以控制急性发作呼吸 ⓕ坐位时：稍前倾，两手放在两膝上支撑身体，在急性发作的呼吸困难治愈之前，连续用噘嘴呼吸或横膈膜呼吸 ⓖ站位时：上肢靠在墙壁上，用墙支撑头部和身体。直至控制呼吸困难之前，连续噘嘴呼吸或横膈膜呼吸

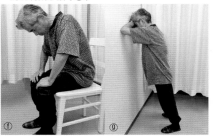

■急性发作时的控制

④就日常生活活动与节约能量向患者说明，让患者对此有所了解（⑤）	⑤为了手提物品或上楼梯等日常活动不增加气促，要练习以下呼吸法 ・体力活动之前进行横膈膜吸气，呼气时步行或体力活动，体力活动之后再次进行横膈膜吸气，来调整呼吸。要练习体力活动时的呼吸法，以便可以实际实施

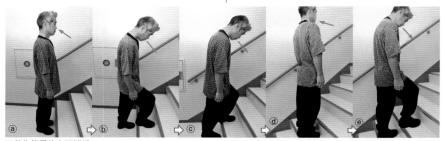

■节约能量的上下楼梯　→ 呼吸

ⓐ上楼梯前深吸气　ⓑ开始呼气的同时上第一节楼梯　ⓒ第二次呼气再上一节楼梯　ⓓ一旦停止前进，两脚并拢，再次深吸气　ⓔ呼气时再上一节，如此反复上楼

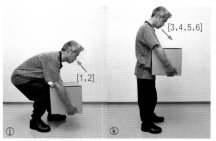

→ 呼吸

[3,4,5,6]

[1,2]

■体力劳动时的呼吸法（呼气时体力劳动）

[向患者说明气管净化及排痰法]

①向患者说明体位排痰法并要求患者了解（详细请参照 P346 体位排痰法的操作程序）

ⓙ尽可能从身体近处搬物品。数 1、2 两个数，边吸气边搬起物品

ⓚ数 3~6 时呼气并站起

❶患者本人与护士一起通过听诊等确认痰的滞留部位。在家里，吸入药后，取高于容易积痰部

要点	注意・根据
	的体位 技巧▶ 利用自家的枕头、垫子

②向患者说明有效咳嗽法、吹气法（❷❸）

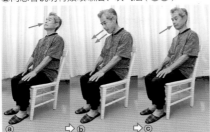

■吹气法　　　　　　　　**→ 呼吸**

③向患者说明呼气按压法（❹）

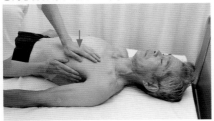

④向患者说明振动法（❺）

⑤向患者说明轻打法（❻）

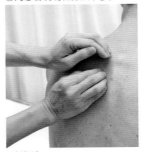

■轻打法

注意・根据栏：

❷有效咳嗽法：在咳嗽之前做横膈膜呼吸，用力咳嗽。这样呼气的流速加快，易于痰咳出

❸吹气法是将横膈膜下降，如左图的ⓐ和ⓒ进行深吸气，屏住气 2~3 秒。如图ⓑ轻轻张开口，下腹部用力，快速强力吐气 2~3 次。如此反复 2~3 次，排出痰后休息，调整呼吸
技巧▶ 吹气法是打开声门、快速呼气，易于痰移动的方法。声门打开可以控制胸腔内压上升
·相比咳嗽消耗的能量少，因此体力消耗和疲劳度也小

❹呼气按压法、振动法、轻打法等可以视需要让患者家属学习。总之，要对患者及家属进行指导
技巧▶ 呼气按压法是在患者呼气时按压患者痰滞留肺区的胸廓，加快呼气流速，使肺泡里的痰游离，能通过咳嗽移动到支气管、气管
注意▶ 按压胸廓时不要用力过大

❺技巧▶ 振动法在家可以用电动按摩器代替。患者呼气时家属对痰滞留的位置加以振动

❻轻打法是要排出肺泡里的痰。虽然无法证明，但其目的是通过振动气管里的痰使其易于咳出。手握成碗状，轻轻拍打
注意▶ 对于服用类固醇的患者要轻轻拍打，以防骨折

呼吸循环管理

3

3.4

家庭氧疗法

371

要点	注意・根据
⑥排痰后漱口，清理口腔 ⑦观察痰的颜色、量、臭气、有无混入血液，指导 　患者记录疗养日记 **[向患者说明运动的必要性和内容]**（❶❷❸❹） ①向患者讲解上肢、肩、颈部的伸展（❺） 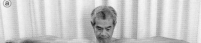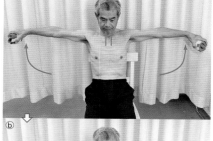 ■上肢的伸展　　　→ 呼吸　　　→ 活动手臂 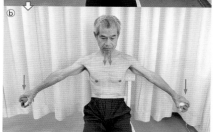 ■肩部的伸展　　　→ 呼吸　　　→ 肩部的活动	❶其目的是改善肌肉的紧张，提高呼吸所需肌肉 　的持久力，控制能量消耗，从而缓解呼吸困难 ❷要向医生确认运动强度、持续时间、运动种类 ❸运动前要将氧流量变更为运动时的处方量 ❹边运动边按呼吸法呼吸。运动的强度以气喘的 　程度、氧饱和度、6 分钟步行试验的基准为准， 　要合理坚持 ❺通过抬起、旋转、伸展上肢、肩、颈部，使呼 　吸肌松弛 ⓐ坐在椅子上，两臂垂下，手中握着卷起的毛巾等， 　全身放松。在吸气的同时两臂抬高到肩的高度 ⓑ吐气的同时慢慢放下两臂 ⓒ伸展背肌，边用鼻子深吸气边向上耸肩 ⓓ吐气的同时放下双肩

要点	注意・根据
②讲解下肢的运动（步行、肌肉力量的练习）（⑥⑦）	⑥步行时用计步器设定目标。正常情况下，一天步行 20~30 分钟
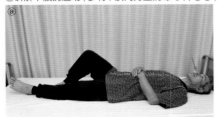	⑦下肢肌肉练习可采用橡皮带，使肌肉负重
	根据▶ 适度运动可以防止肌肉萎缩。通过下肢和全身肌肉的运动，呼吸肌及全身肌力都得到维持
	➞ 呼吸　➞ 腿的动作
	ⓐ边吸气边将一只腿弯曲，另一只腿伸直
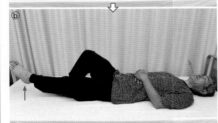	
	ⓑ边吐气边将伸直的腿抬起
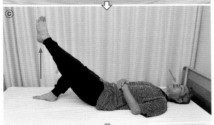	
	ⓒ腿在上方停住，吸气
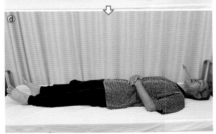	
	ⓓ边放下抬起的腿边吐气
■下肢的体操（抬腿练习腹肌）	
③讲解伸展呼吸肌体操（⑧）	⑧由于呼吸肌伸展体操要得到家属的协助，要向家属讲解其方法、原理
④讲解呼吸肌练习的器材（⑨）	⑨按照医生的指示使用器材进行呼吸肌训练

要点	注意·根据
[指导洗浴、排泄动作]（❶）	❶洗浴有利于身心健康。在身体方面，温热效果、浮力作用可以促进血液循环，放松肌肉；在心理方面，洗浴可使身体放松、心情愉快 注意▶ 洗浴时水压会造成呼吸困难。抬起上肢的姿势、洗澡动作和洗发动作等都容易加剧呼吸困难
①设法洗浴时吸氧（❷）	❷使用延长软管或延长便携用氧气管，以便洗浴时也可以吸氧
②设法不要前倾身体（❸）	❸技巧▶ 洗发时设法利用洗发液盒子等，避免前倾，避免憋气
③设法减少抬高上肢动作（❹）	❹技巧▶ 洗澡时，要用长毛巾，尽量少抬高上肢，动作要在呼气时进行
④澡盆热水量不要增加呼吸困难（❺）	❺注意▶ 热水盆的热水要少一些。水压过大会增加呼吸困难，热水到肩部即可
⑤讲解促进排便的腹部按摩和排便时的呼吸法（❻）	❻注意▶ 要进行腹部按摩，呼气时轻轻排泄，注意排便时不要憋气
⑥服用泻药（❼）	❼大便干燥时可以服用泻药
[药物疗法的指导]（❶❷❸❹） ①讲解内服药的名称、效果、副作用 ②讲解吸入药的名称、效果、副作用、使用方法	❶要判断患者可否自己管理药物 ❷如自己管理有困难要确认是由谁管理，是同居家属还是护理人员或家庭服务员，要对该人进行讲解 ❸就处方的内服药、吸入药、外敷药的使用数量、使用次数、使用方法进行指导 ❹说明副作用的症状和观察要点，出现症状要报告医生 ·长期服用类固醇药的患者要检查有无肥胖症、骨质疏松等副作用 ·使用 β₂ 刺激药时要检查有无心悸、速脉、头痛、手脚颤抖、口渴、食欲不振、出斑疹等副作用 根据▶ 使用抗胆碱药、抗瘀药、安眠药、镇痛镇静药等会降低肠蠕动，容易出现便秘 ·排便时用力会增加呼吸困难，可以使用泻药
③讲解外敷药的名称、效果、副作用（❺）	❺使用外敷药时要观察贴药部位，要保持该部位取下药后皮肤清洁
[家庭氧疗法的实施指导]（❶❷） ①指导供氧设备的使用	❶就家庭氧疗法的实施方法进行具体说明和指导，以保证安全、正确地使用设备，进行自我管理

要点	注意・根据
·吸附型氧浓缩器（**3**） 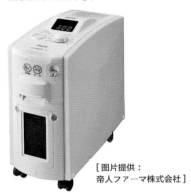 [图片提供： 帝人ファーマ株式会社]	❷现在在家庭或工作岗位，多用吸附型氧浓缩器； 外出或运动时，多用便携式氧气瓶。要确认氧 处方时间、氧流量、设备型号 ❸吸附型氧浓缩器的工作原理是，将有吸附氮机 能的特殊沸石（分子筛）放入气缸内，反复加压 减压，将进入浓缩器内的空气中的氧和氮分离， 将氧浓缩到97%。吸附型氧浓缩需要电源
·液化氧（**4**） 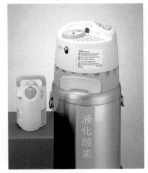 左：子器，右：母器 [图片提供：チャートジャパン株式会社]	❹液化（液体）氧是将填充到罐内的 −189.1℃ 的 液状氧以 −183℃ 的沸点气化，可以供 100% 浓度的氧。携带使用时，患者本人或家属将母 罐（母器）的氧填充到小型罐（子器）中使用。 母罐要定期置换，优点是不用电源 ·液化氧设备一般需要提前申请，护理人员要指 导患者如何申请 注意▶ 液化氧会自然蒸发，1 天会减少 2%~ 3%，因此每月要换 2~3 次母器
·氧气瓶、便携式氧气瓶、氧气瓶手推车（**5**） 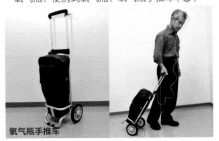 氧气瓶手推车	❺便携用氧气是将氧气填充到 2~3 kg 的轻便小 氧气瓶中，这种小氧气瓶用玻璃纤维制成，便 于外出等时使用。也可作为停电时的备用氧

要点	注意・根据
②指导呼吸同步供氧设备的使用方法（❻） 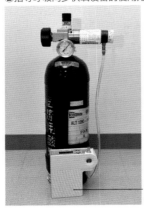 呼吸同步供氧设备	❻呼吸同步供氧设备（呼吸同步式自动阀）安装在便携用氧气瓶等上后，该设备可以感知患者的吸气和呼气，只在吸气时将氧气瓶的阀门打开，使氧气流出，这样就节约了呼吸时没有吸入的氧气。要按照医生的指示使用
③讲解鼻插管（❼） 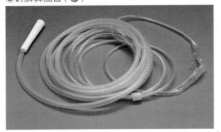 鼻插管	❼鼻插管有一种眼镜型，插管透明，沿着眼镜腿走管 ·也有直接给气管供氧的经气管氧疗法（trans-tracheal oxygen therapy：TTOT）
④指导供氧设备的安置地点（❽）	❽供氧设备的安置地点要选在易于换气、离墙壁5~10 cm 且周围没有烟火的地方。设备可以连接 20 m 长的延长软管，设备的安置地点要保证在厕所、洗漱间、浴室等地方可以用延长软管吸氧 注意▶ 要离烟火 2 m 以上。有报告说家庭吸氧患者因吸烟被烧伤，因此，2010 年 1 月，日本厚生劳动省发出通知，家庭氧疗法要彻底禁止烟火。患者周边的人也要禁止吸烟，要注意火炉等
⑤就日常设备维护进行指导（❾）	❾日常设备维护包括：清洗鼻插管，清洗浓缩器进气口的过滤器，使用加湿水（蒸馏水）的机器要换水。过滤器要每周清洗一次，阴干 技巧▶ 如鼻插管变僵硬要及时更换

要点	注意·根据
⑥就供应商的定期检查进行指导（❿）	❿氧供应商定期进行检查，要接受上门检查设备状况 **注意▶** 要事先确认应急供氧体制，以备设备出现异常或出现灾害时之用
⑦指导使用脉冲血氧仪（⓫） 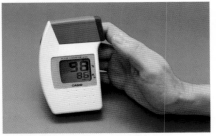	⓫使用脉冲血氧仪便于患者通过确认血中的氧饱和度来管理自己的呼吸状态。但由于需要患者自己购买，要和患者协商 · SpO₂ 低于普通值 3%~4% 时有急性恶化的危险，要及时与主治医生和来访护士联系 **注意▶** 由于身体活动、末梢循环障碍、美甲等会产生测量误差，要向患者说明正确的测量方法
⑧指导峰值流量计的使用方法（⓬） [峰值流量计的使用方法] 1）确认数值归零 2）一般取站位测量，不能站立时取坐位。单手拿仪器，手不要碰到数值 3）张开嘴，最大限度用力吸气（图片ⓐ） 4）用嘴唇夹紧峰值流量计的吹气口，用最大力气呼气（图片ⓑ） 5）反复3次，记录最大值，找出与自己最佳值的差，进行评估	⓬COPD 患者或哮喘患者可以使用峰值流量计测量最大呼气流量，可以自我管理气管闭塞状态。要按照医生指示使用。另外，对哮喘进行管理，用区域来表示发作时的危险度，指导患者恶化时的应对措施 · 自己最佳值的 80%~100%：几乎没有症状，对日常活动和睡眠没有影响 · 自己最佳值的 50%~80%：有咳嗽、喘鸣等症状，对日常活动和睡眠有影响。发作时吸入 β₂ 刺激药 · 自己最佳值的 50% 以下：安静时也有哮喘症状，影响日常生活。要马上吸入 β₂ 刺激药，使用经口类固醇药 · 也可并用非侵袭性正压换气疗法（NPPV），要向患者说明机器的使用方法及正确戴面罩方法

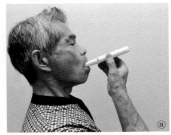

ⓐ含着峰值流量计用力吸气

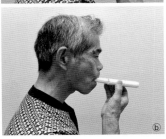

ⓑ用嘴唇夹紧吹气口用力呼气

要点	注意 · 根据
[对日常生活的要点进行说明、指导]（ ❶ ）	❶对于老年人来说，观察日常病状不仅要发挥患者的作用，还要发挥家属的作用。因此要对患者充分说明，并要确认患者已理解
①讲解观察身心状态的方法	
·体温、血压、脉搏、氧饱和度（ ❷ ）	❷说明体温、血压、脉搏、氧饱和度的测量方法
·呼吸频率、呼吸音（ ❸ ）	❸呼吸的深度，有无痰堵嗓子的声音
·呼吸困难、哮喘（ ❹ ）	❹是否比平时厉害
·紫绀（ ❺ ）	❺嘴唇和手指的颜色，何时开始变紫色
·咳（ ❻ ）	❻是否咳得比平时厉害，是干性还是湿性
·痰（ ❼ ）	❼痰的颜色、量、性状，有无臭气
·喘鸣（ ❽ ）	❽发生的时间是午前、午后还是夜间，是什么声音，发生在呼气时还是吸气时
·食欲（ ❾ ）	❾食物的摄取量
·睡眠（ ❿ ）	❿睡眠的深度、满足度
·排泄（ ⓫ ）	⓫排便、排尿的次数
·活动性（ ⓬ ）	⓬有不愿意动、不愿意走等感觉
·水肿（ ⓭ ）	⓭部位、程度、尿量有无减少、并发症是否恶化
·疼痛（ ⓮ ）	⓮胸痛、背痛、关节痛、头痛等的强度，与咳嗽有无关系
·心悸（ ⓯ ）	⓯何时开始，是否比平时厉害，有无出汗、眩晕、恶心状况
·意识状态（ ⓰ ）	⓰有无嗜睡，有无说莫名其妙的话，有无头痛
②指导患者记录疗养日记，上述观察项目都要记入日记中（ ⓱ ）	⓱要分别记录疗养日记，外来就诊时带来交医生确认，以便医生掌握疗养生活的经过
③请患者理解每月一次定期就诊的必要性（ ⓲ ）	⓲参加健康保险的患者每月要就诊一次
④指导吸烟患者戒烟（ ⓳ ）	⓳对 COPD 患者来说，长期吸烟是疾病风险的要因。为了开始家庭氧疗法必须戒烟。要对吸烟者进行教育，告诉吸烟者有利用尼古丁制剂戒烟的方法。确认其本人的戒烟意愿
⑤就护理和介护保险制度的申请与利用进行说明（ ⓴ ）	⓴在日本，慢性闭塞性肺病、支气管哮喘属于介护保险制度的特定疾病，40 岁以后即可以申请要介护认定
⑥向患者说明家属、护理人员协助的必要性（ ㉑ ）	㉑为了减轻家属的护理负担，不把负担集中在一个人身上，利用短期护理、短期照顾等，保证护理人员的休息
⑦就如何应对呼吸功能不全的急性恶化、病因疾病的恶化、并发症的恶化等，进行说明并请患者理解（ ㉒ ）	㉒如发现呼吸功能不全急性发作的征兆(发热、痰有颜色、痰量增加、呼吸困难感增强、食欲减退等)，要马上就诊
⑧讲解紧急时(停电、地震等灾害)的应对方法（ ㉓ ）	㉓停电、灾害等紧急情况下不能使用氧浓缩器时，改为使用便携式氧气瓶。有避难场所时，前往避难场所避难。避难场所易发呼吸系统感染，因此要进行医生、护士的巡诊，努力预防病情恶化。要采取措施以防地震震倒氧气瓶

要点	注意・根据
[讲解营养、饮食的要点] ①对肥胖度(BMI)的判定和保持正常体重进行说明，指导饮食(❶) ②如为瘦型患者，要使其摄取必要的能量	❶慢性呼吸功能不全患者由于呼吸运动的能量消耗和代谢亢进，常常食欲不振或摄取能量不足，多为瘦型。COPD 患者中也有肥胖型，即便同一种疾病，有时体形差别也很大。因此，要与营养师一起指导饮食，使患者增加或减少体重，以保持正常体重
③要设法摄取不增加呼吸困难感的食物 · 先吃高热量、高蛋白食品 · 控制易发气体的食品(豆类、薯类、葱头、泡菜、苹果、玉米、碳酸饮料等) · 有效利用炒、油炸等高热量食品 · 细嚼慢咽 · 少食多餐 · 摄取呼吸系数低的食品(❷) · 控制就餐中的水分摄取 · 提前到餐桌，通过噘嘴呼吸等调整呼吸 · 就餐前后要休息，不要疲劳 · 就餐时心情要愉快，但要减少说话 · 研究使用营养辅助制剂 · 加强运动，以增加空腹感	❷根据▶ 要让患者明白，COPD 患者由于通过呼吸排出二氧化碳机能的低下，要优先摄取呼吸系数*低的营养食品，以减轻肺的工作负担

■表 2　主要营养素与呼吸系数

营养素	呼吸系数	食品例
碳水化合物(糖质)	1.0	米饭、面条、面包等
蛋白质	0.83	肉、鸡蛋、豆制品等
脂肪	0.71	黄油、奶油、橄榄油、胡麻油

*饮食中摄取的营养作为能量利用时，要消耗氧，产生二氧化碳。此时，氧为 1，所产生的二氧化碳的量用“呼吸系数”表示

要点	注意・根据
[促使患者保有兴趣和乐趣](❶)	❶为了使患者在家里能够积极充实地生活，要帮助患者培养兴趣和乐趣，愉快地生活
①向患者说明朋友和社区援助的必要性(❷)	❷拖着氧气管给患者的生活带来众多不变，这使患者在心理上产生强烈反应。患者在他人面前使用氧气管会感到羞怯，往往把自己关在家里。因此，有必要得到朋友和社区的帮助
②让患者知道自己是可以外出和旅行的，要帮助患者树立积极的生活态度(❸)	❸在乘坐飞机时，要事先办理有关手续，比如机内持有氧气瓶的医院诊断书等。国际航线时，要事先咨询。在飞行中即便高度提升，机内也保有约 0.8 个气压。在该气压下吸入气的氧分压降低，肺内气的容量达到 1.4 倍，因此要事先与医生协商。此外，还要与氧供应商联系，保证在住宿地可以设置氧浓缩器等

要点	注意・根据
[就利用社会资源进行说明]（❶）	❶对于上述患者的整个日常生活，是可以利用有关制度或民间的地方社会资源的，要向患者提供信息，说明利用信息的方法
❹ 教育结束 ①教育性的指导要分阶段进行，按照患者的理解程度循序渐进（❶❷）	❶在家庭氧疗法开始之前还要准备调查用纸、记录指导内容、指导者的行业、患者的理解程度等。记录信息要团队共享 ❷护士在医生、药剂师、营养师、医疗活动家和护理援助专门员要起到协调作用，协助患者顺利出院回家

评价

- 患者及其家人对于供氧设备的管理、饮食、药物、睡眠、运动、呼吸法、排痰法等说明是否已理解？是否能够实施
- 是否已安全实施家庭氧疗法
- 家属及护理人员是否感到护理的负担很大
- 与地方机构的协作或必要的社会资源利用是否顺利
- 开始家庭氧疗法后是否因病情恶化多次住院

●文献

1）日本呼吸器学会肺生理専門委員会，日本呼吸管理学会酸素療法ガイドライン作成委員会編：酸素療法ガイドライン，メディカルレビュー一社，2006
2）日本呼吸器学会 COPD ガイドライン第 3 版作成委員会編：COPD 診断と治療のためのガイドライン　第 3 版，メディカルレビュー一社，2009
3）木村謙太郎，石原享介：在宅酸素療法　包括呼吸ケアをめざして，医学書院，1997
4）木田厚瑞：在宅呼吸ケアのデザイン，日本医事新報社，2001
5）木田厚瑞：包括的呼吸リハビリテーション——チーム医療のためのマニュアル，メディカルレビュー一社，1998
6）日本呼吸管理学会監訳：呼吸リハビリテーション・プログラムのガイドライン　第 2 版，ライフサイエンス出版，1999
7）日本呼吸管理学会呼吸リハビリテーションガイドライン作成委員会他：呼吸リハビリテーションマニュアル——運動療法，照林社，2003
8）日本呼吸ケア・リハビリテーション学会呼吸リハビリテーションガイドライン作成委員会他：呼吸リハビリテーションマニュアル——患者教育の考え方と実践，照林社，2007
9）高橋仁美，宮川哲夫，塩谷隆信編：動画でわかる呼吸リハビリテーション，中山書店，2006
10）木田厚瑞監，石橋武志，亀井智子編著：エクセルナース 15 在宅呼吸ケア編，メディカルレビュー一社，2004
11）島内節，木村恵子，友安直子：在宅ケアクリニカルパスマニュアル——ケアの質保証と効率化，中央法規出版，2000
12）日本遠隔医療学会編：テレメンタリング双方向ツールによるヘルスケアコミュニケーション，中山書店，2007
13）北村諭：やさしい COPD の自己管理，医薬ジャーナル社，2001

远程看护

远程看护是利用互联网等新的看护方法，从 20 世纪 80 年代开始已在欧美普及。远程看护护士与患者以语言交流为基础，运用信息通信技术实现双方信息共享，其优点是，远程看护护士既有心理师的作用，也可及时进行细致的保健、看护指导

对家庭氧疗法患者的远程看护

对家庭氧疗法患者进行远程看护时，远程看护护士要掌握患者每天的身心情况，是否有呼吸功能不全急性恶化的征兆。家庭氧疗法患者由于患有慢性呼吸功能不全，呼吸机能明显低下，呼吸系统感染和原因疾病的恶化会导致肺炎、低氧血症病情发展，往往会再次住院治疗

由于供氧设备的进步，慢性呼吸功能不全患者可以在家生活，提高了生活质量。但由于反复住院，自理度和生活质量很容易再次下降，因此，在定期巡诊、访问看护的基础上，由远程看护护士监护患者每天的身心状态，在发现病情恶化征兆的阶段，提早采取适当措施

远程看护可以预防病情急性恶化再住院，维持稳定的家庭生活。而且不再住院可以降低医疗费用

设置终端的注意点

①网络终端周围要尽可能明亮。如设在窗旁，最好打开窗户
②患者尽可能离摄像镜头近一些，使镜头可以照射到患者的面部和观察部位
③如终端设在床上，由于可以照射到患者的背景情况，要事先告知患者

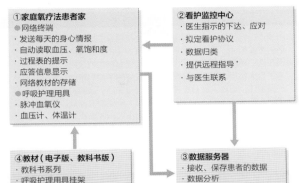

①家庭氧疗法患者家
◎网络终端
· 发送每天的身心情报
· 自动读取血压、氧饱和度
· 过程表的提示
· 应答信息显示
· 网络教材的存储
◎呼吸护理用具
· 脉冲血氧仪
· 血压计、体温计

②看护监控中心
· 医生指示的下达、应对
· 拟定看护协议
· 数据归类
· 提供远程指导 *
· 与医生联系

④教材（电子版、教科书版）
· 教科书系列
· 呼吸护理用具挂架
· 便携用包

③数据服务器
· 接收、保存患者的数据
· 数据分析
· 发送信息

＊远程指导：利用电脑进行远程工作指导

电视电话的观察点

观察面色、呼吸状态，有无呼吸困难、口唇紫绀、甲床紫绀、痰、会话时的哮喘、水肿等。如会话时患者只讲 2~3 个字词，可以推测患者已相当痛苦

做好远程交流

护士与在家的慢性呼吸功能不全患者的交流和对身心的观察都是通过网络摄像机进行的。其前提是会话有时间滞差和画面的乱码，颜色的再现也有局限性。因此，要注意下述 7 点：
①讲话语速要慢而清楚
②要注意摄像机的位置，使患者活动时身体不要超出摄像机的画面
③不能 2 人同时讲话
④护士不要急于回答患者的问题
⑤手势和动作慢而夸大
⑥由于可以照射到患者的周围，要注意患者的隐私
⑦在观察口唇紫绀和甲床紫绀时，可以用色样

4 | 造口管理

山本由子

老年人特征及护理的必要性

● 所谓造口就是为了治疗原因病灶改变了原来的排泄路径，在腹部新开排泄口，以此维持排泄这一基本生活的重要行为。但是要接受身体形象的变化，必须要考虑每天自我护理的方法
● 现在造口保有者呈高龄化，即便高龄仍有增加的趋势。造口的自我护理从身体上、心理上都给老年人带来了极大负担。家属和护理人员有必要给他们帮助。必须充分认识到，由于独居者的增加和护理家属的高龄化，护理人员对患者出院后日常生活的自我护理意识和指导，直接左右了患者的生活质量
● 老年人的身体机能在发生变化，视觉、听觉能力降低，肌肉力量降低，手指的灵活性下降，记忆新东西困难，综合管理能力下降，因此容易由造口发生皮肤损伤，而且长久不愈。需要请介护专门人员介入
● 排泄与人的尊严息息相关，对老年人进行自我护理指导时，要重视个别性，去患者家里指导，而且还要通过走访等持续关心

造口手术前后的评定与护理要点

要点	注意·根据
1 造口的适应症 ● 消化系统疾病（直肠癌、局部性肠炎、溃疡性大肠炎等）、尿路系统疾病（膀胱癌、前列腺癌等） ● 外科分为临时造口和永久造口	● 要特别了解消化系统的小肠和大肠的解剖生理、疾病的状况 ● 根据▶ 外科分临时造口和永久造口。作为并发症要考虑到术前的状态和治疗产生的影响
2 掌握患者的状态 ● 掌握住院前的日常生活、排泄习惯 ● 了解自左右肾连接尿管、膀胱、尿道的尿路系统	● 多数造口患者没有括约肌，处于失禁状态，不知大便和气体何时排出，小便也常常失禁 ● 造口患者为了排泄避免不了不安、紧张，这将影响患者的行动和活动范围
3 造口的种类 ● 部位与作用的不同 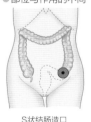 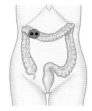 S状结肠造口　　横结肠造口（双孔式） ■图1 消化系统造口	● 造口按部位、脏器、机能、时间分为下述几种： ·按时间分为临时造口、永久造口 ·按部位、脏器分为结肠造口（人工肛门造设术）、回肠造口（回肠造口术）、尿路系统造口（人工膀胱变更术） ·按机能分为控制型造口、非控制型造口 ·按开口数量分为单孔式造口、双孔式造口 ● 由于大肠的水分再吸收作用，根据造口的位置，排泄物的性状不同

要点	注意・根据
 回肠导管　　　尿管皮肤瘘（两侧） ■图2　尿路系统造口	
4 术前准备 ●理解并接受造口 ●标记造口位置	○结合患者的认知能力充分说明造口的种类、特征及其带来的不便。不要忘记向患者家属说明 ○掌握患者的理解状态（患者对造口的印象） ○要了解确定造口位置的作用和意义 　根据▶ 要在明显的位置造设造口，要预防术后并发症，要便于自我护理 ○从长远来看，造口的位置明显，便于患者和护理人员操作很重要 　根据▶ 造口的造设要避开皮肤皱褶、松弛、疤痕，但老年人很难保证腹壁的平坦
5 日常生活活动能力（ADL）的评估 ●自我护理的程度 ●援助体制的评估	○患者要有最低限的日常生活自理行为，而且还需要能用剪刀等比较细致的手指灵活性和握力 ○掌握家庭环境 　根据▶ 老年人中，老夫妇二人独自生活者正在增加 ○需要介护专门人员 　根据▶ 由于综合管理能力下降、健忘等，常出现自我护理困难。要设法不断加以关心 ○设法使患者精神稳定 　根据▶ 老年人由于住院等改变了环境，会很紧张
6 术后护理 ●防止早期并发症 ●造口早期观察要点 ・黏膜的颜色、形状、弹力、尺寸、湿润状态 ・黏膜与皮肤结合部的状态、有无坏死组织 ・周边皮肤有无发红、肿胀、疼痛、热感、程度如何	○防止黏膜皮肤缝合部创伤感染 　根据▶ 造口的形状恶化或出现皱褶会给管理带来不便 ○促进造口完成 ○早期发现异常：出血、黏膜坏死、凹陷等 ○去除用具，直接观察有无出血、坏死 　根据▶ 出血表明止血不充分；坏死表明由于腹壁等压迫造成血流障碍，原因是造口部分的肠管长度没余量，由于术后过度紧张被腹壁拉拽造成的

要点	注意・根据
●运用自我护理	●术后 3~4 日水肿会加重 **根据▶** 静脉的还流障碍会使黏膜一时肿胀 ●患者首次接触实际的造口有可能与患者自身对造口的印象完全不同 **根据▶** 这将会影响以后的自我护理和生活质量 ●第一次处理造口要以医务人员为主 ●要关心创伤的疼痛，要创造平静的气氛 ●不要急于操作，首先要让患者敢于直视并接受造口 **根据▶** 患者在精神上稳定，可以接受造口，有助于今后的自我护理
●防止晚期并发症	●防止由于管理上的问题产生并发症 ●晚期并发症主要有造口狭窄、脱出、凹陷、坏死、用具损伤 **根据▶** 狭窄的原因是造口周边的黏膜皮肤脱离，形成脓包，在治愈过程中产生疤痕 ●在腹壁内造设的双孔式造口多在体外，容易受到损伤
●晚期造口观察要点：位置，尺寸，颜色，有无脱出、疝、凹陷，排泄物的性状和量 ●皮肤障碍	●造口周边的皮肤有无异常、发红、肿胀、疼痛 **根据▶** 消化系统癌症和局部性肠炎患者，由于营养不良或使用副肾皮质激素制剂，皮肤很脆弱 ●回肠造口易出现皮肤症状 **根据▶** 回肠造口的排泄物是水状的碱性物体，强烈刺激弱酸性的皮肤。皮肤的碱性化易于细菌繁殖，容易发生感染
7 造口用具和皮肤保养 ●用具的种类及选择	●造口用具由面板（底盘）和造口袋（小袋）组成 ●面板与造口袋一体的为单体用具，分开的为双体用具 ●使用单体用具时，注意不要使便汁沾到皮肤上 **根据▶** 术后由于水肿等造口还没有定型，容易出现便汁泄漏和黏膜损伤。使用双体用具时，要事先装好造口袋或使用浮动型面板，以免压迫创伤部位 ●术后 6~8 周后，会稳定为一定的尺寸 ●面板的形状有平板型与凸型，凸型面板可防止排泄物泄漏 ●造口袋底部被封死的为封闭型用具。适用于排便稳定的患者，灌肠后的患者 **根据▶** 适于一日处理次数少的患者

要点	注意・根据
●造口用辅料	●除臭剂、剥离剂、溶剂、洗洁剂、皮肤覆盖剂、皮肤覆盖品、吸水凝固剂、排出口封闭用具及袋套、专用内衣等 ●除臭剂经常使用 　根据► 分解除去排泄物的恶臭，或通过化学反应除臭。为实现无臭化也可使用活性炭、陶瓷等吸附品 ●使用剥离剂或洗洁剂溶解粘在皮肤上的排泄物 　根据► 将粘在皮肤上的排泄物乳化、溶解、洗净。可以用市面上卖的弱碱性肥皂
●皮肤护理的重要性：保护皮肤，全力预防排泄物损伤皮肤 ●皮肤护理用品	●要预防表皮障碍性炎症的接触性皮炎 ●皮肤护理的原则是：①保持皮肤清洁；②去除刺激物；③避免机械性刺激；④防止感染 　根据► 不正确的护理带来的并发症中，最多的就是排泄物的皮肤损伤 ●肥皂 　根据► 界面活性剂使表面张力下降，洗涤成分易于渗透。发泡可以吸附脏污，使其从皮肤剥离 ●剥离剂、溶剂 　根据► 减轻机械性刺激 ●不能洗浴而只能局部清洗时，使用皮肤洗洁剂 　根据► 通过乳化、溶解排泄物达到洗涤效果。药用洗涤剂等对皮肤刺激性小，去污效果好，可以完全去除造口周边的油污
8 对日常生活的援助 ●饮食	●只要不暴饮暴食没有特别限制 ●尽可能愉快就餐，不要神经质。避免痢疾
●洗浴	●戴着造口用具洗浴没有问题 ●摘下用具洗浴时，要先做好准备再洗浴。不要用力搓擦造口周围 　根据► 体内压高于热水压，不要让热水从造口进入
●衣服	●避免从造口用具上部挤压或持续摩擦。只要宽松，通常的衣服就可以
●对排尿障碍的援助	●排尿困难的话，患者自己用敲打法、手压法等间歇地导尿。患者要学习排尿障碍的应对方法
●对性功能障碍的援助	●主要是男性。让患者本人直接与主治医生交谈 　根据► 心理上的原因很复杂，有些问题护士难以应付。只一个人与患者交流

4
造口管理

预防造口事故

要点	注意・根据
1 习惯造口的存在 ●必须从术前开始进行自我护理的指导 ●术前进行装造口用具的模拟训练	●医生和护士都要对患者进行充分说明，告知日常生活的具体方法 ●要找出与患者身体状态、理解能力相适应的方法 　根据▶ 要充分考虑到患者在原疾病的基础上又造设了造口，在精神上受到了打击 ●利用确定位置做记号的机会，进行装造口用具的模拟训练 　根据▶ 让患者在日常生活中知道造口存在的感觉 ●给予患者及家属精神上的帮助 　根据▶ 打消心理不安，应对身体形象的变化
2 恶臭和噪声的对策 ●产生肠内气体的对策 ●安装除臭过滤器（袋子本身、袋子的排气口、腹带、内衣等） ●选择合适的食物 ●完全封闭不可能 ●造口关联音的对策（排气，腹鸣，排泄物发出的声音，排泄物的振动音，造口袋与衣服、袋套、皮肤的接触音等）	●大小便的臭气是造口患者的大问题 ●在外出、会面之前使用经口除臭剂、除臭辅助食品（铋制剂） 　根据▶ 食物进入消化系统后，在消化、吸收过程中产生大便和气体。平均一天要产生肠内气体 1 L 以上，一次 100 mL 的排气要发生 10 次左右 ●要避免气体发生或臭气增加 　根据▶ 含氮食物产生氨，鱼产生三甲胺，蛋产生硫化氢，葱头产生硫醇 ●换造口用具时及时清理排泄孔、造口周边的皮肤上、衣服上黏附的便尿的臭气 　根据▶ 即便造口用具安装好也会从面板、造口袋微量流出，臭气会因造口袋的内压和微小缝隙漏出 ●外出时采用灌注排便法。用具不要因杂音自由发出而膨胀，常用防音服、防音袋、罩子等 ●当将要从造口发出声音时，用手拿毛巾等按住 ●换用具要在周围没人时迅速进行 　根据▶ 造口的排泄是无意识的
3 养成护理皮肤的习惯 ●详细了解皮肤护理剂的特点，选择适合患者的产品 ●辅助用具的选择	●皮肤保护剂的种类很多，其构成成分、构成比率、疏水性、亲水性、面板的形态、添加物（膏剂、防腐剂）等各不相同，因此要选用适合的产品 ●卡那牙胶系列护肤剂主要成分是天然橡胶，皮肤易于吸收，遇热和水易于溶解 　根据▶ 要掌握皮肤的 pH。老年人的皮肤接触排泄物容易起斑疹，是晚期并发症的原因

更换造口用具的程序

目的▶

· 为了确立新的排泄习惯，要选择适合的用具，并说明使用方法

· 更换用具的目的是：将专用造口用具直接装在造口周围的皮肤上，收集造口排出的排泄物；预防排泄物黏附到造口周围的皮肤上，引起皮肤障碍

· 患者可以安心日常生活

核查项目▶ 便或便汁的存留状况（存留 1/3~1/2 更换）、量和性状，最后更换时间，造口孔的大小、形状的变化，造口周边皮肤的状态及变化，有无腹痛等

适应对象▶ 需要更换造口袋的患者

必需物品▶ 造口用具（单孔式①、双孔式②、双孔面板③）、膏剂④、肥皂⑤、皮肤洗洁剂⑥、剥离剂⑦、粉剂、微温水和面盆⑧、清洁布数块（15 cm×15 cm，用后须废弃）、处置用手套、剪刀⑨、夹子⑩、量具（⑪）、镜子（⑫）、纱布（⑬）、手取纸或卫生纸（⑭）、垃圾袋（⑮）、记录用具等

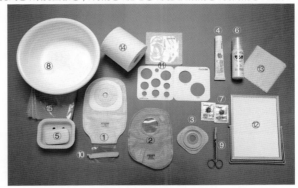

程序

要点	注意·根据
1 向患者说明 ①事先就造口护理向患者说明并得到患者的同意（❶）	❶评定造口护理必要的日常生活行为 **根据▶** 要对患者进行事先说明并得到同意，以便对患者因造口护理感到的不安和痛苦进行帮助 **技巧▶** 最初要以护士为主，要对患者讲些"造口状态良好"这样积极的话。如患者有认知障碍，难以充分理解，要寻求家属的帮助
②告知患者操作程序、目的、所需时间（❷）	❷告知患者具体的程序、使用物品。并耐心回答患者的提问 **根据▶** 努力减轻患者的不安
2 准备必需物品 ①将必需物品运至床旁。再次确认造口用具的种类 ②谈话内容和操作事关患者的尊严和羞耻心。要考虑到患者的隐私，拉上窗帘等（❶）	❶要避开就餐前后，要在病房无人时实施。要避开探视时间。但如为老年人，家属要在场 **根据▶** 饭后 2~3 小时肠蠕动活跃，排泄的可能性很大。在更换中排便会有恶臭和声音，要考虑到患者的隐私

要点	注意・根据
3 患者的准备工作 ①为了在更换时避免弄脏衣服和床周围，要在裤子上部铺上处置用单子 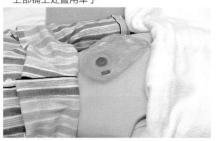 ②把衣服掀起来，以便可以看清造口（**❶**） ③用测量造口量具测量造口的大小和形状，将测得的大小和形状用油笔画在面板上，用剪刀剪下。量具有开孔量具和胶片量具	 **❶**由护士实施时取仰卧位，患者自己实施时取坐位 **技巧▶** 患者自己实施时，可以正面放镜子来确认造口的位置、尺寸、状态

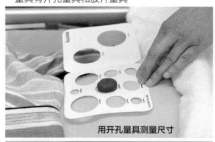

用开孔量具测量尺寸

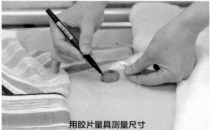

用胶片量具测量尺寸

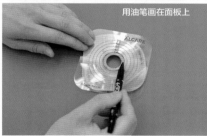

用油笔画在面板上

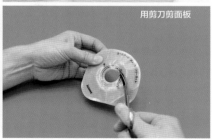

用剪刀剪面板

要点	注意・根据
④确定好尺寸的话，要事先剪好与造口对应的用具备用（❷）	❷以备必要时可随时使用，要事先按照造口的形状用剪刀将造口袋的安装部分减掉 根据▶ 这项准备要在造口的水肿消退、形状和尺寸稳定的时候进行。在此之前的术后2周左右，按照每次测量的尺寸剪切

4 更换造口用具（❶）

	❶更换要在饭后过一段时间，造口袋内滞留一定的粪便时进行 根据▶ 更换用具会产生刺激，避免更换后马上排出很多粪便 技巧▶ 要反复进行腹式深呼吸，轻轻按摩腹部，在促进肠蠕动之后再更换造口
①护士戴上处置用手套，将粘在皮肤上的用具从上部剥开（❷❸）	❷皮肤与用具间的黏合剂要用温水轻轻擦洗，再用布团或剥离剂擦掉 ❸观察剥掉后的面板，观察皮肤保护剂的溶解和湿润程度 注意▶ 每次剥开一点，挪着剥离 根据▶ 可以缓解对皮肤同一部位的机械刺激

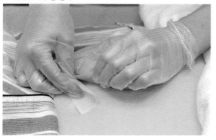

①护士戴上处置用手套，将粘在皮肤上的用具从上部剥开（❷❸）区域

②擦掉便尿（❹）

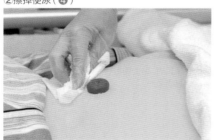

❹用处置手套擦掉粘在皮肤上的粪便。有尿的话，取纸卷成桶状放在造口上，将尿吸收

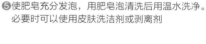

③清洗造口周围的皮肤（❺）

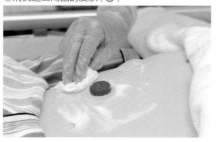

❺使肥皂充分发泡，用肥皂泡清洗后用温水洗净。必要时可以使用皮肤洗洁剂或剥离剂

要点	注意・根据
④擦掉水分（**❻**）	**❻**要仔细擦掉水分，使皮肤充分干燥。这时要仔细观察造口和皮肤的状态 **根据▶** 可以预防感染，早期发现异常，还可体现对造口的关心
⑤准备用具（**❼**） ⑥涂上皮肤保护剂，贴上面板（**❽❾**） 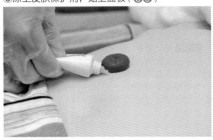 **涂皮肤保护剂** 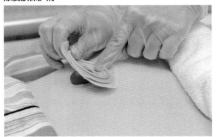 **贴面板**	**❼**根据造口的尺寸留出 1~3 mm 的余量，在面板上开孔。如已有备用，要确认尺寸是否合适 **❽**取掉面板胶面的衬纸，轻轻铺在皮肤上，不要起褶，面板上的造口孔处于中央位置贴好 **❾**由造口孔向外侧贴紧，不要有皱褶，轻轻按压，皮肤保护剂与皮肤粘紧 **根据▶** 避免排泄物外泄 **技巧▶** 造口周围如有皱褶或凹洼难以铺平时，可以使用膏状辅助剂 **技巧▶** 皮肤保护剂与造口间露出皮肤时，撒上辅助用粉状皮肤保护剂
⑦安装造口袋（**❿**） 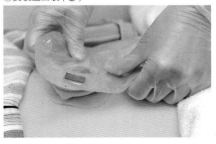	**❿**双孔用具时，贴上面板后装造口袋。要轻轻拉拽，确认是否装牢
⑧视需要从排出口向袋内适量喷皮肤洗洁剂（**⓫**）	**⓫根据▶** 造口袋内光滑易于处理排泄物

要点	注意・根据
⑨有排出口的造口袋将排出口折成扇子折后用夹子夹住（⑫） 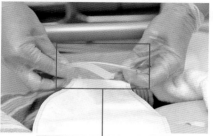 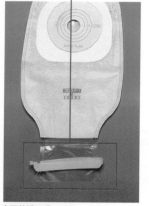 **排出口有夹子的造口袋**	⑫根据粪便的性状和更换次数的不同，使用的造口袋也各异，视需要可以用布包上金属用具。也有没有排出口的关闭式造口袋 技巧▶ 将造口袋内的空气挤出，下摆向外折1.5 cm左右。折3个扇子折后用皮筋或夹子夹住。有的类型是用备好的夹板，向内折1~2折后夹住
5 收拾整理 ①不要的物品按规定废弃、消毒（❶） ②如患者自己能更换造口袋，要给予表扬。要了解患者本人的感想和不安（❷）	❶对于已用物品的处理和废弃，要边说明边实施。第一次要由护士实施 ❷边观察患者的接受能力，边与患者进行语言交流 根据▶ 对患者来说，造设造口和其后一直要处理排泄物都是极大的痛苦，患者如能接受，有助于今后的自我管理 技巧▶ "位置不错啊""干得很好"，对患者讲些肯定造口的话很重要

评价

- 是否理解造设造口改变排泄路径这一做法
- 是否理解排泄物对日常生活的影响
- 是否选择了合适的造口用具
- 更换造口用具是否顺利
- 是否预防了并发症和皮肤损伤？一旦出现能否应对

4
造
口
管
理

5	皮肤管理	
5.1	**皮肤护理**	龟井智子

老年人特征与护理的必要性

- 随着年龄的增长，由于皮脂、角质神经酰胺、自然保湿因子（NMF）低下，皮肤角质层变薄，激素分泌减少导致皮脂分泌机能衰退和皮肤角质的水分保持机能减退等，皮肤的屏障机能出现障碍，这种状态称为老年性干皮症

- 如上所述，老年人由于皮肤机能低下，加之营养不良带来的皮下组织弹性降低和物理性刺激，易发老年性干皮症

- 据说在老年人中，95% 的人患有老年性干皮症，因此初期预防是不可缺少的

- 在我国，冬季等低湿度季节易频发老年性干皮症。但如今由于空调、暖气的使用，更易出现老年性干皮症

- 尤其是住院或在其他设施生活的老年人，由于如下众多原因容易患老年性干皮症。即室内干燥、出汗、毛巾过度摩擦皮肤或内衣过紧等产生的物理刺激；尿布内的排泄物的碱性刺激，皮肤浸泡、清洗时的肥皂等化学刺激；食物、细菌、真菌等过敏性刺激；维生素 A 缺乏症、肾功能障碍、特异反应性皮肤病等全身的基础病因；正在服用药物的影响；摄取食物量过少导致皮下脂肪量低下等

- 老年性干皮症破坏了皮肤的屏障功能，导致水分保持机能衰退，皮肤出现瘙痒感。抓挠皮肤致使损伤部位的水分蒸发，于是恶性循环，产生新的老年性干皮症。即便如此，现在皮肤护理仍没有得到充分重视

- 瘙痒感易发在睡觉时，影响睡眠，于是有可能使用安眠药。半夜瘙痒，醒后下床时，也可能发生跌倒现象

- 对于长期卧床或长时间坐轮椅的老年人，从预防褥疮的观点进行皮肤护理也是必要的，因此要评定皮肤的发红、湿润、褥疮的深度

- 对臀部的皮肤护理，要考虑到排泄物、排泄物的臭气和个人隐私。一天内由家属护理的频率高时，患者会有负担感。由于是以保持清洁为中心，在清洁的同时，过度去除臀部的皮脂和水分，会使皮肤处于易受刺激状态

- 对于所有老年人都要采取预防措施。老年性干皮症引起皮肤瘙痒时，要涂擦保湿剂，选用对皮肤无刺激的衣物。洗浴时水温不要过高，不要搓擦皮肤。必要时采取对皮肤的护理措施

判定

要点	注意・根据
1 判定皮肤状态 ● 要认真观察四肢、下肢前面、脚后跟、臀部、腹部的皮肤 ・皮疹、湿疹、龟裂、掉皮屑、臭气 ・表皮的厚度 ・湿润、浸软 ・干燥的程度、疮、瘙痒感、挠破痕、点状出血、皮癣	● 由于老年人的表皮很薄，视诊、触诊和观察时都要轻柔（P393 图1） ● 保湿机能可以保持角质细胞的适度水分，保护皮肤的柔软性，这些作用与皮脂、角质细胞间脂质、自然保湿因子（NMF）相关联 ● 多为卧床状态的老年人，由于循环障碍，出汗少，皮脂分泌少 ● 老年性干皮症患者由于屏障功能低下，不能防止真菌、细菌、变态反应源的侵入，容易出现发红、肿胀、瘙痒感

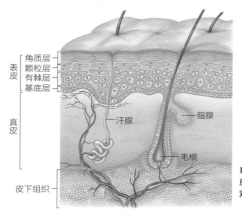

角质层
颗粒层
表皮
有棘层
基底层

真皮 ——汗腺 ——脂腺

——毛根

皮下组织

■图1　皮肤构造（断面）
皮肤由表皮、真皮、皮下组织组成，28 天为 1 个周期，对基底层、有棘层、颗粒层、角质层进行新陈代谢

・检查臀部皮肤时，在掌握湿润、浸软的同时，还要掌握有无尿失禁和便失禁，使用的尿布的种类、透气性，尿布更换的频率

●皮肤病史、有无感染性皮肤病

○ 根据▶ 使用尿布时，热气使皮肤浸软，容易损伤皮肤。排泄的尿和便长期粘在皮肤上，皮肤的屏障机能下降，容易出现皮肤感染
○换尿布、换内衣时，会机械地摩擦皮肤，皮肤损伤部位会丧失水分。排泄后用温水和毛巾擦洗臀部也会去除皮脂膜，丧失水分
○正常皮肤是从角质层分泌出皮脂，产生皮脂膜，通过保湿机能和屏障机能防止水分丢失，防止外界的变态反应原和物理性刺激等侵入

2 皮肤护理习惯及衣物等的掌握
●生活环境、洗浴频率
●洗浴时的水温及洗浴方法（尼龙毛巾、搓澡等）

●衣物的材料、松紧度等

○对老年人来说，每天洗浴会降低皮脂量
○要了解个人的清洁意识，比如是否使用肥皂、尼龙毛巾等
　根据▶ 洗浴时使用尼龙毛巾等擦洗皮肤或水温42℃ 以上，会去除皮脂，容易出现老年性干皮症

3 饮食、水分摄取状况
●饮食的摄取内容和量
●水分摄取是否充分，有无脱水倾向
●经管营养、胃瘘使用者的水分摄取量
●维生素 A 缺乏症

○ 根据▶ 如缺乏维生素 A，会过剩形成皮肤的角质层，延迟脱落，使角质层变厚，因此会出现皮肤干燥、硬化的二次老年性干皮症

要点	注意・根据
4 药物的使用情况 ● 掌握服用药物的种类	● 慢性肾功能不全患者会出现皮肤颜色的变化、全身皮肤的干燥、掉皮屑、出汗障碍、瘙痒感等
5 原因疾病、并发症的掌握 ● 有无疾病及疾病治疗（透析、放射线治疗、化疗等）带来的皮肤障碍 ● 有湿疹时，要确认有无食物、螨、粉尘为变态反应原的特应性皮炎，药疹，病毒性发疹，扁平疣，真菌感染症等，程度如何 ● 有无过敏反应：要掌握食物、金属、螨、粉尘、动物等变态反应原 ● 卧床又使用尿布的患者，要确认臀部、肛门周边有无皮肤损害或褥疮，程度如何	● 特应性皮炎的形成原因分为皮肤屏障功能异常和免疫异常，但两者又相关联。特应性皮炎又称为特应反应干皮症，其状态是角质层的保湿机能、角质细胞间脂质低下，屏障机能出现障碍
7 检查、诊断 ● 问诊 ・病史 ・皮肤病的治疗经历 ・症状（瘙痒感、湿疹、发红等） ・尿布的使用、失禁的次数、大便的性状 ・室内湿度 ・生活质量：对皮肤瘙痒等有何感想。参照皮肤生活质量指数（DLQI）进行评估 ● 诊查 ・皮肤病（有无疥癣、白癣、特应性皮炎、寻常性鱼鳞癣等皮肤病，有无感染） ・有无疾病或疾病治疗带来的皮肤障碍 ● 检查（临床上很少进行） ・测量皮肤屏障机能 　经表皮水分蒸发量（transepidermal water loss：TEWL）的测量：测量皮肤表面蒸发的微量水分可以得知角质层的屏障机能 ・测量水分保持机能 　角质水分含有量测量：通过高频电流对皮肤的电传导度和电容量来评估角质层水分量 ・测量皮肤的皮脂量、水分量 　皮脂量、水分量测定仪：将探针放在皮肤上数秒进行测量，数值在 0~99%	● 在住院患者中，曾出现疥癣等疾病感染传播，因此要甄别感染性皮肤病和需治疗皮肤病 ● 疥癣、白癣时，要仔细观察足、阴部、躯干、头部、毛发、手指等部位有无洞穴 ● 正常的皮肤角质水分量约为 20%，老年性干皮症为 10% 以下

老年性干皮症的预防

要点	注意·根据
1 改善饮食内容，预防脱水 ● 就餐时要心情愉快，以便更好地摄取营养	● 要摄取高蛋白食品、含维生素多的食品，以确保营养素和能量 **根据▶** 要维持食物的摄取量，以避免皮下脂肪低下和皮脂分泌低下
● 要充分摄取水分，预防脱水	● 要备好大水壶，以便任何时候都可摄取水分 **根据▶** 老年人为了避免频繁去卫生间，往往限制摄取水分。常常摄取自己喜欢的饮料
2 调整生活环境和生活习惯 ● 调整室内温度、湿度	● 室温调整为 25℃，相对湿度调整为 40%~60% **根据▶** 室内温度过高增加瘙痒感，湿度过低会引起皮肤干燥
● 冷暖设备或空调不要直接吹患者 ● 剪指甲，清洁手指卫生	● **根据▶** 空调直吹皮肤会增加皮肤干燥 ● 感到瘙痒时无意识搔抓皮肤会损伤皮肤，所以要剪掉指甲
● 调整衣服	● 直接接触老年人皮肤的衣服要避免毛织物、化纤制品，要选用吸湿性好的棉制品、纱布制品、绒制品。不要浆洗 ● 不要使用松紧带等紧勒的衣服
● 保持皮肤清洁 · 洗浴、部分洗浴、清洗都要注意保护皮肤	● 洗浴、部分洗浴或清洗后要涂擦软膏 ● 为避免去除皮脂膜，洗浴的水温为 40℃ 左右。如超过 42℃，皮脂膜将被去除。可以用含有保湿剂成分的洗浴液 ● 清洁皮肤时，不要用肥皂、毛巾等擦拭皮肤，避免给皮肤强烈刺激。要使肥皂起泡沫，在泡沫未破灭时涂在皮肤上并清洗，用水冲干净。将毛巾按在皮肤上吸干水分。可以用泡沫清洗剂或弱酸清洗剂
● 使用尿布的患者要进行臀部的皮肤护理 · 排便后马上清洗臀部 · 水温要在 40℃ 左右，使肥皂起泡沫，不要擦洗臀部皮肤，肥皂泡没破灭就要洗净 · 用水冲洗后，将毛巾按在皮肤上吸干水分	● 使用尿布的患者不要让尿、便长时间粘在皮肤上 **根据▶** 浸软的皮肤容易受到细菌的侵入，尿素时间一长会被分解成氨，呈碱性化。大便含有大量的碱性消化酵素，与皮肤接触，皮肤会发生炎症。排便后要迅速清洗臀部 ● 痢疾便含有大量碱性消化酵素，会刺激皮肤，因此痢疾时要使用有保护皮肤效果的肛门清洗剂、皮肤皮膜剂。如贴上造口袋，可以预防皮肤发红
● 限制摄取刺激物	● **根据▶** 辛辣调味品、酒、咖啡会扩张毛细血管，增加瘙痒感
● 预防医院内、医疗机构内的感染	● 为防止疥癣等传染，不要共用毛巾、擦脚巾

皮肤护理（涂擦软膏）的操作程序

目的▶
· 皮肤的角质水分保持机能已减退，屏障机能已出现障碍，皮肤护理的目的是为了对这些皮肤加以保护，使干燥得以改善
· 防止瘙痒感和炎症

核查项目▶
· 观察四肢内侧、下肢前面、脚后跟、臀部、腹部的皮肤
· 皮疹、湿疹、龟裂、皮屑脱落、抓挠破痕、点状出血、干皮、瘙痒
· 如臀部皮肤，检查有无尿失禁、便失禁，使用的尿布的透气性，臀部有无湿润、浸软
· 皮肤病史、有无感染性皮肤病（疥癣、真菌感染症等）
· 要鉴别是生理性的老年性干皮症，还是应治疗的皮肤病

适应对象▶
· 老年性干皮症有皮肤瘙痒的患者
· 有皮肤病但自我护理困难的患者
· 日常生活活动能力（ADL）、排泄动作（坐下、姿势保持、排泄后的动作、脱穿衣服）低下，不能保持皮肤清洁的患者
· 大小便失禁，用尿布的患者

注意▶
· 对于感染力强的角化型疥癣，护理时要采取防止感染对策（隔离和罩衣）
· 有患者从养老院转入医院后出现皮肤感染
· 患者出院后，其家属或家庭护理人员有可能在社会上扩大感染

防止事故的要点▶ 防止用错药

必需物品▶ 弱酸性肥皂（①）、毛巾（②）、保湿剂、处方软膏（③）、处置用手套（④）、冬天用加湿器等

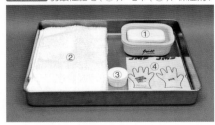

程序	
要点	**注意·根据**
1 向患者说明 ①告知皮肤护理的操作程序、目的、所需时间，征得患者的同意（❶❷）	❶告知患者具体的操作程序、所需时间，耐心回答患者的提问

要点	注意・根据
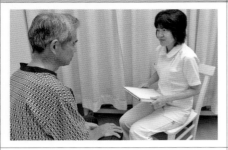	根据▶ 不安、紧张等心理上的精神压力会增加瘙痒感，因此要减轻心理上的不安 技巧▶ 认知功能障碍患者很难对此充分理解，要请求患者家属予以协助 ❷因为皮肤护理要直接接触患者的皮肤，要事先征得患者同意
2 准备 ①将备好的物品运至患者床旁（❶） ②考虑到患者的隐私，要拉上窗帘等（❷） 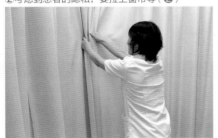	❶为了保持皮肤清洁，要备好低刺激的弱酸性肥皂。做好准备工作，以便能快速涂擦保湿剂或软膏 技巧▶ 家庭护理时，要具体说明操作程序等，以便家属能实际操作 ❷根据▶ 因为要裸露皮肤
3 药物的使用 [擦涂处方软膏] ①确认处方药和涂擦的位置。尿素软膏、抗组胺软膏、类固醇软膏等（❶） ②戴上手套将软膏薄薄地涂擦在整个干燥的皮肤上 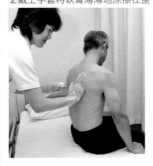	◯参照 P426 外用药和贴敷药 ❶确认药的种类和功效 ・尿素软膏：增强角质层的水分保持机能，改善皮肤干燥 ・抗组胺软膏：可以抑制瘙痒介质的组胺 ・类固醇软膏：通过消炎作用改善湿疹、皮炎 防止事故的要点▶ 为了避免取错药，要与患者本人核对处方与药物

要点	注意・根据
[擦涂非处方软膏] ①确认软膏的种类是否适合患者本人，常用软膏有凡士林、角鲨烯、油、神经酰胺、尿素、类肝素等(❶) ②按照处方药方法涂擦 **[只用软膏不能止痒时]** 可以内服抗组胺药、抗过敏药(❶) **[透析患者的皮肤护理]** ①与老年性干皮症的护理一样，注意洗浴的水温，避免用毛巾搓擦皮肤，使用低刺激肥皂，让肥皂起泡沫，用泡沫清洗皮肤 ②使用含保湿剂的浴液，洗浴后涂擦软膏或护肤膏保湿	❶确认药的种类和功效 ・凡士林、角鲨烯、油：产生皮膜，增加角质层水分 ・神经酰胺：补充角质细胞间脂质 ・尿素、类肝素：补充吸水物质
4 收拾整理 ①不要的物品按规定收拾、废弃、消毒 ②皮肤护理后询问患者是否还有瘙痒感，确认效果(❶)	❶离开患者身边时，紧急呼叫按铃要放在患者伸手可以触摸到的地方。即便紧急呼叫按铃不响也要查房询问，要留意患者的瘙痒感，观察患者的状态

评价

- 皮肤瘙痒是否得以改善
- 皮肤干燥是否有所改善
- 夜间是否可以安稳睡眠
- 有认知障碍的老年人是否减少了皮肤瘙痒引起的烦躁不安
- 是否预防了皮肤感染类传染性疾病

● 文献
1）日本看護協会認定看護師制度委員会創傷ケア基準検討会編：**スキンケアガイダンス**，日本看護協会出版会，2002
2）日本美容皮膚科学会監修：美容皮膚科学，南山堂，2005
3）亀井智子：看護の視点で石鹸と皮膚保護洗浄剤を科学する，臨牀看護 32：736-741，2006

老年人特征与护理的必要性

- 由于持续压迫，出现的皮肤及皮下组织损伤称为褥疮。如长时间同一姿势卧床，体重受力部位出现血液循环中断（缺血），导致皮肤和组织坏死
- 如患有脑血管障碍、下肢肌肉无力、骨折等，患者会长期处于卧床状态，容易出现褥疮
- 老年人的皮肤脆弱，容易损伤。随着年龄的增长，表皮变薄，表皮与真皮间基底膜的结合减弱，受到反复摩擦时容易出现表皮剥离
- 虚弱的老年人由于感染、脱水或低血压，容易出现局部循环障碍
- 治疗其他疾病的内服药中，含有妨碍创伤治愈成分（如抗癌药、降压药等）

褥疮的评定

要点	注意·根据
1 预防阶段 ● 危险因素的评定 ● 褥疮好发部位（骨突部位）的皮肤状态 ● 用简易的体压测量仪测体压，掌握骨突（骶骨）的程度 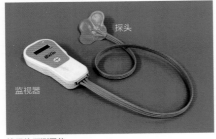 探头 监视器 **简易体压测量仪**	● 褥疮的危险因素有压迫、潮湿、摩擦、营养不良。对此正确评估有助于褥疮的预防 ● 压迫：局部压迫导致血流受阻，出现皮肤组织坏死。由于超出皮肤毛细血管压（32 mmHg），毛细血管会发生闭塞（脑血管障碍、骨折等长期卧床静养，意识等级低下，皮肤知觉异常无压迫痛感等） ● 好发褥疮的部位有骶部、髋部、足跟部等（见图1） ● 为了掌握骨突的程度可以用简易体压测量仪测量骶部的体压 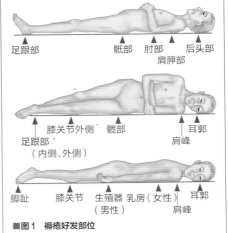 足跟部　骶部　肘部　后头部 肩胛部 膝关节外侧　髋部　耳郭 足跟部　　　　　　肩峰 （内侧、外侧） 脚趾　膝关节　生殖器　乳房（女性）　耳郭 　　　　　　（男性）　　　　肩峰 **■图1　褥疮好发部位**

要点	注意·根据
●简易体压测量仪的体压测量方法	

●简易体压测量仪的体压测量方法
· 将传感垫座装在监视器上，传感部位用可处理塑料膜包好
· 将传感部位的中心对准要测量的骨突部位并放好（图片ⓐ）
· 让患者调整好体位，按开始键，约 10 秒后显示测量值，选 3 次测量的最大值（图片ⓑ）

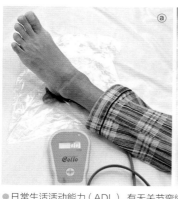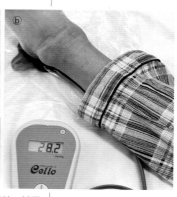

●日常生活活动能力（ADL），有无关节挛缩，其程度如何

●皮肤的潮湿状态（多汗、大小便失禁）

⊃潮湿：皮肤潮湿易损伤皮肤（多汗、大小便失禁）

●有无全身水肿，其程度如何

⊃水肿：水肿容易造成皮肤损伤。要确认背部、下腿前侧、足部等好发褥疮部位有无压痕（床单褶皱的压痕，内衣、袜子的勒痕等）

●有无摩擦、移位，其程度如何

⊃摩擦、移位：如摩擦皮肤发红部位，会使褥疮恶化（坐卧时，坐轮椅姿势的向下移位，床单或内衣褶皱的摩擦等）

●掌握营养状态：总蛋白质（TP）不到 6 g/dL，蛋白（Alb）不到 3 g/dL，体重指数（BMI）不到 18.5 的瘦体型，体重减少等
· 有无食欲不振，吞咽困难
· 低蛋白血症、贫血

⊃低营养：老年人蛋白质、维生素缺乏，容易出现营养不良状态，易发褥疮

●使用评估等级预测褥疮的发生

⊃推荐使用褥疮危险评定表（见 P401 表 1）来评估患者发生褥疮的原因，预测褥疮的发生的等级

⊃褥疮危险评定表包括感知、潮湿、活动性、可动性、营养状态、摩擦与移位，对其分别打分。合计分值越低，发生褥疮的危险就越大。发生褥疮的危险点为：医院 14 分，医疗设施、家庭 17 分

⊃在临床常使用 NPUAP（美国褥疮咨询委员会）的分类，通过皮肤状态预测褥疮的发生

■表1　褥疮危险评定表

感知 对压迫不快感的正常反应能力	潮湿 皮肤被浸泡的程度	活动性 行动的范围	可动性 体位变换调整的能力	营养状态 普通的饮食摄取状况	摩擦与移位
1. 完全没有知觉 对痛苦没有反应（呻吟、避开、抓拽）。该反应是由意识低下或镇静所致，或者是由几乎全身的痛觉障碍所致	**1. 长期浸泡** 皮肤常被汗或者尿浸泡。患者移动、变换体位时都有湿气	**1. 卧床** 长期卧床状态	**1. 完全没有身体活动** 不借助外力，躯干或四肢丝毫不能活动	**1. 不良** 不能全量摄取食物，很少能摄取食物的1/3以上。乳制品1天摄取2杯以上。水分摄取不足。没有补充消化态营养剂或半消化态经肠营养剂。绝食，只摄取透明流食（茶、果汁等）。末梢点滴5天以上	**1. 有问题** 移动需要中等限度到最大限度的外力帮助。不搓擦床单身体不能挪动。时常滑落在床上或椅子上，需要外力的全面帮助才能回到原位。痉挛、挛缩、震颤会引起持续的摩擦
2. 有重度障碍 只对疼痛有反应。传达不快感时，只能呻吟或挪动。或者有知觉障碍，身体的1/2以上没有痛感和不快感	**2. 经常浸泡** 皮肤虽不是长期浸泡，但经常浸泡。每班至少要更换一次睡衣、寝具	**2. 可以坐位** 几乎或者完全不能行走。自力不能支撑体重，坐椅子或轮椅时需要外力帮助	**2. 非常有限** 躯干或四肢有时稍有活动，但时常不能以自力活动或有效挪动（避开按压等）	**2. 有些不良** 很少全量摄取食物，一般只能摄取食量的1/2。乳制品1天摄取3杯。有时摄取消化态营养剂或半消化态经肠营养剂。摄取流食和经管营养，但其摄取量在1天必要摄取量以下	**2. 有潜在的问题** 可以软弱无力地活动，或需要最小限度的帮助。移动时皮肤有可能某种程度摩擦床单、椅子、安全带、辅助用具等。大部分时间可以在椅子或床上保持比较好的体位
3. 有轻度障碍 呼叫有反应。但不一定总可以传达不快感或体位变换的要求。或者有些知觉障碍，四肢中有一两肢不能完全感觉疼痛或不快感	**3. 有时浸泡** 皮肤有时浸泡。除定时更换外，每天要追加更换一次睡衣寝具	**3. 有时可步行** 不管有无介护，每天经常散步，但距离很短。各勤务时间中几乎都在床上度过	**3. 有些受限** 有些活动，经常靠自力活动躯干和四肢	**3. 良好** 大致可以一日三餐，一次可摄取食量的一半以上。1天可摄取4杯乳制品。有时拒绝进食，但经劝说通常补餐。接受经管营养或高热量输液	**3. 没有问题** 靠自力可以在椅子或床上活动，移动中有充分的体力支撑身体。总能在椅子或床上保持好的体位
4. 无障碍 呼叫有反应。没有知觉缺陷，可以述说疼痛或不快感	**4. 无任何浸泡** 皮肤通常是干燥的。只要定期更换睡衣、寝具即可	**4. 可以步行** 起床后1天至少2次室外散步。至少2小时在室内散步1次	**4. 可以自由行动** 不需要介护可以多次而且正确地（变换体位等）活动	**4. 非常好** 每天正常进食。通常1天要摄取4杯蛋白质、乳制品。有时吃零食。不必补食	
				总计	

皮肤管理

5

5.2

褥疮护理

要点	注意·根据

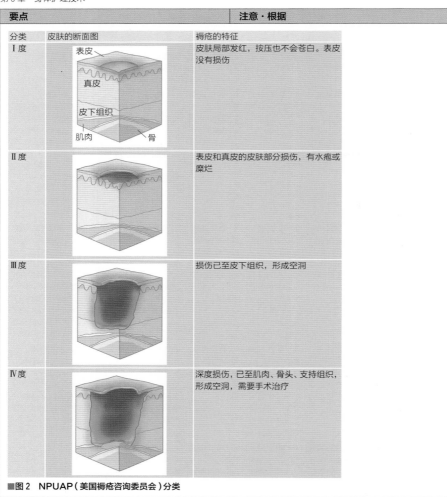

分类	皮肤的断面图	褥疮的特征
Ⅰ度	表皮 真皮 皮下组织 肌肉　骨	皮肤局部发红，按压也不会苍白。表皮没有损伤
Ⅱ度		表皮和真皮的皮肤部分损伤，有水疱或糜烂
Ⅲ度		损伤已至皮下组织，形成空洞
Ⅳ度		深度损伤，已至肌肉、骨头、支持组织，形成空洞，需要手术治疗

■图 2　NPUAP（美国褥疮咨询委员会）分类

2 褥疮发生后
● 利用 DESIGN 等评定褥疮的发生过程

● DESIGN 是日本褥疮学会开发的评定表，分为用于日常简便评定用的"重症度分类用表"和表示治愈过程的"过程评定用表"。选取 Depth（深度）、Exudate（渗出液）、Size（尺寸）、Inflammation / Infection（炎症/感染）、Granulation tissue（肉芽组织）、Necrotic tissue（坏死组织）的各自的字头为 DESIGN。除评定褥疮过程外，还有可以预测重症度的 DESIGN-R（2008 年改订版褥疮过程评定用表，R 是评定或评分的英文 Rating 的字头）

要点	注意・根据
	● DESIGN 过程评定用表对各项目评分。重症度越高,分数越高。随着治疗,分数如下降了的话,表示在向好的方向发展。分数减少表示有所改善。详情请参考日本褥疮学会网站 http://www.jspu.org
●深度（D）：创伤内最深处	●随着创伤底部变浅,要对其相应的深度做出评定。分为 7 级
●渗出液（E）：敷材等的更换次数	●根据更换敷材的频率分为 4 级
●尺寸（S）：测量皮肤损伤部位的最长径（cm）和最短径（cm）（与最长径直接相交的最大径）,用分别相乘的数值表示	●按照乘算数值分为 6 级
●炎症/感染（I）：创伤部位的炎症,感染的征兆	●将创伤周边的炎症或其本身的感染分为 4 级
●肉芽组织（G）：测量良性肉芽比例	●按照创伤面的肉芽组织数量分为 6 级
●坏死组织（N）：判定坏死组织	●坏死组织的病态混杂存在时,按占比例多的认定。分为 3 级
●空洞（P）：只在有空洞时记录	●只用于有空洞时,在 DESIGN 之后标记 "-P",按照得分分为 5 级

预防褥疮的护理

目的▶
· 根据发生褥疮的原因,给褥疮的好发部位减压
· 如已发生褥疮,早发现,早治疗

核查项目▶ 基础疾病、日常生活活动能力、皮肤状态（按压、潮湿）、骨突程度、营养状态

适应对象▶ 有褥疮危险的患者；处于不动状态或移动能力低下的患者（自己不能翻身状态）；不能洗浴的患者；大小便失禁,使用尿布的患者；由于营养不良、消瘦而骨头突出的患者；水肿的患者

必需物品▶ 体压分散床垫、体位变换用枕头（尺寸、数量按照患者的状况准备）、简易体压测量仪

程序

要点	注意・根据
1 向患者说明预防褥疮的必要性 ①运用褥疮危险评定表评估褥疮的风险（❶） ②向患者说明预防褥疮的具体方法,求得患者理解（❷） 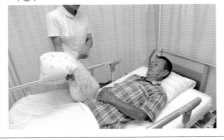	❶告知患者风险评估的结果,耐心回答患者的提问。一定要向其家属进行说明,求得家属的协助 ❷将预防褥疮的要点向患者和家属说明。预防褥疮的要点有改善环境（使用体压分散床垫等）、变换调整体位、预防皮肤潮湿和污染、预防低营养状态

要点	注意・根据
2 改善环境 ①选择体压分散床垫（**❶❷**）	**❶** 根据▶ 避免压迫褥疮好发部位。选择适合患者的床垫。可以证明通过使用体压分散床垫能够预防高频率褥疮发生 **❷** 床垫有很多种（见表 2），要掌握各自的特征，针对患者的褥疮风险选合适的类型。一般高风险褥疮患者选择高功能产品，低风险患者选择通用型产品

■ 表 2　体压分散床垫的分类

型号	床垫的分类	特征	适用对象
高功能型 ・压力转换型 ・体位自动转换型	气压床垫	・可以适应患者的个性（骨突、关节挛缩等） ・可以进行体压管理 ・由于要进行压力转换，需要动力 ・以自力进行体位转换时缺乏安定感	・身体机能低下，自力进行体位变换困难的患者 ・后期护理、疾病对体位有限制的患者 ・已出现褥疮的患者 ・有骨突、挛缩、水肿等的患者
通用型 ・静止型	尿烷泡沫床垫	・发泡材料可以沿身体表面大面积支持身体，从而分散体压 ・由于整体柔软度相同，难以进行个别风险（骨突、关节挛缩等）压力管理 ・由于与身体接触面大，容易发生皮肤潮湿、闷热 ・难以保持清洁，怕水，表面即便有脏污也不能清洗 ・长时间使用会退化，达不到原来的厚度，压力分散机能下降。要检查是否触到床面	・以自我护理、预防褥疮为目的 ・自己可以变换体位的患者
	天然橡胶、凝胶材料	・易于清洁。可以去除床垫表面的脏污 ・床垫表面温度较低，有时会感到凉	・以自我护理、预防褥疮为目的 ・自己可以变换体位的患者

②变换、调整体位（**❸**）。从仰卧位到侧卧位，在背部、下侧腿部塞入体位变换枕（**❹**）

[★图片提供：川崎市立井田病院]

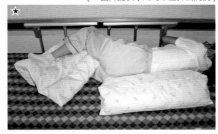

❸ 每 2 小时变换 1 次体位

根据▶ 给予特定皮肤 2 小时以上一定的压力会损伤组织。如褥疮的风险高或出现发红，可以 1 小时变换 1 次体位

注意▶ 夜间变换体位时，由于会妨碍患者的睡眠，可以使用气压床垫（压力转换型床垫）

❹ 取侧卧位

根据▶ 通常 90° 的侧卧位易压迫褥疮好发部位的大转子部位。考虑到身体的扭曲程度，定位 30° 侧卧位

注意▶ 换体位时要观察褥疮好发部位的骨突部位。如发红要缩短体位变换的时间间隔

要点	注意・根据

注意・根据栏：

技巧▶ 固定肩、骨盆，使身体不要晃动，必要时在肘关节、肩关节、膝关节、髋关节处塞入枕头、垫子

注意▶ 可以活动的患者会将枕头去掉。而且30°的侧卧位并不舒服，最好使用体压分散床垫

技巧▶ 变换多种体位时，要在床头备好体位变换表（图3），按表实施

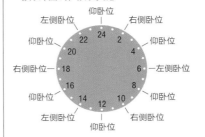

■图3　体位变换表（例）

要点栏：

③取坐卧位（❺）

· 使髋关节与床的可动基点相吻合，抬起下肢后再抬起上身。坐卧角度 30°以下

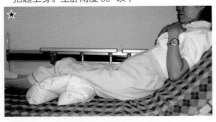

· 坐卧之后抱起患者，托起背部（❻）

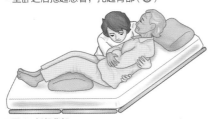

■图4　托起背部

④掌握、改善营养状态（❼）

注意・根据栏（续）：

❺根据▶ 如坐卧位 30°以上，上半身的重量压在臀部，压力集中在骶骨部，易发褥疮

❻根据▶ 坐卧时后背一直贴在床上，因此要抬起上体，让空气进入背部，可以消除抬起上体时产生的体压和移位

注意▶ 如上身先于下肢取坐卧位，重量会使床垫与背部的接触面产生移位。如只抬起头部也会产生移位，会诱发褥疮。如坐卧位 30°以上身体下方会移位，褥疮的风险很高

❼根据▶ 褥疮发生与营养状态有密切关系，因此要掌握患者是否食欲不振，及其食欲减退的原因。还要在其家属的帮助下设法准备患者喜好的食品

评价

- ●褥疮的好发部位是否出现褥疮的征兆（发红等）
- ●构成褥疮原因的压迫、移位、摩擦是否减轻了
- ●褥疮好发部位的皮肤是否保持清洁？出汗、失禁产生的潮湿是否减轻
- ●患者是否得到了精神上的安宁和满足感（舒适的体位）

褥疮护理的操作程序

目的▶
- ·发生褥疮时早期发现，早期治疗
- ·去除褥疮的病因，预防感染

核查项目▶ 褥疮的状态、基础疾病、日常生活活动能力、皮肤的状态（压迫、潮湿）、骨突的程度、营养状态

适应对象▶ 有褥疮的患者

防止事故的要点▶ 防止感染

必需物品▶ 创伤敷盖材料、纸尿布、脓盆、清洗用容器、微温水、肥皂、毛巾、生理盐水（100 mL）、18G针、注射器、防水单子、处置用手套、观察用量具、数码相机（患者、家属同意的前提下）等

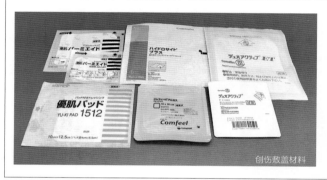

创伤敷盖材料

程序	
要点	**注意·根据**
1 观察、掌握褥疮部位 ①向患者说明实施褥疮护理的相关事宜 ②掌握全身状态、身体状况、生活状况（❶❷） ③确认有无低营养、关节挛缩、基础疾病、全身疾病等 ④用观察用量具测量褥疮的尺寸（❸）	❶研究体位变换的时间表，以避免对同一部位持续施压 ❷选用适合患者状态的体压分散床垫 ❸ 根据▶ 要留下记录，以便褥疮对策团队能够对其过程进行评估

要点	注意・根据
⑤利用 DESIGN 等掌握褥疮的状态 ・深度、渗出液、尺寸、炎症（感染）、肉芽组织、坏死组织、空洞的状况如何（❹）	❹ 根据▶ 褥疮的状态不同，治疗方法也不同，因此有必要正确评定褥疮的状态
2 敷用创伤敷盖材料 ①对于发红、炎症、表层坏死等，敷用创伤敷盖材料、外用药促进治愈（❶） ・创伤敷盖材料的素材、型号很多，要了解其特性，选用适合的产品	❶根据渗出液的量和使用部位进行选择 根据▶ 要促进创伤治愈，保持湿润环境至关重要 注意▶ 由于单独使用纱布会使创伤面干燥，请不要使用 注意▶ 如果选错材料或搞错更换时间，都会使褥疮加重，因此在使用时要十分注意，要认真阅读所附说明 防止事故的要点▶ 坏死组织或空洞的存在是易发感染的原因。为避免感染，要视创伤状态进行清洁处置，不要放过发红、肿胀、热感、疼痛等褥疮征兆
[使用半渗透性创伤敷盖材料时] ①戴上处置用手套 ②剥下半渗透性创伤敷盖材料周围的玻璃纸，紧紧贴在皮肤上（❶）	❶按照使用注意事项轻轻贴上创伤敷盖材料 根据▶ 如发现局部发红，用半渗透性创伤敷盖材料进行保护，但要能观察到发红部位。要保持湿润环境，促进创伤治愈

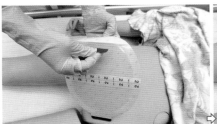

剥下玻璃纸

剥下薄膜

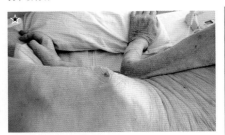

使用半渗透性创伤敷盖材料案例

要点	注意·根据
③贴上记录日期和时间的胶条，或者在创伤敷盖材料上用油笔写上日期和时间（❷） 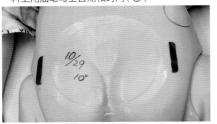 [用水状胶质敷盖材料时] ①剥下水状胶质材料的剥离纸，紧紧贴在皮肤上（见图片ⓐ） ②贴上记录日期和时间的胶条，或者在创伤敷盖材料上用油笔写上日期和时间（❶）（见图片ⓑ） 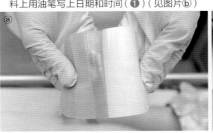 剥下剥离纸，紧紧贴在皮肤上	❷贴的日期和时间会成为揭下时的依据 ❶贴的日期和时间会成为揭下时的依据 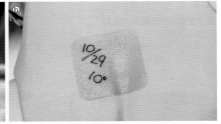 在敷盖材料上写上日期和时间
3 清洗褥疮部位（骶骨部位有褥疮时） ①向患者说明清洗褥疮部位，征得患者同意 ②在床旁准备必需物品 ③拉上窗帘，保护患者隐私（❶） ④戴上处置用手套（❷） ⑤让患者取侧卧位，露出臀部（褥疮部位） ⑥清除上次的敷盖材料，观察创伤部位。使用观察用量具测量尺寸，记录下来（❸） ⑦为防止在清洗过程中弄脏床单，在臀部下垫上防水单子，铺上纸尿布 ⑧清洗创伤周围。用纱布打上肥皂，起泡后轻轻清洗（❹）	❶要考虑到患者的羞涩心理，要缩短露出臀部、阴部的时间。必要时可以用浴巾等遮盖臀部 ❷为防止感染使用处置用手套，视情况可以穿长袍 ❸在得到患者和家属许可后，可用数码相机记录下创伤面。既要遵循褥疮对策团队的方针，也要在伦理上考虑到患者和家属的感受 ❹根据创伤的状态，有时不使用弱碱性肥皂，只用微温水清洗，但要事先得到确认

要点	注意・根据

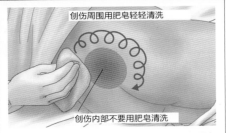

创伤周围用肥皂轻轻清洗

创伤内部不要用肥皂清洗

注意▶ 创伤内部不要用肥皂清洗

⑨一只手拿着装微温水的容器，另一只手用纸尿布或脓盆等边接污水边冲洗周围的肥皂沫（❺）

❺ 技巧▶ 不使用纸尿布只铺防水单子时，用脓盆接污水

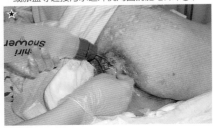

⑩洗净创伤部位。手持温生理盐水瓶（将 18G 针刺入橡皮瓶塞）加压冲洗（❻）

❻为防止创伤部位清洗时感染，要使用生理盐水或灭菌蒸馏水

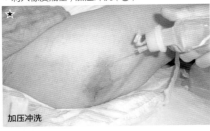

加压冲洗

⑪创伤周围的皮肤用清洁毛巾擦干，创伤部位用清洁纱布擦掉水分，使其干燥

⑫观察创伤部位，贴上适合的创伤敷盖材料（程序参照 P407 2 敷用创伤敷盖材料）

⑬清理掉清洗时使用的纸尿布和防水单子，摘下手套

⑭整理睡衣，告知患者清洗结束，调整患者体位

评价

●发红、水疱、糜烂、溃疡是否消失？是否不再发展

●水疱、糜烂、溃疡是否治愈？是否再生表皮

●褥疮发生部位是否没发生感染

6 | 用药

6.1 | 防止用药事故

松本美香

老年人特征与护理的必要性

- 老年人随着年龄增长，身体组织、生理机能发生了变化，药物的动态和效果也发生了变化。尤其是肾功能明显减弱，肾排泄型药剂的血中浓度容易上升，对镇静药、麻醉药性镇痛药的感受度增高。因此，不良反应频繁出现，用药事故所造成的影响很大
- 药物的体内动态个人差取决于遗传因素和环境因素。对于老年人来说，第一位的环境因素是饮食因素。其次，饮酒、吸烟等嗜好也影响药物的代谢
- 老年人由于视力、听力、记忆力等身体机能低下，加之理解力降低，易出现服药忠实度不良、服药能力下降等问题
- 为了正确服药，为了早期发现并预防副作用，要对负责患者服药管理的家属和护理人员进行适当的服药指导
- 充分评价患者的服药背景，向患者提供适合患者知识水平的药品信息非常重要

药物疗法的原则与评定

要点	注意·根据
1 老年人的药物疗法原则 ● 详细听取服药史 ● 正确了解所用药物的体内动态，掌握随着年龄增长其作用的变化 ● 要经常注意药物间的相互作用及服药忠实度等，防止出现不良反应 ● 要注意服药忠实度。老年人一般服药忠实度低，但并不是所有的老年人的服药忠实度都低，其程度各有不同 ● 要注意会引起老年人多发病（老年综合征）的药剂	◐容易漏掉其他科、其他医院的处方。而且，往往不认为中药和保健品是药，对此要特别注意听取 ◐参照 P411 **4** 年龄增长引起的药物动态变化 ◐有时即便出现不良反应也不能中止服药，对此要对患者本人及家属充分说明 ◐如老年人出现突发症状，要考虑到是药物的不良反应 ■表1　药物易引发老年人出现的症状、征兆 <table><tr><td>·错乱症状</td><td>·便秘</td></tr><tr><td>·抑郁症</td><td>·尿失禁</td></tr><tr><td>·跌倒</td><td>·帕金森综合征</td></tr><tr><td>·直立性低血压</td><td></td></tr></table>
2 用药途径与用药时间 ● 用药经路分为血管内直接注入药物的血管内用药与血管外用药（见表2）	■表2　用药途径 <table><tr><td>血管内投放</td><td>动脉内、静脉内、心腔内</td></tr><tr><td>血管外投放</td><td>经口（胃肠管）、肌肉内注射、皮肤注射（皮下、皮内）、皮肤涂药、贴药、口腔内、舌下、直肠内、阴道内、髓腔内、硬膜外、点眼、点鼻、肺（吸入）</td></tr></table>

要点	注意・根据
●用药时间的影响因素 ・药物的持续作用时间 ・生物钟 ・接受体、神经传导物质等人体感受度和药物动态的昼夜节律对很多药物的效果、副作用和药物动态有所影响 ・药物动态：指药物被投放后，在到达作用部位之前，要经过吸收、分解、代谢、排泄过程后，才能作用于体内 ・疾病的昼夜节律：睡眠周期、自律神经机能、激素分泌机能、免疫机能等人体机能都具备昼夜节律	●由于人体机能和疾病症状都存在昼夜节律，投药时间不同，药效大不相同 ●人体节律：由于起床时副肾皮质激素（皮质醇）急剧上升，才能从睡眠中醒来并开始活动 ●白天交感神经活动活跃，夜间副交感神经占优势 ●哮喘发作导致的呼吸困难加重，及最大气流量降低都发生在深夜 ●消化性溃疡增加的胃酸分泌发生在夜间 ●胆固醇的合成夜间最高 ●抗生物质等的投放要有一定的间隔，以便血中浓度能够经常保持高于最小有效血中浓度（在此之上的血中浓度才有药效）
3 药物的主作用与副作用 ●在药理学上，当前的治疗目的为主作用，而妨碍治疗的作用为副作用 ●副作用有用量依赖性副作用和非用量依赖性副作用 ●多种药物同时投放时会产生药物的相互作用	●严格地说，主作用和副作用都是药物的作用。迄今一直称为有副作用的药物，在某时间点也会有助于治疗。因此有人认为，不要区分主作用和副作用，可以将常用投放量出现的不良的意外反应称之为"不良反应" ●非用量依赖性副作用称之为过敏反应 ・先天的、遗传的：特殊体质 ・后天成立的：药物过敏 ●用量依赖性的副作用：与药效过剩表现和治疗效果无关系
4 年龄增长引起的药物动态变化 ●体内总水分减少，脂肪组织增加 ●脂溶性药物的分布容积增大 ●血中蛋白浓度下降 **[老年人中的药物动态变化]** ●一般来说，老年人随着年龄的增长，很多脏器都出现功能减退，各种生理机能也呈下降状态。尤其是心脏、肺、肾脏、肝脏的功能明显减退，这很大程度上影响药物的体内动态 ●分布 ・所吸收药物与血液中的蛋白分子结合成的药物分子滞留在血管内 ・脂溶性药物蓄积在脂肪组织内，一旦血中浓度降低会再从脂肪组织中游离出来，发挥作用	●由于水溶性药物的分布容积降低及血中浓度增加，药效、副作用的风险加大 ●投放相同量药物时，脂溶性药物的血中浓度降低 ●在与蛋白结合的药物中，非结合型药物的血中浓度增高，显示药效的是非结合型药物，其药理作用强 ●药物的吸收、分布、代谢、排泄为药物动态学的相互作用 ●药效一般与血中浓度密切相关，血中浓度左右药物动态

要点	注意·根据
●代谢：在肝脏或其他脏器，发生氧化、还原、加水分解、结合等人体内变化 　·内在的影响因素：年龄、性别、人种、遗传、疾病 　·外在的影响因素：饮食、并用药物、嗜好品、环境化学物质 ●排泄：在肝脏经过代谢的药物是发生了人体内变化，还是原样从肾脏排泄到体外。在老年人中，肾排泄型药物的血中浓度增高，容易出现副作用。肾排泄的延迟影响远大于肝代谢的延迟，肾功能障碍的患者要特别注意	●肝首过效应（first-pass effect）：消化道壁等吸收药物的一部分在进入全身循环之前被肠黏膜、肝脏等代谢 ●老年人由于肝首过效应低下，因此肝代谢型药物的血中浓度的上升往往比年轻人要快 ● 根据▶ 随着年龄增长，肾单位数减少，肾小球滤过率和肾血流量降低，因此肾功能下降 ●肾脏是最重要的药物排泄脏器，但有时要借助于肝脏排泄到胆汁中，借助于肺排泄到呼气中，借助于乳腺排泄到乳汁中 ●80~90 岁时的肾血浆流量会比 30 岁时相差 50%~60% 注意▶ 对于肾排泄型药物，将肌酐清除率作为指标对投放量进行调节是行之有效的。但在老年人中，肾功能恶化并没有反映到血清肌酐值中，因此要使用加上年龄的计算公式
[老年人的药物有害作用原因] ●多种药物并用的相互作用 ●服药忠实度下降 ●慢性病的服药长期化 ●由于征兆不定而发现症状迟，评估药效困难	●根据患者的病态、脏器功能、认知机能、日常生活情况等，判断药物适合与否和优先顺序，从而开出安全的处方 ■表3　与药物疗法相关的老年人病态与原因 药物动态的增龄变化→过量给药 患有多种疾病→服用多种药物 慢性疾病多→长期服用 诉说不定型→误给药、多药服用 认知机能、视力低下→服药忠实度低下
[药物有害作用的原因分类] ●处方者的人为错误 ●服药患者的过错 ●药物本身的有害反应（狭义的副作用）	●急性病 65 岁以上的住院患者中，6%~15% 有药物的不良反应。70 岁以上患者的不良反应出现率是 60 岁以下患者的 1.5~2 倍

评定服药状况与服药忠实度

要点	注意·根据
1 服药的注意点 ●口渴（唾液分泌低下）导致药剂黏附口腔内 　·如是非类固醇性抗炎药有可能引起食管溃疡 ●服药难易度的评定项目 　·药物的数量、尺寸、剂型	●其原因是年龄增长致使身体机能低下 ●由于食管运动能力下降，药剂向胃的移动不畅，药剂停留在食管内 ●老年人最适合的剂型是直径 7~8 mm 的糖衣片剂 ●越大越容易黏附（卡嗓子） ●胶囊最容易黏附 ●无角的药剂不容易黏附 ●糖衣片剂最不容易黏附 ●散剂容易飞散、黏附药包

要点	注意·根据
·服药时的饮水量	●颗粒进入假牙之间会产生疼痛
	●水剂药有时患者自己难以计量
	●为了防止药物停留在食管内,至少要服用半杯水以上(100 mL以上)
·体位、姿势	●服药时上身尽量要直立
·手指的运动能力	●服药后5~10分钟不要卧位
·口腔内的干燥	
·食管的运动能力	
2 服药指导上的注意点	●只口头说明远不够,要用通俗易懂、图文并茂的
●自我管理内服药的注意点	小册子或药品说明卡进行说明
·要了解经口药的目的,药物的作用、副作用	●用药手册不仅可以向患者及其家属提供正确的信
·了解药物的服用方法(用量、用法)	息,同时也有助于其他医疗设施和药店药剂师了
·了解药物的保管方法	解正确信息
·了解出现副作用时的处理方法	●1个患者1个药盒,按服药时间分包,进行药盒
●要把患者理解力、记忆力和视力低下作为前提	组合
●为了早期发现副作用,分别向患者和护理人员说	●药品的说明书记载了安全服药的重要事项,因此
明副作用的自觉症状和他觉症状的表现	负责服药的护士、代行服药管理的护理人员一定
●说明不能同时服用的药品名称和有可能开出这种	要阅读药品说明书
药的疾病名	
3 对老年人的药效评估	●药物有效但不良反应大时,要评定患者是否按照
●要同时检查服药的忠实度与有无不良反应	要求服药。尤其是变更了服药方法时(减量、增
·对于是继续服药还是减量、更换药、中止服药,	量、中止),确认是否按要求服药非常重要
是否有明确的判断标准	●突然停药会使病情恶化
·再次评定服药方法和实际的服药忠实度	

防止服错药事故

目的▶ 遵守安全用药"5正确",防止用药事故

核查项目▶

· 安全用药"5正确"(简称"5正确"):①正确患者(Right Patient);②正确药物(Right Drug);③正确用量(Right Dose);④正确用法(Right Route);⑤正确时间(Right Time)

· 有无过敏史、有无禁用药、自己管理药的能力如何

· 本院使用的用药指导手册,要注意药品和名称类似药品及外观类似药品等的清单

· 药品过错内容

①处方:忘记处方、处方延迟、处方量错误、重复处方、禁药处方、对象患者错误、处方药物错误、处方单位错误、处方用药方法错误、听取口头指示错误

②配药:忘记配药、处方签或注射签错误、配药称量错误、配药数量错误、配药分包错误、配药规格错误、配药单位错误、取错药、取错说明书、交付患者错误、交付错误药物和制剂、交付过期药剂

③药物管理:药袋和容器的记载错误、混入杂物、细菌污染、药物过期

④服药准备:过剩给药、过少投药、给药时间或日期错误、重复投药、给禁药、给药速度过快、给药速度过慢、患者错误、药物错误、单位错误、给药方法错误、没有给药

程序	
要点	注意·根据

1 有关药品的过错

①需注意药品的处理（❶）
　　·确认需注意药品清单
　　·使用辅助标签（写上"注意"两字）或警告

②名称类似药品或外观类似药品的处理（❷）

③入院时自带药的处理（❸）

④统一处方签和指示的记载方法（❹）

⑤指示（入院患者指示、注射处方）的基本事项（❺）

❶需注意药品是指错误使用会对患者造成明显伤害，在使用时要特别注意的药品。要明确哪种药品为本院需注意药品

❷ 防止事故的要点▸ 可以考虑变更为其他名称不同的药品。注意表示和安放位置，防止取错类似药品
注意▸ 在处理过程中发生事故的可能性很大。处理过程：指示→接受指示→送处方签→药房配药→送病房→外来时的准备→用药）

❸使用患者自带药容易发生事故
防止事故的要点▸
　　·要明确自带药处理的操作程序
　　·要实现医生、护士、药剂师与其他有关方面的信息共享
　　·药剂师要积极关心，指导管理

❹要防止给药错误。为防止解释错误，在记载方法上要有统一规定

❺本部门要制定有关指示的规定（记入指示、接受指示、指示的变更、指示的实施、注射签的指示记载方法）

2 确认作业

①确认指示。指唱确认：用手指着，同时念出声来确认（❶）

②确认药品（将医生的指示内容与药品一一指唱确认（❷）

③确认患者（❸）

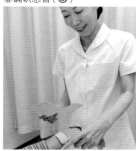

请患者本人报名。按照姓名手带确认

❶指唱确认安全用药"5 正确"
根据▸ 据说采用指唱确认可以将看错、看漏、看丢、错觉等人为过失减少到 1/6

❷护士在取药时、准备药时、放回药时指唱确认安全用药"5 正确"，可以预防人为错误和过失

❸ 防止事故的要点▸ 患者本人自报姓名。按照姓名手带确认患者姓名。确认患者与处方签的患者姓名是否一致
注意▸ 对于老年人或认知障碍患者，有时即便喊别人的名字也可能答应。检查姓名手带上的名字是否模糊难认

要点	注意・根据
3 说明与同意 ①说明用药的目的，请求理解（**❶**） ②通俗易懂地讲解药物的作用和副作用，请求理解（**❷❸**）	**❶**患者能够理解并接受自己受到的治疗很重要。要简单易懂地对患者进行说明，求得患者的同意 **❷**日常的知情同意对话是防止事故发生的关键 **❸**对于理解力低下的老年人来说，即便是不同的说明内容，其答复也可能相同
4 可以专心准备药品的作业环境 ①准备药品的工作尽可能不要中断（**❶**） **作业中断卡片**	**❶** 根据▶ 很多事故的发生是由于在准备药品过程中中断作业。如确实不得不中断作业时，要放上作业中断卡后再离开。作业中断卡放入卡盒随身携带较为方便
5 共享禁药信息并彻底禁止 ①各环节间要共享禁药信息，并彻底禁止（**❶**）	**❶**医生、护士、药剂师等各环节间要共享患者的禁药信息 技巧▶ 要明确接受禁药指示的运作程序，为防止遗漏，要制作打钩框式的禁药报告

6

6.1

防止用药事故

评价

- 是否了解老年人的药物动态？是否掌握老年人药物疗法的特征？是否对正确实施给予了帮助
- 是否对患者进行了服药管理指导？是否充分评价了患者的服药背景？如多药并用或认知能力、视力、听力、手指的运动能力等
- 是否做出了旨在预防和早期发现副作用的正确观察
- 是否根据患者的饮食摄取状况和病情变化正确用药
- 是否在各环节确实实施了旨在防止错误用药的确认作业
- 用药前是否对患者进行了通俗易懂的说明，并得到患者的理解和同意
- 大家是否都了解并遵守了有关指示的规定

6 用药

6.2 经口药

松本美香

老年人特征与护理的必要性

- 经口药物通过肠管吸收（Absorption），分散（Distribution）到体内，进行代谢（Metabolism），然后排出（Excretion）体外。了解药物动态（ADME）因增龄变化的一般事项和各个药物都有哪些动态表现，对于掌握老年人药物疗法的基础至关重要
- 老年人往往有多种疾病及疾病慢性化的并发症，由于多药并用和不同科室就诊的重复用药，药物相互作用，会产生严重副作用
- 药物的体内动态个人差取决于遗传因素和环境因素。对于老年人来说，第一位的环境因素是饮食因素。其次，饮酒、吸烟等嗜好也影响药物的代谢
- 随着年龄的增长，老年人的视力、听力、记忆力等身体机能低下，加之理解力降低等，导致服药的忠实度不良，服药能力低下
- 为了正确服药，为了早期发现并预防副作用，对负责患者服药管理的家属和护理人员进行适当的服药指导非常重要
- 要充分评估患者的服药背景，向患者提供适合患者知识水平的药品信息

经口药的操作程序

目的▶
- 通过上消化道黏膜吸收药物，产生预期的药用效果
- 直接刺激下消化道，产生止泻、杀菌、祛除寄生虫等效果

核查项目▶
- 评定患者是否适合经口用药，是否有意识障碍、咽下机能障碍、消化道机能障碍等
- 患者的病态（变化）是否适合服用现在的药物
- 一次的用量及用法是否适合，特别是安眠药、泻药等要根据病情随时调整
- 指定用药是否有预期作用和副作用
- 为接受检查是否有停止饮食的指示
- 确认指示的变更（减量、增量、中止、禁止等）
- 是否对患者进行了说明并得到同意
- 对患者说明用资料：记载服药方法的小册子、药品说明书等
- 是否掌握容易出现错服药事故的环节
  ①制剂管理：药袋、容器的记载错误，混入杂物，细菌污染，过期制剂
  ②用药阶段：用量过大、用量过小、用药时间及日期错误、重复用药、服用禁药、患者错误、药物错误、单位错误、用药方法错误、未用药

适应对象▶
- 无咽下机能障碍，可以经口摄取的患者
- 消化道运动、消化道吸收功能无异常的患者

禁忌▶ 有意识障碍、吞咽机能障碍、消化道机能障碍等的患者

防止事故的要点▶ 遵守安全用药 "5 正确"

程序

要点	注意・根据
1 准备与确认作业 ①洗手 ②确认指示（处方签）（**1**）	**1 防止事故的要点▶** 遵守安全确认工作：指唱确认处方签的安全用药 "5 正确"（表 1）

要点	注意・根据
	■表1　安全用药"5正确"

正确患者	Right Patient
正确药物	Right Drug
正确用量	Right Dose
正确用法	Right Route
正确时间	Right Time

③药品的准备与确认（❷❸）

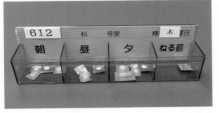

❷边对照处方签和药剂，边三次（取药时、准备药时、放回药时）指唱确认"5正确"

❸将药物连同包装放入药箱

　根据▶对于自我管理服药的患者进行指导，让患者不要扔掉空药盒，要放回到药箱里。通过药品的包装可以检查服药状况

④水制剂（包括油制剂和乳制剂）的准备（❹❺❻❼）

❹确认药物的使用期限

❺摇动容器，使沉淀的药物混合均匀

❻正确读出刻度，倒入药杯

❼如为油制剂，要先倒入凉水，再注入药物

⑤将备好的药物与处方签对照确认（❽）

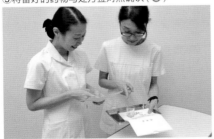

❽由两个护士指唱确认"5正确"，对照处方签，复核准备的药物。即准备药的护士读处方签，拿药的护士确认药物

2 实施用药（在患者的床旁）

①让患者本人报出自己的全名，确认患者（❶）

②对照姓名手带，确认患者本人的姓名

③对患者说明用药的目的、作用、副作用，求得患者的同意（❷）

④对目前的患者进行评定（❸❹）

❶坚决实施防止认错患者的安全用药行动。确认与处方签上的患者姓名是否一致

　注意▶在老年人中，会出现叫错姓名也答应的现象，因此一定让患者自己报姓名

❷注意▶由于患者的服药忠实度不同，要根据患者的不同，采取不同的说明方法和内容

❸指示的药物是否适合患者现在的状态，一次的用量和用法是否适合，能否进行经口用药（有无意识障碍、咽下障碍、消化系统症状），饮食摄取情况如何，是否预约了禁饮食检查等

❹对于老年人，为了避免出现夜间徘徊、健忘症、摔倒等问题和白天的半睡眠状态，要根据患者的状态，适当调整安眠药和镇定药等的用量

用药

6

6.2

经口药

要点	注意・根据
⑤用药之前的最终确认：根据处方签确认医生的指示内容（⑤） ⑥打开药的包装放入药杯中（⑥） 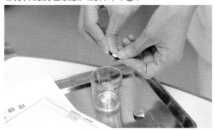	**注意▶** 特别是泻药，要根据排便情况进行适当调节，因此投药前必须要对腹部症状进行评估 ⑤指唱确认"5 正确"。如为电子病历，要检查有无最新的指示变更 ⑥如用手掌送入口中，药物可能会掉落，所以要放入杯中服用
⑦让患者抬起上半身，取坐位。不能取坐位时使病床抬高（⑦）	⑦ **技巧▶** 此时，用枕头等将头垫起，使头部微微前倾，目视前方 **根据▶** 前倾可使咽喉部与气管形成角度，不容易误咽 **注意▶** 过于前倾不容易咽下
⑧将药杯交给患者，让其将药送入口中（⑧） ⑨患者将药送入口中后递过水杯，最少要喝下半杯水（⑨） 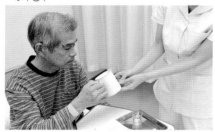	⑧ **技巧▶** 如患者手指机能低下，将药放在匙子中由护士送入口中 ⑨ **注意▶** 服药后要充分饮水，不要让药滞留在食管内 **技巧▶** 散装药或很苦的药，要用糯米纸包上后服用
⑩如有麻痹症状，可以取健康侧在下的侧卧位，将水吸入（⑩） 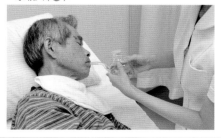	⑩ **根据▶** 对吞咽运动重要的舌头、咽喉肌等很可能与四肢为同侧麻痹，因此要用健康侧的舌头和咽喉肌吞下

要点	注意・根据
⑪服药后 5~10 分钟不要取卧位（⑪）	⑪ [根据▶] 非类固醇抗炎症药有可能会引起食管溃疡 [注意▶] 对于咽下机能低下的患者，要检查服药后药剂是否残留在口腔内（舌头内侧） [紧急处置▶] 服药后如发现发红、起斑疹、有瘙痒感、有休克症状等，要立即报告医生，确认医生的指示
3 服药后的整理、记录 ①服药后整理 ②记录药名、用量、用法、时间（❶）	❶要正确记录
4 对自我服药管理给予帮助 ①将药物（每袋）、药箱、药杯交给患者本人，向患者说明服用方法和自我管理的有关事项（❶） ②患者要将 1 天的药物按照指示时间分开放入药箱 ③在患者服药前，护士要对照处方签，检查患者准备的药（❷） ④指示患者按照指示时间服药，服药后包装不要扔掉，要放回药箱（❸） ⑤如更换了药物，要收回患者手中的药物（❹❺）	❶用简单易懂的语言说明 ❷遵守安全确认行动，按照安全用药"5 正确"检查 ❸ [根据▶] 因为其后护士要确认患者的服药情况 ❹要确实收回，以防服错药 ❺必要时重新分包药物，向患者说明变更后药物的用法、用量等

营养导管及胃造口管的用药程序

程序

要点	注意・根据
1 确认经鼻胃管及胃造口管已正确插入胃内 ①导管是否被吐出到口腔内（❶） ②用注射器向导管注入 20~30 mL 空气，检查在心窝部能否听到气泡音 	❶营养导管是否被插入 45~60 cm [技巧▶] 用药前一定要确认胃管顶部的位置。要轻拉胃造口管，确认拉不动

要点	注意・根据
③确认吸引胃液（❷） 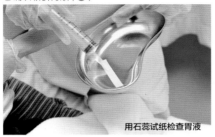 **用石蕊试纸检查胃液** **[无法确认导管顶端时]**（❸） ①请求其他护士确认 ②如两名护士都无法确认，改用射线不透过导管插入 ③如遇插入导管困难的患者，请医生插入（❹）	❷只确认气泡音还不够，一定要吸到胃液。用石蕊试纸检查吸到的液体是否是胃液。如是胃液，蓝色试纸变成红色 注意▶ 在经管注入营养后给药时，一定在注入营养前确认胃液。就寝前等单独注入药时，必须进行导管顶端确认 ❸ 禁忌▶ 禁止在不安全状态（未确认或确认不充分）下操作 ❹事先列出插入困难患者的名单 注意▶ 要指唱确认"5 正确"，确认药品和患者
2 将药物注入导管 ①将指示的药物用注射器注入导管（❶） 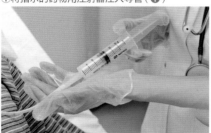 ②注入药后，用同一注射器吸温水 20~30 mL 后注入，将黏附在导管内的药物送到胃里 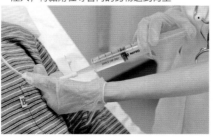 ③注入药物后盖上导管盖子（❷）。连接三通时，关闭排液袋一侧（❸）	❶注入器具使用经管专用注射器，以防错误连接静脉注射等血管内管线。用彩色注射器易于识别 ❷ 根据▶ 防止回流 ❸当排液管连接经鼻管或胃造口管投药时，注入药

要点	注意・根据

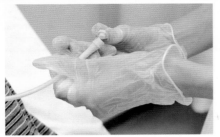

盖上管盖

物时要关闭三通的排液袋一侧

[根据▶] 防止注入的药物被排泄掉

[技巧▶] 注入后用夹钳夹 2 小时，其后不要忘记打开三通，使其处于可排液状态

[根据▶] 夹住 2 小时可确保药物被吸收，血中浓度达到峰值

3 简易悬浊法（❶）

●简易悬浊法是将片剂、胶囊放入热水中，使其悬浊、溶解，再经由导管用药的方法

①将药物放入溶药用的杯子中（❷）

②加入 55℃ 的热水约 20 mL，搅拌后放置 10 分钟（❸❹）

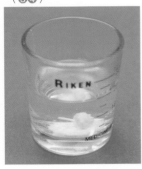

将药物放入杯子中溶解

❶[注意▶] 有的药剂适合简易悬浊，有的药剂不适合简易悬浊

❷[技巧▶] 不容易溶解的药物要事先捣碎后再溶解

❸[技巧▶] 将开水与凉水按 2:1 的比例混在一起，大致就是 55℃

❹[根据▶] 胶囊在 37℃ 的温水中放置 10 分钟就会溶解。55℃ 的热水放置 10 分钟也可以溶解

■表2　简易悬浊法的问题点

· 由于黏附损耗，药量减少，配比的变化使质量和数量都出现问题

· 有损害药剂师和护士健康的可能性

· 出现污染、堵塞等经管软管故障

· 由于工作烦杂，增加时间和成本

评价

●是否了解老年人的药物动态？是否掌握老年人的药物疗法特征？是否正确实施经口用药

●是否实施了服药管理指导？是否充分评估了患者的服药背景？如多药并服、认知能力、视力、听力、手指的运动能力等

●是否了解旨在早发现、早预防副作用的观察及评定项目

●是否根据饮食状况和病情变化相应调整了用药

●是否定期进行药物的有效期管理

●在各个环节是否严格遵守旨在预防错服药的安全确认行动

●在用药前，是否对患者进行了通俗易懂的说明，并得到患者的理解和同意

●是否确实执行了指示（包括变更和中止）

●患者的禁药信息是否确实在医生、护士、药剂师等之间共享

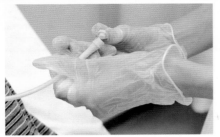

用药

6

6.2

经口药

421

6	用药	
6.3	坐药	松本美香

老年人特征与护理的必要性

- 由于老年人疾病多发及疾病的慢性化，老年人多有并发症，因此，多药并用或与其他科室的重复用药会导致药物相互作用，出现严重的副作用
- 经口用药被肠管吸收后分散到体内，经肝代谢后排出体外。而直肠内用药被直肠黏膜吸收，不用肝代谢，直接在全身循环，因此药物动态几乎不受年龄变化的影响
- 直肠内用药有 20~30 分钟就可显现其作用，与静脉注射效果几乎一样
- 老年人常常受制于经口摄取状况的不稳定，而坐药的优点是不受其制约，可以迅速给药，实现预期药效

■表 1　坐药的特征

· 很少出现内服药或注射药的副作用
· 效果快而稳定
· 可以避免药物的分解、代谢
· 可以在不能内服、注射时发挥药效
· 适于口味和气味大的药物
· 可以用于家庭治疗

坐药的种类

要点	注意·根据
1 按剂型分类 ● 基剂型坐药：主剂与基剂混合在一起 ● 将液体封入胶囊中 ● 将半固体药剂注入管式容器中 ● 片剂（专门用于坐药的）	● 低温保管，室温下会软化，因此不能取出后长时间放置
2 按适用部位分类 ● 肛门坐药（直肠坐药） 	● 只有肛门坐药作用于全身，适用于直肠 ● 形状为纺锤形或圆锥形，质量 1~3 g，长度 3~4 cm
● 阴道坐药（阴道片剂、阴道球剂） 	● 主要用于毛滴虫阴道炎、念珠菌症引起的女性生殖系统感染及避孕 ● 球形或椭圆形，质量 2~4 g
● 尿道坐药	● 现在基本不用
3 按作用形式分类 ● 以局部作用为目的 · 给予直肠、肛门、阴道、尿道局部作用，通常用	● 注意有时也同时作用于全身

要点	注意・根据
于痔疮、炎症、便秘、出血等，以缓和、收敛、止血、局部麻醉、杀菌、缓泻等为目的 ●以全身作用为目的 ・解热、镇痛、消炎、感染、哮喘、精神疾病、恶性肿瘤等使用的消炎镇痛解热药、治疗精神病药、抗生素、镇痉挛药、治哮喘药、抗癌药、麻醉药	●如病患部位扩展到肛门或外阴部，只用坐药达不到效果，可以使用含有同一药剂的坐药软膏 ●药物被血管、淋巴管丰富的直肠和结肠黏膜吸收，进入血管内产生药效

坐药的用药程序（直肠内）

目的▶
・药剂插入肛门后，被直肠黏膜吸收，作用于目的部位
・可以分别作用于全身和局部

核查项目▶
・患者是否适合直肠内用药、痢疾等排便情况、有无便血、肛门周围有无糜烂或疼痛
・插入后生命体征的变化，全身状态
・一次用药量是否合适
・保护患者的隐私

适应对象▶
・药物局部作用时（治疗痔疮药、泻药）
・有恶心、呕吐、咳嗽、意识障碍等，经口用药困难时（止吐药、解热药、镇痛药、麻醉药等）
・由于主药的性状或患者的状态不适合注射时

禁忌▶ 直肠黏膜异常时、频繁腹泻时

防止事故的要点▶ 遵守安全用药"5正确"，防止误插入阴道（女性时）

必需物品▶ 处方签或电子处方确认的坐药（①）、润滑剂（凡士林等）（②）、纱布（③）、处置用手套（④）、脓盆（用塑料袋包好，以便用后清理）（⑤）、棉毯或毛巾、纸尿布（⑥）、便器或轻便马桶（根据患者的状态而定，老年人有尿意后可能来不及去卫生间）

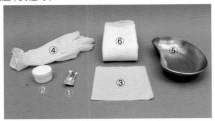

程序	
要点	**注意・根据**
1 准备和确认药剂（①） ①洗手 ②确认指示处方签（②）	❶参照 P410 防止用药事故 ❷防止事故的要点▶ 指唱确认处方签的"5正确" ■表2　安全用药"5正确" 正确患者　　Right Patient 正确药物　　Right Drug 正确用量　　Right Dose 正确用法　　Right Route 正确时间　　Right Time

要点	注意·根据
③准备药剂（❸）	❸三次（取药时、准备药时、送回药时）指唱确认"5正确"
④确认备好的药剂（❹）	❹由两个护士边指唱确认"5正确"，边复核药剂和处方签
2 确认患者，对患者说明并征得同意 ①请患者自报姓名（❶） ②确认患者的姓名手带 ③检查与处方签的姓名是否一致 ④向患者说明用药的目的、药的作用与副作用，征得患者同意（❷）	❶ 注意▶ 对于老年人来说，有时即便喊错姓名也会答"是"，因此要让患者自报姓名 ❷尽可能用和蔼的语言认真说明，请求同意插入坐药 注意▶ 要根据不同患者采取不同的说明方法和内容
3 患者的准备与环境改善 ①在插药前一定确认患者有无便意，检查排便情况（❶） ②要考虑患者隐私，拉上窗帘 ③让患者取侧卧位，屈膝露出臀部	❶ 根据▶ 插入坐药时会刺激直肠，唤起便意，而排便会影响药效，因此要先检查排便情况
④用棉毯或浴巾盖上患者的下半身，脱下内裤（❷）	❷为了少露出患者的身体，要先盖上棉毯等，在棉毯下面脱下患者的内裤
4 插入坐药 ①戴上处置用手套，打开坐药（❶） ②将润滑剂涂在纱布上，再涂在坐药顶部（尖的一端）（❷）（见图片ⓐ） ③右手拿药，另一只手掰开肛门（❸）（见图片ⓑ）	❶ 注意▶ 不戴手套直接拿药，药会溶解 ❷ 根据▶ 润滑坐药可以预防损伤肛门管和直肠黏膜 ❸ 技巧▶ 让患者用嘴呼吸，不要用力
ⓐ 涂润滑剂	ⓑ

要点	注意·根据
④让患者吐气，吐气的同时用食指将坐药插入（**④⑤⑥⑦**） 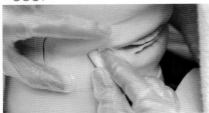 ⑤插入坐药后，用纱布按压肛门 2~3 分钟 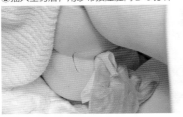 ⑥打开纱布，确认坐药完全插入，告知患者插入坐药结束（**⑧⑨**） ⑦摘下手套，整理患者的衣服 ⑧观察一会儿患者的状态（**⑩**）	④ 根据▶ 用力吐气可以缓解肛门括约肌的紧张 ⑤插入到第二手指关节（3~5 cm） ⑥ 技巧▶ 如插入遇到阻力不要硬往里插，改变方向试试 ⑦ 技巧▶ 避开便块，沿直肠壁插入 　根据▶ 如将坐药插入大便中，药剂会得不到吸收 ⑧要向患者说明，即便有便意也不要施加腹压，忍耐一会儿便意就会消失 　根据▶ 坐药 20~30 分钟就可以溶解并被直肠吸收。随着药剂的溶解便意会一点点消失 ⑨排便时坐药有可能被排出，要通知护士 　注意▶ 如坐药被排出不能得到预期的药效，要报告医生，听取医生的指示 ⑩必要时在患者处安装紧急呼叫按铃，以便迅速采取措施 　注意▶ 麻醉药和镇痛解热药会引起血压急速下降，因此要观察一会儿患者的状态
5 收拾整理，记录 ①摘掉手套，按规定废弃 ②洗手 ③记录药名、用量、用法、时间、患者的状态等	

评价

- 是否没有损伤肛门和直肠？是否安全、正确插入坐药
- 能否评定患者是否适合直肠内用药
- 是否考虑到了患者的隐私
- 直肠内用药后是否做了记录？是否进行了观察
- 在药剂吸收与否不明时，是否报告了医生，并听取了指示

6　用药
6.4　外用药和贴敷药

松本美香

老年人特征与护理的必要性

- 皮肤是身体的最大器官，不仅可以防止外界物理上、化学上的障碍和微生物的侵害，而且在体温调节和保证最小限度丧失水分及蛋白质上发挥重要作用
- 皮肤基本上由外层的表皮和内层的真皮两层构造组成。真皮通过结合组织连接骨头和肌肉。真皮的下部称为皮下，堆满脂肪，其主要作用是吸收外部的冲击，储存能量
- 随着年龄的增长，皮肤的变化各种各样。年龄增加的同时，表皮与真皮的界限平坦了，增加了细胞的交叉连接，皮肤失去了柔软性。这种变化对皮肤产生的"剪切应力"容易引起表皮的刺激
- 真皮的细胞随着年龄的增加会减少 50%，真皮的厚度变薄。由于内因上的增龄变化，纤维芽细胞和嗜酸性物质减少，皮肤开始萎缩脆弱
- 增龄的同时皮肤血管减少，又薄又易断，这是出现老年性紫斑的原因所在。同时，出现体温调节不充分，皮肤温度降低，伤口治疗延缓，对刺激物反应迟钝，吸收涂抹药的能力低下等
- 增龄的同时外分泌腺、顶浆分泌腺的活动性低下，对刺激的反应迟钝，导致皮脂产生减少，不能通过出汗很好地调节体温，容易出现中暑
- 老年人的皮肤易受侵害，而且受伤后恢复过程相当缓慢
- 由于老年人多有多种疾病及疾病慢性化的并发症，往往多药并用或其他科室就诊的重复用药，药物的相互作用会产生严重的副作用
- 老年人随着增龄，视力、听力、记忆力等身体机能降低，加之理解力低下，易出现服药忠实度不佳、服药能力低下等问题
- 在老年人的这种服药背景下，采用外用药和贴敷药是一种有效的药物治疗方法。既能最小限度控制不良反应，又能得到预期药效

外用药、贴敷药的分类与特征

要点	注意·根据
1 贴敷药的种类与特征 **［按作用范围分类］** ●局部作用：用于皮肤表面的疾病 ●全身作用：透过皮肤、黏膜，进入血管、淋巴管后作用于全身 **［按基材分类］** ●湿布剂（纱布、无纺布） ·基材成分以水溶性高分子为主，水分含有量多，厚度大 ·制成泥状或成形在布上 ·含有局部刺激药、抗炎药、镇痛药、抗生素、角质溶解药 ·冷感型：包括具有局部刺激作用的樟脑液、薄荷油、薄荷醇等制剂，通过皮下及肌肉被经皮吸收，有消炎、镇痛作用。适用于急性炎症期的疾病	**■表 1　贴敷药的分类**

■表 1　贴敷药的分类

局部作用 （刺激型制剂）	水溶性	湿布剂 （泥状或成形）	冷感型
			温感型
	油性	膏药	冷感型
			温感型
全身作用 （经皮吸收型制剂）	水溶性		
	油性		

●［市场在售药品例］含非类固醇消炎药和止痛药的药品：欧姆、CALEP

注意▶ 本栏所出现的药品为日本在售药品情况，仅供参考

要点	注意·根据
· 温感型：含有香辛料提取物、王酸酰胺的药剂对皮肤有温感刺激，因此称为温感型，适用于慢性炎症期 ●膏药 · 以脂溶性高分子为主要基材成分，单位面积的涂药量少而薄 · 在半透明的聚乙烯薄膜上涂上含有药剂的丙烯树脂黏合剂，制成胶带	●特征：使用方法简便、黏着力强、效果平稳、对皮肤刺激性小
●局部作用：由于支撑体很薄，贴药时产生的闷蒸刺激小，贴药部位不明显，薄膜柔软，因此便于使用 ●全身作用（经皮吸收型制剂）：形状稳定，可以持续经皮吸收。主要药剂包含在胶带中，可以贴在胸部、上腹部、背部等。有效时间为 24 ~48 小时 [特殊剂型] · 在创伤、烫伤、出血、角化症等局部治疗及预防感染时，将抗生素、角质溶解药等浸在纱布或绒布上，直接贴在病患部。有一定黏性，不用担心移动错位 [其他贴敷药] · 创伤保护药：用于烫伤、皮肤脱皮、外伤性皮肤缺损等的外用药	●[市场在售药品例] 皮肤病消炎药：含有氢化泼尼松的贴剂 ●[市场在售药品例] 治疗缺血性心脏病的药：FLANDERS贴剂 (抗心绞痛、心肌梗死的药) ●[市场在售药品例] 治疗感染性皮肤病的药 ES-TRANA贴剂；治疗化脓性皮肤病的药FUCIDIN LEO软膏 注意▶ 本栏所出现的药品为日本在售药品情况，仅供参考
2 外用药 ●通过将基材成分的物性（油脂性、乳剂性、水溶性）与主药的物理性、化学性合理组合，将多种药物制成软膏制剂 ●软膏可以根据皮肤病变的状态（分泌量的多少等）选择基材，并在临床广泛应用	●皮肤外用药的主药：抗菌药（抗生素、抗真菌药）、镇痛药、止痒药、收敛药、消炎药（抗组织胺药、类固醇药）、酶制剂等

外用药、贴敷药的使用

目的▶
· 将贴敷药（经皮吸收型制剂）贴在皮肤上，经皮吸收药剂，其药效作用于全身
· 在炎症部位或疼痛部位贴上湿布剂，药效作用于局部
· 对标的组织产生直接效果
· 效果持续化
· 减轻全身性副作用
· 用药管理简单明了

核查项目▶
· 过敏症状：红斑、斑疹、发红、肿胀、刺激感、瘙痒感等
· 过敏病史
· 使用皮肤贴敷药和麻药性镇痛药时，用后要收回

·选择新的贴敷部位
·在使用的贴敷上标记日期
·贴敷药的药效持续时间

适应对象▶

·不适合经口用药的患者
·希望持续药效时
·希望避开消化道障碍时
·希望得到一定的血中浓度时
·内服药的苦味或气味强烈，难以经口用药时

禁忌▶

·皮肤过敏怕刺激，容易患接触性皮炎的患者
·阿司匹林哮喘（非类固醇性消炎镇痛药等诱发哮喘发作）或有其病史的患者，有可能因使用贴敷药产生严重副作用，要特别注意

防止事故的要点▶ 遵守安全用药"5 正确"

程序	
要点	注意·根据
1 准备和确认药剂（❶） ①洗手 ②确认指示处方签（❷）	❶参照 P410 防止用药事故 ❷ 防止事故的要点▶ 指唱确认处方签的"5 正确" ■表 2　安全用药"5 正确" <table><tr><td>正确患者</td><td>Right Patient</td></tr><tr><td>正确药剂</td><td>Right Drug</td></tr><tr><td>正确用量</td><td>Right Dose</td></tr><tr><td>正确用法</td><td>Right Route</td></tr><tr><td>正确时间</td><td>Right Time</td></tr></table>
③准备药剂（❸） ④确认备好的药剂（❹）	❸三次（取药时、准备药时、放回药时）指唱确认"5正确" ❹由两个护士边指唱确认"5 正确"，边复核药剂和处方签
2 确认患者，对患者说明并征得同意 ①请患者自报姓名（❶） ②确认患者的姓名手带 ③确认与处方签的姓名是否一致 ④向患者说明外用药、贴敷药的目的，药的作用与副作用，征得患者同意（❷） ⑤告诉患者下次换药的时间，之前不能将药揭下（❸）	❶ 注意▶ 对于老年人来说，有时即便喊错姓名也会答"是"，因此要让患者自报姓名 ❷尽可能用和蔼的语言认真说明，请求同意药剂的外用和贴敷 注意▶ 要根据不同患者采取不同的说明方法和内容 ❸ 注意▶ 对患者说明，不能擅自揭掉，如揭掉要通知护士 根据▶ 在经皮吸收，药效作用于全身的胶带药剂中，有硝化甘油、扩张气管药、麻醉药性镇痛药等，如患者擅自揭下，医生指示的用药难以得到确实保证

要点	注意·根据
3 患者的准备与环境改善 ①要考虑患者隐私，拉上窗帘（❶） ②根据贴敷部位取易于贴敷的体位 ③需露出下半身时，用棉毯或浴巾盖上患者的下半身，脱下内裤（❷）	❶ 根据▸ 因为患者要露出皮肤 ❷ 根据▸ 为了尽可能地少露出皮肤
4 贴药 ①剥下上次贴的药剂，观察贴敷部位的皮肤状态（❶❷） ②如必须要变更贴敷部位，在胸部、上腹部、背部、上肢部、大腿部等处选择新的贴敷部位（❸❹❺） ③麻醉药性镇痛药换药时，将使用过的药剂回收，送回药房（❻） 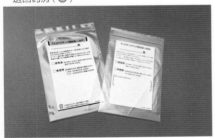 **已用麻醉药性镇痛药的回收袋** ④在新的药剂上标记上"更换日期"（❼） 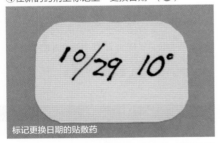 **标记更换日期的贴敷药** ⑤确保贴药部位的皮肤清洁。有出汗时，要将汗擦掉（❽）	❶贴敷部位皮肤观察要点：有无红斑、斑疹、发红、刺激感、瘙痒感等过敏症状 ❷评定是否有必要改变上次贴药的部位 ❸选择无皮肤病症状的部位 ❹避开角质层厚的部位（足底等） ❺ 注意▸ 对于有认知障碍或多动症的患者，要选择患者手够不到的部位 ❻麻醉药性镇痛药换药时，将用过的药剂放入回收用袋子内，送回药房（麻醉药管理者） 注意▸ 万一已用药剂遗失，作为麻醉药遗失事故处理 ❼ 技巧▸ 贴到患者身上以后很难再标记换药日期。最好事先写在贴药胶带上 ❽ 根据▸ 出汗使皮肤湿润，贴药胶带不能与皮肤紧密黏接，黏着力减弱，因此要将汗擦掉

要点	注意・根据

⑥贴药

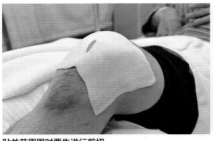

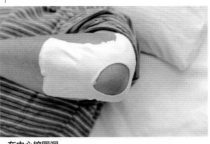

贴关节周围时要先进行剪切

在中心挖圆洞

⑦如为慢性疾病（退行性膝关节炎等），需长期贴药或者皮肤易红肿，盖上纱布等再贴药（**⑨**）

⑨用防水布、油纸、塑料薄膜、纱布等盖在贴敷药处，保护皮肤

技巧▶ 贴敷药容易脱落，要用胶带固定

注意▶ 注意胶带处皮肤过敏红肿

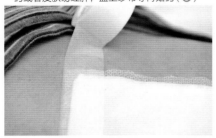

⑧整理患者的衣服，洗手
⑨观察、记录患者的状态（**⑩⑪**）

⑩记录药名、用量（贴药张数）、贴药时间、贴药部位
⑪观察药剂的作用、副作用

5 贴敷药的保管方法

①为了防止污染、药物变化、干燥、吸湿及黏着力减弱等，要避免阳光直射、高温、潮湿，尽量在低温密封容器中保存（**❶❷**）

❶现在多为拉链式开封口，如不是拉链式开封口，将未用部分的包装开口部折起后保存
❷灭菌的药物要防止混入细菌或真菌

注意▶ 注意使用期限

评价

● 是否选择了合适的贴药部位
● 在贴药部位是否出现了接触性皮炎等症状（红斑、发红、斑疹、瘙痒感、刺激感等）
● 是否对贴药部位进行了相应的处理
● 使用后的麻醉药性镇痛药贴敷药是否进行了必要的处理

老年人特征与护理的必要性

- 注射是非经口药物疗法之一。由于不受消化道的影响，与经口用药相比可以迅速、稳定地将高浓度药剂送达病患部位或组织
- 注射最大目的是为实施治疗注入药剂（患者的身体状况不能内服药或药剂适合注射时，期待迅速而确实的效果时等）
- 另一个目的是为诊断需做必要检查时，将药剂注入体内（造影剂、闪烁扫描术的同位素注射、核磁共振的感光剂、各种负荷试验的药剂等）
- 老年人多为肾、肝功能等生理机能低下，容易出现药品的副作用，要认真观察
- 24 小时连续静脉注射容易出现的问题是，认知障碍等理解力低下的老年人会自己拔下点滴的针头，造成输液事故
- 注射的实施过程潜藏着重大医疗事故的风险，而且多为医护人员的问题所致

预防事故的评定

要点	注意・根据
1 确认按照指示准备的药物	◯参照 P410 防止用药事故
2 注射时药物间的相互作用 ● 当静脉注射要混合注射两种以上的药液时，要观察混合后有无变化 ・有无外观的变化，如浑浊、沉淀、着色、变色、结晶、凝胶等 ・有无效果的增减，药物是否带来某些影响	◯如混合药液打破了药剂的浸透压和 pH 的平衡，会出现浑浊，要特别注意观察 **根据▶** 药房在审查处方时，不但审查注射药，也审查内服药的处方。医护人员对药物间的相互作用和有混合变化的药物进行了审查，但药房也可能出现遗漏的错误 ◯通过连接器等（三通）注入注射药时，要慢慢操作，观察有无浑浊等异常现象。混合后马上发生变化的药剂不能使用，要报告药房 ◯通过改变药剂的稀释浓度和混合顺序可以防止配合的变化
3 注射的并发症、副作用 ● 观察有无药物过敏反应的征兆 ・心情不悦、阵发冷颤、有睡意、斑疹、过敏性休克（血压低、休克、痉挛等） ● 观察有无气体栓塞的征兆 ・点滴换药和通过三通或连接器进行静脉注射时，管线内是否混入了空气 ● 静脉注射抗肿瘤药或局部刺激性强的药物时，要	◯注射产生的并发症有全身并发症（狭义的副作用、过敏反应、气体栓塞等）和局部并发症（静脉炎、血管外漏的局部坏死、神经损伤等）。要想预防事故，必须事先掌握有无过敏病史 ◯在使用抗生素或造影剂等之前，都要做皮内反应试验，有时虽然皮内试验没有异常，但注射时却仍会出现过敏反应。因此，有人对皮内试验的有

要点	注意・根据
观察有无血管外漏的征兆 ・局部剧烈疼痛、变色 ●观察有无静脉炎、静脉血栓的征兆 ・局部发红、肿胀、疼痛 ・发热 ●观察有无神经损伤的征兆 ・刺穿皮下、肌肉、静脉时的疼痛（放射疼痛、剧烈疼痛）、麻木、麻痹	效性提出了质疑。由于设施原因也有不做皮内试验的，这时要慢慢注入少量的药剂，确认没有异常反应后再实施注射 ➡抗肿瘤药或局部刺激性强的药剂泄漏（血管外漏）有可能导致组织坏死 根据▶ 抗肿瘤药的烷化药、抗癌性抗生物质、铂配合物等作用力强，毒性也大。既有抗代谢药和植物生物碱等作用于特定细胞周期的药物，也有作用于非特定细胞周期的药物，因此可能会破坏正常细胞

皮下注射的操作程序

●皮下注射是将皮下注射用药注入皮下组织，主要借助淋巴进行吸收，以达到治疗效果
●皮下组织血管很少，药物是通过末梢血管和淋巴进行吸收，吸收后不用通过肝脏的解毒作用，直接到达组织。其吸收速度是静脉注射的 1/10，肌内注射的 1/2。可吸收药液量 2 mL 左右
●适合的注射部位是血管，以及神经分布少、皮下结合组织稀疏、皮下脂肪多的部位。无论是在身体哪些部位都可以注射，但一般选择手腕的外侧、腹部。即便是非常瘦的高龄患者，通常皮下脂肪也有 5 mm以上，皮下注射没有问题

目的▶
・注射胰岛素（最常用）
・预防接种（医院内季节性预防感染疫苗、新型流感疫苗、肺炎球菌疫苗等）
・适合皮下注射，希望缓释药效时
・控制疼痛的氢氯酸吗啡的持续皮下注射

核查项目▶
・选择适合皮下注射的部位（皮下脂肪厚度 5 mm 以上）
・注射胰岛素时，每次的注射部位要距离上次注射部位一横指

适应对象▶
・经口用药困难的患者（消化道吸收障碍、意识低下等）
・注射胰岛素的糖尿病患者

注意▶
・患者瘦得几乎没有皮下脂肪时，皮下注射时要特别注意
・药物过敏者、老年人要慎重使用

防止事故的要点▶ 防止神经损伤，检查过敏反应，遵守安全用药 "5 正确"

必需物品▶ 注射处方签（①）、药剂（②）、注射器（1~2.5 mL 用）（③）、胰岛素注射时的专用注射器、注射针（药液准备用 23G）（④）、皮下注射用 25~26G（⑤）、酒精棉（⑥）、处置用手套（⑦）、托盘（⑧）、脓盆（⑨）、废弃针头容器

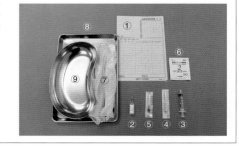

各种胰岛素专用注射器

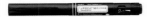
诺和锐 30 混合笔芯

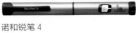
诺和锐笔 4

[图片提供 : ノボノルディスクファーマ株式会社]　　　诺和锐注射装置（INNOLET）

程序	
要点	**注意・根据**

1 准备必需物品等

①洗手

②确认注射签与注射液（❶）

③准备所需注射器、注射针（❷），连接 23G 针头（准备药液用）

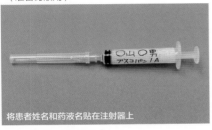

将患者姓名和药液名贴在注射器上

④用酒精消毒注射剂瓶颈部后打掉

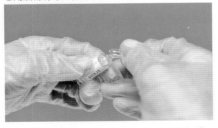

⑤注意针不要碰到注射剂的切口，将注射剂倾斜，针头插入药液中吸取药液（❷）

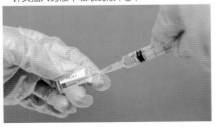

❶参照 P410 防止用药事故

❷在注射器上标注患者姓名和药液名

❷ 注意▶ 空注射剂瓶在注射结束之前不要扔掉，先放在托盘内

要点	注意·根据
⑥给针头戴上针头帽，换成 25~26G 的针头（❸） ⑦摘下注射针的针头帽，将注射器垂直，完全排除注射器内的空气（❹） 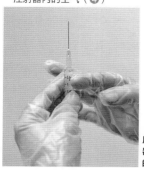 **用手指轻弹注射器，排除注射器内的空气** ⑧将必需物品备放在托盘内	❸ 技巧▶ 换针头时手不要拿针头帽 ❹ 技巧▶ 用手指轻弹注射器，将注射器内的空气赶到最上部，慢慢推内管，只将空气排除 注意▶ 不要将注射器内的药液排出
2 确认患者，对患者说明并征得同意 ①请患者自报姓名（❶） ②确认患者的姓名手带 ③确认已备好的药液（❷） ④向患者耐心说明皮下注射的目的、方法，征得患者同意（❸）	❶ 注意▶ 对于老年人来说，有时即便喊错姓名也会答"是"，因此要让患者自报姓名 ❷ 防止事故的要点▶ 边指唱确认"5 正确"，边进行复核 ■表 1　安全用药"5 正确" 正确患者　　Right Patient 正确药物　　Right Drug 正确用量　　Right Dose 正确用法　　Right Route 正确时间　　Right Time ❸尽可能用和蔼的语言进行说明 注意▶ 要根据不同患者采取不同的说明方法和内容
3 选择合适的注射部位 ①取既适合注射又稳定的体位 ②选择合适的刺入部位（❶） ③用酒精棉消毒注射部位（❷） 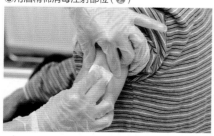	❶充分考虑到上次的注射部位后进行选择 ❷ 技巧▶ 用酒精棉由中心向外侧画圆，进行消毒

要点	注意・根据
④等待酒精干燥	

4 刺入注射针

①用左手（不拿注射器一侧的手）拉起注射部位的皮肤，注意不要弄脏消毒部位（❶）（图片ⓐ）

②以 10°~30° 的角度将注射器刺入皮下（❷）（图片ⓑ）

❶ 技巧▶ 用拇指和食指抓起消毒部位的皮肤，以便注射针沿上臂平行线刺入

❷ 技巧▶ 迅速刺入针头，将疼痛和对组织的侵袭控制在最小限度

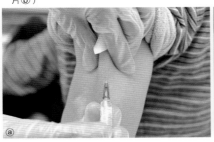

ⓐ

③确认患者有无异常
· 手指有无麻木、剧烈疼痛

④放开抓皮肤的手，将针头刺入 1/3 ~3/4 的深度，固定注射器（❸）

❸ 注意▶ 用另一只手拉注射器内管，确认没有血液的逆流

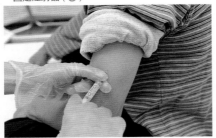

⑤慢慢推内管，注入药液（❹）

⑥不要改变刺入角度，迅速拔出针头，用酒精棉按压（❺）

❹药液的渗透压会使被注射者产生疼痛

❺ 技巧▶ 事先将酒精棉放在注射部位

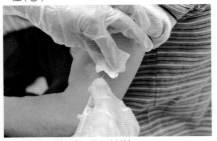

酒精棉放在注射部位，拔出注射针

要点	注意・根据
⑦按压酒精棉的同时轻揉注射部位（❻❼） 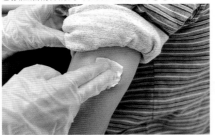 **[注射胰岛素时]** ①在专用注射器上安装上注射针 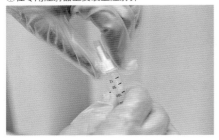 ②打开针盒、摘下针帽（❶） ③以 90° 的角度刺入皮肤（❷）（图片ⓐ） ④注入胰岛素（图片ⓑ） 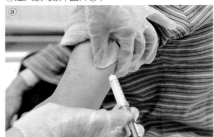 **以 90° 的角度刺入皮肤** ⑤盖上针盒（❸）	❻ 根据▶ 要让药液在皮下组织广泛扩散，防止出现硬结 ❼ 根据▶ 增加局部的血液供给，促进药液吸收 禁忌▶ 注意▶ 有两种情况不能轻揉注射部位，即按照一定的吸收速度保持作用时间的药剂（胰岛素）和适合缓慢吸收的药剂（疫苗等） ❶ 禁忌▶ 为防止胰岛素专用注射针扎人事故，在注射后绝对不能再次戴上针帽。要熟知专用注射器针头的拆卸方法 注意▶ 针盒在注射后可继续使用，但针帽不能再次使用，要废弃 ❷ 根据▶ 胰岛素专用注射针短，以 90° 的角度刺入 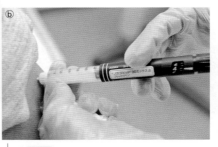 ❸ 禁忌▶ 不要戴针帽

要点	注意·根据
盖上针盒 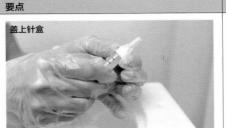 ⑥盖上针盒后，直接逆时针旋转卸下针头	
5 收拾整理，记录 ①将针头不戴针帽扔到专用废弃容器中（❶） 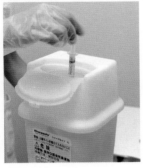 ②整理患者的衣物，观察全身及局部状态（❷） ③做手指卫生，记录	❶丢弃空注射剂瓶时，要与注射标签或注射处方签对照核实 ❷ 注意▶ 如有过敏反应，注射后马上就会出现

评价
- 是否选择了合适的皮下注射部位
- 是否没有损伤血管或误刺入肌肉，确实将药液注入皮下组织
- 是否最小限度地控制了患者的苦痛
- 使用后的针头是否没戴针帽直接扔到专用废弃容器中

肌内注射的操作程序

- 将对组织有刺激性、不适合皮下注射的药液注入肌肉内的方法为肌内注射
- 药液在血管丰富的肌肉内很容易进入毛细血管，通过血液循环扩展到目的部位及全身，发挥药理作用
- 药液的吸收速度是静脉注射的 1/5，皮下注射的 2 倍，注射后约 3 分钟可吸收药液 70%~80%。受血液量的影响，吸收速度的顺序依次为臀中肌、股外侧肌、三角肌

目的▶ 希望药物作用比皮下注射快、比静脉注射慢时

核查项目▶
· 注意神经的损伤（注射针刺入时的疼痛或麻木）

用药

6

6.5

注射

· 注射部位要选择血管粗、神经少的部位

适应对象▶
· 不能经口用药或静脉注射等其他途径不能用药时
· 需要注射比皮下注射多的药液时（可吸收药液量 5 mL）
· 药液为油性、悬浊液，皮下和静脉内不能注射时

禁忌▶
· 因乳房切除手术清扫了淋巴一侧的上肢
· 透析造设分流器一侧的上肢
· 有烧伤、瘢痕、炎症的异常组织

防止事故的要点▶ 防止神经损伤；防止肌肉组织障碍；防止静脉炎（是感染或组织坏死的原因）；防止副作用（过敏性休克）；防止错将油性剂注入静脉，造成静脉栓塞；防止针扎事故；遵守安全用药"5 正确"

必需物品▶ 注射处方签、药液、注射器（2.5~5 mL）注射针［准备药液用 18G（①），肌内注射用 21~23G 常规刃面斜度（RB）（②）］、酒精棉、处置用手套、托盘、脓盆、针头废弃容器

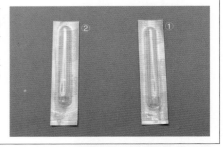

程序

要点	注意·根据
1 准备必需物品 ①洗手 ②确认注射签和注射药（❶） ③按要求准备注射器、注射针（❷） ④用酒精棉消毒药剂瓶的瓶颈部后切掉 　（参照 P433 皮下注射的操作程序 **1** ④） ⑤将药液吸入注射器（❸） ⑥给针头戴上针帽，更换 21~23G 针头（❹） ⑦将必需物品放入托盘	❶参照 P410 防止用药事故 ❷在注射器上标注患者姓名和药液名 ❸ 注意▶ 针头不要碰到药剂瓶的切口 技巧▶ 将药剂瓶倾斜，针头插入药液中吸入药液 注意▶ 注射结束之前不要扔掉空瓶，先放到托盘中 ❹ 技巧▶ 更换针头时不要拿针帽
2 确认患者，对患者说明并征得同意 ①请患者自报姓名（❶） ②确认患者的姓名手带 ③确认已备好的药液（❷❸） ④向患者耐心说明注射的目的、方法，征得患者同意（❹）	❶ 注意▶ 对于老年人来说，有时即便喊错姓名也会答"是"，因此要让患者自报姓名 ❷ 防止事故的要点▶ 指唱确认安全用药"5 正确"，进行复核 ❸多在最后检查阶段发现错误 ❹尽可能用和蔼的语言进行说明，请求患者同意进行肌内注射

要点	注意・根据
	注意▶ 不同的患者要使用不同的说明方法和内容

3 选择适当的注射部位

[（上肢）三角肌时]

①让患者手叉腰，肘关节稍弯曲（❶）

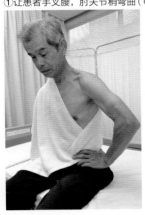

1 根据▶ 三角肌是没有皮下脂肪的肌肉，在这个部位注射，药液会被迅速吸收

技巧▶ 适合注射且稳定的体位是坐位。取坐位，手叉腰，肘关节稍弯曲

②肩胛骨的肩突最下端起 2~3 横指（2.5~4.5 cm）下为三角肌部位（❷）

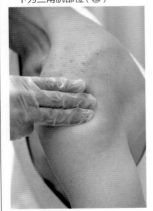

三角肌部位

2 根据▶ 肌肉的最厚区域

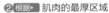
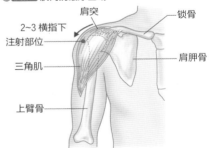

■图1　三角肌部位

[臀中肌时]

①患者取侧卧位或俯卧位

②脱下裤子，露出臀中肌部位（❶❷）

1 根据▶ 在肌内注射中肌肉层最厚、最安全的部位

2 注意▶ 要考虑到患者的隐私，用浴巾等盖上不必要露出的部位

要点	注意・根据
③注射部位的克拉克（Clark）定点（**③**） 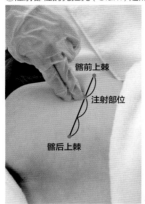 髂前上棘 注射部位 髂后上棘 臀中肌部位	**③**技巧▶ 克拉克定点在髂前上棘与髂后上棘的两棘连接线上，靠近髂前上棘 1/3 的部位 防止事故的要点▶ 臀中肌在臀大肌上侧，稍鼓起，下方有坐骨神经。在克拉克定点注射可以避免损伤坐骨神经 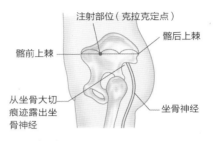 注射部位（克拉克定点） 髂前上棘 髂后上棘 从坐骨大切痕迹露出坐骨神经 坐骨神经 ■图 2　克拉克定点
④确认皮下脂肪的厚度（**④**） ⑤消毒注射部位（**⑤**）	**④**技巧▶ 戴上手套抓起注射部位的皮肤，确认皮下脂肪的厚度 **⑤**技巧▶ 展平注射部位，用酒精棉由中心向外画圆进行消毒，待干 根据▶ 上下反复擦拭酒精棉可以检出残存的细菌
4 刺入注射针 ①摘下注射针帽，使注射器垂直，完全排除注射器内的空气（**①**）（参照 P434 皮下注射的操作程序 **1** ⑦） ②三角肌时：确认患者姓名，按照 45°~90° 的角度，将注射针刺入 2~2.5 cm（**②**） 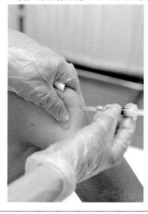	**①**技巧▶ 用手指轻弹垂直的注射器，将注射器内的空气集中到上部后，慢慢推注射器内管，只把空气排出 注意▶ 不要把注射器内的药液排出 **②**技巧▶ 要大把抓住肌肉，从 45°~90° 的角度刺入 根据▶ 从肩峰到腋窝神经的最短距离是 5 cm，因此，注射针的刺入角度在 90° 以下就可以避免损伤神经

要点	注意・根据
③臀中肌时：确认患者姓名，直角刺入注射针（❸❹❺）	❸技巧▶ 拉平皮肤 注意▶ 要确实到达肌肉内 根据▶ 克拉克定点的皮下组织厚度，成人男性约为 2 cm，成人女性约为 3 cm ❹技巧▶ 像拿铅笔那样拿注射器

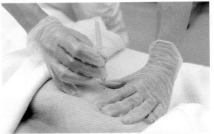

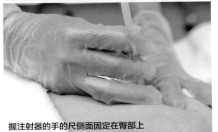

握注射器的手的尺侧面固定在臀部上

要点	注意・根据
	❺技巧▶ 握注射器手的尺侧面（小指侧）固定在臀部上 根据▶ 可使拿注射器的手稳定
④针刺入后确认有无刺激神经（剧烈疼痛、麻木）（❻）	❻紧急处置▶ 如患者有麻木或剧烈疼痛感，要马上拔掉针，观察其状态，同时报告医生，请求医生诊察 注意▶ 老年人肌肉萎缩，吸收药液不好，有时没有痛感 注意▶ 在注射产生神经麻痹患者中，约半数在注射后马上没有症状，但其后又产生麻痹 根据▶ 是由于二次神经外组织增生，压迫神经产生麻痹
⑤确认注射器内没有血液回流（❼）	❼技巧▶ 固定注射器，稍拉内管，确认有无血液逆流
⑥如无刺激神经症状，慢慢注入药液（❽）	❽注意▶ 要边观察注射部位及全身状态边注入药液
⑦与刺入时同样角度拔下针头，用酒精棉轻压止血，轻揉（❾）	❾很多老年人，即便是肌内注射，如拔针后按压不充分，稍后也会出现出血或内出血。拔针后按压 1 分钟很重要 技巧▶ 事先将酒精棉放在注射部位 禁忌▶ 有的药剂不允许按揉
⑤ 整理、记录 ①针头不要戴针帽，扔到专用废弃容器内（❶）	❶废弃空瓶时要与注射标签或注射处方签对照检查

要点	注意·根据
②整理患者衣物，观察全身及局部状态 ③做手指卫生，记录（ **❷** ）	**❷ 注意▶** 操作人员不要忘记签名

评价

- 是否遵守了用药安全确认行动（"5 正确"、指唱确认、复核）
- 注射前是否充分了解了注射药的作用机能、常用量、用药方法、药理效果、副作用等
- 是否选择了避免侵袭神经或动脉的安全部位
- 注射时，是否确认了有无神经刺激征

静脉注射的操作程序

- 静脉注射是将注射针刺入静脉或从输液管线的侧管用注射器将药液注入的方法
- 用注射器每次投入药液的方法称为一次性静脉注射
- 老年人表面血管减少，血管开始狭小或蛇行，皮下组织的弹力纤维开始变薄。因此，当针头刺入时，会出现血管逃避等，给静脉注射带来困难

目的▶
- 希望药物迅速发挥作用时
- 希望药物作用于血液或血管时
- 检查、处置用药

核查项目▶
- 注意神经的损伤（注射针刺入时的疼痛或麻木）
- 有无药物过敏病史

适应对象▶
- 其他用药经路刺激强烈或无效时
- 期待药物迅速扩散或需强力药效时

禁忌▶
- 与药物禁忌事项相符的患者
- 要特别注意需谨慎用药的患者
- 使用禁止配合变化的药剂（禁止混合的药物）

防止事故的要点▶ 防止神经损伤、防止医生指示错误及接受指示错误、防止副作用（过敏性休克）、防止血管外泄出、防止血管内注入、防止静脉炎（是感染或组织坏死的原因）、防止输液管错误（患者自己拔管、接错管、接头松开、血液逆流、出血、堵塞、空气栓塞）、防止错将油性剂注入静脉造成静脉栓塞、防止感染、防止针扎事故等。遵守安全用药"5 正确"

必需物品▶ 注射处方签、药液、注射器（①）、注射针［准备药液用 18G，静脉注射用 20～23G，蝶翼针 20～23G（②）］、压脉带（③）、止血带、酒精棉（④）、止血保护胶带（专用橡皮膏）（⑤）、处置用手套、托盘、脓盆、针头废弃容器

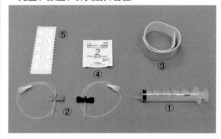

程序	
要点	**注意・根据**
1 准备必需物品 ①洗手（**①**） ②确认注射签和注射药（**②**） ③按要求准备注射器、注射针（**③**） ④用酒精棉消毒药瓶的瓶颈部后打掉。（参照 P433 皮下注射的操作程序 **1** ④） ⑤将药液吸入注射器（**④**） ⑥给针头戴上针帽，更换静脉注射用针（**⑤**） ⑦将必需物品放入托盘	**①**戴手套 **②**参照 P410 防止用药事故 **③**在注射器上标注患者姓名和药液名 **④注意▶** 针头不要碰到药剂瓶的切口 　**技巧▶** 将药剂瓶倾斜，针头插入药液中吸取药液 　**注意▶** 注射结束之前不要扔掉空瓶，先放到托盘中 **⑤技巧▶** 更换针头时手不要拿针帽
2 确认患者，对患者说明并征得同意 ①请患者自报姓名（**①**） ②确认患者的姓名手带 ③确认已备好的药液（**②③**） ④向患者耐心说明注射的目的、方法，求得患者同意（**④**）	**①注意▶** 对于老年人来说，有时即便喊错姓名也会答"是"，因此要让患者自报姓名 **②防止事故的要点▶** 指唱确认"5 正确"，进行复核 **③**在最后检查阶段往往会发现错误 **④**尽可能用和蔼的语言进行说明，请求同意进行静脉注射 　**注意▶** 不同患者使用不同的说明方法和内容
3 选择适合的刺入部位，进行消毒 ①选择刺入部位（**①②③**） **（前臂、桡侧、尺侧）正中皮下静脉时**	**①**显露的静脉都可以注射 **手背时** **②技巧▶** 适合注射且又稳定的体位是坐位或仰卧位。尽可能选择粗且有弹性的血管。选择不限制患者活动、便于固定、便于观察刺入点的部位 　**注意▶** 由于下肢静脉出现血栓和静脉炎等的风险高，要尽量避免选择。同时还要避免选择循环障碍、知觉麻痹的四肢

要点	注意・根据
	禁忌▶ 避免在透析用分流一侧和腋下淋巴清扫一侧的上臂 **注意▶** 尺侧皮下静脉穿刺动脉、损伤神经的风险很高，要避开 ❸老年人由于血管壁薄而脆，即便扎进后也容易刺破血管壁 **技巧▶** 如预测已扎漏血管，从中枢一侧的血管再刺入 **根据▶** 可以避免再刺入时在上次刺入部位与末梢部位之间缠压脉带，造成上次刺入部位的出血和污染 **注意▶** 要避开蛇行血管和关节附近
②缠紧压脉带（❹） 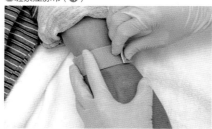	❹在注射部位到中枢侧间，缠上压脉带，选择怒张的静脉 **注意▶** 压脉时间要在 2~3 分钟 **根据▶** 压脉时间过长，瘀血会导致血细胞变化，毛细血管压上升，从而出现障碍 **技巧▶** 用手指确认血管的走向、深度、弹性、有无脉动 **注意▶** 通过食指的感触确认血管的状态。动脉会感到脉动
③消毒注射部位（❺）	❺**技巧▶** 展平注射部位，用酒精棉从中心向外画圆，待干 **根据▶** 上下涂抹可以检出残存的细菌
［血管不怒张时的处理方法］ ·请患者拇指在中间，反复握拳、松开（❶） ·从末梢向中枢揉搓或轻轻拍打，使血管鼓起 ·使压脉的上肢下垂 ·垫在压脉上臂下的腕枕如高的话，换成低的腕枕 ·寒冷季节时，如末梢血管出现收缩，要先用热毛巾热敷血管，使其扩张	❶**根据▶** 活动肌肉可刺激静脉血管 **注意▶** 找不到血管时，请其他护士或医生帮忙 **根据▶** 为了将患者的痛苦控制在最小范围内，尽可能一次刺入。增加刺入的次数会增加皮肤损伤、神经损伤和感染的风险
4 刺入注射针 ①选择注射针（❶）	❶下述情况使用蝶翼针 　·血管细 　·前臂正中静脉以外的静脉 　·长时间注入药液 **根据▶** 注入药液要边观察刺入部位和全身状态，边慢慢注入。因此，护士的手易出现不稳，刺入的针头有可能移动到血管外 **注意▶** 油性或黏稠度高的药液、输血或大量输液时，选择粗的针头（18~20G）

要点	注意・根据
②摘下注射针帽，垂直注射器，完全排除注射器内的空气（❷）	❷ 技巧▶ 轻敲注射器，使注射器内的空气集中到上部后轻推内管，只排出空气 注意▶ 不要将注射器内的药液排出
③确认患者姓名，刺入注射针（❸❹❺） 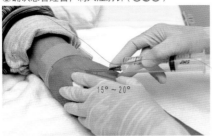 15°～20°	❸ 注意▶ 老年人的血管是蛇行血管，经常出现针刺入后血管滚动，针头移位 技巧▶ 用其他手指纵横撑住皮肤，易于固定血管 技巧▶ 注射针的刃面朝上，从 15°～20° 的角度刺入
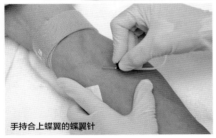 手持合上蝶翼的蝶翼针	❹ 技巧▶ 如为蝶翼针，合上蝶翼刺入 禁忌▶ 注射针与皮肤的角度不要大于 45° 根据▶ 因为是刺入表皮血管，小角度刺入可以避免损伤神经 ❺ 技巧▶ 针头进入静脉内会感到针头的抵抗减弱
④轻拉内管确认血液的回流（❻） 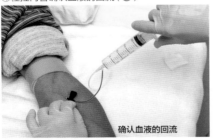 确认血液的回流	❻如没有血液的回流，只可稍推拉针头看看。不要再往深刺入 根据▶ 会损伤神经
⑤固定注射器，解开压脉带（❼❽） 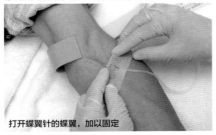 打开蝶翼针的蝶翼，加以固定	❼ 技巧▶ 用右手固定注射器，另一只手打开压脉带 注意▶ 拿注射器的手要稳。护士只要稍一动，针尖就会晃动，患者会感到疼痛，针尖会刺破血管 ❽ 技巧▶ 使用蝶翼针时，打开合上的蝶翼，用左手固定或用胶带固定

要点	注意・根据
⑥按照指示的速度慢慢注入药液，同时确认有无刺激神经（剧烈疼痛、麻木）（❾❿） 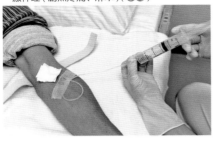	❾ 紧急处置▶ 患者自述有麻木或剧烈疼痛时，要立即拔掉针头，观察其状态的同时请医生诊断 注意▶ 要确认从刺入部位到末梢侧手指的活动，有无放射痛、剧烈疼痛、麻木 注意▶ 老年人有时感觉不到疼痛 注意▶ 在注射产生的神经麻痹患者中，约半数在刚注射完没有症状，但其后又出现了麻痹 根据▶ 是因为出现二次神经外组织增生，压迫神经产生麻痹 ❿ 注意▶ 要边观察注射部位及全身状态的变化边注入药液 防止事故的要点▶ 　·事先要详细询问以往的病史 　·做好应对休克的急救准备 　·从注射开始到结束都要认真仔细观察
⑦按照刺入时的角度拔出针头，用酒精棉按压刺入部位（⓫⓬） 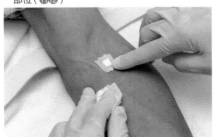 **用止血保护胶带保护刺入部位** **[可能刺入动脉时的应对措施]**（❶❷） 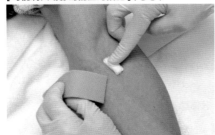 **将棉花压在刺入部位，缠上止血带** **[有过敏反应时的应对措施]** ①立即中止注入药液（❶）	⓫ 技巧▶ 事先将酒精棉放在注射部位 技巧▶ 将按压用的纱布或棉花卷成小球，放在刺入部位，缠上止血带 ⓬确认止血后用止血保护胶带保护 ❶ 紧急处置▶ 如血液回流大而且有脉动，可能刺到了动脉。请求其他护士帮忙，拔针后充分按压止血。按压时间要在 5 分钟以上，要报告医生，请求指示 ❷ 技巧▶ 将按压用的纱布或棉花卷成小球放在刺入部位，缠上止血带 注意▶ 停止按压后也要继续观察穿刺部位有无出血倾向 防止事故的要点▶ 服用抗血栓药的患者出血倾向强，要确认完全止血 ❶当还有其他静脉渠道可以确保注入抢救的药液时，要拔去引起休克的注入药液管线。如没有其他静脉渠道时，不要拔去管线，从留置针

要点	注意・根据
	连接部位的延长管开始，全部更换后再使用 根据▶ 药液不再进入体内至关重要
[血管外漏时的应对措施] ①不要拔针，马上报告医生 ②尽可能吸掉泄漏的药液(❶) ③局部注射麻醉药（1% 赛鲁卡因或盐酸普鲁卡因注射液）	❶注意▶ 如手关节或手的末梢出现血管外漏，留下重症后遗症的危险性很大 防止事故的要点▶ 　・使用防护用具防止暴露：手套、口罩、风镜、帽子、长袍等 　・不要挤压药瓶，以防药液从药瓶外泄
[出现血肿的应对措施](❶) ①告知患者，拔针后至少要按压 1 分钟(❷) ②解除按压后还要用 1 分钟检查注射部位有无肿胀、出血倾向 ③如有小的血肿，马上冷敷，然后再热敷促进吸收	❶血管壁损伤。血液滞留在血管外，形成血肿 ❷注意▶ 服用抗血栓药的患者止血很难，因此视情况可以用止血带等按压固定 禁忌▶ 由于已损伤了血管，不要按揉静脉注射部位
5 整理、记录 ①针头不要戴针帽，扔到专用废弃容器内(❶) ②整理患者衣物，观察全身及局部状态(❷) ③做手指卫生，记录(❸)	❶废弃空瓶时，要与注射标签或注射处方签对照检查 ❷注射结束后，有时也出现知觉异常、发红、肿胀、热感、荨麻疹、恶心、呕吐等过敏症状 ❸注意▶ 操作人员不要忘记签名
◆ 从输液管线侧管注射 **1 使用密闭式输液器时(❶)** ①准备必需物品：使用没有针头的静脉注射专用注射器 ②观察、确认刺入部位(❷)	❶禁忌▶ 绝对不能带针头刺入密闭式输液装置（闭路系统） 根据▶ 内部的硅密封破损是造成泄漏的原因 ❷确认用于静脉注射的点滴静脉注射的刺入部位 根据▶ 刺入部位如有疼痛、发红、肿胀等，有可能出现血管外漏，药液泄漏 禁忌▶ 不要从这种输液管线进行静脉注射

要点	注意·根据
③消毒延长管接头的连接部分（注入口） ④连接注射器（❸） 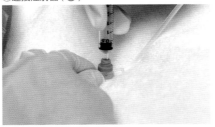 **鲁尔公接头的连接部分** ⑤轻拉注射器的内管确认液体的回流 ⑥注入药液（❹） ⑦拔去注射器（❺❻）	❸ 技巧▶ 关于注射器的鲁尔公接头的连接，直接插入后，左右都可以，按压转动 15° 左右就可固定 鲁尔接头为插入式的接头，分鲁尔公接头和鲁尔母接头两种。接续后可保证液体不外漏 ❹ 注意▶ 按照指示速度，慢慢注入药液 ❺ 技巧▶ 一边推注射器的内管一边拔出，以防血液回流 根据▶ 如不边推边拔，导管顶端的血液回流有可能导致血栓形成和细菌感染 ❻ 注意▶ 接头不要戴罩
2 使用三通时 ①关闭三通的连接主道一侧，卸下保护阀 ②使药液流出，排出轴心内的空气 ③用酒精棉消毒轴心（❶） ④卸下注射器的针头，连接到关闭患者一侧的三通上 ⑤将旋钮转向输液管线的容器一侧（❷） 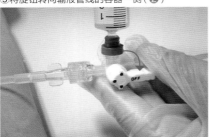 **将旋钮转向输液管线的容器一侧** ⑥注入药液（❸）	❶ 注意▶ 中枢的内腔也要擦拭，丢弃保护阀 ❷只注射侧管注射的药液时，要关闭容器一侧 ❸ 注意▶ 如中枢内的空气进入注射器，将注射器竖起，使空气移动到注射器上部，不要使空气在注入药液时与药液一起流入

要点	注意・根据
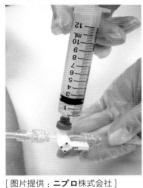 **将注射器竖起，使空气移动到注射器上部** ［图片提供：**ニプロ**株式会社］ ⑦将旋钮转向注射器侧，卸下注射器 ⑧用酒精棉消毒轴心内堂（**4**）	 **4** 注意▶ 一定要置换新的保护阀 根据▶ 三通内如残留药液会繁殖细菌，输液管 线感染的风险很大

评价

- 是否遵守了用药的安全确认行动（"5 正确"、指唱确认、复核）
- 实施注射前是否了解了注射药的作用机制、常用量、用药方法、药理效果、副作用、配合禁忌等
- 是否选择了避开侵袭神经和动脉的安全部位
- 是否在确认有无神经刺激症状后才注入药液
- 当出现血管外漏、血管外注入、动脉穿刺、神经穿刺、药物配合变化、过敏性休克时，是否熟知其应对措施
- 在实施前，是否确认了患者的禁用药物、有无过敏等

点滴静脉注射的操作程序

- 点滴静脉注射是将留置针穿刺到末梢静脉内，在短期间持续注入药液的方法
- 老年人由于占人体重的体内水分比年轻人少了约 5%，特别是细胞内液少了 30%~40%，因此，容易出现脱水或水肿、电解质异常等
- 老年人多患有慢性病或多种疾病，输液疗法是长期的、必要的
- 点滴静脉注射、输液疗法从开出药物或输液剂的处方开始到输液结束，要经历调剂输液、确保静脉途径、开始点滴等过程。事先设想到过程中有可能出现的错误，并积极预防事故发生至关重要

目的▶
· 维持调整水分、电解质、酸碱平衡
· 维持循环血液量、胶质渗透压
· 进行检查、处置需确保血管时

核查项目▶
· 对患者（家属）进行说明，求得理解
· 静脉注射用留置针的插入技术
· 输液管线管理（刺入部位的皮肤、固定状态、连接、浑浊、弯曲、气泡混入）
· 复数输液管线时，防止用错的对策（贴上标记药名的胶带，加以区别）
· 防止患者自己拔针的对策

· 紧急呼叫按铃的位置
· 对于身体活动、多动等采取的措施
· 确认医疗设备（输液泵、注射泵）的操作方法、工作状态
· 改善环境：病床周围的整理整顿、输液管线及点滴点的位置等

适应对象▶
· 大量丧失或完全丧失水分时：重度痢疾、手术中或手术后的患者
· 经口不能摄取身体必需的水分和营养时：消化道障碍或意识障碍的患者
· 通过其他用药途径药物刺激强烈或无效时：升压药的持续注入等
· 体液的电解质异常，需要补充时

禁忌▶
· 与药物禁忌事项相符的患者
· 使用禁止配合变化的药剂（禁止混合的药物）

防止事故的要点▶ 防止出现下述错误
医生指示错误及接受指示错误、输液管线与其他输液管线混淆［经管营养用、持续清洗用（洗必泰）等］、输液量投放过剩［对肾功能、心功能异常的患者危险（在脱水状态下输液量不足也同样危险）］、对糖尿病患者投放葡萄糖过量（高浓度葡萄糖会导致高血糖异常）、钾药品投放过量（钾投放过快有致命的风险）、持续点滴注药速度错误（升压药、降压药、镇痛药、胰岛素等的注入速度很重要）、安全器材的操作技术、作为点滴静脉注射重大并发症的感染症（菌血症、真菌血症、败血症）、血管外漏、血管外注入、静脉炎（是感染或组织坏死的原因）、防止输液管线错误（患者自己拔管、接错管、接头松开、血液回流、出血、栓塞、空气栓塞）、副作用（过敏性休克）、针扎事故、指唱确认"5 正确"不彻底

必需物品▶ 注射处方签、药液、注射器、注射针（准备药液用 18G，静脉注射用留置针 20~23G 或蝶翼针 20~23G）、输液装置、压脉带、酒精棉、处置用手套、口罩、托盘、脓盆、针头废弃容器

程序

要点	注意·根据
1 准备必需物品 ①洗手，戴上处置用手套 ②确认注射签和注射药 ③调剂药液（❶） ④按要求准备注射针（❷） 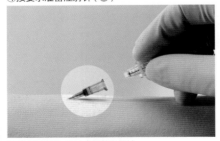 **有安全罩装置，有止血阀的留置针** ⑤将必需物品放入托盘	●参照 P410 防止用药事故 ❶由药剂师在净化室或净化台操作最为理想 　**防止事故的要点▶** 要戴口罩，作业台使用前要用消毒药擦拭 　**注意▶** 不要与用过的物品混在一起 ❷持续给药时，使用静脉用留置针，短时间点滴静脉注射的话，也可用蝶翼针 　**防止事故的要点▶** 静脉用留置针最好使用有防刺伤机能安全罩装置的，有刺入时防止血液外漏机能止血阀的

要点	注意・根据
2 确认患者，对患者说明并求得同意 ①请患者自报姓名（❶） ②确认患者的姓名手带 ③确认已备好的药液（❷） ④向患者耐心说明点滴静脉注射的目的、方法，征得患者同意（❸）	❶ 注意▶ 对老年人来说，有时即便喊错姓名也会答"是"，因此要让患者自报姓名 ❷ 防止事故的要点▶ 指唱确认"5 正确"，进行复核。最后检查阶段往往会发现错误 ❸ 尽可能用和蔼的语言进行说明 注意▶ 不同的患者要使用不同的说明方法和内容
3 选择刺入部位 ①选择合适的刺入部位（❶） ②缠紧压脉带 ③消毒注射部位（❷）	❶ 技巧▶ 仰卧位稳定，适合点滴静脉注射。所选部位首先是不限制患者的活动，其次是便于固定和观察刺入部位 禁忌▶ 要避免在有透析用分流器或腋窝淋巴清扫一侧的上肢 注意▶ 避开蛇行血管和关节附近 ● 参照 P444 静脉注射的操作程序 **3** ② ❷ 技巧▶ 使用的酒精棉最好是一次性的分包品 禁忌▶ 酒精棉不能事先准备 注意▶ 挤掉的多余酒精，不要再放入装酒精棉的容器内 根据▶ 经过不卫生的护士的手，酒精棉已经被污染
4 将有止血阀的留置针刺入 ①保持安全罩不动，卸下护具，不要伤到针尖 ②确认导管没有遮盖金属内针的刃面部分 	

要点	注意·根据
③确认刃面向上，手持安全罩刺入静脉（❶） 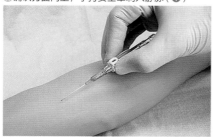	❶技巧▶白色开关朝上时，刃面也朝上
④刺入后，确认有无刺激神经（剧烈疼痛、麻木）（❷） ⑤确认血液回流（❸） 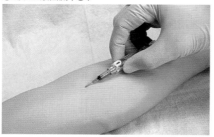	❷根据▶有可能损伤神经 　注意▶如失败，需再次刺入时，要使用新的留置针 ❸技巧▶针进入静脉内，能感觉到针头的抵抗减弱
⑥确认后，不要活动内针，使导管进入必要的深度（❹） 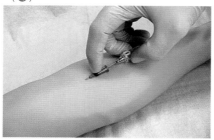	❹注意▶金属内针不要在导管内前后活动 　根据▶有可能会损伤、破坏导管
⑦确认导管中枢内有血液回流后马上松开压脉带 ⑧金属内针在导管内时，按白色开关，将金属内针收入安全罩内（❺❻❼）	❺注意▶如按开关也不能将金属内针收入的话，再按一次白色开关 ❻注意▶如果还不行，将金属内针轻轻拔掉，马上丢到专用废弃容器内

要点	注意・根据
	⓻不需要导管中枢内的止血阀压迫止血

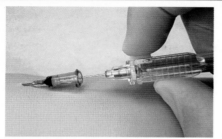

操作开关示意图①正上方

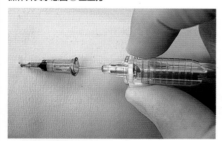

操作开关示意图②侧面

⑨将金属内针收入安全罩后，马上丢入专用废弃容器内

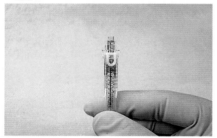

收入安全罩的状态

⑩连接导管中枢与输液管线（⑧⑨⑩⑪）

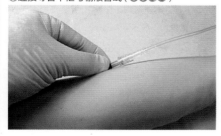

⑧有止血阀留置针的优点：
　　·拔去金属内针后，两手可以自由活动，因此可专心操作
　　·没有因血液外漏而感染的风险
　　·不需要血液污染的残血处理
　　·可以保持输液管线连接部的卫生（没有凝血等）
⑨[注意▶] 止血阀装置只一次有效。一旦与注射器或输液管线连接，卸下时不需要按压
⑩[注意▶] 止血阀的有效作用只有十几秒

要点	注意・根据
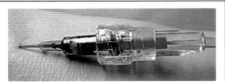 **与输液管线的连接状态** 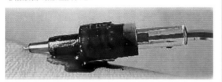 **没有止血阀的留置针需要按压止血** ⑪如无刺激神经症状，按指示速度点滴药液	注意▶ 传统的没有止血阀的留置针一定要在中枢一侧按压血管 [以上图片提供：**メディキット**株式会社]
5 固定刺入部位 ①用透明胶带固定刺入部位（❶❷） 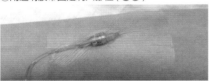 ②在胶带上标记日期（❸❹❺） 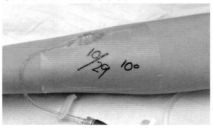	❶用透明胶带固定刺入部位，易于观察 注意▶ 每天、各班都要观察刺入部位 ❷技巧▶ 等皮肤完全干燥后再贴胶带。如有汗迹，容易脱落。如有皮脂黏结不牢，用酒精棉将其擦清 ❸防止事故的要点▶ 用透明胶带标记刺入日期，要在72~96 小时更换，防止静脉炎 根据▶ 从末梢静脉输入高渗透压的含有高浓度（15% 以上）葡萄糖液体时，水从血管内皮细胞的内侧向细胞外（血管内）移动。细胞会因此受到侵害，引起静脉炎 ❹注意▶ 水渍有可能弄湿或污染点滴刺入部位，要对刺入部位消毒和再固定 ❺注意▶ 用胶带固定时，要观察被包扎带遮挡部分的皮肤，要保持皮肤清洁
6 整理、记录 ①整理患者衣物，观察局部及全身状态（❶） ②做手指卫生，记录（❷）	❶有时会出现知觉异常、发红、肿胀、热感、荨麻疹、恶心、呕吐等过敏症状 ❷注意▶ 操作人员不要忘记签名
◆输液管线的肝素固定与输液管理	●需要频繁输液时，为避免不必要的针刺要使用留置针。为防止不输液时留置针或针管部位有血液凝固堵塞导管，将肝素或生理盐水填入导管内，这种做法称之为肝素固定或生理盐水固定

要点	注意・根据
1 借助延长管正压固定方法（密闭式输液管线时）（❶❷） ①准备必需物品 · 专用延长管 · 载药注射器（事先装入肝素或生理盐水的注射器）（❸） 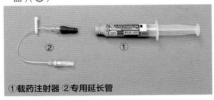 ①载药注射器 ②专用延长管 ②观察刺入部位 ③在连接注射器前，要消毒延长管连接器的硅密封部位（注入口） ④连接延长管和载药注射器（❹） 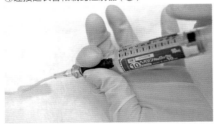 **连接延长管和载药注射器** ⑤拉注射器的内管确认血液回流 ⑥确认血液回流后，使用一次性注射器注水（❺❻） ⑦边加压边拔掉注射器（❼）	❶ 禁忌▶ 绝对不能将注射针刺入密闭式输液管线 根据▶ 内部的硅密封破损是出现泄漏的原因 防止事故的要点▶ 老年人由于容易患血栓，基本上是要更换输液管线 ❷输液固定的适应对象 　· 确保末梢血管困难的患者时 　· 早晚点滴抗生素而患者希望固定时 ❸载药注射器的优点：省去吸入生理盐水的时间，可以防止混入异物和细菌感染 ❹ 技巧▶ 关于注射器的鲁尔公接头的连接，直接插入后，按压转动 15° 左右就可固定 ❺所谓注水就是注入液体，再次打开已固定的静脉通路，用液体填满留置针的内腔，以确保静脉通路 注意▶ 注入过猛会给血管壁物理压力，导致药液血管外漏 ❻ 技巧▶ 可用 1 mL 的一次性注射器，注入少量药液加压 ❼ 技巧▶ 边推注射器内管边拔去注射器，这样可以防止血液回流 根据▶ 如不是边推内管边拔去注射器，顶端血液回流会形成血栓和细菌感染

要点	注意・根据
2 输液管理 ①调节输液速度（❶❷） ・以成人 1/2~2/3 的速度开始输液 ・求 1 分钟滴下数的方法 $$\frac{输液器滴下数/mL \times 1 小时的输液量（mL/h）}{60}$$ 例：使用成人用输液器 20/mL，5 小时给药 500 mL 时， $$20 \times 100 \div 60 = 33（滴）$$ ・调节为 15 秒 8 滴	❶ 防止事故的要点▶ 按照医生指示调节速度。速度过快容易出现瘀血性心脏功能不全、心情忧郁、心悸等 禁忌▶ 输入治疗哮喘药物时，血中浓度急剧上升有可能引起室性心律不齐 技巧▶ 边掌握血压、心率、中心静脉压等全身状态、边调节输液速度 注意▶ 患者的姿势（刺入点的位置）、点滴台的高度、侧管注入其他药物等 ❷ 防止事故的要点▶ 如为不做皮试的抗生素，注射速度要慢，以备万一出现过敏反应 根据▶ 在使用抗生素等的抗菌药化学疗法中，迄今在用药前都做皮试，但由于其缺乏可用性这一结论，现在认为，建立能够应对过敏反应的体制更现实，更有效 紧急处置▶ 停止点滴，将从连接留置针处的延长管到输液管线全部更换，使用抢救药物 根据▶ 导管内的原因药液不能再进入体内 注意▶ 如还能确保其他静脉通路的话，注入原因药液的注射器要马上拔针
②确认残留量（❸）	❸ 技巧▶ 输液速度的调节既要根据输液残留量和滴液状态，同时也要遵照医生指示的输液时间 注意▶ 输液过快、过缓都属于输液管理上的过失
③空气针的合适位置（❹）	❹ 注意▶ 刺入时空气针的刃面向外 根据▶ 从点滴袋内的瓶针抽出空气，不要让空气进入输液管线内
④输液管线的管理 ・确认要点（❺❻） ・防止自己拔针的对策（❼❽❾）	❺ 防止事故的要点▶ 要确认连接部的松紧、导管的弯曲、阻塞、三通的方向、钳夹的开闭状态、是否混入空气 禁忌▶ 如输液管内混入空气，空气会随着血流到达肺部，引起肺空气栓塞（有胸痛、呼吸困难低氧血症、休克症状等） ❻ 禁忌▶ 连接不良导致的失血会有生命危险 ❼ 禁忌▶ 自己拔针出现的导管断裂会导致很多严重的并发症，如血管内遗留、心腔内移动造成血管损伤、诱发心律不齐、肺血栓栓塞、败血症等

要点	注意・根据
⑤输液瓶内的药物性状有无变化 ⑥整理床周围的环境（⑩⑪）	⑧ 注意▶ 老年人的意识障碍、精神障碍、认知障碍等多为输液事故的原因 ⑨ 注意▶ 导管长度要考虑到患者的身体活动，要保证导管不会因患者活动而从点滴袋拔出 ⑩紧急呼叫按铃要设在患者身边 ⑪ 注意▶ 点滴台要放在患者够不到的位置

评价

● 是否遵守了用药的安全确认行动（"5 正确"、指唱确认、复核）
● 点滴静脉注射前，是否充分了解了注射药的作用机制、常用量、用药方法、药理效果、副作用、配合禁忌等
● 选择的部位是否避开了对神经和动脉的侵袭
● 是否在确认有无神经刺激症状后注入的药液
● 是否熟知出现血管外漏、血管外注入、动脉穿刺、神经穿刺、药物配合变化、过敏性休克等时的应对措施
● 在实施前是否确认了患者的禁用药物、有无过敏等

6	用药	
6.6	吸入药	龟井智子

老年人特征与护理的必要性

- 吸入疗法是将比较少的药物局限地喷雾到气管或支气管上，是治疗支气管哮喘和老年人常见的慢性阻塞性肺病（COPD）的主要治疗法之一
- 吸入器有喷雾吸入器、超声波吸入器、定量喷雾式吸入器（MDI）、干粉式吸入器（DPI）等。定量喷雾式吸入器和干粉式吸入器便于携带
- 老年人掌握不好定量喷雾式吸入器的喷雾与吸入的时机，需要使用间隔挡套和容器等吸入辅助工具

吸入的评定

要点	注意・根据
1 听诊，观察症状 ● 胸廓的听诊：听取肺啰音 ● 症状 ・气喘、呼吸困难感的评定（安静时、劳动时、运动时） ・痰（量、色、性状）（参照 P329 吸引） ・咳嗽（湿性、干性、频率、时间段）	● 通过问诊、听诊和望诊掌握呼吸困难状态、痰的贮留、气管狭窄等 [根据]▶ 患有慢性阻塞性肺病等的慢性呼吸功能不全患者，由于阻塞性换气障碍呼吸困难，特别是劳动时，易出现呼吸困难感 ● 要在安静时、劳动时、运动时分别检查气喘 ● 气喘虽然是主观上的行为，但在评定时要用客观指标（修正版呼吸困难指数、MRC 呼吸困难等级、弗莱彻・修・琼斯分类等）（参照 P352 吸氧疗法）
2 身心认知机能 ● 充分了解吸入药的名称和使用方法，掌握 1 天的使用次数、不安感等	● 患者本人理解有困难时，对家属进行指导
3 充分了解吸入药 ● 掌握处方药的种类 ・扩张支气管药（β_2 刺激药、抗胆碱药） ・类固醇药 ・抗过敏药 ・合剂	● 使用定量喷雾式吸入器时，悬浊型药物的粒子直径为 3.11 μm，肺内降落率为 10%~30%；溶液型药物的平均粒子直径为 1.1 μm，肺内降落率（即便支气管哮喘患者）约为 50% ● 要确认患者是否知道，为了预防念珠菌感染，类固醇药吸入后要口含漱口

实际指导吸入

[目的]▶ 扩张支气管药（β_2 刺激药、抗胆碱药）、类固醇药、抗过敏药等药物混入吸气中，直接作用于气管、肺泡及全身

[核查项目]▶ 处方吸入药名称、吸入次数、呼吸音、痰的贮留、呼吸困难程度

[适应对象]▶ 支气管哮喘、慢性阻塞性肺病、多痰的患者

[禁忌]▶ 有过敏病史的患者、结核病患者、有感染的患者、糖尿病患者慎用

处方签、吸入药、吸入辅助工具、吸入器 [干粉式吸入器（①、②）、定量喷雾式吸入器（③、④）]

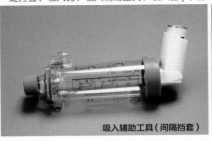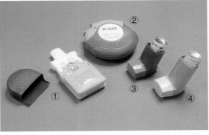

吸入辅助工具（间隔挡套）

程序	
要点	**注意・根据**
1 定量喷雾式吸入器（MDI）的使用方法 ①用力晃动容器（**1**） ②打开盖子，确认容器的朝向，拿到离口 3 cm 左右处（**2**） 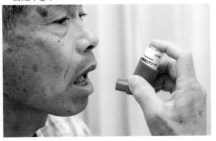 ③吸气的同时喷雾（**3**） ④与周围空气一起慢而用力地吸入，屏住呼吸 5 秒钟左右（**4**） ⑤时机把握不好的话，使用间隔挡套或容器等吸入辅助工具（**5**）	➡为了便于吸气，让老年人取坐位吸入 **1** 悬浊型定量喷雾式吸入器由于在填药同时高压填充替代氟氯碳，因此使用前要用力摇晃。溶液型的不必摇晃 **2** 喷雾要离口稍有距离，药物才可到达支气管 　注意▶ 衔着吸入口，药物吸不进去（要张口吸入） **3** 注意▶ 不要吐尽气后马上吸入。要处于安静吸气状态，或者稍有点呼气也可 **4** 技巧▶ 为了使药剂在支气管长时间停留，至少要屏住呼吸 4 秒钟以上 　注意▶ 不要喷雾的同时急于吸入。要与周围的空气一起慢慢地用力吸入 **5** 吸入辅助工具是为了便于吸入，增加药物在肺内的降落率，减少在口腔内和咽喉的附着量。间隔挡套使定量喷雾式吸入器与口腔之间有了间隙，减缓了药物的喷射速度，易于抓吸入时机。容器可以暂时存入喷雾药剂，再从那里吸入

要点	注意・根据
 使用吸入辅助工具吸入 ⑥慢慢吐气 ⑦ 2 次吸入时，间隔 1 分钟 ⑧吸入后漱口（⑥）	 ⑥ 根据▶ 清除口腔内和咽喉黏附的药物。特别是类固醇药，如不清除会引起口腔念珠菌感染
2 干粉式吸入器（DPI）的使用方法（❶） 干粉式吸入器有 ROTADISK 型（沙美特罗、氟替卡松）和 DISKAS 型（舒利迭、沙美特罗、氟替卡松）2 种，2 种均为葛兰素史克的产品 ROTADISK 型（P459 必需物品①） ①打开外罩，拉出转盘，装入圆盘状的药品 ②将转盘推回原来位置，要听到"咔"的响声（圆盘上有数字显示） ③将转盘再次拉出再推回。反复进行直至出现数字"4"。这时药（圆盘）已安装完毕 ④将吸入器的盖子垂直立起，再关上盖子。此时圆盘的孔已打开 ⑤水平拿着吸入器，吐气后衔住吸入口，尽快大口吸入。离开吸入口，屏息数秒（❷） ⑥盖上吸入口的盖子，保持清洁 ⑦吸入后漱口（❸） DISKAS 型（P459 必需物品②） ①一只手拿着外壳，另一只手的拇指按在手把上，转动手把直到把手停止转动 ②吸入口对准自己，控制杆按到手把处 ③水平拿着吸入器，吐气后衔住吸入口，尽快大口吸入。离开吸入口，屏息数秒，慢慢吐气 ④关闭吸入器的外罩 ⑤吸入后漱口	❶ 注意▶ ・没有自主呼吸的患者、使用人工呼吸器的患者不能使用 ・吸气流量弱的患者（老年人、有呼吸系统疾病的患者）不能正确吸入 ・哮喘发作期不能正确吸入 ❷ 技巧▶ 与定量喷雾式吸入器不同，干粉式吸入器要快速吸入 　注意▶ 屏息时间适度 ❸ 根据▶ 清除口腔内和咽喉黏附的药物。特别是类固醇药，如不清除会引起口腔念珠菌感染

6	用药	
6.7	喷雾器	松本美香

老年人的特征与护理的必要性参照 P458 吸入药

目的▶
· 将药液粒子状物在吸气的同时吸入，发挥药效
· 给气管加湿

核查项目▶ 指示的药剂、吸入次数、吸入器的清洗、消毒状况、患者的呼吸状态（呼吸数、深度、有无呼吸困难、堵痰的程度、呼吸音）

适应对象▶
· 气管内直接投入祛痰药、支气管扩张药等时
· 气管内分泌物增加，咳出困难时
· 气管内需要加湿时

禁忌▶ 对药物过敏、有过敏病史时要特别注意

防止事故的要点▶ 遵守安全用药 "5 正确"，防止取错注射用注射器，防止吸入中的误入，防止机器的感染

必需物品▶ 指示单、喷雾器、药剂（备在注射器内）、托盘、冷却水（蒸馏水或自来水）、喷雾器用喷嘴或面罩、脓盆、漱口盆、毛巾、手取纸

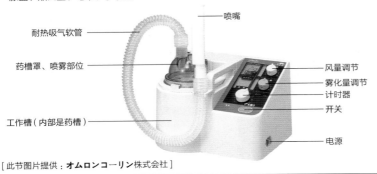

- 喷嘴
- 耐热吸气软管
- 药槽罩、喷雾部位
- 工作槽（内部是药槽）
- 风量调节
- 雾化量调节
- 计时器
- 开关
- 电源

[此节图片提供：**オムロンコーリン**株式会社]

程序	
要点	**注意 · 根据**
1 准备与确认药剂（❶） ①洗手 ②确认指示处方签（❷）	❶参照 P410 防止用药事故 ❷ 防止事故的要点▶ 指唱确认处方签的 "5 正确" ■表1　安全用药 "5 正确"
	正确患者　　Right Patient 正确药剂物　Right Drug 正确用量　　Right Dose 正确用法　　Right Route 正确时间　　Right Time
③准备药剂（❸❹）	❸分别在取药时、准备药时、放回药时指唱确认 "5 正确" ❹ 防止事故的要点▶ 将药剂装入彩色注射器内，上面贴上标有药名和吸入用的胶带。使用不能连接静脉

用药

6

6.7

喷雾器

要点	注意・根据
	注射管线的导管芯片型，明确与注射用注射器在颜色和形状上的区别 ❺由两名护士边指唱确认"5 正确"，边对照处方签复核已装进彩色注射器的药液
④确认备好的药剂（❺）	
◆ 准备喷雾器 **1 添加冷却水** ①顺时针转动药槽罩的固定把手，卸下喷雾部位 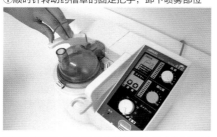	●**禁忌▶** 不要将喷雾器与人工呼吸机连接使用 **根据▶** 来自呼吸装置的压力会因此降低，造成呼吸装置故障。在人工呼吸机（包括装有麻醉机的）呼吸回路上的呼吸机一侧如装有过滤器，会堵塞过滤器，有可能造成患者呼吸困难
②向工作槽内添加冷却水至指定水位（❶❷❸❹❺） 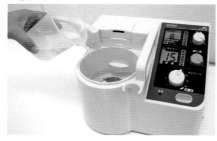	❶**注意▶** 工作槽内如添加水（自来水或蒸馏水）以外的液体，会使振子退化，成为破损的原因 ❷约 375 mL 为适量 **根据▶** 工作槽内的水位如低于标准线（water level），会出现工作槽水位低下的故障 ❸**技巧▶** 向工作槽内添加水时，如用力加水，水压会使水从排水管溢出，因此要慢慢加水 ❹**注意▶** 如工作槽内的水温低，会降低喷雾能力（推荐水温为 26℃） ❺长时间连续使用时，最少每 24 小时再换一次用水
2 添加药液 ①逆时针卸下药槽罩 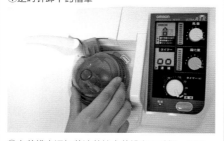 ②向药槽内添加药液前检查药槽有无破损、洞穴	

要点	注意・根据
③将药液加入药槽（❶） 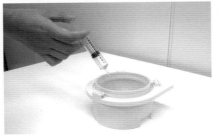	❶ 注意▶ 用有注射针的注射器从药瓶中吸入药液，给注射针戴上针帽后卸下注射针，将药液加入药槽中
④如药量少（5 mL 以下），使用备用的小容量雾化装置（❷）	❷使用小容量雾化装置时 · 药液残留量少。但因为喷雾量少，不要与喷嘴、玻璃橄榄管、儿童用橄榄管、鼻罩并用 · 使用吸入罩 · 如填入 5 mL 以上药液，有可能不能雾化。而且不可能 5 mL 的药液都雾化。根据药液的种类，多少都要残留一些药液（生理盐水喷雾时的残留量约为 2 mL）
⑤顺时针旋转，盖上药槽罩并装到主机上（❸） 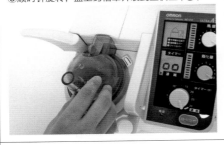	❸ 技巧▶ 一定要旋转到底
❸ 将喷雾部位装到主机上 ①逆时针旋转药槽固定把手，固定喷雾部位（❶） 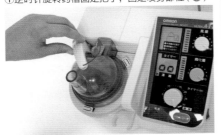	❶ 注意▶ 如不能用固定把手固定喷雾部位，喷雾中喷雾部位会脱落
②安装耐热吸气管、喷嘴装置（❷）	❷ 技巧▶ 插紧

要点	注意・根据

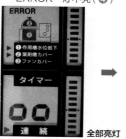 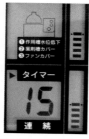

③确认关闭主机右侧的电源开关后连接电源线
（**③**）
④打开电源开关。液晶显示部位的灯全亮后，确认
"ERROR"灯不亮（**④**）

ⓐ安装耐热吸气管
ⓑ插入喷嘴
③〔禁忌▶〕只可使用专用电源线

④打开电源，机器内的冷却扇会开始转动，这不是机器发生异常

ERROR
①作用槽水位低下
②薬剤槽カバー
③ファンカバー
タイマー
00
連続　　**全部亮灯**

➡

①作用槽水位低下
②薬剤槽カバー
③ファンカバー
タイマー
15
連続　　**不亮灯状态**

4 确认患者，对患者说明并征得同意
①请患者自报姓名（**❶**）
②确认患者的姓名手册
③确认患者与处方签姓名一致
④向患者说明喷雾器的目的、方法，征得患者同意
（**❷**）

❶〔注意▶〕对于老年人来说，有时即便喊错姓名也会答"是"，因此要让患者自报姓名

❷尽可能用和蔼的语言对患者说明
〔注意▶〕不同的患者要使用不同的说明方法和内容

5 患者的准备工作
①患者取吸入时的体位（坐位、半坐位）（**❶**）

②实施吸入（**❷**）

③指导患者练习吸入中的呼吸方法、排痰方法（**❸**）

④评定呼吸状态（**❹**）

❶取坐起上半身的体位
〔根据▶〕横膈膜下沉，展开胸廓的体位
〔技巧▶〕让患者处于松弛状态，以便展开胸廓
❷〔技巧▶〕因有护士协助实施，让患者领会吸入方法
❸呼吸是口呼吸加腹部呼吸：手放在腹部，吸气时腹部鼓起，呼气时腹部凹下
〔防止事故的要点▶〕有意识障碍的患者要取侧卧位，防止吸入中的误入
❹呼吸频率、呼吸的深度、有无呼吸困难、痰堵的程度、呼吸音等

要点	注意·根据
◆喷雾器开始工作 **1 设定吸入时间** ①设定计时（❶❷） 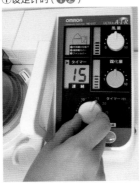 ②计时器顺时针旋转到"连续"位置（❸） ③连续使用中变更设定时（❹）	❶可以设定工作 15 分钟间隔 1 分钟或工作 15~30 分钟间隔 1~2 分钟 ❷使用计时器时，每分钟都可显示倒计时 ❸计时器表盘的"连续"灯亮，数字显示旋转，表 示正在连续使用中 ❹使用中更改设定时→旋转计时器旋钮，再设定时 间，开始喷雾
2 按「开始/停止」开关 ①按"开始/停止"开关，风扇旋转，开始喷雾 ②调节风量和雾化量（❶❷） 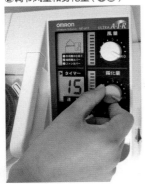 ③喷雾一下，进行喷雾检查（❸❹）	❶边观察耐热吸气管喷出的雾气，边用"风量调节 钮"和"雾化量调节钮"调节风量和雾化量 ❷加上喷嘴和面罩等部件后，再调节风量和雾化量。 雾化量是药液雾状时的喷雾量 ❸ 根据▶ 由于药液种类的不同，有时喷雾有斑点。 黏度或表面张力高的药液喷雾能力低下 ❹药液 150 mL，风量、雾化量都为"10"时，喷 雾一开始是断断续续的 技巧▶ 这时要用雾化量调节钮调节雾化量

要点	注意・根据
	技巧▶ 为了有效雾化少量的药液，要将雾化量调为"6"，风量调为"10"
3 开始吸入(❶) ①边观察患者的状态，边按照正确方法吸入（❷❸❹❺） ②轻触喷嘴（❻） ③口腔内贮留的药液不要咽下，要吐出（❼）	❶**注意▶** 由于药液会导致恶心或味觉变化，药液的吸入要避开饭前饭后 ❷呼吸状态：咳嗽、痰堵、呼吸困难。循环状态：冷汗、紫绀、心情不畅等。消化系统状态：恶心、呕吐等 ❸**注意▶** 雾化的药液会刺激气管，诱发支气管痉挛 ❹**注意▶** 由于吸入药在肺部血中移动很快，要注意副作用的出现 ❺边测量氧饱和度边吸入 　**根据▶** 装有人工呼吸机的患者、有意识障碍的患者或呼吸状态不良的患者，会出现吸入中的氧饱和度低下 ❻**根据▶** 喷嘴外安装了回流防止阀。这是因为呼气的水蒸气中的细菌会混入水珠中回流 ❼如药液被消化道吸收，会出现恶心、呕吐，药液会作用于全身
4 吸入结束(❶) ①吸入结束后关闭电源 ②停止连续使用时，按"开始/停止"开关 ③拔掉电源线 ④告知患者吸入结束，整理衣物，让患者放松，观察患者吸入后的状态 ⑤如有痰堵，促使排痰（❷） ⑥如药液有苦味，请患者漱口	❶定时结束时，有蜂鸣响声，运转停止。一结束，显示器"0"的灯亮起，返回最初的设定时间 ❷靠自力不能咳痰时，吸引排痰
5 整理、记录 ①将机器可拆卸部分尽可能拆卸，清洗、消毒、干燥后放回原处（❶） ②不能拆卸部分用酒精认真擦拭后，将机器放回指定位置 ③观察并记录吸入药、吸入时间、吸入条件、吸入后患者的状态	❶**防止事故的要点▶** 为防止院内感染，机器不要循环使用 　**根据▶** 物品的连续使用、药液、冷却水的补充和追加注入是造成细菌污染的原因 ・喷嘴的污染度最高，因此要用流水充分清洗、消毒、自然干燥。消毒药用亚氯酸钠

评价

● 是否正确使用了喷雾器
● 吸入后，气管的分泌物是否易于咳出，同时有所减少
● 气管是否得到加湿

老年人特征与护理的必要性

- 视机能中最容易受年龄影响的是调节机能。以水晶体为主的焦点调节机能，由于年龄的增加发生器质性变化，机能开始降低，一般称之为老花眼，从临床来看，在 40 岁前后就会影响日常生活
- 造成老年人视力障碍的主要眼疾病有白内障、老年黄斑变性、青光眼、糖尿病网膜症
- 眼科治疗方法有手术、药物、观察过程、机能训练等，但往往药物治疗被作为第一选择
- 眼药产生的生物药效率，要根据药物的水性、油性等固有性质与角膜、巩膜的渗透性等来决定。点眼药不是将血中浓度作为指标，而是以所投药物的房水内移行浓度 AQCmax（房水内最高浓度）作为指标的（AQ 表示房水）
- 有报告说，治疗老年人常见病青光眼所用的 β 阻断点眼药，对全身有副作用。究其原因几乎都是没有按照正确方法点药所致。因为老年人特有的智能低下和视力、记忆力、手指运动等的身体机能低下，导致服药的忠实度不佳，点眼药方法不当
- 进入结膜囊的眼药经角膜、结膜吸收到眼内，但其大部通过泪道进入鼻腔、口腔，被消化器官吸收，成为"内服用"。而且从前眼部向眼内移行的药物，随眼内血流会扩展到全身。点眼药作为全身给药的新途径值得注意
- 由于老年人有多种疾病及疾病慢性化的并发症，导致日常多药并用或多科就诊重复用药，药物间的相互作用会产生严重的副作用

眼科的药物疗法

要点	注意·根据
1 药物的眼内移行 ● 将眼药以溶液、悬浊液、软膏的形式投入眼内，在眼内移行→从泪点至鼻泪管排出→从结膜囊至眼外溢出。其中移行到眼内的药剂通过角结膜移行到眼球内部，而通过结膜和眼睑脉管移行的药物进入全身循环 ● 点眼药物的眼内移行，有角膜渗透和结膜－巩膜渗透两个途径 ● 药物与泪液混合后，从角膜上皮通过皮内，再通过角膜实质、角膜内皮扩散到前房水、虹膜、睫状体、水晶体	● 全身性的副作用少，药物可充分移行到眼局部 ● 眼局部给药法：点药、结膜下注射、椎囊下注射、球后注射、前房内注射、玻璃体内注射
2 药物的吸收途径 ● 药物的前房内移行取决于药物的角膜内移行量 ● 药物角膜内的进入取决于角膜上皮的渗透性 ● 通过角膜上皮时，越是脂溢性药物，与角膜上皮的接触时间越要长 ● 有炎症眼病时，由于血液－房水屏障的破绽，一般来说眼球内的药物移行比正常健康眼亢进，药物的眼内移行比正常健康眼要多	● 健康成年人在睁眼时的泪液分泌量为 $1\,\mu L/min$，结膜囊常时保有约 $7\,\mu L$ 的泪液。点眼液 1 滴为 $30\sim50\,\mu L$，而结膜囊的最大保有量约 $30\,\mu L$，因此，点眼的点眼液通过眨眼与泪液混在一起，大部分与泪液一起流动，从泪点通过泪囊，排出到鼻泪管

要点	注意・根据
●即便提高点眼液的浓度也不能大幅延长有效持续时间，因此不能通过提高眼药的浓度而减少点眼药的次数	●眼泪源于泪腺，从排出管流到眼球表面，其流程是：泪点→泪囊→鼻泪管→下鼻道 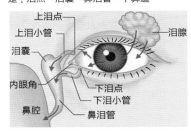 ■图1　眼泪的分泌、排出途径
3 眼药的种类 ●散瞳药、调节麻痹药 ●缩瞳药、治疗青光眼药 ●治疗白内障药 ●抗生素（含抗真菌药） ●副肾皮质类固醇药 ●抗病毒药 ●其他点眼药 ・测眼压或手术时的表面麻醉药 ・治疗角膜炎用补酶型维生素 B_2 点眼药 ・用于过敏性疾病的色甘酸钠滴眼液 ・用于泪液减少症的人工泪液 ・白内障手术时的眼内灌流液 ・插入眼内镜片时，用于前房水形成注入的透明质酸	●是日常诊疗不可或缺的重要点眼药，主要用于精密眼底检查、虹膜睫状体炎或网膜剥离等的治疗、散瞳，精密屈光检查的调节麻痹，也用于调节痉挛 ●通过抑制房水产生和促进房水流出降低眼压 ●有防止水晶体的水溶性蛋白质变性的吡诺克辛钠滴眼液和防止发展的谷胱甘肽点眼药 ●要选择对感染的起源病菌感受性突出，对感染部位移行好的药物 ●其良好的消炎作用是眼科临床上不可少的药物 ●治疗单纯带状疱疹性角膜炎用的核酸合成抑制药
4 眼药软膏的特征 ●与水溶性眼药相比，眨眼排出的速度慢，缓释效果好 ●由于可以长时间停留在眼球表面，可防止开睑状态的眼干燥 ●与水溶性眼药相比，抗污染性强 ●缺点是在角膜表面形成不规则油膜，引起视功能障碍	●由于点入结膜囊的药物通过泪道迅速排出，通常的水溶性眼药，从点药到顶峰用 60 分钟左右几乎就从眼球表面消失 ●软膏是边与泪液搅拌边缓缓释放，因此药效持续时间长。对于患有角膜溃疡等需多次点药的患者来说，便于睡眠中用药 ●有助于再发性角膜上皮糜烂的患者夜间保护角膜 ●注意点药后不能从事细致的工作，不能驾驶汽车

要点	注意·根据
●其他缓释制剂：热效应胶凝制剂	●基材的主要成分是增黏剂，保存状态（10℃）为液状，眼表面温度（32℃）时胶凝化，因此可停留在结膜囊，扩散到泪液，同时胶凝慢慢分解，具有缓释功效。与通常的药液比有效作用时间得到延长

点眼药的方法

要点	注意·根据
1 点眼药时按压泪囊或闭眼 ●减轻全身性副作用 ●增强治疗效果	●由于眨眼会使眼药迅速排出到泪囊，因此点药后要按压一会儿泪囊（1~5分钟）或闭眼 根据▶ 可抑制泪囊部的药物消失，延长在结膜囊内的滞留时间，提高眼内的移行，增强治疗效果
2 反复使用眼药的污染 ●主要原因在于点眼药的保管和点眼方法不当，造成细菌污染或泪液回流到眼药容器中	●点眼药容器的顶端部分不要与手或眼接触 ●点眼药时，容器顶部离眼睛过近，泪液会回流到容器内，造成污染
3 使用多种眼药时 ●点眼药间隔要5分钟以上 ●点眼药顺序：原则上要遵医嘱。一般顺序为：水性药物（5分钟后）→黏性药物（悬浊性药物）（5分钟后）→非水溶性药物（油性药物）（5分钟后）→眼软膏 ●用眼药容器帽的颜色加以区别，在容器上贴上识别标签。对于颜色识别困难的弱视患者，在容器上缠上橡皮圈便于识别	●根据▶ 因为按照泪液的产生速度和结膜回流，最初的药液被吸收最少要5分钟时间 ●悬浊性药液不易溶于水，不易吸收，使用前一定要用力摇动容器 ●油性药剂和眼软膏排拒水性药剂 ●点眼后胶凝化的眼药最后使用 ●技巧▶ 如点药间隔过短，最初点眼的药剂得不到预期效果。可把希望发挥最大药效的药剂最后使用 ●技巧▶ 如先使用眼软膏或油性眼药，要间隔10分钟以上再使用下一种眼药 ●根据▶ 要提高老年人和视觉障碍者的识别性和视认物能力

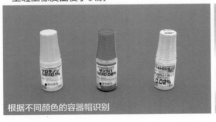

根据不同颜色的容器帽识别

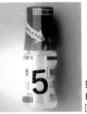

贴上大的数字识别签，以便知道一天的点药次数

［图片提供：参天制药株式会社］

要点	注意·根据
4 点眼药手法和机能的评定 ● 是否有理解力、记忆力、视力的低下 ● 是否由于手指运动机能低下,不能按压点眼容器,或不能调节点药嘴顶部的位置 ● 由于机能低下不能点眼药时,要指导患者使用辅助点眼药工具	● 评定点眼药手法和机能,指导患者正确点眼药 ● 如使用便于操作的点眼药容器,可以在合适的位置和高度点眼药 ● 使用点眼药辅助工具可以正确点眼药。点眼药辅助工具具备的特点: 　· 即便手不在眼睛上方通常的点药位置上,也可点药 　· 可以轻易打开点眼药容器 　· 一只手就可以操作 　· 可以点眼药的角度范围大 　· 可以确保点药容器嘴的顶部不碰到眼睑和睫毛

点眼药的操作程序

目的▶ 将药物滴入或直接涂抹到眼球结膜,使其发挥药效

核查项目▶
· 对点眼药的感觉:因为是将药物投入眼睛这一非常敏感的器官,所以感觉好坏对患者的用药忠实度影响很大
· 眼药的保管方法:有无因混入细菌或异物产生污染,有无因温度影响发生变性
· 点药次数、点药顺序
· 充分问诊,了解有无过敏史、家族病史
· 有无点眼药过敏症状(过敏性接触皮炎、过敏性结膜炎)。在眼科领域造成休克的药物有荧光眼底造影剂、局部麻醉药、抗菌药、非类固醇消炎止痛药
· 患者对点眼药的用药忠实度
· 患者点眼药的手法

适应对象▶
· 眼疾病治疗时(青光眼、白内障、角膜炎的治疗、消炎、预防感染等)
· 诊断、检查需要散瞳、缩瞳时
· 表面麻醉时
· 补充泪液时(治疗干眼症)

禁忌▶ 对心脏病或哮喘病患者使用 β 阻断点眼药(治疗青光眼、高眼压等的用药)

防止事故的要点▶ 遵守安全用药"5 正确",防止错用同名的皮肤科用药、外科用药,防止感染和药剂容器污染,防止重复点药

必需物品▶ 处方签或电子病历的处方确认界面、指示的眼药(①)、脓盆(用塑料袋包裹)(②)、擦拭棉(浸泡 0.02% 葡萄糖酸氯已定消毒药)(③)、处置用手套(④)

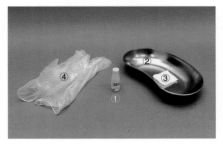

程序	
要点	**注意·根据**
1 准备与确认药剂(❶) ①洗手 ②确认指示处方签(❷)	❶参照 P410 防止用药事故 ❷ 防止事故的要点▸ 指唱确认处方签的"5 正确" ■表1　安全用药"5 正确"
	正确患者　　Right Patient 正确药剂　　Right Drug 正确用量　　Right Dose 正确用法　　Right Route 正确时间　　Right Time
③准备药剂(❸❹) ④确认备好的药剂(❺)	❸分别在取药时、准备药时、返回药时都要指唱确认"5 正确" ❹ 防止事故的要点▸ 有同名的皮肤科、外科用药，如错用在眼睛上会导致严重的角膜病变，要特别注意 ❺由两名护士指唱确认"5 正确"，复核药剂和处方签
2 确认患者，对患者说明并征得同意 ①请患者自报姓名(❶) ②确认患者的姓名手带 ③确认患者与处方签姓名一致 ④向患者说明点眼药的目的、药物的作用与副作用，求得患者同意(❷❸)	❶ 注意▸ 对老年人来说，有时即便喊错姓名也会答"是"，因此要让患者自报姓名 ❷尽可能用和蔼的语言对患者说明，请求患者同意点眼药 　注意▸ 不同的患者要使用不同的说明方法和内容 ❸事先告知患者使用散瞳药和眼药膏后会一度看不清楚东西 　注意▸ 注意不要用药后摔倒。必要时要带领患者去卫生间、辅助行走
3 实施点药 ①请患者取易于点药的体位(坐位或仰卧位) ②戴处置用手套(❶) ③如眼内有分泌物，用擦拭棉擦掉(❷) ④右手拿眼药，用拿擦拭棉的另一只手拉下患者的眼睑(❸) ⑤让患者看上方，眼球向上转，滴入指示量（通常1滴）药液(❹)	❶为了防止来自护士手指的感染和直接接触患者的体液 ❷从内眼角向外眼角擦拭 　根据▸ 防止分泌物流入泪囊 　防止事故的要点▸ 尽量从分泌物少的眼睛开始点药，减少感染的风险 ❸露出眼睑结膜 ❹ 注意▸ 眼药容器的顶端不要触到眼球或眼周围

要点	注意・根据
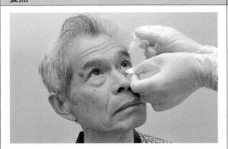	防止事故的要点▶ 接触会损伤眼球，容器顶端的回流会使细菌侵入容器
⑥让患者闭眼 1 分钟左右，用擦拭棉轻压内眼角（⑤） ⑦用擦拭棉擦掉从眼睛溢出的药液（⑥）	⑤ 根据▶ 不要让药液从泪囊流到下鼻道。要防止药液通过眨眼和眼泪一起流出 ⑥ 根据▶ 药液黏在皮肤上有可能患接触性皮炎

4 点多种眼药时

①将眼药放入专用遮光袋内保管（❶❷❸）

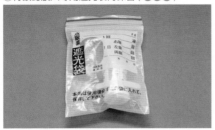

②做成点药表格，使药品名、点药时间、点药次数一目了然。看着点眼药表向患者说明（❹❺）

③将所有眼药从袋子拿出，边确认药品名，边放在点药表的对应位置上

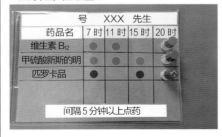

⊖患者如有点药的能力，要让其自己点药

❶以患者为单位进行保管。不要将多数患者的药剂放在一起保管
　根据▶ 这不仅是为了防止取错药，在综合掌握患者的病态、治疗、药物上也至关重要

❷ 注意▶ 即便在室内也要放入遮光袋内遮光保管
　根据▶ 即便白色荧光灯照射一定时间，药物也会分解

❸如果药剂说明书有 10℃ 以下保存、15℃ 以下保存、低温保存的字样，表示这些是对温度不稳定的药物，要按照说明书要求保存

❹对于老年人，只是口头说明还远不够，使用有插图或彩色图片的表格更有效果

❺ 技巧▶ 尽可能使表格的颜色区分与眼药容器帽的颜色一致。对于颜色区分困难的弱视患者，要在容器上缠上皮筋或贴上胶带，以便患者可区分眼药的种类和点药次数的不同

要点	注意·根据
④将第一只眼药从点眼药表上取下，实施点眼 ⑤点眼后的容器放回保管袋（**6**） ⑥依次点眼后，容器放回保管袋	**6** 防止事故的要点▶ 点眼后的容器放回保管袋是为了避免忘记点药或重复点药
5 涂入眼药软膏（**1**） ①右手拿眼药软膏管，另一只手翻开患者的下眼睑，使之成为软膏的"托盘" ②从内眼角向外眼角涂入适量药物（通常 1~2 cm）（**2**），也可用玻璃棒将眼药膏涂在结膜上	**1** 操作程序参照点眼药的操作程序 **2** 注意▶ 连续进行点眼药和涂入眼药软膏时，要间隔 5 分钟。顺序相反时要间隔 10 分钟以上
	用玻璃棒涂抹
③涂药后眨眼 1~2 次，而后闭眼（**34**）	**3** 根据▶ 眼药软膏的缓释效果：停留在结膜囊的软膏通过眨眼，表面得到搅拌，缓缓将药物释放到泪液中。然后再扩展到结膜、角膜表面 **4** 技巧▶ 对于接受能力差的老年人，要用擦拭棉轻轻按压眼睑，并进行按摩，使眼药软膏扩散
④点药后用清洁的纱布或纸将软膏顶部擦拭干净，戴上管帽（**56**）	**5** 防止事故的要点▶ 不要触摸顶端的开口部位 **6** 注意▶ 如盖上管帽后眼药还漏出，有可能成为感染源
6 整理、记录 ①点药结束后告知患者，整理衣物 ②摘下手套，按规定废弃，洗手 ③记录药名、用量、用法、时间 ④观察点药后患者的状态	

评价

- 是否按照正确手法点药？是否通过点眼药得到了预期的药效
- 是否在各种情况下都确实遵守了旨在防止用错药的安全确认行动
- 点眼药的次数和顺序是否符合指示要求
- 是否定期检查药物的有效期
- 对于自己点眼药的患者，是否评定了用药忠实度？是否给予了适当的点眼药指导
- 是否正确保管点眼药？是否确实没有损害药物的安全性和稳定性

6 用药

6.9 点鼻药

松本美香

老年人特征与护理的必要性

- 老年人的嗅觉低下导致味觉低下，摄取食物能力下降，从而免疫力降低，生活欲望下降
- 70 岁以上的老年人嗅觉机能下降明显，但多数人不知自己的嗅觉障碍，不知产生的原因。而且现在也没有有效方法治疗年龄增长带来的嗅觉机能下降和嗅觉障碍
- 老年人随着年龄增长，视力、听力、记忆力等身体机能下降，加之理解力下降，出现了用药忠实度不佳，服药能力下降等问题
- 在老年人上述服药背景下，点鼻药的药物吸收途径不失为一种有效药物治疗方法。既可以将有害反应控制在最小范围内，又确实可以得到预期药效

鼻腔的生理机能与点鼻药

要点	注意·根据
1 鼻腔的生理机能 ● 对鼻子那吸入的空气（吸气）进行加湿、加温、除尘	● 通过从鼻腺分泌水性鼻汁进行加湿 ● 血液流经左右各 3 块褶状的鼻甲介，进行加温 ● 大的粉尘被鼻前庭的鼻毛去除。进入鼻腔内的粉尘通过打喷嚏排出。细小粉尘经黏膜纤毛运载成为后鼻漏，被排泄到中、下咽头 ● 像室内尘那样的细微粉尘不会附着在鼻黏膜，而会被直接吸到肺里，引起过敏性哮喘 ● 通过经鼻呼气进行体液水分调整 根据▶ 鼻呼吸可以再利用水分，从整体上减少了身体水分损失量。呼气几乎湿度为 100%，呼气从狭窄的上咽头进入宽阔的鼻腔后压力下降，呼气内的水蒸气结露在鼻黏膜。结露的水分在吸气干燥时，可蒸发保持湿度
● 经鼻吸收物质：鼻黏膜的药物吸收力非常强 ● 嗅觉机能	● 鼻黏膜的吸收功能非常好，已成为给药部位 根据▶ 经实验证明其吸收功能接近注射用药
2 点鼻药的种类 ● 含血管收缩药的点鼻药	● 适应症状与作用：抑制鼻黏膜充血、炎症、肿胀。使用后鼻塞马上得到改善，但连续使用效果减退 ● 连续使用会造成鼻腔黏膜肥厚、鼻塞恶化等
● 含抗过敏药的点鼻药	● 适应症状与作用：抑制主要症状为打喷嚏、流鼻水、鼻塞的花粉症等过敏性鼻炎。虽然不能马上见效，但可以长期使用

要点	注意・根据
●含类固醇药（副肾皮质激素）点鼻药	●每日按照指示点药，持续点药数周至数个月后，症状可以得到改善。也可用于预防 ●适应症状与作用：抑制炎症的类固醇药相比抗过敏药有即效性。只作用于局部，几乎没有全身副作用 ●只在出现花粉症等有限期间内使用（数周到数月）

点鼻药的操作程序

目的▶ 将药物喷入或滴入鼻腔内，使药效作用于局部或全身

核查项目▶
· 患者对点鼻药的用药忠实度
· 自我管理患者的点鼻手法
· 给药前鼻腔内的状况
· 激素等量小而效果大药物的用量、次数
· 复数点鼻时的给药方法

适应对象▶
· 药物局部作用鼻腔内时（类固醇药、抗过敏药、血管收敛药等）
· 作用于全身的处方点鼻药时
· 内服药困难，多次注射非常痛苦，又可以使用点鼻药时

禁忌▶ 鼻腔内黏膜异常时

防止事故的要点▶ 遵守安全用药"5 正确"

必需物品▶ 处方签、指示的点鼻药、脓盆（用塑料袋包上）、手取纸、处置用手套

程序

要点	注意・根据
1 准备与确认药剂（❶） ①洗手 ②确认指示处方签（❷）	❶参照 P410 防止用药事故 ❷防止事故的要点▶ 指唱确认处方签的"5 正确" ■表1　安全用药"5 正确" 正确患者　　Right Patient 正确药物　　Right Drug 正确用量　　Right Dose 正确用法　　Right Route 正确时间　　Right Time
③准备药剂（❸） ④确认备好的药剂（❹）	❸分别在取药时、准备药时、返回药时指唱确认"5 正确" ❹由两名护士指唱确认"5 正确"，复核药剂和处方签
2 确认患者，对患者说明并征得同意 ①请患者自报姓名（❶） ②确认患者的姓名手带 ③确认患者与处方签姓名一致	❶注意▶ 对于老年人来说，有时即便喊错姓名也会答"是"，因此要让患者自报姓名

要点	注意・根据
④向患者说明点鼻的目的、药物的作用与副作用，求得患者同意（❷）	❷耐心地对患者说明，请求患者同意点鼻 注意▶ 不同的患者要使用不同的说明方法和内容
❸ 实施点鼻 **[使用喷雾式时]** ①取便于患者点鼻的体位（坐位） ②戴上处置用手套（❶） ③让患者擤鼻子，患者自己不能擤鼻子时做鼻腔吸引（❷） ④摘下药物的容器帽，低头，将喷嘴的顶端伸入鼻腔内（❸） 	❶防止来自护士手指的污染，同时避免护士直接接触患者的体液 ❷根据▶ 药物被鼻腔黏膜吸收 ❸技巧▶ 喷嘴既不能太直也不能太斜，更不能伸入鼻腔太深
⑤用手指堵住一个鼻腔喷雾（❹❺） ⑥喷雾时轻呼吸。按照不同药物的指示要求或屏住呼吸等 ⑦喷雾后，头后仰，用鼻轻轻呼吸数秒 ⑧用手取纸擦拭喷嘴的顶端，戴上容器帽。按照药物的保存方法进行保存（❻） **[使用滴药式时]** ・为了使药液滴到整个鼻腔，滴药时鼻腔朝上 ・给药后保持朝上状态，等待吸收	❹注意▶ 喷雾药的给药方法各异，一定要阅读药品说明书。喷雾次数遵医嘱 ❺技巧▶ 初次使用时，在药液成雾状前，要数次喷雾（预喷雾），确认没有堵塞 ❻保存方法遵照说明书要求
❹ 整理、记录 ①点鼻结束后告知患者，整理衣物 ②摘下手套，按规定废弃。洗手 ③记录药名、用量、用法、时间 ④观察点鼻后患者的状态	

评价

● 是否按照正确手法点药？是否取得了点鼻的预期药效
● 各种情况下是否都确实遵守了旨在防止用错药的安全确认行动
● 点鼻的次数是否符合指示要求
● 是否定期进行药物有效期检查
● 对于自己点鼻的患者，是否评定了用药忠实度？是否给予了适当的点鼻指导
● 是否正确保管了点鼻药？是否确实没有损害药物的安全性和稳定性

7 安乐

7.1 缓解疼痛

山本由子

老年人特征与护理的必要性

- 老年人随着年龄的增长，软骨开始退化，骨量开始减少，由此出现骨质疏松，起支撑作用的韧带、肌肉减弱，身体姿势出现异常，经常会出现腰背痛、膝关节痛、手脚麻木、水肿等
- 老年人的慢性疼痛原因各异。要考虑到疼痛会影响到老年人的生活质量（QOL）
- 不管是在医疗设施、医院，还是在家的老年人，某种疼痛会造成生活质量下降，生活不能自理。经常不活动又带来肌肉退化，渐渐卧床不起，从而诱发了废用综合征或认知机能低下，愈发卧床不起
- 对于老年人来说，疼痛对身心负担都很大。因此，要通过身体姿势和活动，观察疼痛变化，掌握疼痛对饮食、排泄、睡眠、清洁、活动等日常生活的影响，要给予他们适当的帮助
- 考虑到慢性疾病、疼痛派生的障碍、能力的低下、社会生活上的劣势和对帮助的依赖性，这些身心的影响使患者生活范围狭窄，日常生活活动减少，甚至严重影响到住院这一社会生活
- 安乐是人的基本欲求，在整个护理技术中这是要时刻牢记的概念。特别是老年人，本来就因患病生活受限、身体痛苦，又加上了住院这一环境的变化，因此，如何创造使患者感到安乐的环境非常必要

对减轻疼痛的评定

要点	注意·根据
1 有无疼痛原因的疾病 ●问诊以往病史，掌握现有疾病和治疗状况 ● X 线检查、CT 检查、MRI（核磁共振）检查、关节活动区域检查 ●一般血液检查、血液生化检查	●了解构成疼痛原因的疾病 根据▶ 胆囊炎、胰腺炎、恶性肿瘤等会成为疼痛的原因 ●通过 X 线检查可以掌握胸椎的后弯、腰椎的前弯、脊柱椎管狭窄等。作为骨关节疾病，老年人易患退行性骨关节病变、风湿性关节炎 ●通过炎症检查可以发现有无贫血、电解质异常，还可以确认肿瘤标记
2 疼痛的部位与程度 ●安静时、身体活动时、运动时 ●有无行动障碍、知觉障碍等	●观察疼痛的范围、程度、强度、持续时间等 根据▶ 除改善环境、敷法或改变体位外，判断有无必要采取医疗处置 ●是否有麻木、麻痹、感觉迟钝等知觉障碍 根据▶ 同脑血管障碍等新的疾病的前期症状做出甄别
3 饮食摄取状况 ●摄取方法、内容、摄取量 ●有无食欲	●将住院前的日常生活与现在的状态加以比较 根据▶ 由于疼痛会导致食欲下降，容易出现营养不良或全身状态恶化 ●摄取食物时取何种体位，自己能否摄取食物 ●与疼痛有无关系

要点	注意・根据
	根据▶ 通过缓解疼痛，增加食欲，谋求改善全身状态
4 排泄状况 ● 掌握排泄状况	● 可否在厕所保持坐位，可否坚持始末 ● 掌握排尿、排便状态 根据▶ 由于疼痛的部位和程度，去厕所成为负担，会忍耐排泄，导致并发症
5 清洁状况 ● 保持清洁的方法、频率	● 擦洗或洗浴的次数减少 根据▶ 由于疼痛，卧床时间过长，容易产生褥疮或皮肤病
6 睡眠状况 ● 夜间、白天的睡眠时间 ● 观察入睡障碍、睡眠深度、中途觉醒	● 掌握睡眠状态 根据▶ 判定有无疼痛带来的睡眠障碍 ● 住院等环境变化造成精神紧张
7 服药状况 ● 掌握所服药物	● 老年人由于肾脏排泄功能、肝脏药物代谢机能低下，药物容易蓄积在体内。而且由于多服用复数的药物，要注意副作用

预防、缓解疼痛

要点	注意・根据
1 取安乐的体位 ● 保持安静状态 ● 变换体位或取安全的体位 ● 动员患者离床恢复	● 保持安静是减轻疼痛的方法 根据▶ 损伤肌肉、筋膜等的疼痛需要安静 ● 缓解因压迫同一部位的疼痛 根据▶ 增加床与身体的接触面，解除压迫 ● 通过评估，预防静养带来的循环障碍、皮肤障碍、可动区域限制等二次障碍
2 敷法治疗 ● 温敷法 ● 冷敷法	● 局部的温敷法 根据▶ 扩张血管和增加循环血流量，抑制疼痛刺激的传导 ● 减轻肌腱、关节的挛缩 根据▶ 增加结合组织的拉伸性，扩大关节的可动区域，从而提高运动能力 ● 用于头部，有促进睡眠效果 根据▶ 使副交感神经处于优先状态
3 运动疗法 ● 负荷少的理学疗法等 ● 关节可动区域训练等	● 改善身体前倾姿势，防止肌肉萎缩 根据▶ 防止摔倒 ● 加强肌肉训练、协调运动训练、步行训练、移动乘坐训练等

要点	注意・根据
	根据▶ 如关节因疼痛持续处于不活动状态，关节的可动区域会缩小，疼痛会进一步恶化
4 改善环境 ● 就寝用具、照明、温度、静寂等	● 创造患者安心休养的环境 根据▶ 患者一天的大半时间都在以床为中心的病房度过，因此要搞好患者的生活环境 ● 也要考虑到与同病房室友的关系和保护个人隐私
5 精神上帮助 ● 问话，倾听	● 与患者进行交谈，帮助患者表达出紧张和不安，使不安得到减轻 根据▶ 老年人很少主动表述自己的感觉
6 使用镇静药 ● 消炎镇痛药 ● 坐药、贴敷药	● 在使用改善措施后仍不能改善疼痛时，与医生协商采用药物疗法 ● 确认药物的效果。使用贴敷药时，要指导揭掉药物的正确时间，要检查皮肤的状态

缓解疼痛的安乐体位

目的▶ 因疼痛不能自己取安乐姿势的患者，增加了肌肉和关节的负担，引发了腰背痛或关节障碍。而且长时间同一体位会产生褥疮、水肿、静脉血栓等局部或全身的循环障碍，还会出现坠积性肺炎、肺不张等呼吸系统的并发症。取安乐体位的目的正是为了防止上述二次并发症的发生

核查项目▶
· 床周围是否清洁，褥垫的弹性是否合适
· 患者的身体可活动范围多大（患者能做的事情尽量让其自己去做）
· 有无麻痹（如有麻痹，麻痹一侧不要在身体下面）
· 受压迫的皮肤状态如何

适应对象▶ 因意识障碍、神经障碍、运动器官疾病，自己不能变换体位的患者；活动受到限制或需要注意的患者；虽然运动机能没有异常，但因各种理由不能充分变换体位的患者

禁忌▶ 患有骨折、心脏病及椎间盘脱出等，医生要求绝对静养时

防止事故的要点▶ 防止随着时间推移出现移位，防止压迫同一部位

必需物品▶ 安乐枕（大、中、小）、高密度低反弹尿烷软垫、垫子、浴巾、护架，必要的话使用真空垫

真空垫

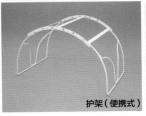

护架（便携式）

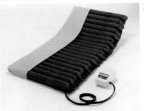

[图片提供：三和化研工业株式会社]

程序	
要点	**注意・根据**

1 对患者进行说明

①确定体位变换时间，开始变换（❶）

❶在擦洗、洗浴、换尿布等处置结束后，利用清闲时间变换体位

根据▶ 要避免因处置中断体位变换，要保持平静状态

②告知患者操作程序、目的、所需时间，求得患者同意（❷❸）

❷告知患者身体的朝向和周围的情况，求得患者同意

❸告知患者具体操作程序和所需时间。耐心回答患者的提问

根据▶ 患者能动的地方尽可能请患者配合

注意▶ 实施者不要无理增加患者腰部等的负荷，必要时要请其他工作人员或家属协助

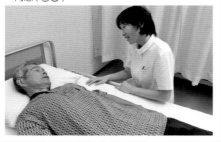

2 仰卧位

①取下悬挂物品（❶）

❶ **根据▶** 观察患者的身体和位置，确认床上的移动空间

②将身体向头部一侧抬起，使头部、脊柱、骨盆在一条直线上（❷）

❷从正面看身体的各部位，不要歪斜错位。调整枕头的高度，使颈部不要弯曲

根据▶ 如枕头高度不当，颈部会弯曲，不能保证脊椎的生理曲度

③是否从预防角度分散了骶骨的体压（❸）

❸使用真空枕或其他各种素材的高密度、低弹性尿烷软垫分散体压

根据▶ 老年人由于臀部肌肉萎缩、圆背，重量集中到骶骨部位

技巧▶ 确定枕头的位置后可抬起身体

④预防马蹄足脚（❹）

❹脚尖成直角，不要让足关节向足底方向弯曲（足底曲）

根据▶ 如肌肉力量不足或意识障碍，由于重力会出现马蹄足脚

技巧▶ 使用护架（保护脚的器具），使悬挂物的重量不要加到脚上。尽可能进行关节的自动或被动运动，加强保持肌肉力量的训练

⑤适度打开髋关节，稍屈膝（❺❻）

❺ **根据▶** 髋关节打开 10°~30°，外旋 15°，内外旋中间位为最佳肢体位置

技巧▶ 家庭护理时，使用日常常用的寝具。也可用褥垫

❻ **根据▶** 屈膝可缓解腹肌的紧张，可减轻腰痛。一旦患上马蹄足脚，很难恢复

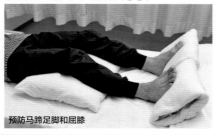

预防马蹄足脚和屈膝

要点	注意・根据
⑥肩部、上肢的位置是否合适（**7**） 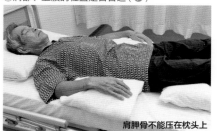 肩胛骨不能压在枕头上	**7**尤其是有麻痹的患者，肩的重量容易拉伸肩胛部位 **根据▶** 保持肩关节外旋 10°~30°，肘关节弯曲90°，保持内外旋中间位置 **技巧▶** 使用小枕头或毛巾使肩胛部位保持稍弯曲 **技巧▶** 仰卧位在体位中是基底面积最大、最稳定、全身肌肉紧张度最低的体位，因此，可以与其他体位组合制订体位变换计划
3 侧卧位 ①取下悬挂物品（**1**） ②有左右侧卧位、半背卧位、半俯卧位。要事先确定取哪种体位（**2**） 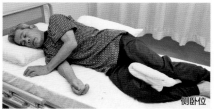 侧卧位 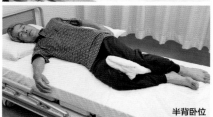 半背卧位 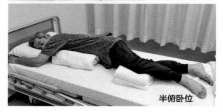 半俯卧位	**1 根据▶** 观察患者的身体和位置，确认床上的移动空间 **2** 询问患者喜欢的体位，尽量选取 **根据▶** 任何体位都能缓解腰背部的重量。四肢可放在不同位置，喜欢的姿势因人而异 **禁忌▶** 有麻痹一侧不要在身体下面。患侧要在身体上面，用安乐枕等调整肢体位置 **根据▶** 麻痹侧负重将压迫血管，导致循环障碍、褥疮和水肿。还容易发生关节脱臼 **技巧▶** 背部的枕头可支撑身体的重量，适当添加会感到舒服 **技巧▶** 半俯卧位时，下侧的上肢放在背部侧
③适度弯曲髋、膝关节，保持稳定（**3**）	**3 根据▶** 扩大基底面积，增加稳定性，可缓解身体肌肉的紧张 **技巧▶** 脚与脚、膝盖与膝盖不要重叠，中间可塞入枕头或垫子
④要保持身体上侧的上肢肩胛部位前倾的姿势，下	**4 根据▶** 如上侧的上肢反向，肩胛部位持续处于

要点	注意・根据
侧的下肢不要在身体主干下面（❹） ⑤要避免上侧的下肢内旋，而且要分散下侧腓骨小头的体压（❺） ⑥抱枕，背部也加上安乐枕（❻） 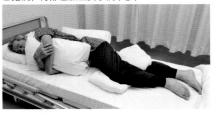	拉伸状态，会引起疼痛或拉伸位置的关节萎缩 ❺上肢放在患者的脸朝向一侧。这时肩关节前倾，肘关节弯曲 技巧▶ 护士将手插入下侧下面，对着肘关节，顺着床与接触面慢慢将肘移到身体前 注意▶ 身体重量的压迫会压迫局部的血管和神经，有可能导致下侧的整个上肢出现循环障碍和神经障碍 ❻综合体位变换时可参照 P405 图 3 的体位变换表 注意▶ 白天体位变换至少每 2 小时一次，可根据患者的状态和疲劳度进行调整 根据▶ 日本褥疮学会的"褥疮预防与管理指导方针"规定，使用褥垫时，原则上每 2 小时（不超过 2 小时）变换一次体位。使用双层真空褥垫时，左右侧卧位和仰卧位的体位变换间隔不超过 4 小时
4 半坐位（半斜坡位） ①摘下悬挂物（❶） ②将枕头的位置放在床上方，移动身体（❷） ③边观察患者的呼吸状态和意识状态等，边慢慢调高病床角度（❸） 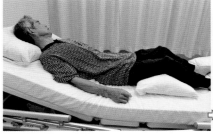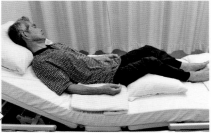 ④手术后或长期卧床患者，当有肺部并发症或误入风险时，要有半坐位的体位变换计划（❹） ⑤即便是意识障碍或静养卧床的患者，在白天的饭前饭后也要有一定时间的半坐位（❺）	❶根据▶ 观察患者的身体和位置，确认床上的移动空间 ❷❸要水平移动身体位置，使大转子部位与床的曲折部位相吻合 根据▶ 预防滑落。而且，由于增加了骨骼肌的紧张度，循环动态也发生变化，要一点一点移动负荷 ❹❺根据▶ 坐位、半坐位是易于呼吸的体位。因为内脏和横膈膜受重力下垂，胸廓扩大。对于老年人来说，可以预防误入、肺不张、肺炎等肺部并发症，还可以增加对大脑皮质的刺激

要点	注意・根据
⑥适当分散坐骨部的体压（**⑥**）	**技巧▶** 床的角度要因患者和目的而不同 ⑥适当使用枕头、褥垫、高密度低弹力尿烷软垫等 **根据▶** 半坐位的体压集中在坐骨结节部，容易长时间压迫同一部位 **防止事故的要点▶** 分散体压，预防褥疮
⑦要经常确认身体是否滑落（**⑦**） ⑧对于自力不能变换体位的患者，视情况要以比2小时更短的时间变换体位（**⑧**）	⑦⑧**根据▶** 身体因重力慢慢下滑时，坐骨与布之间会产生相向作用力（剪切应力），长时间会挫伤皮肤组织 **防止事故的要点▶** 要经常观察，发现移位马上使身体回到稳定位置 **技巧▶** 可以使患者的身体与褥垫一时分开，抬起后背 **技巧▶** 一定要保持好的肢体位置（日常动作中常有的关节位置、角度）
5 整理 ①不要的物品按规定废弃或放到指定位置 ②经常查房，确认患者状态（**①②**）	①离开患者时，将紧急呼叫按铃放到患者手旁。夜间经常到病房巡视 **根据▶** 老年人不会主动申诉不适 ②**根据▶** 夜间尽可能睡眠优先

评价

- 是否保证睡衣和衬衣没有褶皱，布没有捻搓
- 是否得到了预期的安乐？是否分散了体压
- 是否充分观察了患者的全身状态
- 选择体位时，是否考虑到了体位对安乐的影响

7 安乐
7.2 敷法

山本由子

老年人特征与护理的必要性

- 敷法通过给予身体局部温度刺激（温热、寒冷），作用于血管、肌肉和神经系统。温热刺激具有镇静和知觉神经兴奋，改善血液循环，缓解肌肉紧张的镇痛效果，还有促进肠蠕动的效果。寒冷刺激可以消炎、镇痛、止血、解热
- 老年人随着年龄增长，基础代谢和细胞内水分降低，身体生理机能减退。由于影响发热的骨骼肌的减少和脂肪组织的增加，不但身体易受外界温度影响，就连皮肤表面也容易受到温度变化的影响
- 对于老年人来说，超出体温调节机能的高温环境会引起体温上升、体温变化，容易出现脱水症状，影响肾功能、脑血管和心血管循环系统的机能，易发异常状况
- 敷法是以静养和安乐为目的。可以根据患者的希望和护士的独自判断，制订计划并实施。因此，有必要正确理解温度刺激对老年人有哪些影响，选择适合的方法，边评定其效果和有无副作用边实施

评定

要点	注意・根据
1 了解疼痛或发热的原因疾病 ● 通过问诊了解以往病史，掌握现在的疾病和治疗方针 ● 进行 X 线检查、CT 检查、MRI 检查、关节可动范围检查 ● 进行血液一般检查和血液生化检查	● 掌握以往病史和现在病历 　根据▶ 可以对疼痛或发热的原因做出判断 ● 根据▶ 掌握有无胸椎的后弯、腰椎的前弯、脊椎狭窄等骨头和关节的疾病，或有无肿瘤 ● 根据▶ 能够掌握有无炎症性病变、电解质异常、肠管外有无肿瘤、是否向周围扩散 　注意▶ 促进血流和代谢亢进会使炎症扩大或恶化，因此在炎症及疾病的发病期不要实施温敷法
2 掌握症状的部位和程度 ● 患者本人述说与客观评价 ● 恶化原因与好转原因	● 观察疼痛的范围、程度、强度、持续时间等 　根据▶ 通过增加血流或抑制神经兴奋，可除去疼痛的诱发物质。要判定是适用温敷法还是冷敷法 ● 要掌握来自身体、心理、社会、环境面的影响及由此产生的变化
3 了解饮食与排泄状况 ● 有无腹部不适、便秘	● 将住院前的日常生活与现在的饮食、排泄习惯加以比较 　根据▶ 由于身体及生活环境的变化容易出现食欲不振、营养状态低下、全身状态恶化
4 了解睡眠状况 ● 夜间和白日的睡眠时间 ● 入睡障碍、睡眠深度、有无中途睡醒	● 根据▶ 愉快感觉可创造副交感神经优先状态，促进入睡 ● 掌握睡眠状态 　根据▶ 可以掌握有无疼痛带来的睡眠障碍

要点	注意・根据
5 掌握服药状况 ●正在服用的药物	⊃药物的作用和副作用对睡眠有无影响 **根据▶** 充足的睡眠是身心恢复的必要条件，因此有效地使用药物非常重要
6 了解敷法的种类和适应症候 ●温敷法与冷敷法	⊃**根据▶** 要根据状态考虑方法、温度、敷的时间、效果目标

■表1 温敷法

种类		适应症候
干性	怀炉 暖水袋*1 电手炉 热敷包*2	·缓解疼痛 ·促进肠蠕动，促进排尿 ·入眠效果、镇静 ·提高皮肤温度和体温 ·促进吸收血肿或药液 ·使血管容易穿刺
湿性	温湿布 薄荷湿布 热敷包*2	

*1 素材为天然橡胶、聚氯乙烯树脂、胶乳
*2 使用的素材可以是干性，也可以是湿性。使用天然小麦、火山灰、陶瓷等，用微波炉加温

■表2 冷敷法

种类		适应
干性	冰枕 冰囊、冰颈 保冷剂（CMC制品*3）	·降体温（冷却动脉血管部位） ·缓解头痛、牙疼、体热感（冷却头部和额头） ·促进入睡 ·化疗时预防脱发 ·抑制药液吸收
湿性	冷湿布 冷湿剂	

*3 CMC制品（羧甲基纤维素制品）：比固体硅胶柔软，可温，可冷

<!-- 侧边标签 -->
安乐
7
7.2
敷法

敷法的操作程序

目的▶ 通过对身体的某部位给予温热或寒冷刺激，改善皮肤的血流，促进保温或缓解肌肉紧张，谋求达到镇痛、消炎、止血、解热的目的。同时可以促进肠蠕动，预防肠闭塞等肠道综合征

核查项目▶ 敷法部位的皮肤有无手术创伤或损伤，患者对于温度刺激的感觉是否过度敏感或过度迟钝

适应对象▶ 温敷法适于改善或缓解四肢冷感引起的不快、不眠、恶寒、战栗、便秘、肌肉关节疼痛等。冷敷法适于镇痛、消炎、止血、解热等

禁忌▶ 怀疑消化道阻塞或穿孔、有出血倾向、细菌感染、局部有恶性肿瘤时，禁止使用温敷法；容易形成血栓和循环不好时，禁止使用冷敷法

防止事故的要点▶ 防止烧伤或冻伤等组织损伤（低温烫伤很容易发展成重症）

必需物品▶
· 温敷法：暖水袋（①）、暖水袋罩（②）、热敷包（③）、洗脸盆（④）、薄荷油（薄荷湿布时）、毛巾、壶（内装60~70℃热水）（⑤）、水温计（⑥）、浴巾等
· 冷敷法：冰枕（①）、冰囊（②）、冰颈（③）、冰、保冷剂（④）、防水床单等

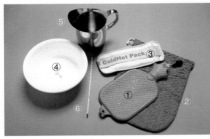

温敷法

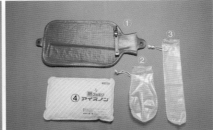

冷敷法

程序	
要点	**注意・根据**
1 对患者说明目的和操作程序 ①让患者提前排尿（❶） ②选择适合目的的方法，向患者说明操作程序和所需时间，求得患者同意（❷）	❶清空膀胱 　根据▶ 不要因为排泄中断敷法 ❷一定向患者事先说明，告诉患者这种方法可以缓和痛苦，同时告诉患者具体的操作程序和所需时间，求得患者同意 　根据▶ 很多患者感到不安，要减轻患者的不安。要耐心解答患者的提问 　注意▶ 由于要使用热水和冰，对于有认知障碍的患者要小心谨慎 　注意▶ 对于有水肿、过度消瘦、知觉麻痹、意识障碍的患者，要研究温度和贴敷时间 　根据▶ 将皮肤损伤和二次并发症防患于未然
2 温敷法 ①准备必需物品 ②根据患者的痛苦（冷感引起的不眠、恶寒、战栗、便秘和腹痛），从暖水袋、热敷包和薄荷湿布等中选择适合的物品（❶） 　针对患者的冷感选择暖水袋 ③将壶中热水（60~70℃）倒入暖水袋中，达到暖水袋的1/2~2/3即可。排出空气，盖紧盖，确认不漏（❷） 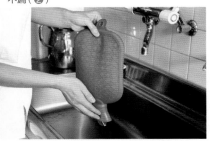	❶针对患者的症状实施敷法 　根据▶ 不同人对温度的感觉差很大，要让患者感觉舒服，而且要预防直接刺激损伤皮肤 ❷根据▶ 如热水温度低，末梢血管收敛，会引起血压上升和腹痛；如热水温度高，会损伤皮肤黏膜 　注意▶ 要确认暖水袋的橡胶部分和栓塞部分是否损坏。必要时铺上防水床单 　注意▶ 不要用滚开的热水，这样会使暖水袋的橡胶老化。即便60℃的热水也可能发生烫伤，因此要用厚的暖水袋罩 　技巧▶ 如热水过多，暖水袋形状不稳定，而且热度会导致空气膨胀，成为漏水的原因
④用毛巾擦干暖水袋周围的水分，装进暖水袋罩（❸） ⑤放到离患者脚掌10 cm位置。其后要多次查房，检查状态（❹） 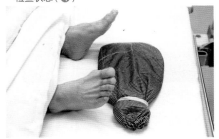	❸根据▶ 装进罩子里后，由于受到热传导率低的布和空气的包裹，保温效果持久 ❹注意▶ 老年人由于身体消瘦和皮下组织少，易发烫伤。不能活动的患者由于体位的移位和四肢僵直，有可能直接接触温热源被烫伤 　防止事故的要点▶ 为了预防烫伤，一定要放到离身体10 cm左右的位置 　技巧▶ 寝具内暖水袋的表面温度在15~20分钟之前是持续上升的，因此，在最初的15分钟，要放到患者的脚接触不到的位置，其后再放到离脚10 cm左右的位置，注意观察情况

要点	注意·根据
[使用热敷包] ①热敷包在微波炉加温后，在保温库保温（❶） ②加温后的热敷包直接放到有疼痛的肩、腰部，或者用毛巾包裹后使用 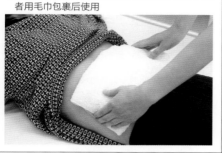	❶ 注意 注意温度 根据▶ 人的皮肤接触 45℃ 以上的温度时会被烫伤
❸ 自述有腹胀的患者使用薄荷湿布 ①洗脸盆中放入热水，滴一滴薄荷油 ②将毛巾放入脸盆中，浸入热水后拧干，放入塑料袋中（❶） ③确认毛巾的热度后放在患者的腹部（❷❸） 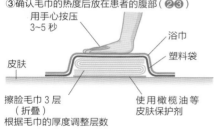 用手心按压 3~5 秒 浴巾 塑料袋 皮肤 擦脸毛巾 3 层 （折叠） 使用橄榄油等 皮肤保护剂 根据毛巾的厚度调整层数 ④在湿布上用塑料袋、毛巾、腹带固定，让睡衣恢复原状（❹）	❶听取肠蠕动音。适当测量生命体征 根据▶ 薄荷醇的刺激会改善肠蠕动，促进腹鸣、排气、便意 ❷ 技巧▶ 最小限度露出皮肤。皮肤表面长时间湿润，容易损伤皮肤，因此要时常使皮肤充分干燥 注意▶ 在进行薄荷湿布敷法之前，要确认便块是否到了肛门。必要时可以先除便 ❸在腹部适当使用橄榄油等皮肤保护剂 根据▶ 老年人皮下脂肪薄，容易损伤皮肤 ❹腹部以肚脐部为中心，腰背部以 5~6 腰椎位中心贴敷 根据▶ 护住肠管部分 技巧▶ 时间约 10 分钟，趁着毛巾没凉适当更换
❹ 冷敷法 ①观察患者的状态，准备必需物品 ②根据患者痛苦的程度和需要（镇痛、消炎、止血、解热），从冰枕、冰囊、利凡诺湿布、保冷剂等中选择适合的物品（❶）	❶针对患者的状况实施敷法 根据▶ 不同人对温度的感觉差很大，要确认患者感觉舒服。而且要预防直接刺激损伤皮肤

要点	注意·根据

[以得到冷感为安乐目的时]

①要测量生命体征，确认患者有无恶寒等，观察末梢皮肤温度（❶）

②制作冰枕。容量是整体的 1/3~2/3，留有余量（❷）

③排出空气，锁紧带扣。确认没有泄漏后戴上罩子

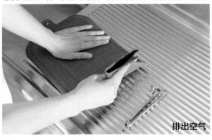 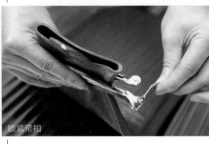

排出空气　锁紧带扣

④拿掉枕头，将冰枕放在患者头部中央下边，向患者确认冰冷程度和稳定性，可以适当使用毛巾

⑤适当查房，观察患者的皮肤状态等（❸）

[以快速解热为目的时]

①用冰囊或冰颈直接冷却表在性的粗血管（❶）

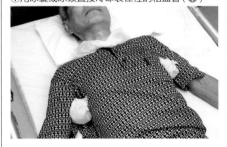

❶有恶寒感时不要用于头部

　根据▶ 可以预料老年人的生命体征变化很大。体温上升 1℃，心跳大致会增加 10 次/分

　技巧▶ 在体温上升期先用温敷法，待体温上升后再用冷敷法

❷加入容量 2/3 的冰和约 200 mL 的水

　根据▶ 空气比冰的比重轻，会停留在冰枕的上层

　技巧▶ 根据冰的性状调整加水量

　注意▶ 如冰枕中空气多，效果差而且缺乏稳定感。冰囊和冰颈都要加水到抹平冰的棱角的程度

❸ 注意▶ 注意过度冰冷带来的不快或冰枕罩的潮湿

　根据▶ 由于温度差，冰枕表面会结露水。潮湿状态下热传导高，会损伤（冻伤）皮肤

❶冷却颈动脉、腋窝动脉、大腿动脉等处的血管

　技巧▶ 颈动脉冷却时，将冰颈在中间拧一下，加上罩后使用。其他情况使用冰囊

　注意▶ 对于老年人，要观察意识状态、身体动作，慎重行事。头部、额部的冷却没有解热效果

要点	注意・根据
5 收拾整理 ①物品按规定废弃、消毒、保存（❶）	❶使用的橡胶制品洗净、消毒后要充分干燥，避光保管 根据▶ 橡胶制品会因湿气、热度、紫外线而退化 技巧▶ 清除掉冰枕内部的水分，可将新闻纸折好插入。擦干冰囊和冰颈正反两面，涂上干燥用粉末后保管。注意两面不要黏结在一起 根据▶ 完全擦干橡胶制品表面的水分可防止退化
②注意患者的状态和诉说，经常确认生命体征和皮肤有无变化（❷）	❷离开患者时，将紧急呼叫按铃放在患者身旁 根据▶ 老年人很少主动诉说

评价
●是否针对患者的状况选择了合适的敷法 ●是否有效预防了烫伤、冻伤等组织损伤 ●疼痛是否得到缓解 ●松弛效果如何

安乐

7

7.2

敷法

7	**安乐**	
7.3	**松弛疗法**	山本由子

老年人特征与护理的必要性

- 在各种疾病和增龄下的疗养生活中，患者的痛苦不只局限在疼痛、不舒服等身体的不适，而是多方面的，包括环境、家族关系、丧失社会作用等心理方面和社会生活方面的痛苦
- 老年人的疾病恢复过程是缓慢的，从住院开始就要尽力预防机能下降，维持日常生活活动。在该过程中，要综合考虑患者的精神状况和身体状况，采取积极措施
- 松弛疗法正是行之有效的方法。可以作用于老年人的身体和自律神经系统，营造出一种松弛状态。其方法有呼吸法、按摩法、意象法、渐进性肌肉松弛法、自律训练法等。据说这些方法对于卧床患者的不安、烦躁、失眠等问题非常有效。在此特别介绍一下呼吸法、意象法和按摩法

评定

要点	注意・根据
1 通过问诊和病历掌握基本情况 ● 患者自述、以往病史、现病历、家族背景	●要了解患者的现状，本人与家族的关系、愿望 根据▶ 老年人的住院与以前的生活环境、生活习惯、家族关系、疾病等密不可分
2 评价日常生活活动 ● 基本日常生活活动	●运用巴氏指数、功能独立度评价法（FIM）等评价指标 根据▶ 都是代表性的日常生活活动评价法，将饮食、步行（移动）、排泄、更衣、整容、洗浴等数字化
3 评价精神机能 ● 有无认知障碍症状 ● 抑郁的筛选检查、生活质量测试等	●运用长谷川式认知障碍症标准、简易精神状态检查（MMSE）、柄泽式老年认知能力临床判断基准等评价指标 根据▶ 通过问答卷和观察行动进行综合评价 ●抑郁自评量表的抑郁尺度，老年人的抑郁尺度
4 评价社会、家族环境 ● 家庭构成、有无护理人员	●人文环境评价和物质环境评价 根据▶ 根据对对象患者有无援助及援助程度，探讨可利用的制度和社会资源
5 药物疗法时的观察	●根据▶ 处方药是否取得了良好效果。药物的种类和用量有无问题

预防紧张状态

要点	注意・根据
1 改善住院生活环境 ● 研究饮食内容和饮食形态	●判断可否独立摄取食物，是否需要胃管或胃造口 根据▶ 要摄取必要的营养，而且吃饭的兴趣与生活的乐趣紧密相连

要点	注意·根据
●摄取充足的水分	●除治疗要求限制水分外，要劝导患者摄取充足的水分 根据▶ 虽然有体格的差异，但一般来说，一天需要 1 000~1 500 mL 的水分
●改善排泄环境	●要选用适合日常生活活动的排泄方法。如步行到厕所、便携式厕所、尿布等。由于静养限制需使用便携式厕所时，要考虑到声音和气味，患者的隐私和羞耻心
●改善病床周围环境	●根据▶ 老年人由于忍耐排泄和环境变化，容易出现痢疾、便秘、找不到厕所等问题 ●将患者熟识的物品放在患者身边，如从家里带来的日历、家人的图片等
2 保证足够的休息与睡眠 ●掌握通常的睡眠习惯	●观察患者的睡眠类型 注意▶ 如有嗜睡或谵妄，为避免摔倒、从床上滚落等事故，要认真观察并采取对策
3 观察精神和心理面 ●营造易于交谈的环境 ●与医疗社会工作者（MSW）交谈	●与患者进行交谈，帮助患者表达并减轻紧张和不安 ●技巧▶ 对于经济上和家族关系等对患者来说重大的问题，要为患者创造出能与社会工作者或相关工作人员进行交谈的环境。确定谈话对象后信息共享
4 进行必要检查 ●血液一般检查、血液生化检查 ● X 线检查、CT 检查	●根据疾病和病情，要定期获取身体资料 ●根据▶ 通过资料判别疼痛是疾病所致，还是其他炎症、骨折、器质性的变化所致 注意▶ 一般人都不喜欢检查，因此要进行充分说明和观察
5 进行机能训练 ●分别由理学疗法人员、职业疗法人员、语言听觉人员进行机能训练	●要提高患者对现状的认识和恢复欲望，谋求维持并提高身体机能
6 适当用药 ●安眠药 ●抗抑郁药	●患者自述采用改善措施仍失眠或焦躁时，要与医生协商实施药物疗法。届时，要指导患者使用正确的方法，确认药物有无效果 注意▶ 老年人由于肾脏排泄功能、肝脏药物代谢功能低下，药物容易蓄积体内

安乐

7

7.3

松弛疗法

松弛疗法的操作程序

目的▸ 通过身体活动和精神心理活动，使处于紧张状态的患者的副交感神经系统活跃起来，产生松弛状态

核查项目▸ 患者的疼痛、焦躁、睡眠状况、恶心、呕吐、认知机能、服药状况、生命体征，睡衣和床单是否清洁、床垫的弹性是否合适等生活环境

适应对象▸ 来自各种原因的焦躁、痛苦、精神打击状态、紧张状态、肌肉紧张状态

禁忌▸ 有换气过度病史、有或预测有颅内压亢进症状的患者；体力下降明显的患者；手术后，有或可能有肠管内出血、腹腔内炎症的患者等

必需物品▸ 手按摩需要的物品：浴巾（①）、水盆（②）、按摩油（③）、保湿膏（④）

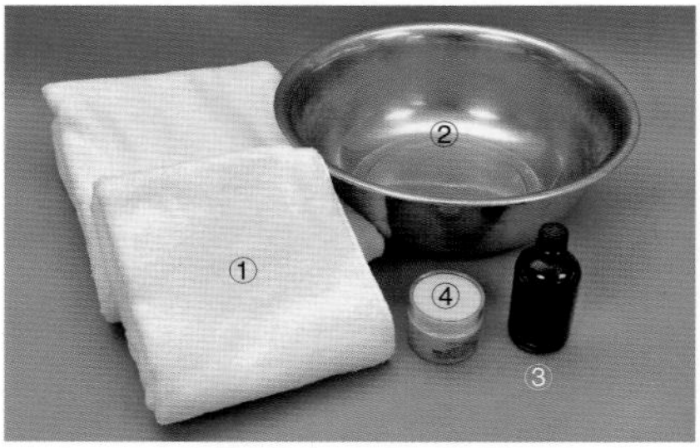

程序

要点	注意・根据
1 对患者说明 ①请患者排尿（❶） ②告知患者操作程序、目的、所需时间，征得患者同意（❷❸）	❶**根据▸** 排尿，清空膀胱，降低多余的腹压 ❷一定要事先说明，征得同意 **技巧▸** 有认知障碍的患者很难充分理解，实施中要得到患者家属的帮助 ❸告知患者具体的操作程序和所需时间，而且要耐心回答患者的询问 **根据▸** 患者由于不知要干什么，多感到不安，要减轻患者的不安
2 呼吸法（缓和紧张和不安） ①站在床旁取下患者的悬挂物 ②患者两膝立起，仰卧。可用薄的毛巾被或浴巾盖上下肢 **[连续正常呼吸的深呼吸法]** ①有意识深呼气，同时用力吸气。可以慢慢深呼吸（❶❷） **■表 1　腹式呼吸与胸式呼吸** 腹式呼吸：横膈肌的上下运动 胸式呼吸：肋间肌的运动 一般来说，呼吸必要的腹肌不太发达的女性多采用胸式呼吸。但睡眠或静养时，由于代谢减少，男女都采用胸式呼吸 **[腹式呼吸法]** ①开始先深呼吸 1~2 次 ②一只手放在胸部，另一只手放在腹部。慢慢呼气，使腹部凹下，吸气时腹部鼓起	➡呼吸法是最简便的松弛疗法，可与其他方法结合使用 ❶**根据▸** 通过呼吸将氧气供给到全身的细胞，尤其可以使需要身体细胞约 20 倍氧气的脑神经细胞活动正常化。通过深呼吸，使大脑内松弛时才工作的副交感神经活跃起来，开始分泌激素，发挥免疫功能 ❷**技巧▸** 通常是吸气时间长，要通过长时间呼气实现深而大的呼吸

要点	注意・根据
③慢慢吐气，然后有意识停留在腹部3秒钟左右，再从鼻子吸气。其后，用两倍吸气时间慢慢吐气（❶） ④用全身力气反复进行腹式呼吸（❷）	❶ 根据▶ 通过深呼吸或腹式呼吸可以最大限度地发挥肺和横膈肌的机能，提高身体的活力 ❷ 注意▶ 过度换气：如呼气不充分，而吸气时间达到呼气的2倍左右，在呼吸法实施中会出现眩晕或心情不快，这时要中止练习数分钟，恢复普通呼吸
❸ 意象法（缓解疼痛） ①在持续疼痛时，将意识转移到他处（❶） ②给患者以没有疼痛状态的印象。作为意象导入的方法，要听喜欢的音乐，按照呼吸法慢慢呼吸（❷） ③对患者讲些诱导意象的话题。每天1次，15分钟左右，或者每周2~3次（❸） ④对患者讲些转移意识的话。但对已入睡的患者不要叫醒，让患者在舒适中入睡（❹）	❶❷与患者交谈窗外的景色、天气和气候等话题，询问患者美好的回忆；也可谈论地点、人物、时代等。可能的话，与患者散步（用轮椅）等 根据▶ 通过使副交感神经优先，可以放松肌肉，减缓心跳，增加脑波的α波，从而使患者处于舒适状态中 技巧▶ 是日常护理中使用的方法，可与呼吸法结合使用 ❸准备适合患者特点的材料 技巧▶ 使患者想象最愉快的场景 ・讲述肯定的内容，正在进行的场景 ・刺激五感 ・使用日常的语言 ・不要给患者具体指示，使其自由发挥想象力，反复用关键词 ❹如"请慢慢睁开眼睛""好，恢复原状""挥手2~3次"等
❹ 按摩（提供快感刺激） ①用手指或手掌按摩、触摸患者的皮肤（❶❷） 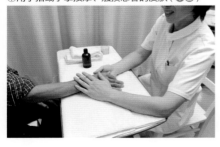 ②了解按摩的特征和老年人皮肤的生理机能（❸） ③要考虑实施时机与实施方法（❹）	❶要了解以舒适为目的按摩的特征 根据▶ 谋求缓解肌肉紧张和通过语言交流产生的心理效果 技巧▶ 与以穴位刺激和恢复肌肉疲劳为目的的按摩不同，对老年人来说，按摩要轻柔，不要太用力。得到患者的同意后可以使用按摩油或保湿膏。不要弄脏患者的衣服，要挽到小臂以上或膝盖以上 注意▶ 对于特别虚弱的患者，注意不要发生皮下出血或挫损组织 ❷手是很敏锐的感觉器官，作为与外部最大的联络手段发挥着作用 根据▶ 在大脑皮质的感觉区里，手的输入面积很大 ❸❹按摩的部位有手指、脚、背部 根据▶ 老年人不愿意脱衣服露出皮肤。如按摩手指的话，坐在椅子上或躺在床上都可实施

要点	注意·根据

注意·根据栏:

技巧▶ 在临床或护理现场，工作人员要频繁与老年人拉手，接触。手作为交流沟通的工具是最不能抵抗的

❶ 技巧▶ 护士要事先捂热自己的双手，按摩油和保湿膏在按摩中会干燥或吸收，要适当补充
根据▶ 对角质层补充充足的水分和油分才可以提高皮肤的防御技能

■表 2　老年人的皮肤特征

- 表皮、真皮都变薄：随着增龄再生机能低下，创伤治愈缓慢
- 老年性紫斑：由于皮肤的毛细血管脆弱，易皮下出血
- 干燥皮肤：由于水分保持能力降低，皮质分泌减少，而且出汗也少，出现了皮肤干燥，会引起老年性干皮症、老年性瘙痒症、干性湿疹等

要点栏:

[手的按摩]
①手指和脚的按摩是不受场地限制的
②按摩方和被按摩方都要洗净双手（❶）

③也可以让患者将手放入装有 40℃ 左右的温水盆中
· 与患者面对面而坐
· 用自己的双手包裹住对方的手
· 顺序：全手→手背→手指和指尖→手掌→合谷
· 最后将对方的手包裹住，结束

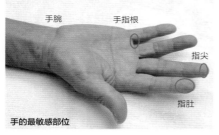

手腕　　　手指根
指尖
指肚

手的最敏感部位

④刺激敏感部位可以提高按摩的效果
⑤全手的按摩：从对方的右手开始按摩（❷）（图片ⓐ）
⑥手背的按摩：从手背中心开始向外侧展开，反复 5 次（图片ⓑ）

❷ 技巧▶ 像从下面抓起来一样，用双手包裹患者的手腕附近，在手背、手掌和手指之间都涂擦上按摩油或保湿膏
箭头表示按摩方向（以下图片同）

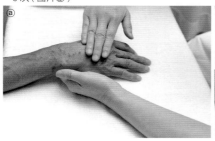

ⓐ

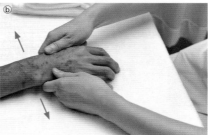

ⓑ

⑦手指和指尖的按摩：从手指根开始向指尖方向，像画螺线一样逐手指按摩，到指尖部位，轻按捏手指肚（❸）（图片ⓐ）

❸ 技巧▶ 按摩下一个手指时，要按住手指根，像画界限一样

要点	注意・根据

⑧手掌的按摩：展开患者的手掌，护士用食指垫在下面，用拇指从中心向左右外侧按摩。反复3次左右（❹）（图片ⓑ）

❹手腕的按摩方法像画小圆一样。最后轻捏手指肚　技巧▶ 实施者如用拇指肚按摩，不要过分用力

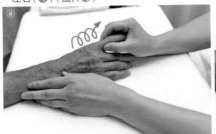

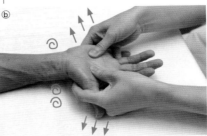

⑨合谷的按摩：第一中手骨与第二中手骨连接处的穴位是合谷。按摩最后要按压穴位（❺）

❺根据▶ 按压、刺激合谷可以缓解大脑中的疼痛感，也有松弛效果

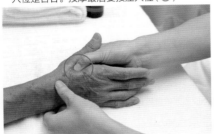

[背部按摩]
①在洗浴或擦洗时进行背部按摩（❶❷❸）

❶注意保温。擦洗、洗浴后换衣服时，可以涂擦保湿膏
　技巧▶ 实施前要盖上毛巾，实施者要将双手捂热
❷用全手掌从脊柱向两肩画圆，沿脊柱向下按
❸从脊柱的两侧从下向上轻推，整个后背涂擦上保湿膏
　根据▶ 背骨两侧有竖脊肌，消除紧张可以缓解肩背酸痛，有松弛效果

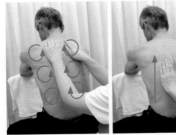

背部按摩的姿势与按摩手法
②用左手或右手慢慢地连续触摸患者（❹）

③实施中要注意观察患者的状态（❺）

❹根据▶ 如两手离开，患者会有不安感，而且会让患者感到按摩结束了
❺技巧▶ 按摩时，边询问边调整。要询问力量是否过大、现在的速度是否可以、按哪里感觉好等，直到调整到患者感觉最好状态

要点	注意·根据
5 动物介在疗法、玩偶治疗 ①让老年人与猫、狗等熟悉的动物接触（❶） ②虽然动物都受过训练，但最好还是有饲养员或志愿者陪同（❷） 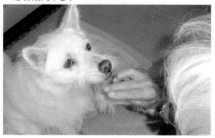 ③患者与动物接触时间为 15~30 分钟（❸） ④要考虑到有的患者抵触动物。对于这些患者可以试试玩偶治疗（❹） ⑤患者整理衣物，洗手（❺） ⑥护士洗手	❶选择大小合适、摸上去有温暖感的动物可以得到治愈效果 根据▶ 动物天真可爱，直接亲近患者 ❷有的医疗设施饲养着小鸟、金鱼等 防止事故的要点▶ 有饲养型动物介在疗法和访问性动物介在疗法。后者是接受过治疗法训练的狗，懂得与人接触的基本规矩，并进行了健康管理，要选择后者 ❸技巧▶ 要准备寒暄语、呼叫名字、喂水等简单的程序，也要有默默抚摸动物的时间 根据▶ 动物在与人的交流上不需要思想准备，可以观察到它喜悦、欢乐的直接感情流露 ❹利用给患者玩偶稳定情绪 根据▶ 在认知障碍患者中，根据其背景情况使用玩偶取得了很好效果 ❺护士为患者整理衣服，带患者到洗手处用流水洗手
6 收拾整理 ①不要的物品按规定废弃、消毒、整理 ②经常到病房检查状态（❶）	❶离开患者的时候，将紧急呼叫按铃放在患者手旁。即便患者不呼叫，也要到病房观察患者的状态变化，与患者交谈 根据▶ 老年人很难主动诉说病情变化

评价

- 是否与患者进行了交流？患者是否诉说了病情等
- 焦躁或疼痛是否得到了缓解
- 是否可以很快入睡
- 是否营造了松弛的状态
- 是否创造了安全、舒适的环境

第 4 章

急救方法

1 | 窒息

鸟谷惠、长谷川真澄

老年人特征与护理的必要性

- 窒息是因某种原因致使上呼吸道闭塞的状态。老年人窒息的原因多为异物误入，此外，意识障碍或呼吸心跳骤停引起的舌根下沉、过敏症、气管导管拔管后的水肿等也会导致窒息
- 老年人随着年龄增长，摄食咽下机能低下，唾液分泌减少，咳嗽反射能力降低，不能独立排除误入的异物，易发窒息。对于误入引起的窒息，要特别注意食物内容，而且平时要做好窒息时的应对准备
- 窒息是危险、紧急度高的状况，处置不及时会导致死亡。发现窒息时要一边给予帮助，一边呼叫求援

评定

要点	注意·根据
1 有无窒息 ●询问患者："喉咙是否堵住了？"向患者本人确认是否窒息 ●观察有无窒息迹象 **窒息迹象**	●如突然呼吸困难，要分辨是否为异物窒息，可以进行适当处置 ● 根据▶ 如气管完全闭塞，患者不能出声，会将双手放在自己的颈部，痛苦地抓着喉咙（窒息迹象） 注意▶ 老年人往往没有典型的窒息迹象，会在不经意间开始沉默，意识低下
2 意识状态 ●呼叫有无反应 ●是否可以出声？是否可以说话	●确认意识状态。如部分气管闭塞，可以讲话。有时会有哑声 紧急处置▶ 如没有意识或不能说话，可以判断为重症窒息，要马上叫救援，要进行心肺复苏抢救
3 呼吸状态 ●确认有无咳嗽或噎堵 ●确认呼吸音 ●确认胸腹部的活动	● 根据▶ 咳嗽是误入或有异物侵入时的正常生理反应 注意▶ 老年人这种反应可能低下 ●窒息时听不到呼吸音，而且有时吸气时可以听到喘鸣和高音的杂音 ●未完全闭塞时，可见凹陷呼吸（吸气时锁骨上窝和喉头向下的呼吸），完全闭塞时不能呼吸

要点	注意・根据
→吸气时 　　→呼气时 喉结向下 锁骨上窝向下 ■图1　凹陷呼吸	
●有无紫绀	●供氧不足时，会出现低氧血症及紫绀。开始时，嘴唇和手指等末梢处可见，随着低氧血症的发展，遍布全身 注意▶ 气管完全闭塞时，会急速出现紫绀，10分钟左右心脏会停止跳动
●经皮动脉血氧饱和度（SpO₂）如何	●如 SpO_2 达到 90%~93% 程度就会出现紫绀
4 口腔内的状况 ●是否有肉眼可见的异物	●检查导致窒息的食物或异物是否在口腔内 根据▶ 老年人的窒息多发生在就餐时 注意▶ 如未见异物要仔细检查窒息的原因
5 发病时的状况 ●是否突发症状 ●确认是误入还是其他原因 ●患者周围是否有可以入口的食物	●一直很健康的人突然呼吸困难，多为异物所致 ●导致窒息的异物有食物、假牙、痰等滞留分泌物、内服药的包装物等 ●在卧床或使用气管导管进行人工呼吸的患者中，呼吸系统感染等并发症引起痰增多，而且黏稠度增大。咳痰困难也会导致窒息 ●引起窒息的食品多为饼、米饭、面包等，要确认是否食用了这些物品 注意▶ 认知障碍患者除食物外也会食用非食物导致窒息，如湿布巾、手取纸、卫生纸、纸尿布等

窒息的预防

要点	注意・根据
◆预防饮食中的窒息 **1 确认饮食内容** ●研究食物的形态	●根据▶ 准备的食物要易嚼碎，易咽，易成形，符合患者口味

要点	注意・根据
●是否将食物的大小制成便于咀嚼的状态，便于咽下	注意▶ 导致窒息的食物除了饼干或面包等干松的食物外，还有易粘在黏膜上的食物、水分与固体分开的食物、吸食的食物等 ● 根据▶ 过大的食物（肉等）有不嚼碎直接吞入的危险 技巧▶ 对于认知障碍患者，可以用小勺吃饭，一口的量不要过大
2 做好就餐的准备工作 ●调整好姿势 **正确姿势** ●使用合适的假牙	●餐桌的高度为，将手腕放在桌子上时，胳膊肘的角度为 90° 左右。调整患者的坐姿，双脚放在地面上，保持稳定姿势 根据▶ 正确坐姿可防止颈部成伸展位 ● 根据▶ 如假牙不合适，会咀嚼不充分就咽入。而且不稳定的假牙本身也会成为窒息的原因
3 调整就餐的速度 ●要确认喉头的动作，吃一口后观察是否已咽下，确认咽下后再让患者吃下一口	● 根据▶ 如吃饭速度过快，口腔内塞入食物过多 技巧▶ 认知障碍患者吃饭过快，会因塞食导致误入或窒息。作为方法之一，可以让患者坐在吃饭速度合适的人旁边
4 改善就餐环境 ●要创造可集中精力就餐的环境 ●食物进入口内时不要讲话	●对于认知障碍患者，要让患者看到饭菜，并告知患者"现在开始吃饭" 根据▶ 集中精力就餐可专注咽下 注意▶ 吃饭讲话分散注意力，有咀嚼不充分就咽入的危险 注意▶ 认知障碍患者会因为人的走动、电视、周围声音分散注意力
◆ 预防异食导致窒息 **1 改善周围环境** ●注意不要食入食物以外的物品	●根据▶ 认知障碍患者有食入果皮、药物包装物等被窒息的危险

要点	注意・根据
	技巧▶ 要仔细观察并改善环境，以便可以看到患者在吃饭时的手以及触到的地方。不要在附近放置入口大小的其他物品。如发现患者正在食入食物以外的物品，要让患者吐出口中的物品
◆预防痰等分泌物导致窒息 **1** 排痰 ●装有气管导管和人工呼吸机时，或痰多时，要进行有效的排痰护理，不要让气管内存痰	●要学习体位变换和体位引流、按压法、吸引法等（参照 P342 排痰）

窒息时的应对措施

目的▶ 解除异物造成的气管闭塞，确保气管畅通。必要时进行心肺复苏处置，并移送到可二次急救处置的环境中
核查项目▶ 口腔内、气管内有无异物，呼吸状态，意识状态，脉搏情况等
适应对象▶ 因食物或分泌物等异物造成的气管闭塞的患者
防止事故的要点▶ 防止不当的按压造成肋骨骨折、脏器损伤
必需物品▶ 塑料薄膜手套、纱布

程序	
要点	注意・根据
如判断为窒息要立即请求救援。如有意识并确保呼吸正常，促使患者咳嗽也能排出异物 **1** 用力咳嗽 ①如能咳嗽，促使患者连续咳嗽（❶） ②不能咳嗽时，采取排除异物紧急处置的腹部推举法或背部敲打法	❶ 根据▶ 咳嗽是误入时将异物排出气管外的重要防御反应 技巧▶ 饮食中被食物噎住或咳嗽时，不要让患者饮水止咳，要鼓励他继续咳嗽 注意▶ 在呼吸稳定前任何东西都不要入口
◆从气管排出异物的技法 有意识但不能说话时，采用腹部推压法、胸部推压法、背部敲打法（❶） **1** 腹部推压法（海姆立克） ①向患者说明处置法（❷）	❶ 注意▶ 没有意识时，进行心肺复苏处置 ❷看着患者的脸进行说明 根据▶ 窒息使患者感到惊慌，要告知患者正在救治，先让患者稳定下来

要点	注意・根据
②让患者取坐位或站位，站到患者背后，从肋下抱住患者，一只手握拳，用拇指侧顶住患者上腹部（❸） 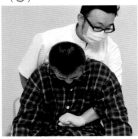 ③另一只手放在上面，包住握拳 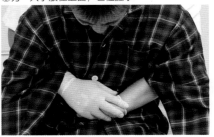	❸握拳顶住的部位是剑突与肚脐之间 注意▶ 如压迫剑突，腹部脏器有被剑突损伤的危险 防止事故的要点▶ 压迫不正确的部位会损伤脏器，因此要选择正确的压迫部位 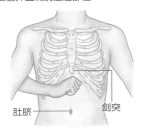 ■图2　腹部推压法的压迫部位
④压迫腹部，将握拳拉向救助者侧，向上推压（❹❺） 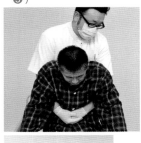	❹根据▶ 腹部推压法通过推压横膈膜，提高气管内压，从而促使肺部呼气。以此人为地使救助者咳嗽，使异物有可能从气管排出 技巧▶ 坐在椅子或轮椅上时，可坐着实施腹部推举法 ❺实施过程中如意识消失，要马上开始心肺复苏的操作程序

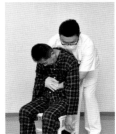

坐椅子时的压迫方法

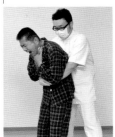

站位压迫方法

要点	注意·根据
⑤在患者排出异物前反复做这一动作（❻） ⑥如患者没有反应，开始进入用于心脏停止的心肺复苏程序	❻ 注意▶ 即便取出异物也一定要请医生诊断。在医生诊断时，告知医生进行了腹部推压法。如压迫剑突或胸廓附近，有可能出现肋骨骨折或对腹部、胸部脏器造成严重伤害
2 胸部推压法 　对于肥胖患者，用胸部推压法取代腹部推压法 ①站到患者背后，两臂从患者的腋窝抱住前胸 ②一只手握拳放在胸骨中央，手掌侧对着胸骨侧（❶） ③另一只手包住握拳，向后方推压 **胸部推压法** ④如患者没有反应，开始进入用于心脏停止的心肺复苏程序	❶握拳放在心肺复苏时的胸骨压迫位置 注意▶ 压迫剑突或胸骨边缘，有造成肋骨骨折的危险 剑突 胸骨下半部的胸的正中央 ■图3　胸骨压迫部位
3 背叩法 ①取坐位或站位，撑住患者的前胸部，头向下，用手掌掌跟部连续敲打 4~5 次两肩胛骨之间（❶❷） 手掌掌跟部 ②卧位时取侧卧位，与坐位时同样敲打两肩胛骨之间（❸）	❶ 注意▶ 单纯使用背叩法对成年人效果不大，要与腹部推压法或胸部推压法结合使用 ❷支撑前胸的手放在患者的胸部，支撑住患者 ❸边观察患者是否排出异物，边敲打 技巧▶ 卧位时，将膝盖放在患者的胸侧支撑身体
◆去除口腔内异物的技法 　没有意识，确认口腔内有异物时实施（❶❷）	❶ 防止事故的要点▶ 有意识或有咳嗽等反应时，因有被咬伤手的危险，不要实施

要点	注意·根据
①张大口检查异物（❸） ②拇指顶住上齿，食指顶住下齿，掰开嘴（指交叉法）（❹） 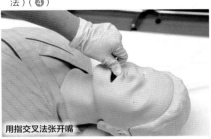 **用指交叉法张开嘴** ③口腔内有异物时，让患者的脸横侧向，用另一只手的食指掏出异物（指拭法）（❺❻） 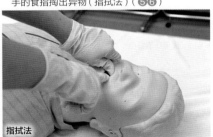 **指拭法**	❷**确认口腔内有异物时实施** 注意▶ 不能确认有异物时，不要用手指在口腔内乱找。而且不要因排出异物耽误时间，延误心肺复苏的开始 ❸**发现口腔内有异物时，让患者取卧位，脸横侧向** 注意▶ 为预防感染要戴手套 ❹ 技巧▶ 扭动手腕掰开嘴 注意▶ 有假牙应摘下。平时就要掌握有无假牙 ❺**掏异物的手指要裹上清洁的纱布** 注意▶ 如患者想用自力排出异物，不要随意将手指插入口腔内 ❻ 禁忌▶ 在家窒息时，有人介绍使用吸尘器吸引，但吸尘器吸引不仅没有效果，还会造成口腔内损伤。绝对不能将吸尘器的注嘴或软管直接插入口中
◆**由医生排出异物** 用腹部推压法、背部敲打法仍不能排出异物时，由医生用喉头镜和玛吉尔钳子排出异物	

评价
●是否除去了口腔内或气管内的异物 ●是否可以呼吸了 ●是否恢复了意识 ●是否可以讲话了

老年人特征与护理的必要性

- 老年人随着增龄多发骨质疏松与退行性关节炎，因此，老年人易发生骨折。这是老年期医疗的重大课题
- 骨折的前提因素当然是随着年龄增长出现的骨量减少和骨梁脆弱，但如果没有"跌倒"事故，怎么也不会发生骨折
- 骨质疏松所引起的骨折有脊椎骨折、桡骨远位端骨折、上臂骨近位端骨折、股骨颈骨折等。在这些骨质疏松性骨折中，对患者影响最大的是股骨颈骨折，而股骨颈骨折9成以上是因跌倒所致
- 跌倒所带来的损伤各式各样，7成左右的人都有些损伤。其中最多的是挫伤，其次是擦伤、创伤、骨折，骨折占1~2成。而且即便没有任何外伤，跌倒后综合征也常常影响日常生活活动

对发生跌倒、跌落时的评定

要点	注意·根据
◆ 鉴别跌倒时损伤与急性疾病	● 识别是原有疾病所致还是因跌倒所致非常重要 ● 急性疾病在发生初期的处置很重要
1 休克状态 ● 意识丧失 ● 脸色苍白 ● 心跳过速、摸不到脉搏 ● 紫绀 ● 全身冷汗等	● 发生原因 · 失血过多、头部外伤、脑血管意外、脊髓损伤、内脏出血等导致血压下降 · 急性心肌梗死导致心脏的泵作用降低 · 胸部大动脉瘤破裂 · 室性心律不齐导致心脏停止跳动 · 某种原因导致呼吸停止 · 过敏性休克 · 由于过度疼痛失去知觉等
2 高度意识障碍 ● 意识低下、消失 ● 精神错乱等 ● 手臂和足的活动、手足麻痹 ● 有无恶心、呕吐 ● 有无痉挛	● 发生原因 · 颅内出血、头部外伤 · 颈椎损伤 · 肝性昏睡、高(低)血糖昏睡等代谢性疾病 · 脑缺氧症 · 药物中毒、气体中毒等
3 胸痛、呼吸困难 ● 整个胸疼痛、从左胸向肩后背扩散痛、心窝痛 ● 呼吸急促、喘气式呼吸 ● 突然紫绀 ● 颈静脉怒张 ● 脸部及上半身冷汗、末梢冷汗等 ● 心律不齐	● 发生原因 · 肺挫伤等外伤导致呼吸困难 · 大动脉瘤破裂、急性心肌梗死、左心功能不全、自发性气胸、肺梗死等导致呼吸困难 · 慢性闭塞性肺病的急剧恶化导致呼吸困难等
4 受伤的程度 ● 有无出血	

要点	注意·根据
●有无四肢、腰部等的疼痛和外伤 ●有无头部或腹部的外伤 ●四肢的活动如何 ●有无骨折	

应对措施的操作程序

目的▶ 准确掌握全身状态，如需急救等初期应对措施，要迅速实施。根据跌倒、跌落的受伤程度进行适当处置，将伤害的影响控制在最小

核查项目▶ 意识等级、急救处置必要的全身状态、受伤程度、有无骨折、搬送方法等

适应对象▶ 跌倒、跌落事故发生时

禁忌▶ 目击跌倒后，要立即求救，不要一个人挪动患者

必需物品▶ 急救初期抢救需要的物品：急救推车、自动体外除颤仪（AED）、搬送用具（走轮担架、轮椅）；有可能骨折时需要的物品：三角巾、夹板（代替品）

程序	
要点	**注意·根据**
◆挫伤时 **1 跌倒现场的应对措施** ①请求救援（❶） ②呼叫姓名有无反应 ③检查呼吸状态 ④如有意识障碍取仰卧位，确保气管畅通（❷） ⑤确认有无麻痹 ⑥确认有无出血（❸）	**❶ 紧急处置▶** 瞬间做出准确判断，同时求助必要的救援人员 **❷ 紧急处置▶** 确保气管畅通，进行心肺复苏、急救处置等 **❸ 注意▶** 如有出血，要用纱布等按压伤口止血 **技巧▶** 原则上要让出血部位高于心脏部位。如无止血用的布，也可将塑料袋套在手上止血
2 跌倒挫伤头部时（❶❷） **[观察项目]** ①意识等级是否低下 ②呼吸状态是否恶化（❸） ③手足是否麻痹 ④有无恶心、呕吐、痉挛（❹） ⑤头部有无肿瘤（❺）	**❶ 注意▶** 有可能出现颅骨骨折、脑挫伤、颅内出血。这些损伤具有致命的危险性，因此，发现初期的处置非常重要 **❷ 紧急处置▶** 确保气管畅通，进行心肺复苏、急救处置等 **❸ 技巧▶** 取合适体位。如无呕吐，则略抬高头部（15~30 cm），下颌稍向上，以便于呼吸顺畅 **❹ 注意▶** 为防止吐物误入，面部横侧向 ❺用冰或冷湿布冷敷挫伤的水肿处 **注意▶** 如过于冰冷会引起头痛，因此，用毛巾等保护局部后再放上冰囊
3 跌倒挫伤颈部或背部时（❶❷）	❶使用担架或走轮担架搬送 **注意▶** 颈部、背部挫伤时，考虑到有可能损伤颈椎（髓），要保持颈部稳定 ❷进行急救处置

要点	注意·根据
[观察项目] ①手足的活动有无恶化 ②手足有无麻痹感觉 ③呼吸状态有无恶化 ④疼痛是否加重	
4 跌倒挫伤胸部时 [观察项目] ①有无剧烈疼痛 ②有无呼吸胸痛或呼吸困难(**❶❷**)	**❶**如呼吸胸痛或呼吸困难,有可能是肋骨骨折。用浴巾等压住挫伤部位,呼吸要平静,尽可能限制肋骨的活动 **❷**进行急救处置
5 跌倒挫伤腹部时(**❶**) [观察项目] ①有无剧烈腹痛 ②有无脸色苍白 ③腹部是否像板子一样僵硬 ④有无呕吐、出血(**❷**) ⑤呼吸状态是否恶化	**❶ 技巧▶** 将垫子或坐垫卷成卷后放在膝下。膝盖弯曲可以缓解腹部的紧张。冷敷挫伤部位 **❷ 注意▶** 有可能是内脏破裂、内脏损伤。要进行急救处置
6 跌倒挫伤骨盆部位时(**❶**) ·臀部或下腹部有无剧烈疼痛或水肿	**❶**如可能是骨盆(耻骨、髂骨、坐骨)骨折要取仰卧位,在足下垫上垫子,举高 30 cm 左右,以减轻骨盆部位的负担
◆ 怀疑骨折时 **1** 观察项目 ①伤部位有无不自然的变形(**❶❷**)	**❶**老年人的特点是某种程度特定部位骨折,代表性部位是脊椎、股骨颈、桡骨、肱骨

要点	注意·根据
	注意▶ 股骨颈或脊椎骨折导致卧床不起的危险性很大
②有无剧烈疼痛（❸）	❷如桡骨远位端骨折，其特征是手变形为叉子背状
	❸老年人常常即便骨折也不感到疼痛，于是遗漏了骨折部位的症状
③受伤部位有无肿胀	
④骨头是否鼓出	
⑤手足动作是否缓慢	
⑥是否一动就痛	
⑦有无股骨颈骨折的特征	
· 股骨颈压痛	
· 股骨幅扩大、股骨长度缩短	
· 内、外旋转疼痛	
· 呈外旋位	
· 长轴方向的压痛、膝关节痛	

② 骨折部位的固定方法
[股骨颈骨折的固定方法]（❶）

❶取仰卧位屈膝姿势，在膝下放入垫子等，这样可以缓解髋关节周围的肌肉紧张，同时固定骨折部位，保持安静

注意▶ 下肢容易外旋位，外旋位会压迫腓骨头，引起腓骨神经麻痹

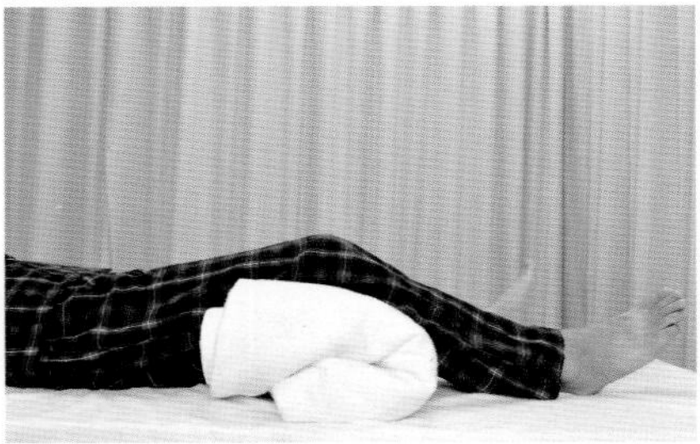

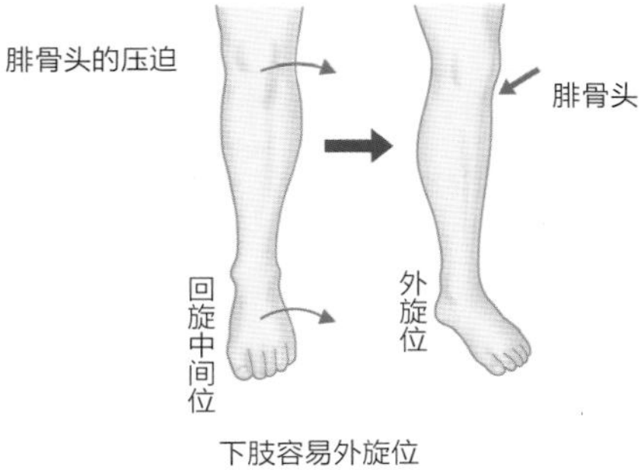

腓骨头的压迫　　　　腓骨头

回旋中间位　　外旋位

下肢容易外旋位

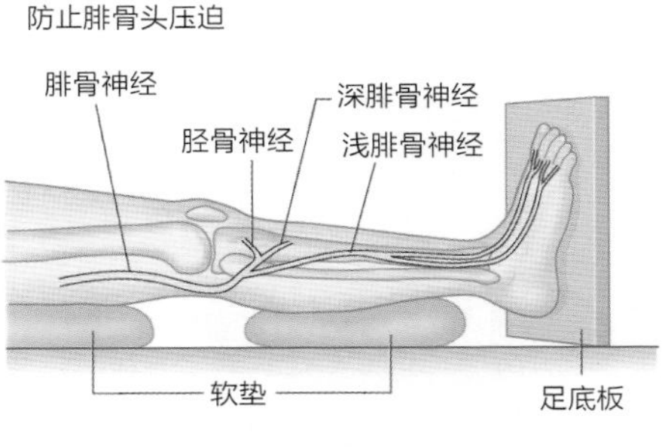

■图1　预防腓骨神经麻痹

防止腓骨头压迫

腓骨神经　　深腓骨神经
胫骨神经　　浅腓骨神经

软垫　　　足底板

使用足底板或垫子，保持回旋中间位

[肩关节、肘关节、手关节部位的固定——颈部系三角巾法]
①将三角巾的 90° 一端连接到骨折侧的腋下，45° 一端缠在相反一侧的肩部（❶）（图片ⓐ）

❶技巧▶ 将 45° 一端缠到与骨折部位相反一侧

要点	注意・根据
②用三角巾包裹骨折部位，余下的 45° 一端缠在骨折侧的肩上（图片ⓑ）	

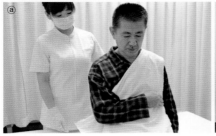 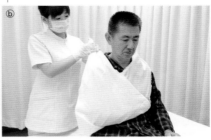

要点	注意・根据
③固定骨折侧的肘部，将三角巾 45° 的两端在颈后部位打结（图片ⓒ） ④将三角巾的 90° 顶端打终止节，折入内侧（②）（图片ⓓ）	② 技巧▶ 要处理终止节部分

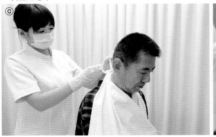 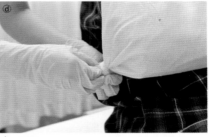

要点	注意・根据
⑤另外用布折成细长条，从后背连到腋窝，在三角巾上打结（③）	③ 技巧▶ 另外用布将骨折部位固定在身体上

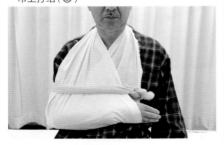

⑥骨折一侧的手指尖稍露出三角巾

[手指、手指关节部位的固定方法]

①将厚纸等垫在骨折手指处，加以固定后，再与相邻的手指一起裹上胶带或绷带（①）

⬤老年人在家怀疑骨折就诊时，可以按下述办法用夹板等应急固定患部

① 技巧▶ 可以将折断的筷子当作夹板，从手指内侧到手心加以固定

要点	注意・根据

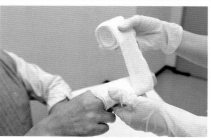

[手关节部位的固定方法]
①将杂志等折后作为夹板放在手关节处加以固定

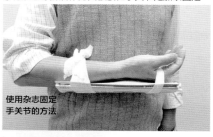

使用杂志固定
手关节的方法

[小腿部可塑夹板固定]
①按照骨折的小腿,折弯可塑夹板,放在小腿处(图
　片ⓐ)
②用卷轴绷带加以固定(图片ⓑ)

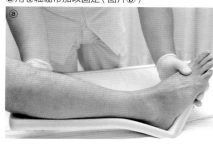
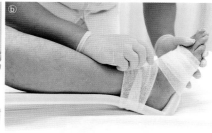

评价

- ●由于跌倒、跌落,出现生命危急时,是否冷静、沉着、迅速地实施了急救的初期处置
- ●是否根据需要求助了救援并进行了适当的急救处置?是否将对患者的影响控制在最小范围内
- ●是否对家属说明了跌倒、跌落的发生情况?家属是否了解再跌倒、跌落的危险性
- ●是否掌握有关跌倒、跌落的行动方式,以防再次发生
- ●是否通过重新认识环境因素和导入正确的运动疗法,确保了安全、舒适的疗养环境?是否使患者从跌倒、
　跌落的过度恐惧中走了出来,不会主动限制自己的日常生活活动

老年人特征与护理的必要性

- 谵妄是由于脑机能低下，一时出现意识混乱，产生注意力障碍、精神错乱、兴奋、幻觉、妄想、睡眠障碍等症状。这些症状的特点是：突然出现；经常变化；在一天当中症状会恶化，也可能消失。其原因有低氧血症、脱水、药物副作用等身体因素，也有环境变化、感觉遮断、疼痛、不动、焦躁等促进因素。复数因素相互作用也会导致发病
- 老年人由于年龄增长、认知障碍、脑血管疾病等，脑机能开始脆弱；由于年龄增长和慢性疾病，容易出现低氧血症和脱水；随着年龄增长，肝、肾功能下降，易出现药物副作用。在这些身体疾病发病、恶化时或手术后，谵妄容易发病。而且，由于年龄增长，对环境的适应力下降，在住院、入住养老设施等时也会发病
- 如谵妄一发病，原来的治疗或护理难以继续，导致住院日数加长、医疗成本加大、日常生活活动和生活质量下降，死亡率增高。因此，预测老年人的谵妄发病，实施预防护理至关重要
- 谵妄的预防护理主要是评估患者的风险，帮助患者去除、减轻已有的谵妄发病因素。在谵妄发病时，要防止二次事故，帮助缓解谵妄症状，对家属进行帮助

评定

要点	注意·根据
1 年龄	●[根据] 年龄越高，谵妄越容易发病
2 生命体征、全身状态 谵妄的发病多伴随着一般身体疾病和全身状态的变化。将谵妄作为全身状态变化的信号，对身体状态进行认真评定很重要 ●意识状态	●用日本昏迷评分（JCS）（参照 P531 心跳呼吸骤停）、格拉斯哥昏迷评分（GCS）（表 1）等评价意识等级 ●[根据] 谵妄患者的意识等级不是清醒或昏睡，而是朦胧状态，应是 JCS 的第一行至第二行的等级

■表1 格拉斯哥昏迷评分（glasgow coma scale：GCS）

睁眼（eye opening）		最佳语言反应（best verbal response）		最佳运动反应（best motor response）	
自发睁眼	4	有识别力	5	服从命令	6
呼叫睁眼	3	会话混乱	4	手足触摸疼痛刺激部位	5
疼痛刺激睁眼	2	言语不当	3	对疼痛刺激逃避动作	4
不睁眼	1	发出不知何意的声音	2	对疼痛刺激异常弯曲	3
		无言语	1	对疼痛刺激四肢伸展	2
				完全不动	1

- ●根据综合得分判定昏迷程度
- ●呼吸：呼吸频率、呼吸类型、呼吸音、经皮动脉血氧饱和度（SpO₂）
- ●循环：血压、脉搏、经皮动脉血氧饱和度

- ● 15 分为意识清楚，12~14 分为轻度意识障碍，9~11 分为中度意识障碍，8 分以下为昏迷
- ●[根据] 掌握低氧血症、呼吸功能不全
- ●[根据] 掌握循环障碍、休克

要点	注意・根据
● 体温	⊙ 根据▶ 掌握低体温、高体温
● 水分摄入排出	⊙ 根据▶ 掌握脱水、体液不均衡
● 血液一般检查	⊙ 根据▶ 掌握贫血、炎症反应
● 血液生化检查	⊙ 根据▶ 掌握电解质不均衡、肾功能、肝功能、低血糖、高血糖、炎症、营养状态
● 动脉血气分析	⊙ 根据▶ 掌握低氧血症、酸碱不均衡
● 心电图	⊙ 根据▶ 掌握心律不齐、心肌缺血
● 胸部 X 线检查	⊙ 根据▶ 心功能不全、呼吸功能不全、呼吸系统感染
● 头部 CT、MRI、PET	⊙ 根据▶ 掌握头部病变
● 药物血中浓度测定	⊙ 根据▶ 掌握地高辛、茶碱等在血中的浓度
3 容易引发谵妄的疾病、药物 ● 中枢神经疾病	⊙ 认知症、头部外伤、痉挛发作、脑血管疾病、脑肿瘤等 根据▶ 认知障碍患者的谵妄发病风险高达非认知障碍人的 5.2 倍
● 内分泌、代谢性障碍	⊙ 低氧血症、贫血、脱水、电解质不均衡、酸碱不均衡、低血糖、高血糖、肝功能不全、肾功能不全、甲状腺及副甲状腺疾病
● 循环系统、呼吸系统疾病	⊙ 心肌梗死、瘀血性心功能不全、心律不齐、休克、肺栓塞、呼吸功能不全
● 其他全身性疾病	⊙ 戒酒反应、感染、恶性肿瘤、重症外伤、手术侵袭（手术方式、麻醉方法、麻醉及手术时间）、低体温、高体温
● 药物	⊙ 苯二氮平类药物、治疗帕金森药、抗抑郁药物、抗组织胺药、抗菌药、抗癌药、治疗消化性溃疡药物、非类固醇抗炎药（NSAIDs） 根据▶ 老年人多服用复数的药物，而且随着年龄的增长，肝、肾功能下降，容易出现药物副作用
4 谵妄的促进因素 老年人或认知障碍患者，随着年龄增长，身体机能和适应力降低，即便身体状态没有变化，也会因环境变化紧张，发生谵妄。因此，注意老年人对日常生活或周围环境的变化有何反应至关重要 ● 环境变化	 ⊙ 突然住院、突然入住养老设施、不习惯的环境、生人的存在等 根据▶ 尤其是认知障碍患者，只因为处于不熟悉的环境就易发谵妄
● 感觉遮断、过度感觉刺激	⊙ 有视听觉障碍却不能正确使用眼镜、助听器等 根据▶ 老年人随着年龄增长，感觉机能下降，如不能弥补感觉障碍，获取不到周围环境的信息，会产生错误的知觉 ⊙ 监视器声音、机械声、脚步声、讲话声等噪声 根据▶ 噪声会成为过度感觉刺激，造成紧张

要点	注意·根据
●疼痛	● ICU、走廊、病床等处不能自然采光，或者不分昼夜使用照明 根据▶ 不分昼夜的环境会打乱生物钟 ●老年人常常即便有疼痛也忍耐不说 根据▶ 老年人或认知障碍患者的阈值与一般成年人没有区别
●身体活动的限制	●在因治疗的静养、使用身体固定器具、使用各种导管、排泄管、监视器等状态下，活动受到限制
●便秘、排泄问题	●便秘也会使认知障碍患者陷入谵妄 ●因住院等被强制使用与平时不同的排泄方法（膀胱留置导管、尿布、便携式厕所等） 根据▶ 很多老年人的价值观和信念是不希望别人协助排泄，不能独立排泄致使老年人非常紧张
●睡眠障碍	●入睡困难、中途觉醒、没有熟睡感、失眠、睡眠昼夜颠倒等 根据▶ 睡眠障碍是谵妄的症状之一，也是促进谵妄的重要因素
●不安、精神紧张	●疾病的苦痛或对病状的不安、死亡的恐惧、丧失体验等

5 谵妄症状

谵妄有与认知障碍类似的症状，但其发病形式和过程与认知障碍大不相同。对于认知障碍患者，通过患者家属或医务人员掌握日常状态，进行底线比较是判断是否谵妄的关键

要点	注意·根据
●注意障碍	●不能持续集中注意力。注意力分散，焦躁不安 根据▶ 注意障碍是谵妄主要症状
●认知障碍	●近期记忆障碍（保有长期记忆），对日期、场所、人的识别障碍，思考混乱（说些不合逻辑的话）
●知觉障碍	●错视（如把墙上的污迹看成虫子）、幻视（可以看到现实不存在的人或物）、幻听（可以听到现实听不到的声音）、妄想（认知与幻觉内容一致的歪曲现实。妄想有情感上、行动上的反应，如想从坏人中逃走，就脱离病床；认为有人下毒，就拔掉点滴）等
●言语障碍	●口齿不清、说不出物品的名称、失语
●情感变化	●感情不稳定。焦躁、恐怖、易怒、欣快感、抑郁、无感情、突然发火等
●精神运动障碍	●多言症、多动症、兴奋、谩骂、暴力、异常行动
●睡眠觉醒周期障碍	●作为谵妄的前兆，有失眠、白天多眠、昼夜颠倒等睡眠障碍

3
谵妄

要点	注意・根据
●症状的发生与过程	❷上述症状从数小时到数日内突然发生。而且，症状一天当中发生变动，如夜间发生，白天完全恢复正常等 根据▶ 急性发病与症状一天内变动是谵妄的特征，是区别认知症的重要依据

6 用打分评定谵妄

在急性期或术后护理的临床现场，定期进行打分评定并在工作人员间共享，有助于预防或早期发现谵妄

● NEECHAM 混乱・错乱评分（J-NCS）

❷各评分的详细内容参照参考文件

❷ J-NCS 是根据与患者交往中观察到的言语行动、表情等评定谵妄的风险与重症度。分为认知与信息处理、行动和生理上控制 3 个领域，30 分为满分，按合计得分分为 4 个等级

■表2　J‑NCS 的构成与得分评定

领域	项目	得分	评价	
认知与信息处理	注意力	0~4 分	27~30 分	正常
	指示反应度	0~5 分	25~26 分	发病危险性大
	识别	0~5 分	20~24 分	轻度或发病早期的混乱与错乱状态
行动	外观	0~2 分	0~19 分	中度到重度混乱与错乱状态
	动作	0~4 分		
	讲话方式	0~4 分		
生理上控制	生命机能的稳定性	0~2 分		
	氧饱和度的稳定性	0~2 分		
	排尿机能的控制	0~2 分		

● ICU 患者的谵妄评定法（CAM‑ICU）

❷开发 CAM-ICU 的目的是，在 ICU 等重症集中护理领域，对装有呼吸机的患者等言语交流困难的患者进行谵妄诊断

❷ CAM-ICU 对急性发病或变动性过程、注意力欠缺、思考混乱、意识等级变化 4 种表现进行评价，综合各种表现评定是否谵妄

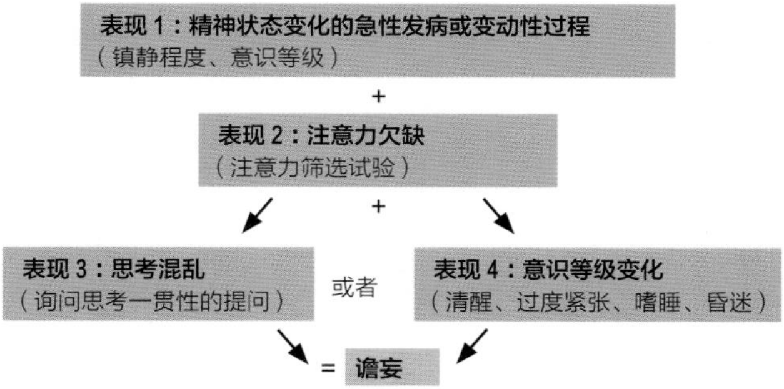

表现 1：精神状态变化的急性发病或变动性过程
（镇静程度、意识等级）

+

表现 2：注意力欠缺
（注意力筛选试验）

+

表现 3：思考混乱
（询问思考一贯性的提问）　或者　**表现 4：意识等级变化**
（清醒、过度紧张、嗜睡、昏迷）

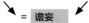
= 谵妄

■图1　CAN-ICU 的表现种类与评定
ICU のためのせん妄評価法（CAM‑ICU）トレーニング　マニュアル P5 を改変

谵妄的预防

要点	注意·根据
1 调整全身状态 ● 预防脱水与水分管理	● 掌握食物和水分的摄取量、尿等的排泄量、有无脱水症状和呕吐、有无痢疾、利尿药的使用、血液生化检查数据（电解质、肾功能、营养状态） **根据▶** 掌握有无导致谵妄原因的脱水、电解质不均衡、营养不良 ● 帮助患者保持正确的水分摄取与排出（参照 P58 预防脱水）
● 掌握呼吸、循环动态，维持正常循环与增氧的护理	● 掌握生命体征、经皮动脉血氧饱和度、动脉血气分析、心电图、胸部 X 线、心功能检查等。掌握妨碍正常增氧和循环的呼吸循环系统疾病。掌握有无贫血、低血压、发热等 **根据▶** 掌握导致谵妄的低氧血症和循环机能障碍 ● 根据需要，取促进换气的体位。为了控制氧消费要限制或调整活动。按照医生指示进行吸氧。帮助治疗原因疾病
2 管理药物 ● 掌握易于谵妄发病的药物服用情况	● 有无服用苯二氮平类药物、治疗帕金森药、抗抑郁药物、抗组织胺药、抗菌药、抗癌药、治疗消化性溃疡药物、非类固醇抗炎药（NSAIDs）。掌握血中浓度、副作用、相互作用 **根据▶** 老年人多服用复数的药物，而且随着年龄的增长易出现药物副作用
● 掌握药物用量的变更、开始与中止	● 如药物的开始、增量、中止时期与谵妄出现一致，则有可能是药物性谵妄，要与医生、药剂师一起商讨用药内容
3 保持活动与休息的平衡 ● 掌握睡眠状况，排除影响睡眠的原因	● 掌握患者住院前的睡眠方式，帮助患者住院中维持同样的睡眠方式。夜间尽量不进行点滴、处置
● 实施催眠护理	● 入睡前足浴、按摩、提供温饮料、调整室温、寝具等（参照 P222 休息·睡眠） ● 使用安眠药时要与医生、药剂师协商，避开苯二氮平类药物。日常常用苯二氮平类抗焦躁药或安眠药时，也要注意断药症状的谵妄 **根据▶** 长期服用苯二氮平类药物的中毒作用和中断药物的断药症状都会引起谵妄

3

谵妄

要点	注意·根据
●维持白天的适当活动 ●日光浴	○督促患者白天离开床，在可能范围内进行运动、散步、娱乐等活动 根据▶ 由于住院生活或随着年龄增长，运动机能的下降，导致身体活动减少，白天的过度睡眠和休息妨碍了夜间的睡眠 ○上午进行日光浴（也可隔着窗户日光浴） 根据▶ 老年人由于年龄增长黑色素分泌下降。白天的日光浴可促进夜间的黑色素分泌，可有效改善睡眠障碍
4 保持排泄方式 ●掌握排泄方式，协助患者保持其排泄方式 ●管理排便	○掌握有无排尿障碍，有无造成排尿障碍的药物（利尿药等）或处置，是否改变了日常的排泄方法（膀胱留置导管、尿布、便携式厕所） ○帮助患者保持可接受的排泄方法。对于失禁等排尿障碍进行治疗、护理（参照 P124 失禁护理） ○掌握有无便秘，帮助患者预防便秘，促进排便（参照 P147 便秘） 根据▶ 认知障碍患者会因便秘引起谵妄
5 控制疼痛 ●掌握有无疼痛，减轻疼痛	○通过直观模拟标度尺（VAS）或自述、表情、行动等从主观上、客观上评价疼痛 注意▶ 也有忍耐疼痛，由于认知障碍等不主动自述的现象 ○根据疼痛的原因、种类帮助患者缓解疼痛（用镇痛药、敷法、体位变换、按摩、松弛等）（参照 P477 安乐） ○在手术后或癌症晚期等时，与医生、药剂师一同努力减除疼痛
6 整顿环境 ●最小限度移动病房和床位 ●尽量由同一工作人员负责 ●负责护士每次值班工作时，要明确告知患者自己的姓名、担当工作 ●配备好眼镜、助听器等辅助工具并检查其工作状态 ●使用患者熟识的物品（图片、枕头、茶碗、筷子等） ●将监视器声、机械声等噪声控制在必要的最小限度内 ●与患者交谈时，要关掉电视等，排除周围噪声。要与患者视线交汇，缓慢、明了地讲话。根据需要重复要点，写下要点	○根据▶ 最小限度改变环境 ○根据▶ 建立熟识关系 ○根据▶ 在医院、养老设施与多科室打交道易于混乱 ○根据▶ 突然住院或在手术后等，往往忘记带这些感觉辅助用具 ○根据▶ 营造安心的环境 ○根据▶ 过度感觉刺激是谵妄发病的因素 ○根据▶ 随着年龄增长，听觉机能下降，由于认知障碍，信息处理能力降低，导致理解能力不强

要点	注意・根据
●夜间照明不要过于刺眼，调整到夜间醒来时可以看到周围环境即可	⊙ 根据 随着年龄增长，适应暗的能力下降
●导管类、监视器等妨碍患者活动的物品要控制到必要的最小限度，尽量早日去除	⊙ 根据 避免出现构成谵妄发作原因的不动状态
●身体束缚控制在必要的最小限度	⊙ 根据 身体束缚是构成谵妄发作的原因
7 促进认知现实情况 ●在日常会话中加入促进认知现实情况的信息，如日期、场所、天气及最近的新闻、事件等 ●将日历、表放在患者可看到的位置 ●视听患者喜欢的广播、电视	⊙不要测试患者能否正确识别，不要让患者死记硬背，要在日常会话中自然加入一些线索 ⊙让患者自己可以看到日期 ⊙ 根据 通过视听节目，可以得到日期的线索
8 减轻焦躁 ●掌握有无焦躁不安和紧张，帮助患者安心休养	⊙询问患者对住院治疗有无焦躁和担心。听取患者的述说，掌握述说的意思。针对患者的焦躁和担心采取对应措施（提供信息、调整家属的会客等）

3
谵
妄

谵妄发作时的应对措施

目的 预防谵妄的二次事故，同时通过护理去除或减轻谵妄的发作因素，争取早日康复
核查项目 生命体征、全身状态、谵妄状态、安全、家属的不安等
适应对象 处于谵妄状态的人
防止事故的要点 防止跌倒，防止自己拔掉点滴等

程序	
要点	**注意・根据**
1 保证患者安全 ①夜间谵妄发作时移到单独病房（❶） ②当患者有跌倒、自己拔掉点滴、暴力和自伤的危险时，将病床移到护士可以看到的位置（❷） ③要频繁到患者处观察（❷）	❶可能的话，移到安静、易于观察的病房 根据 患者在夜间兴奋地大声喊叫，护士频繁地到病房观察会影响其他患者的睡眠 ❷ 根据 要预防患者因谵妄自己拔去导管或跌倒等事故的发生（参照 P205 预防跌倒） 防止事故的要点 由于感觉机能低下，不知道危险，会发生跌倒、拔去点滴和导管等，因此，要尽全力注意患者的情况
2 使患者安心 ①要营造冷静、平稳的气氛（❶）	❶当患者兴奋时，在确保患者安全的基础上，悄悄守候观察，患者有时会自己平静下来 根据 患者兴奋时，护士往往也会用强硬的口气讲话，这种应对方法反而会助长患者的兴奋度

要点	注意・根据
②排除周围噪声，与患者视线交汇、平静交流（❷） 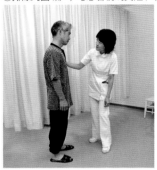	❷ **技巧▶** 用患者可以理解的语言、短语交流
③患者述说焦躁、恐惧、幻觉、妄想时，要边接受患者的情绪，边设法使其安心（❸） ④要求家属全面配合（❹）	❸边接受患者的感情，边简洁说明现实情况 **根据▶** 处于谵妄状态时，患者常常因幻想、妄想等伴有焦躁和恐怖感 ❹可能的话请家属守在患者身旁 **根据▶** 认知障碍时，有家属等熟人在旁边会有安全感
③ 评定谵妄发作原因 ①观察生命体征和全身状态有无变化（❶） 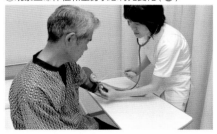 ②确认是否服用了诱发谵妄发作的药物（❷） ③确认有无谵妄的促进因素（❸） ④是否帮助患者减轻其谵妄的发病原因	❶有无谵妄发作原因的身体疾病的征兆，要掌握生命体征、各种检查数据、身体状态的变化 **根据▶** 谵妄症状的出现多与全身状态的变化一致 ❷苯二氮平类药物、治疗帕金森药物、抗抑郁药物、抗组织胺药、抗菌药、抗癌药、治疗消化性溃疡药、非类固醇性抗炎症药（NSAIDs）等 ❸感觉遮断、过度感觉刺激、疼痛、身体活动限制、睡眠障碍、焦躁、排泄问题等
④ 掌握谵妄症状的变化 ①用日语版NEECHAM混乱、错乱评分（J-NCS）和ICU患者的谵妄评定法（CAM-ICU）进行打分评价（❶）	❶在谵妄症状消失前定期进行打分评估，工作人员信息共享 **根据▶** 通过监视症状变化，可以掌握治疗和看护效果及状态变化

要点	注意・根据
②记录患者的谵妄症状、对应措施及其效果（❷）	❷谵妄的症状和有效的对应措施因患者各不相同 根据▶ 收集各个患者的谵妄经过和有效的对应方法，在工作人员间共享，从而充实对谵妄的护理经验
5 谵妄的药物疗法 ①兴奋过度，担心身体状态恶化时，与医生协商使用药物（❶） ②如预测是戒酒谵妄，在医生的指示下早日进行药物治疗（❷❸❹）	❶第一选择药物是静脉注射精神活性药物氟哌啶醇，其次多用利培酮（维思通）。如以上这些药都无效，使用苯二氮䓬类药咪达唑仑。对于夜间失眠或自言自语，有时也用抗抑郁药盐酸米色林、氟哌三唑酮或盐酸曲唑酮 注意▶ 使用咪达唑仑时，注意观察呼吸抑制、谵妄持续、恶化 ❷酒精依赖患者在断酒后 7~24 小时会出现自律神经症状（恶心、呕吐、脉频、出汗、发热、心悸亢进、血压升高）和手舌震颤，断酒后 48~72 小时会出现戒酒谵妄 ❸给所有戒酒症状的患者使用维生素 B 的氯化硫铵盐酸盐（B₁、盐酸硫胺） 根据▶ 出现戒酒谵妄时，往往会有营养障碍（低血糖、维生素缺乏）或脱水 ❹对于戒酒谵妄患者使用苯二氮䓬类药物（地西泮）、精神活性药物（氟哌啶醇、盐酸米色林）、维生素 B₁、葡萄糖、电解质补液
6 帮助家属 ①提供有关谵妄的知识（❶） ②说明与患者的相处方法（❷） ③对家属进行精神上的帮助（❸）	❶通俗易懂地向患者家属说明什么是谵妄，其发病原因、症状、过程、治疗等 根据▶ 看到患者突然谵妄发作的状态，家属会受到打击。而且，谵妄并不为一般人熟知，会误认自己家属患了认知障碍或精神病 ❷要与患者交谈，使患者安心，面对现实。要提供患者喜欢的音乐和话题 根据▶ 患者处于兴奋状态，如不认识家属，家属会不知所措 ❸告知家属如有担心或不懂的事情，可以随时提问。把家属不在时的患者的状态（症状稳定、有恢复征兆等）告诉家属，使其放心 根据▶ 因家属担心处于谵妄状态的患者会给其他患者和医务工作者带来麻烦，所以即便有担心或疑问也不会直接对医务工作者提出

3
谵妄

要点	注意・根据
④与家属协作来理解患者言行的意思（❹）	❹对于患者混乱的言语和行动，要向家属确认有无经历。（如患者说"葬礼"，经与家属确认，可以知道患者是在挂念妻子的葬礼） **根据▶** 谵妄患者的言行中蕴含着患者深层想法的线索
7 与其他科室互助合作 ①与主治医师交换信息，调整治疗和护理方针（❶） ②与药剂师、理疗师、作业治疗师、营养师等其他科室协作（❷）	❶**根据▶** 在缓解谵妄的护理中，有控制疼痛、扩大安静度、尽早拔掉导管、选择药物等。要根据医生的诊断和治疗方针进行调整 ❷就谵妄患者与其他科室交换信息，发挥团队作用，提高对谵妄患者的护理效果

评价

- 谵妄症状是否消失
- 对谵妄的身体因素的治疗护理是否有效
- 对谵妄促进因素的护理是否有效
- 家属是否放心地与患者相处

●文献

1）绵贯成明ほか（一瀬邦弘ほか監）：せん妄のアセスメントツール①　日本語版ニーチャム混乱・錯乱スケール．せん妄―すぐにみつけてすぐに対応，26-39，照林社，2002
2）ICU のためのせん妄評価法（CAM‐ICU）トレーニング・マニュアル，http://www.mc.vanderbilt.edu/icudelirium/docs/CAM_ICU_training_ Japanese. pdf（2012/6/15 アクセス）

4 | 烧伤

老年人特征与护理的必要性

- 烧伤是由于接触到高温气体、液体、固体，引起皮肤及黏膜组织障碍。重症烧伤会出现休克、肺水肿、心功能不全、肾功能不全、败血症、播种性血管内凝血（DIC）综合征等，最终会导致死亡
- 根据日本国民生活中心的调查（2008），老年人家庭内死亡事故原因排在第一位的是烧伤。烧伤的原因很多，有煤气灶、蜡烛、吸烟点燃衣物、洗浴热水等造成的烧伤，也有冬季的电手炉、热水袋等暖气器具造成的低温烫伤
- 低温烧伤易发于卧床不起的人群、因麻痹等身体活动不自由的人群、老年人或糖尿病等皮肤感觉迟钝的人群，以及在睡眠之中发生低温烧伤。对于因年龄增长皮肤和皮下脂肪稀薄化的人群和糖尿病等末梢循环障碍的人群，低温烧伤表面看起来是轻症，但实际上损伤已达到深层，是重症烧伤
- 老年人由于年龄增长或脑血管疾病导致身体机能低下，遇到火灾或衣物着火时，不能迅速逃离，容易受到重症烧伤
- 老年人由于患有糖尿病、心脏疾病、呼吸系统疾病等慢性疾病，综合征的风险和死亡率很高
- 老年人由于年龄增长和疾病，运动机能和感觉机能下降，为了预防意外烧伤事故，有必要对老年人及其家属就生活上的注意事项及烧伤时的应急处置进行指导

评定

要点	注意·根据
1 烧伤的种类与原因 ● 烧伤：接触火灾、热水、油、电熨斗、香烟等高温气体、液体、固体造成的组织损伤 ● 低温烧伤：长时间接触电手炉、热水袋、暖宝宝、电加热器、电热毯等较低的热度，发生皮肤变性的烧伤 ● 气管烧伤：因火灾、爆炸吸入高热气体，损伤气管 ● 化学烧伤：接触消毒药、灯油、石油醚等化学药品造成的组织损伤 ● 电击伤：高压电流或雷电损伤组织、脏器	● 根据▶ 接触 55~60℃ 的温度 10 秒以上，70℃ 以上的温度 1~2 秒，皮肤组织会被破坏 ● 根据▶ 接触 44℃ 温度约 6 小时可出现皮肤坏死 ● 气管烧伤会产生水肿，引起气管闭塞，因此要紧急处置。首先要气管插管 ● 根据接触的化学药品情况，需要用中和剂清洗，因此要确认具体的药品名称 ● 通电会导致心跳呼吸骤停，首先要进行救命处置
2 烧伤的深度 从外观和症状判断烧伤的深度，看热度对组织的损伤到了什么深度 ● 外观：发红、红斑、水疱、苍白、坏死 ● 症状：热感、疼痛、烧灼感、知觉麻木	● 只表皮的烧伤，没有形成水疱的话（Ⅰ度烧伤），通过适当应急处置，数日就可治愈（表1）。烧伤的深度越深，感染的危险就越大 注意▶ 对于增龄导致皮肤稀薄化的老年人来说，低温烧伤时，即便表面只是发红或水疱，也可能受到深部损伤，要劝患者去医疗机构就诊 ● 进行针刺试验（Pin-Prick Test），用灭菌针刺激烧伤部，如没有疼痛是Ⅲ度烧伤

要点	注意・根据

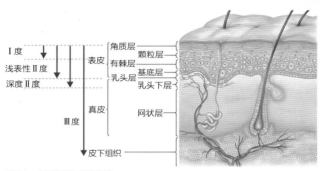

■图1 皮肤构造与烧伤深度

■表1 烧伤深度分类

烧伤深度	障碍组织	外观	症状	治疗时间
Ⅰ度	表皮（角质层）	红斑（血管扩张、充血）	疼痛、热感	数日
浅表性Ⅱ度	表皮（有棘层、基底层）	水疱（血管壁的渗透性亢进、血浆的血管外渗透）	强烈疼痛、炽热感、知觉麻木	约10日
深度Ⅱ度	真皮（乳头层、乳头下层）			3周
Ⅲ度	真皮全层、皮下组织	坏死（血管破坏、血管内血球破坏、血流中止）	无痛	没有自然治愈、瘢痕挛缩

日本熱傷学会用語委員会編：日本熱傷学会用語集，P51，1985

❸ 烧伤的部位、范围

● 烧伤部位：面部、头部、四肢、躯干、阴部等

● 烧伤面积评定：手掌法、华莱士9的定律

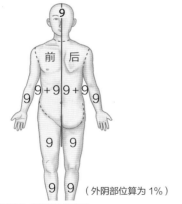

（外阴部位算为1%）

■图2 9华莱士的定律

○ 面部的烧伤要检查有无气管烧伤。有嘎吱声、鼻毛烧失、口腔或鼻腔有黑烟灰时，有可能是气管烧伤

○ 阴部烧伤会出现排尿障碍

○ 手掌法：如烧伤范围狭小，可把手掌面积作为体表面积的1%进行计算

○ 华莱士9的定律：是急救现场广为使用的评定法。以9的倍数（%）把体表面细化为11个区域来计算烧伤面积

○ 对于老年人来说，体表面积10%以上的Ⅱ度烧伤、Ⅲ度烧伤会引发迅速陷入休克的危险，要马上送往医院

根据▶ 在烧伤后早期，由于全身的血管渗透性亢进，循环血液量减少，会出现休克

要点	注意·根据
4 烧伤的重症度 ● 烧伤指数 BI（burn index） ● 预后燃烧指数 PBI（prognostic burn index）	➲ BI ＝Ⅱ度烧伤面积（％）×1/2＋Ⅲ度烧伤面积（％） ➲ PBI ＝年龄＋BI ➲ BI10~15 或更高为重症烧伤；PBI80~100 为重症烧伤，120 以上为致命烧伤
5 生命体征、全身状态 ● 意识 ● 呼吸：呼吸频率，呼吸音，有无呼吸困难，气管内分泌物的量、颜色、性状等 ● 循环：血压、脉搏、尿量、中心静脉压（CVP） ● 体温	➲如电击伤，电流通过头部和胸部，会使人瞬间丧失意识或心跳呼吸骤停。火灾烧伤时，一氧化碳中毒会引起意识障碍。此时要立即实施基础生命支持，速送往医院 ➲怀疑气管烧伤时，要尽快气管插管 根据▶ 气管烧伤会马上出现水肿，导致气管闭塞。气管狭窄后再插管很困难，因此在初期治疗阶段就要确保气管畅通 ➲掌握循环状态，迅速实施输液疗法等必要处置 根据▶ 重症烧伤时，受伤后早期会出现全身的血管渗透性亢进和心肌抑制，会导致重大循环障碍 ➲在烧伤初期，要有代价地增加末梢血管的阻力来维持血压，因此作为循环血液量的指标，脉搏、尿量和中心静脉压的作用要大于血压 ➲注意低体温 根据▶ 烧伤会破坏皮肤的体温调节机能。而且烧伤部位的冷却、清洗、大量输液等也容易进一步降低体温
6 检查 ● 血液一般检查 ● 尿检查 ● 胸部、腹部 X 线检查 ● 心电图检查 ● 动脉血气分析 ● 中心静脉压（CVP） ● 经皮动脉血氧饱和度（SpO₂） ● 碳氧血红蛋白（CO-Hb）浓度检查 ● 支气管镜检查 ● 烧伤组织片等的培养检查 ● 动脉血培养检查	➲掌握炎症反应、血液凝固机能、电解质异常、肾功能、营养状态等 ➲有无血红蛋白尿、肌红蛋白尿 ➲有无心功能或呼吸功能不全，有无电击等脏器损伤，有无骨折 ➲有无心律不齐、心肌缺血 ➲有无低氧血症、代谢性酸中毒 ➲循环血液量的指标 ➲掌握人体组织的增氧、末梢循环状态 ➲有无一氧化碳中毒 ➲有无气管烧伤 ➲有无创伤感染，掌握感染源 ➲有无败血症，掌握感染源
7 病史 ● 糖尿病 ● 心脏疾病	➲根据▶ 糖尿病患者创伤治愈慢，易发感染 ➲根据▶ 心功能低下患者容易从烧伤休克发展为失血性休克和急性心功能不全

4
烧伤

要点	注意・根据
● 呼吸系统疾病 ● 肾疾病	● 根据▶ 呼吸机能低下的患者，因气管烧伤或烧伤后的肺水肿等，容易患急性呼吸功能衰竭 ● 根据▶ 肾功能低下的患者，因烧伤休克或溶血，容易出现急性肾功能不全

烧伤事故的预防

要点	注意・根据
1 防止衣物着火 ● 衣物要避免使用易燃的化纤制品，要选用阻燃制品 ● 不要穿戴袖口肥大的衣服 ● 蜡烛、香烟等用完后要马上将火熄灭	● 市场上销售的阻燃制品有经阻燃加工的袖套、围裙、餐厅工作服、睡衣、羊毛衫等 根据▶ 未经阻燃加工的棉、合成纤维、羊毛制品等一般产品非常易燃，而阻燃制品不易燃，而且只要一离开火源就会马上熄灭 ● 根据▶ 袖口肥大的衣服容易被蜡烛或燃气炉点燃
2 防止高温热水烫伤 ● 洗浴用热水和淋浴水的水温设定都不可过高 ● 注意搬送水壶、锅、热茶等高温液体时不要跌倒	● 根据▶ 老年人由于运动机能和感觉机能低下，容易跌倒
3 防止取暖器具的低温烫伤 ● 要认真阅读取暖器具的使用注意事项，必须遵守使用温度、使用时间等使用方法 ● 暖宝宝、电脚炉、热水袋等取暖器具不要直接接触皮肤 ● 电脚炉、电热毯在睡觉前加温，上床后要切断电源。温度设定不要过高 ● 不要睡在电热毯上或电被炉中 ● 感到热时马上中止使用 ● 因卧床不起、麻痹等不能自己调节温度的患者使用取暖器具时，其周围的人要注意上述事项	● 根据▶ 接触温度 44℃ 时，约 6 小时皮肤坏死

应急处置

目的▶ 通过冷却或清洗烧伤部位，防止烧伤的发展，缓解疼痛症状，预防感染

核查项目▶ 烧伤的原因，烧伤的部位、范围、深度，有无发红、水疱、肿胀、疼痛，有无嘎吱声，有无鼻毛的烧失，口腔或鼻腔内有无黑灰，有无呼吸困难，生命体征等

適応対象▶ 火灾、热水、取暖器具、化学药品等的烧伤
防止事故的要点▶ 防止烧伤部位的感染
必需物品▶ 冷却包、灭菌敷盖材料、手套（①）、长袍（②）、帽子（③）、护目镜（④）、口罩（⑤）等

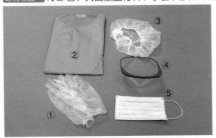

程序

要点	注意·根据
1 防止感染 ①实施应急处置的人员要穿戴清洁手套、长袍、护目镜（❶）	❶根据▶ 要预防烧伤部位感染。化学烧伤时，要防止应急处置人员的二次受伤 技巧▶ 可用处置用的塑料薄膜手套 防止事故的要点▶ 为预防感染，要保护烧伤部位
2 冷却 ①一旦烧伤，马上用自来水冷却烧伤部位，至少10分钟（❶❷） ②烧伤部位黏附衣物等时，不要强行剥下（❸） ③在烧伤部位开始肿胀之前，要摘下戒指等首饰、手表、皮带、紧身衣服等（❹） ④不要弄破水疱（❺）	❶在疼痛有所减轻之前一直冷却。根据烧伤部位也可用冷却包冷却 根据▶ 冷却可防止烧伤发展，减轻疼痛和肿胀 注意▶ 如冰或冷却剂直接接触患部，会粘连皮肤，造成损伤 ❷技巧▶ 大面积烧伤时，在淋浴间从衣服外冲冷水淋浴，也可泡在冷水盆中 注意▶ 老年人由于体温容易下降，在大范围、长时间冷却时，要加以注意 ❸根据▶ 如强行剥下衣物，会损伤皮肤组织，增加感染的风险 ❹根据▶ 烧伤部位肿胀后戒指等将不能取下，有可能引起循环障碍 ❺根据▶ 弄破水疱会增加感染的风险
3 清洗 ①化学烧伤时，用自来水清洗烧伤部位20分钟以上，冲洗掉化学药品（❶）	❶根据▶ 用大量水清洗可稀释化学药品的浓度，抑制烧伤发展。烧伤部位的 pH 降到 8.0 以下时可以结束清洗

4
烧
伤

要点	注意·根据
②去除被污染的衣物（❷）	**注意▶** 被污染的清洗用水不要飞溅到他处 **禁忌▶** 硫酸、金属钠等遇水会发生反应，发热反应的烧伤禁止用水清洗 **❷注意▶** 工作时一定要戴着塑料薄膜手套等 **根据▶** 接触被污染的衣物有可能会再次造成化学烧伤
③确认导致烧伤的化学药品的种类、名称等，直接送往医疗机构（❸）	**❸根据▶** 在医疗机构处置时会使用中和剂，因为不同的化学药品使用不同的中和剂，要向医生提供正确的情报
4 烧伤部位的处置 ①Ⅰ度烧伤如只有些发红的话，没有感染的危险，没必要做特别治疗（❶）	**❶**以缓解疼痛为目的，涂抹含有抗生素的凡士林软膏、含有类固醇的软膏，不要包裹，2~3 天即可治愈 **注意▶** 如仍有疼痛或肿胀并化脓，要马上去医疗机构就诊 **注意▶** 不要将芦荟、大酱涂抹患处 **根据▶** 民间疗法有可能引起感染，反而延缓创伤治愈
②体表面积 1%（手掌大小）以上，或者Ⅱ度以上的烧伤需要在医疗机构进行治疗 ③在医疗机构诊治后，按照指示进行局部处置	
5 搬送时的注意事项 ①运送医疗机构时，要用干净被单等盖上烧伤部位（❶）	**❶根据▶** 盖上被单等防止烧伤部位感染 **技巧▶** 家庭中没有消毒敷盖材料时，可用清洁纱布、塑料袋、食品用透明纸
②如有疼痛，在被单等上面用冷却包等冷却（❷） ③如有寒气或发抖，用清洁被单盖上全身后再盖上被子，要保温运送（❸） ④患者感到口渴时，如还可以喝水，可喝水或运动饮料（❹）	**❷注意▶** 冷却时不要用力按压烧伤部位 **❸根据▶** 烧伤破坏了皮肤的体温调节机能，而且烧伤部位的冷却、清洗等会使体温下降 **❹**如没有呕吐、误入的危险，补充水分非常重要 **根据▶** 烧伤后，由于血管渗透性增加，容易脱水 **禁忌▶** 有意识障碍的患者误入的风险很高

评价

●烧伤是否发展
●疼痛是否缓和
●是否预防了烧伤部位的感染

重症烧伤患者的护理要点

目的▶ 对于重症烧伤患者，在局部治疗、处置的同时，也要监视全身状态，预防休克、心功能不全、呼吸功能不全、败血症、播种性血管内凝固（DIC）综合征等并发症

核查项目▶ 烧伤原因、烧伤部位及范围和深度、循环和呼吸状态、体温、肾功能、营养状态等

适应对象▶ 体表面积 10% 以上的 Ⅱ 度、Ⅲ 度烧伤及气管烧伤

防止事故的要点▶ 防止烧伤部位的感染

程序

要点	注意·根据
1 进行全身管理 ①监测循环动态：血压、脉搏、尿量、中心静脉压（CVP）、血液一般检查数据（红细胞、血色素、血细胞比容）（❶）	❶大范围烧伤、气管烧伤、老年人烧伤时，为监视心功能可插入心导管 根据▶ 烧伤后马上会出现全身血管渗透性亢进、大量脱水、烧伤休克。在受伤后 24~72 小时内血管渗透性会正常化，组织间移动的体液会返回循环系统。此时如不能得到合适的利尿，循环血液量将过剩，会引起心功能不全、肺水肿 ❷正确的输液指标是：收缩压 90 mmHg 以上，脉搏 120 次/分以下，尿量 0.5~0.8 mL/kg/h 以内，CVP 保持在 0~8 cmH$_2$O
②输液管理：按照正确输液指标，进行乳酸加生理盐水等输液，或加利尿药等（❷） ③监测呼吸状态：呼吸频率、呼吸类型、呼吸音、有无呼吸困难、气管内分泌物的量和性状、经皮动脉血氧饱和度、动脉血气分析、碳氧血红蛋白（CO-Hb）浓度、胸部 X 线检查（❸❹❺）	❸综合判断有无低氧血症、气管烧伤、一氧化碳中毒、气胸、肺水肿、肺炎等 ❹气管烧伤时，要迅速实施气管插管，按照医生指示进行呼吸管理。 根据▶ 气管烧伤会马上出现水肿，导致气管闭塞 ❺用支气管镜掌握气管水肿和障碍的程度，也可对气管内进行清洗等 根据▶ 气管内粘有黑灰或脱落黏膜时，要进行清洗、吸出
④氧合作用：氧吸入、促进排痰、气管内分泌物的吸出（❻）	❻低氧血症时按照医生指示吸氧、进行人工呼吸管理。一氧化碳中毒时，要吸入 100% 氧气，实施高压氧疗法
⑤监测肾功能：尿量、尿比重、有无尿血、血液生化检查数据（钠、钾、氯、尿素氮、肌氨酸酐等）（❼）	❼根据▶ 由于循环血液量减少，肾血流量也随之降低。而且，如烧伤引起血管内溶血，可见血色素尿。因电击伤等损伤肌肉时，可见肌红蛋白尿。如不能对上述症状做出正确处置，会导致急性肾功能不全。随着年龄增长，肾功能低下的老年人肾功能不全的风险很高
⑥监测营养状态：烧伤部位的渗出液的量、血液生化检查数据（总蛋白、白蛋白、血糖等）（❽）	❽由于从烧伤部位流出大量血浆成分，会出现低蛋白血症。老年人随着年龄增长本来就营养状态低下，由于烧伤使血浆蛋白泄漏，营养状态进一步降低，易发感染
⑦营养管理（❾）	❾大范围烧伤患者一天所需要的营养热量约为 10 464 KJ。由于受伤后循环动态不稳定，要实施中

要点	注意・根据
	心静脉营养。状态一旦稳定，尽快实施经口或经肠营养
⑧监测消化机能：肠鸣音、胃管的排液状态、腹部Ｘ线检查、血液生化检查数据（谷草转氨酶、谷丙转氨酶、乳酸脱氢酶、胆红素）、有无消化系统症状（⑩）	⑩ 根据▶ 重症烧伤患者易发消化系统综合征，如紧张引起的消化性溃疡、烧伤休克伴随的肠内细菌向肠管淋巴结的移动（细菌移位）、麻痹性肠梗阻、肝功能障碍等
⑨监测血液凝固机能：血液检查数据（血小板数、血清纤维蛋白降解产物、血浆纤维蛋白浓度、凝血酶原时间等）、有无出血症状（⑪）	⑪重症烧伤时，由于烧伤部位的凝固、炎症反应范围广泛，容易出现播种性血管内凝固（DIC）综合征
2 保温 ①监测体温（❶）	❶ 根据▶ 大面积烧伤时，由于皮肤的体温调节机能被破坏及冷却、清洗、大量输液等，体温容易下降。而且，老年人由于年龄增长，体温调节机能低下
②保温：将露出部分控制在最小限度内。电热毯、送风式加温设备、输液加温、调节室温（❷❸） 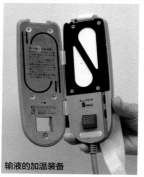 **输液的加温装备**	❷要采用各种加温手段维持体温 根据▶ 大范围烧伤患者一旦体温降低，很难使体温再度升高 ❸大量、急速输液时，要边用加温器加温液体，边进行输液 根据▶ 防止因冰冷液体注入血中而降低体温
3 预防感染 ①掌握烧伤部位的感染、肺炎、消化道感染、尿道感染、败血症等感染征兆，检查体温、发热类型、炎症表现（白细胞数、Ｃ反应性蛋白），做血液培养（❶）	❶烧伤患者所患感染中最多的是呼吸系统感染，其次多为烧伤部位感染和消化道感染。大面积烧伤时，作为预防可使用抗生素 根据▶ 由于烧伤破坏了皮肤的生理防御机能，所以易发感染。蛋白代谢亢进引发的免疫功能低下容易引发全身性感染
②预防导管感染（❷）	❷要对中心静脉导管、心导管、末梢静脉管线等血管内留置导管、膀胱留置导管进行彻底清洁管理，要定期更换导管
③预防呼吸系统感染（❸）	❸对气管插管患者吸引时，要使用封闭型气管内吸引导管，要彻底进行口腔护理
④预防细菌移位（❹）	❹尽快开始经口或经肠营养 根据▶ 要维持肠内常在细菌群

要点	注意·根据
⑤入室者一定要穿罩袍（**⑤**） ⑥改善环境（**⑥**）	**⑤**进入病房的人员一定要洗手，穿罩袍，戴口罩 **⑥**床单等要经常保持清洁状态。用酒精擦拭病房地面和病床周围 〔根据▶〕烧伤部位的渗出液和脱落皮屑容易污染床单等。更换纱布等也会污染地面 〔防止事故的要点▶〕由于烧伤部位是细菌的滋生地，要坚决采取上述对策，预防感染
4 烧伤部位的局部管理 ①烧伤部位的观察：发红、水疱、肿胀、红斑、苍白、坏死、炭化、有无上皮形成及渗出液的量、颜色、性状、气味（**❶**）	**❶**要对烧伤部位的范围、深度、有无感染、创伤治愈状态等做出判断
②换纱布（**❷**）	**❷**烧伤后数日间，会有大量渗出液，要敷上厚纱布，适时更换纱布。油纸或塑料薄膜会存留渗出液，不要使用 〔根据▶〕存留渗出液易发感染
③软膏处置（**❸**）	**❸**刚烧伤时，只裹上纱布即可，原则上不必软膏处置。随着创伤的治愈进程，按照医生的指示，进行适当的软膏处置
④减张切开（**❹**）	**❹**出现末梢循环障碍或呼吸受限时，实施减张切开 〔根据▶〕Ⅲ度的四肢、手指、颈部、胸部的全周性烧伤，皮肤硬化、水肿导致内压上升，会损伤神经、血管
⑤清创术（**❺**）	**❺**如有坏死组织要尽快清除 〔根据▶〕坏死组织会延缓创伤治愈，易发局部感染和败血症
⑥植皮术（**❻**）	**❻**Ⅲ度大范围烧伤时，要用患者自身皮肤或人工皮肤等植皮 〔根据▶〕通过植皮促进烧伤部位的上皮形成，预防感染，稳定全身状态
5 缓解身体上、精神上的痛苦 ①疼痛的评价（**❶**）	**❶**使用直观模拟标度尺（visual analogue scale:VAS）评定患者的疼痛 〔根据▶〕浅表性Ⅱ度烧伤有强烈疼痛。此外，还有更换纱布等处置时的疼痛，植皮手术采皮部位的疼痛。焦躁、恐惧等心理作用也会加剧疼痛
②控制疼痛（**❷**）	**❷**不要忍耐疼痛。遵医嘱在处置前使用镇痛药。用空气垫等分散体压 〔根据▶〕忍耐疼痛会降低战胜疾病的勇气，会拒绝治疗
③掌握焦躁、恐怖等精神上的痛苦（**❸**）	**❸**要让患者表现出焦躁和恐惧 〔根据▶〕患者除烧伤和处置带来的身体上的痛苦外，还有各种原因造成的精神上的痛苦，如生僻

要点	注意・根据
④掌握睡眠状态（❹）	的医院环境、对死的担心、身体形象的变化、受伤时的恐惧、对回归社会的担心等 ❹帮助患者控制疼痛，改善环境，促进睡眠，以保证夜间睡眠 根据▶ 疼痛和不安使患者夜间不能入睡
⑤早期发现谵妄症状（❺）	❺由于烧伤带来的全身状态恶化、疼痛、精神上紧张，可能会引发谵妄（参照 P511 谵妄）
⑥实施减轻精神痛苦的护理（❻）	❻与患者建立互信关系，提供适合患者情况的精神援助。对于有自杀倾向的烧伤患者、有创伤后精神紧张障碍（PTSD）的患者，根据情况要寻求精神科医生或精神护理护士的帮助
6 预防挛缩、变形 ①根据患者的全身状态、烧伤部位的恢复情况，制订并实施相应的运动疗法计划（❶❷❸）	❶ 根据▶ 重症烧伤患者由于长期卧床静养，容易出现肌力下降，肌肉废用性萎缩。关节周边的烧伤因挛缩降低了关节的可动区域 ❷要与理疗师、职能治疗师协同，在日常护理中加入自动和被动运动 ❸四肢、手指等烧伤时，用夹板保持正常肢体位置

评价
●循环动态是否稳定 ●呼吸状态是否稳定 ●体温是否异常 ●有无感染征兆 ●是否疼痛 ●有无精神上的痛苦

5　心跳呼吸骤停

长谷川真澄

老年人特征与护理的必要性

- 随着年龄增长和长年的生活习惯，老年人伴有动脉硬化、高血压、肥胖、糖耐量减低、高血脂等，这些疾病加大了老年人脑卒中和缺血性心脏病的发病风险。而且，由于感觉机能和运动机能的下降，交通事故、窒息、烧伤、溺水等意外事故的情况多有发生
- 据日本总务省消防厅统计称，2009 年急救运送的老年人中，脑疾病、心脏疾病等患者分别为 14% 和 12.7%，多于其他疾病。而且在老年人中，到达医院时的高危患者为 12.6%，死亡者占 2.9%，分别高达其他年龄层的 3 倍和 5 倍
- 心脏一旦停止跳动，通往全身脏器、组织的血流中断，出现低氧状态。大脑的血流停止 15 秒以内意识会消失。在 3~4 分钟无氧状态下，大脑会产生不可逆性的变化，因此要迅速实施抢救处置
- 近年来，日本很多公共场所都安装了自动体外除颤仪（AED），当时接受了应急处置的普通市民，1 个月后的生存率和社会回归率都非常高。因此，对老年人及同居家属进行启发、教育对预防意外事故和进行事故应急处置至关重要

突发时的评定

要点	注意·根据
要迅速评定意识、呼吸、循环及全身状态，要判断紧急程度，患者是否有生命危险，要马上着手初期抢救处置（参照 P534 初期抢救处置）	● 老年人多发的紧急度高的疾病有急性心肌梗死、心功能不全、心律不齐、动脉夹层瘤、肺栓塞、脑梗、脑出血、蛛网膜下出血、溺水、窒息、过敏性休克等
1 意识 ● 呼叫、疼痛刺激是否有反应，如无反应马上开始初期抢救处置	● 意识障碍起因于下述全身障碍，即脑血管疾病、头部外伤等的颅内疾病、休克、低氧血症、高碳酸气血症、低血糖、高血糖、肝功能不全、肾功能不全、电解质紊乱、体温异常等。要根据其他生命体征和患者的基础疾病进行综合判断
● 如有些反应，使用日本昏迷量表（JCS）判断意识等级	

■表1　日本昏迷量表（japan coma scale：JCS）

I	不刺激也清醒	1	意识清醒，稍有糊涂
		2	识别障碍
		3	不能说出自己的姓名、出生年月日
II	刺激后清醒	10	普通的呼叫很容易睁开眼
		20	大声呼叫或摇动身子才睁开眼
		30	疼痛刺激并反复呼叫才勉强睁眼
III	刺激也不清醒	100	推开疼痛刺激
		200	对疼痛刺激稍动手足，皱眉头
		300	对疼痛完全没有反应

要点	注意·根据
2 呼吸 ● 有无呼吸 ● 如呼吸停止，马上开始初期抢救处置	● 根据▶ 呼吸停止的原因有窒息，舌根下沉或喉头水肿导致的气管闭塞，颅内疾病，脊髓损伤导致的中枢性障碍
● 如有呼吸，检查呼吸频率、呼吸类型（深度、节律）、有无异常呼吸音（听诊）	潮式呼吸 = 脑卒中、心功能不全 比奥氏呼吸 = 髓膜炎、脑瘤、脑外伤 库斯毛耳氏呼吸 = 糖尿病酮症中毒 失调性呼吸 = 临终期的呼吸、延髓障碍 喘气 = 病危状态
	■图1　异常的呼吸类型
● 可能的话，测量经皮动脉血氧饱和度（SpO₂）、动脉血气	● 评定呼吸功能不全的重症度 根据▶ SpO₂ 低于 90% 的低氧血症很危险 注意▶ 因休克等有末梢血流障碍时，经皮动脉血氧饱和度下降，有时测量不到
3 循环 ● 有无脉搏（桡动脉、颈动脉） ● 触摸不到颈动脉或微弱→立即开始初期抢救处置	● 根据▶ 如触摸不到颈动脉，收缩压降到 50 mmHg 以下，是极为危险的状态
● 可触摸桡动脉→脉搏数、节律、紧张	● 如脉搏 40 次/分以下，心动过缓并伴有意识障碍（阿－斯综合征发作），或脉搏 100 次/分以上，心动过速且低血压（休克）是很危险的
● 脉搏有异常→心电图检测	● 通过心电图判断紧急程度 根据▶ 对于室性心律不齐的心颤和伴有意识丧失的室性心动过速，要立即初期抢救处置，实施电除颤
● 血压：收缩压、舒张压、脉压、左右差	● 血压升高的原因除脑卒中、头部外伤引起颅内压增高或动脉夹层瘤外，疼痛或呼吸困难等痛苦、极度精神紧张也会导致血压升高
● 听不到肱动脉→通过触摸桡动脉，只测量到收缩压	● 血压低表示由于心泵机能低下或出血等，通往全身脏器、组织的血流出现障碍。要根据意识等级、末梢循环、尿量等进行综合判断。如收缩压 90 mmHg 以下（平时血压 150 mmHg 以上时，比平时低 60 mmHg 以上；平时血压 110 mmHg 以下时，比平时低 20 mmHg 以上），休克的可能性很大 ● 有血压左右差、上下肢差时，有可能是动脉夹层瘤、闭塞性动脉疾病等

要点	注意·根据
●末梢循环：皮肤苍白、冷感、湿润	◯脱水、出血、心功能不全等会出现脉压低下。如出现急性脉压低下，有可能是心包填塞，很危险
4 体温 ●有无体温上升或降低	◯老年人在酷暑或严寒时易发中暑或低体温 根据▶ 随着年龄增长，体温调节中枢机能低下，皮下脂肪和肌肉量减少，末梢血管收敛反应迟缓，温度调节机能降低 注意▶ 老年人由于体温调节机能低下，平时体温低，即便感染也不发热 ◯当 39℃ 以上高体温和 35℃ 以下低体温时，会降低意识等级，根据原因疾病，会出现各种伴随症状。如体温达到 40℃ 以上，会给细胞组织带来不可逆的障碍；如达到 32℃ 以下，有心颤、心跳呼吸骤停的风险
5 神经上的表现 ●瞳孔的大小、左右差、有无斜视 ●有无对光反射	◯正常瞳孔直径为 2~4 mm，左右大小一样，位置正中 根据▶ 两侧瞳孔散大，对光反射消失，表示有脑干障碍；左右不同，表示有脑疝，极为危险
6 全身观察 ●有无外伤、出血、运动障碍（麻痹）、异常姿势（去脑强直）、痉挛 ●其他突发时的自述症状：头痛、胸痛、腹痛、恶心、呕吐、吐血、便血等	◯根据▶ 去脑强直是表示脑疝加重的中脑机能障碍，很危险 ■图2　去脑强直

预防洗浴时的突发事故

要点	注意·根据
有心脏病、脑血管病史的老年人，在洗浴时突然发病，出现意识丧失、心跳呼吸骤停的风险很高，要特别注意 **1 要保持更衣室、浴室温度** ●特别是冬季，更衣室和浴室的温度要保持在 25℃ 以上	◯根据▶ 温度突变会改变血压和脉搏，是心肌梗死和脑卒中的诱因
2 不要高温浴、全身浴、长时间洗浴 ●要洗中温浴，热水温度为 38~40℃	◯根据▶ 42℃ 以上的高温浴会使血压明显上升。如体温上升 2℃ 以上，易发血栓

要点	注意・根据
● 相比全身浴，半身浴危险性小 ● 泡在热水中的时间，要控制在脉搏未加快的 5~7 分钟	注意▶ 老年人由于感觉机能低下，对于高温热水不感觉烫 ● 根据▶ 全身浴时，静水压会加大心脏的负荷 ● 根据▶ 老年人由于感觉机能低下，即便长时间洗浴也感觉不到满脸通红。如长时间洗浴，会感到血往上涌，出现不舒服、意识低下。老年人如一人在洗浴中意识丧失，有溺水的危险
3 限制饮酒后洗浴 ● 饮酒后洗浴会降低血压，很危险	● 根据▶ 如在饮酒血管扩张时洗浴，随着体温上升，有血管进一步扩张、血压降低、意识下降的危险
4 在洗浴中要经常呼叫患者，确认有无异常	● 老年人独自洗浴时，要告知家属后再去洗浴。家属要时刻关注洗浴中的老年人，要时常呼喊，以便早期发现异常。根据情况要给予老年人帮助，避免老年人独自洗浴

初期抢救处置

目的▶ 由于急性疾病或外伤出现心跳呼吸骤停时，或者抢救高危患者时，要通过实施必要的心肺复苏（CPR）及使用自动体外除颤仪（AED），进行初期抢救处置，同时进行适当的医疗处置

核查项目▶ 有无意识和反应、有无呼吸、有无脉搏、有无外伤和出血等

适应对象▶ 心跳呼吸骤停或接近其状态时

禁忌▶ 癌症晚期患者或超高龄者都能接受平静死亡，事先确实已表示不接受延长寿命治疗和心肺复苏，主治医生有指示不要复苏（DNR），或不要尝试复苏（DNAR）的患者

防止事故的要点▶ 防止胸骨按压造成肋骨骨折，防止误入不稳定的假牙和装置假牙，防止按压剑突造成损伤脏器

必需物品▶ 处置用手套（①）、护目镜（②）、长袍、防护面膜（③）、口袋式面罩（④）（以上为防感染护具），袋阀面罩、背面板、自动体外除颤仪（AED）、抢救推车等

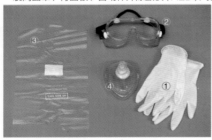
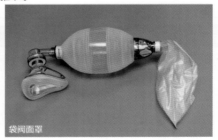

袋阀面罩

要点	注意·根据
1 确认周围安全与预防感染 ①患者倒在屋外、道路等危险处时，要转移到安全处所（**1 2**） ②救助者尽可能穿戴处置手套、护目镜、长袍等防感染护具（**2**） 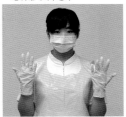	❶发现人员不要离开患者周围，要请求帮助，移动时不要晃动患者 [技巧▶] 如在洗浴中发现异常，抬起下巴，打开浴盆的下水阀。可能的话，搬出浴盆，仰卧放在平坦处。但不要强硬搬出，要请求救助 ❷[根据▶] 要保护救助者自身的安全
2 确认反应 ①将双手放在患者双肩上与患者交谈，如"还好吧""XX 先生吧（如知道姓名）"，确认患者的反应（**1**） 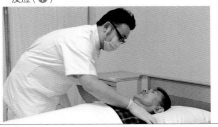	❶此时不要用力摇动、拍打患者 ※ 为便于看清救助者身体的动作，以下图片均为脱去长袍后的状态，但实际操作要穿长袍
3 请求救援 ①如在病房中，要用紧急呼叫按铃或无绳电话以最快速度通知状况。如"XX 先生病情突变，紧急呼叫。速来抢救推车、自动体外除颤仪"（**1**） ②紧急呼叫按铃如没有应答，要大声召唤他人帮忙，或请家属和同病房患者帮忙（**2**）	❶如在室外遇到紧急事态，要指示在场人员求救，如"请叫救护车""请找来自动体外除颤仪" ❷如周围无人，自己拨打 120 求助或寻找帮助，取下附近安置的自动体外除颤仪后回到患者身边。打开自动体外除颤仪的箱子时可能有警报声，可以无视
4 确保气管畅通 使患者躺在硬平面上。（**1**）取仰卧位，要托起后头部和颈部，但身体不要扭曲。（**2**）以下任意方法确保气管畅通 **[用头部后仰、下颌抬起法确保气管畅通]（1）**	❶是有效心肺复苏的姿态 ❷患者以俯卧位倒下时，将其转为仰卧位，但不要扭曲身体 [根据▶] 如颈髓损伤，变换体位会引起神经麻痹 ❶[禁忌▶] 有头颈部外伤、颈椎病的患者不能采用。老年人骨头脆弱，强行头部后仰会导致颈椎损伤，因此这时不要采用头部后仰、下颌抬起法，而只用下颌抬起法确保气管畅通

要点	注意·根据
①一只手的手掌放在患者的前额部，往下按，使头部后仰 ②另一只手的手指放在下颌骨处，抬起下颌（②）	② 注意▶ 如压迫下颌下的软组织，有闭塞气管的危险，因此手指尖一定要放在有骨头的坚硬部位

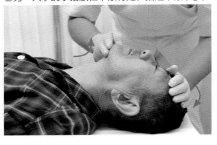

[用下颌抬起法确保气管畅通]（①）
①两手从患者的头侧抓住左右下颌骨，使下巴向上抬起（②）

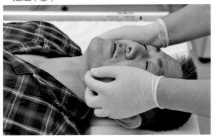

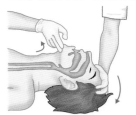

■图 3　头部后仰、下颌抬起法

①对头颈部外伤、颈椎病的患者有效
② 技巧▶ 头部不要后仰，将下颌推向前上方，下颌突出

---

5 确认呼吸
①耳朵靠近患者的嘴边，视线注视患者的胸廓活动，在 5~10 秒确认有无呼吸（①）（图片ⓐ）
②有呼吸的话，取恢复体位（②）（图片ⓑ）

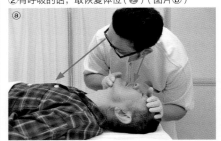
ⓐ

③如判断没有呼吸，马上连续 30 次按压胸骨

①在确保气管畅通的状态下，确认有无呼吸
技巧▶ 胸廓是否在动，是否可以听到呼吸音，脸颊是否可以感到患者的呼气等。通过看、听、感觉评价有无有效呼吸
②恢复体位是稳定的体位，可以防止舌根下沉、分泌物或吐物的误入
禁忌▶ 头颈部外伤、颈椎病患者禁止使用

ⓑ **恢复体位**

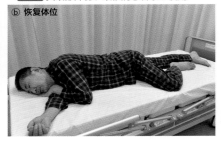

要点	注意・根据
⑥ 确认脉搏 ①触摸颈动脉，用 10 秒钟确认有无脉搏（❶❷） 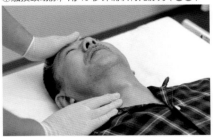 ②如无脉搏马上开始按压胸骨（❸）	❶用手指的 2~3 指放在甲状软骨（喉结）处，手指沿气管和肌肉间移动触摸颈动脉 ❷ 注意▶ 不要为确认脉搏延误心肺复苏 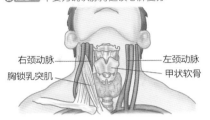 右颈动脉　　左颈动脉 胸锁乳突肌　　甲状软骨 ■图4　颈部的解剖 ❸按压胸骨产生的血搏出量约是通常量的 30%
⑦ 按压胸骨 ①患者卧床时，在背部插入背板（❶） ②将手掌的掌跟部放在胸正中的胸骨下半部（❷） ③另一只手重叠放在这只手上，手指交织岔开 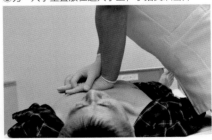 ④手臂垂直，从正上方按压，使救助者的肩膀向上（❸）	❶如家里没有背板，可以用菜板等坚硬板子代替。如使用气垫，按心肺复苏按键，马上就会排气 根据▶ 在柔软的气垫上即便按压胸骨也不是有效按压，得不到血流 注意▶ 插入背板时，最小限度延误或中断胸骨按压 ❷ 根据▶ 老年人由于骨密度低下和骨质疏松，容易出现骨折。如手的位置不正确，或用手指或全手掌按压的话，力量会集中在一根肋骨上，容易造成肋骨骨折 注意▶ 要用手掌根部按压，不要用手指或整个手掌 注意▶ 不要按压剑突。因剑突会损伤肝脏、肺部，要避开按压剑突 防止事故的要点▶ 为避免损伤脏器，不要按压剑突 　　　　　　　　　　胸的正中，胸骨下半部 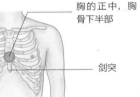 剑突 ■图5　胸骨按压部位 ❸ 根据▶ 如不能垂直按压，不仅达不到预期按压效果，而且会出现肋骨骨折等并发症

要点	注意・根据

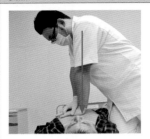

| | 防止事故的要点▶ 为了不发生骨折，要垂直按压 |

⑤按照④的姿势，其强度至少下压 5 cm，1 分钟至少按压 100 次以上（❹）

④ 技巧▶ 在按压与按压之间，按压胸骨的力要完全撤出，使胸壁回到原来的高度
根据▶ 只有胸壁回到原来的高度，静脉血才能回到心脏，得到有效血搏出量

⑥按压胸骨 30 次后，在 10 秒钟内做 2 次人工呼吸。在患者的循环恢复之前，按照这一周期（心肺复苏）反复进行，不要中断（❺）

⑤如 2 人以上实施心肺复苏，最好 5 个周期或每 2 分钟交替进行
根据▶ 进行 1 分钟心肺复苏相当疲劳，时间过长会减少有效按压次数

❽ 人工呼吸
在确保气管畅通状态下，选择下述任意一种方法进行人工呼吸（❶）
①如口腔内有异物或吐物要除去（参照 P501 窒息时的应对措施）（❷）
②如口腔内有假牙或装接牙，通常是除去后再进行人工呼吸（❸）

❶不能顺利进行人工呼吸的原因多为不能完全确保气管畅通
❷ 注意▶ 如患者无反应，难以去除异物等时，要立即按压胸部 30 次后进行人工呼吸
❸ 根据▶ 因为假牙、装接牙掉落后误入会导致气管闭塞。但老年人摘下假牙后会嘴角塌陷，吹入的气体会漏出。此时也可戴着假牙进行人工呼吸
防止事故的要点▶ 不要误入不稳定的假牙和装接牙

[口对口人工呼吸]
①捏住患者的鼻子，口与口密切接触，将患者的口盖住（图片ⓐ）
②如有防护面膜，用面膜盖住患者的口部，与口部贴紧（❶）（图片ⓑ）

❶ 根据▶ 据说口对口进行人工呼吸感染的危险性很小。但如果心理上有抵触，在室外又没有面罩等防感染用具时，使用便携式的防护面膜可有效防止与患者的直接接触

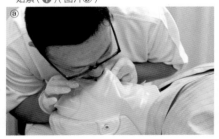

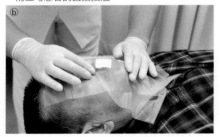

要点	注意・根据
③1秒吹气1次。同时确认胸廓上鼓（**❷**）	**❷注意▶** 如快速或用力吹气，空气容易进入胃里，会出现胃部膨胀、回流、误入、肺炎等并发症

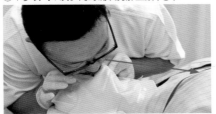

[口袋式面罩的人工呼吸]

①口袋式面罩盖住患者的鼻子和口（**❶❷**）（图片ⓐ）

②1秒吹气1次，同时确认胸廓上鼓（图片ⓑ）

❶用拇指和食指按住前额部，将面罩固定在患者的鼻根部

❷用托起患者下颌的拇指按住面罩的底沿

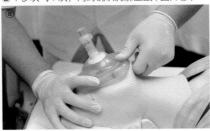

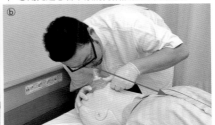

[袋阀面罩（BVM）的人工呼吸]

急救推车常备袋阀面罩，是复苏初期的有效换气方法，但要求手法熟练。有1人实施方法和2人实施方法

● 1人实施时

①在确保气管畅通的状态下，将面罩贴紧患者的面部（EC法）（**❶❷**）

❶如面罩尺寸不合适或患者面庞消瘦，面罩不能贴紧

技巧▶ 选择面罩的尺寸要正好盖上患者的鼻子和口。可以将浸湿的纱布塞进患者脸颊与面罩间的缝隙，使其贴紧。如假牙固定很好，换气时不必摘下

❷EC法：抬起下颌的小手指、无名指、中指成E形，使面罩与面部贴紧的拇指与食指成C形

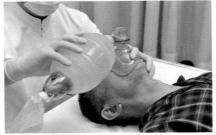

面罩的按压方法（EC法）

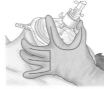

要点	注意・根据
②另一只手挤压气囊 1 秒 1 次。同时确认胸廓上鼓（**②**）	**②技巧▶** 挤压气囊的力量是将气囊挤瘪 1/3~1/2 程度。成人用气囊的容量是 1 600 mL。如将气囊全部挤瘪会换气过量，引起胃部的膨胀、回流与误入
● 2 人实施时 ①1 个人确保气管畅通，用双手按住面罩，使面罩与面部贴紧（鱼际法）（**①**）（图片ⓐ） ②另一个人挤压气囊 1 秒 1 次。同时确认胸廓鼓起（图片ⓑ）	**①鱼际法**：用双手的鱼际使面罩与面部贴紧，其他四指抬起下颌

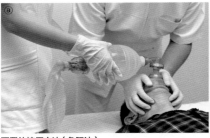 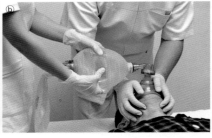

面罩的按压方法（鱼际法）

9 使用自动体外除颤仪（AED） ①接上电源（**①**） 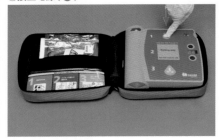	**①**接上电源，按照声音指导操作。有的机种打开盖子自动连接电源
②使患者露出前胸部（**②**）	**②**确认胸部有无潮湿和脏污 **根据▶** 如有潮湿和脏污，电极与皮肤不能密切连接的话，无法取得电击的效果，还会导致烧伤 **注意▶** 如患者胸部出汗潮湿或有贴敷药，要轻轻剥掉贴敷药，擦干汗迹
③从袋子中取出附属的电极垫，接上连线 ④分别在右胸上部（锁骨垂直下部）和左胸下部（乳头的斜左下方）各贴上 1 个剥掉塑料膜的电极垫（**③**）	**③**贴用部位见电极垫上图示 **注意▶** 如电极回路或植入型除颤仪（ICD）影响了电极垫的贴用部位，两电极间至少要相隔 8 cm

要点	注意・根据
贴电极垫 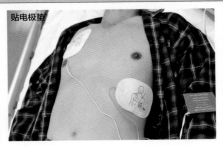 ⑤贴上电极垫后,可听到"请离开患者"的提示音,仪器开始自动解析心电图(❹) ⑥如解析结果判断需要进行电击,会提示"需要电击",仪器开始自动充电 ⑦当听到"大家请离开"的提示时,要确认任何人都没有接触患者的身体(❺) ⑧确认全体离开后按动电击键(❺)(图片ⓐ) ⑨进行 AED 后,要立即再次开始按压胸骨(❻)(图片ⓑ)	注意▶ 电极垫与皮肤间不能有空隙 ❹因机器种类不同操作会有所不同,有时要按照提示手动按动解析键 禁忌▶ 解析中不要接触患者的身体 ❺根据▶ 如接触患者身体,在电击时,有感电事故或烧伤的危险 ❻根据▶ 通过电击,心房颤动消失后,出现心跳停止或无脉电活动(PEA)。AED 电击后,要马上按压胸骨,最终心脏会自动恢复跳动

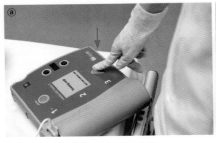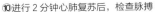

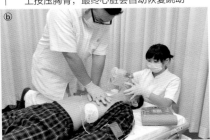

⑩进行 2 分钟心肺复苏后,检查脉搏 ⑪如没有心跳要再次进行 AED 电击(上述⑤~⑨),继续实施心肺复苏(❼) ⑫直到患者意识恢复,持续实施心肺复苏,要观察患者是否出现身体活动(循环的恢复)。等待救助人员的到来,转为进一步急救处置(ALS)	❼按照 AED 的提示,间隔约 2 分钟,反复进行⑤~⑨的操作

评价

- ●心脏是否自动恢复跳动
- ●是否自主开始呼吸
- ●意识是否恢复

协助经口气管插管

目的▶ 当心跳呼吸骤停，实施复苏和手术全身麻醉时；或者由于重症心功能不全、呼吸功能不全、颅内病变导致中枢呼吸障碍、多种脏器功能不全、气管烧伤等，治疗上需要进行呼吸管理时，要在气管内插入并固定导管，以便安全、长时间确保气管畅通。而且要吸出气管内分泌物，防止分泌物流入气管和肺部

核查项目▶ 意识等级、呼吸状态、循环状态、最后进餐时间、有无假牙和装接牙、有无颈椎损伤

适应对象▶ 心跳呼吸骤停或全身麻醉及在治疗上需要进行呼吸管理的患者

禁忌▶ 癌症晚期患者或超高龄者都能接受平静死亡，事先确实已表示不接受延长寿命治疗和心肺复苏，主治医生有指示不要复苏（DNR），或不要尝试复苏（DNAR）的患者

防止事故的要点▶ 防止感染，做好应对突发病状的准备，防止吐物误入，防止橡皮膏损伤皮肤

必需物品▶ 气管导管（①）、管芯（②）、利多卡因凝胶（③）、袖用注射器（④）、喉头镜（⑤）、牙垫（⑥）、管座（⑦）、压舌板、马吉尔钳子、听诊器、橡皮膏、预防感染护具（处置用手套、护目镜、长袍）、吸引器一套（吸引器、口腔内吸引管、气管内吸引管）、吸氧机一套（加湿流量仪、延长管）、人工呼吸机、心电图监视器、脉搏氧饱和度仪、管检器、呼气二氧化碳检测仪、急救推车

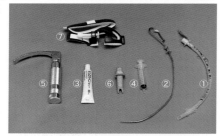

程序

要点	注意·根据
1 插管准备与预防感染 ①插管医生及护士戴上处置用手套、护目镜等防感染护具（❶） ②检查喉头镜灯的亮度是否合适（❷） ③根据医生指示准备适合患者体格的气管导管（❸） ④用注射器充气检查气管插管的气囊有无破损 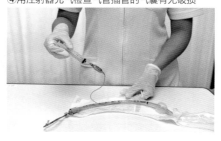	❶**根据▶** 按照预防标准保护医务工作者的安全 **防止事故的要点▶** 有可能接触患者体液时，要遵守预防标准，降低感染的风险 ❷及时更换电池、灯泡 ❸一般成人的气管导管内径为：男性 7.5~8.5 mm，女性 7.0~8.0 mm

要点	注意・根据
⑤将管芯插入气管导管，在顶部不要露出的位置加以固定（❹）	❹要在管芯长度适当的位置加以固定 根据▶ 如管芯从气管导管顶部露出，插管时管芯有可能损伤气管黏膜

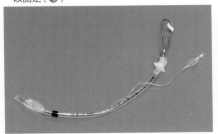

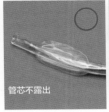 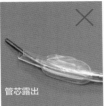

管芯不露出 　　　　　　　管芯露出

| ⑥在气管导管气囊周围擦涂利多卡因凝胶（❺） | ❺利多卡因凝胶是作为润滑剂使用的 |

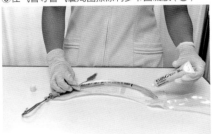

擦涂利多卡因凝胶

⑦摘下患者的假牙（❻）

⑧准备吸引器，以备需要时可在口腔内或气管内吸引（❼）

⑨如已插入胃管要进行吸引（❽）

⑩做好必要时吸氧准备（❾）

⑪装好心电图监视器、脉搏氧饱和度仪、血压计等，检测患者的状态

⑫医生站在患者头部位置，将患者床的位置、高度调整到便于插管位置

⑬用枕头或毛巾等使患者的下颌抬起，取嗅物状体位（Sniffing Position）（❿）

❻要注意易折断和摇晃的牙
根据▶ 插管时有可能折断牙或假牙脱落，导致误入

❼使其处于随时可用状态
根据▶ 口腔内的分泌物或呕吐物如不能在插管前吸引、清除，无法顺利展开喉头和插管。根据不同插管手法会出现呕吐或出血

❽根据▶ 由于气管插管刺激会出现胃内物回流，有误入危险

❾做好随时用袋阀面罩进行高浓度氧人工换气的准备
根据▶ 插管如不顺利会陷入低氧状态
防止事故的要点▶ 为预防突发状态，要备好急救推车

❿根据▶ 嗅物状体位（Sniffing Position），口腔轴、咽部轴、喉头轴近乎成直线，医生展开喉头时，易于直视声带

要点	注意・根据
下颌抬起的姿势 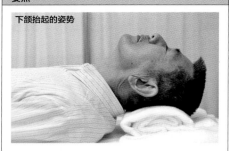	禁忌▶ 头颈部外伤、颈椎病的患者禁止采用 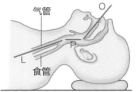 口腔轴（O）、咽头轴（P）、喉头轴（L）近乎成直线 ■图 6　枕头的位置与口腔、咽头、喉头的关系
2 协助插管 ①将喉头镜的镜片面向患者足侧，交到医生的左手（❶） 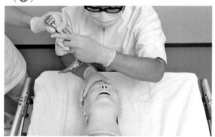 ②必要时，协助者将患者的嘴角向外侧翻开（❷） ③如医生有指示，协助者用拇指和食指轻按患者的环状软骨（❸❹） 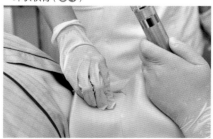 **用拇指和食指轻按环状软骨** ④喉头展开后将固定管芯的气管导管交到医生的右手（❺）	注意▶ 心肺复苏中气管插管时，胸骨按压的中断时间不要超过 10 秒钟 ❶将喉头镜交到医生灵活手相反的手 ❷医生要用喉头镜的顶部按压喉头部，直视气管入口的声带 根据▶ 翻开嘴角可扩大视野 ❸根据▶ 按压环状软骨可封闭食管，防止胃内食物回流。而且，分别按压后方、上方、右方容易看到声带（环状软骨按压法） 技巧▶ 按压的强度为按压自己的环状软骨感到咽唾液困难的程度 ❹必要时要吸引口腔内的分泌物或呕吐物 根据▶ 喉头展开或插入气管导管时的刺激会使呕吐出胃内物 注意▶ 呕吐时患者的脸要横侧向，以防误入 防止事故的要点▶ 不要因误入呕吐物发生窒息 ❺将气管导管交到医生灵活的手中，使医生手持导管中部，以便于插管 根据▶ 医生要目不转睛直视患者的声带

要点	注意・根据

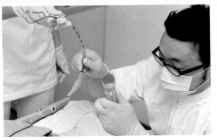

递交气管套管

⑤气管导管的顶部一通过声门，按照医生指示轻轻拔出管芯（**⑥**）

⑥插管后马上将袋阀面罩连接气管导管，进行换气

⑦协助者从侧管用袖用注射器慢慢充气，使气囊鼓起（**⑦**）（图片ⓐ）

⑧用袖用压力计进行测量、管理，使气囊压为20~25 cmH₂O 程度（**⑧**）（图片ⓑ）

⑥注意不要连同气管导管一起拔出

⑦在换气时的漏气声消失前，要使气囊鼓起

⑧ **根据▶** 气囊压过高会阻碍气管黏膜的血流，有可能引起气管水肿或溃疡

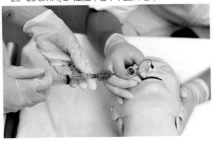

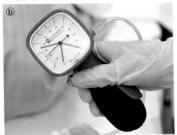

气囊压力表

⑨让患者咬住牙垫（**⑨**）

⑩为不让气管导管拔出，在确认气管插管完成之前要抓住气管导管和牙垫

⑨ **根据▶** 使用牙垫是为了防止患者咬气管套管而使套管闭塞

3 检查气管插管

用下述方法检查是否准确插入气管内

①吸气时胃胀，胃上部能听诊到咕嘟咕嘟音时，可判断误插入食管（误插管）（**①**）

②呼气时气管导管因呼气水蒸气成雾状

①如果插入食管，要立即拔去气管导管，用袋阀面罩进行人工呼吸，重新插管

根据▶ 食管插管不能进行气管插管的换气，稍不注意就有生命危险

要点	注意・根据
③吸气时胸部左右均等起伏（❷） ④听诊 5 部位：左右的前胸和侧胸部、胃上部（❷❸） 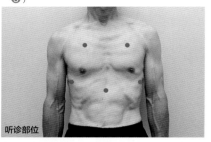 **听诊部位**	❷如左右起伏不均等，且只能听到单肺的呼吸音，有可能插入单肺内。将气管导管稍拔起些，再确认呼吸音 　**根据▶** 在气管分叉部，右支气管为钝角，如气管导管插入过深很容易插入右支气管 ❸确认有无呼吸音的左右差，能否听到空气进入胃内的声音
⑤用食管插管判断仪或呼气二氧化碳检测仪进行确认（❹❺❻）	❹用食管插管判断仪或呼气二氧化碳检测仪对食管插管进行再次判断 ❺食管插管判断仪是将一个球状气阀弄瘪后安装在气管导管上。如插入气管的话，气阀鼓起；如进入食管，不会鼓起 　**根据▶** 气管导管如进入食管，食管壁会吸上套管顶端，气阀不会鼓起 ❻呼气二氧化碳检测仪安装在气管导管与袋阀面罩之间。呼气中如检测出二氧化碳，显示器从紫色变成黄色 　**根据▶** 如插入食管，从插管出来的气体二氧化碳浓度为零，显示器不会变成黄色 　**注意▶** 即便正确插管，由于呼吸功能不全，二氧化碳分压很低时，显示器也会没反应
4 固定气管导管 ①确认气管导管的指示长度在门牙位置（❶❷） ②在指示位置上，分别将气管导管与牙垫用橡皮膏固定在上颌处（❸❹） 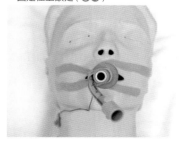	❶一般成年人的气管导管长度为 20~22 cm ❷气管导管的管径、长度、气囊压都必须记录在案 ❸要用黏合力强、不易脱落的橡皮膏固定在上颌处 　**根据▶** 如固定不牢会产生意想不到的事故，气管导管有拔出的危险。下颌是活动的，但上颌不动，因此可以固定牢靠 ❹如老年人因皮肤脆弱担心橡皮膏损伤皮肤的话，用液体胶覆盖材料保护皮肤后再用橡皮膏固定 　**防止事故的要点▶** 选择适合患者的橡皮膏，不要因橡皮膏损伤皮肤

要点	注意・根据
③如面部有损伤或烧伤无法用橡皮膏固定时，使用管座 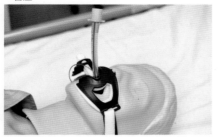 **用管座固定**	
5 确认有无并发症 ①固定气管导管后再次胸部听诊 ②进行胸部 X 线检查，确认气管导管的位置，有无肺不张等	

评价

● 正压换气时，胸部是否左右均等起伏
● 正压换气时，上腹部是否膨胀？胃上部是否能听到咕嘟咕嘟的声音
● 换气时是否能听到异常的漏气声
● 是否可以从气管导管进行人工呼吸管理

●文献
1） 総務省消防庁：平成 22 年版救急・救助の現況，2010
2） 総務省消防庁：救急蘇生統計，2010

著作权合同登记号：图字 16-2014-237

Authorized translation from the Japanese language edition,entitled

根拠と事故防止からみた　老年看護技術

ISBN:978-4-260-01139-6

编集：龟井智子

published by IGAKU-SHOIN LTD.,TOKYO Copyright©2012

All Rights Reserved. No part of this book may be reproduced or transmitted in any form or by any means,electronic or mechanical,including photocopying,recording or by any information storage retrieval system,without permission from IGAKU-SHOIN LTD.

Simplified Chinese Characters edition published by 中原农民出社 ,Copyright©2017 Chinese translation rights arranged through The Copyright Agency of China

图书在版编目（ＣＩＰ）数据

老年看护技术 /（日）龟井智子编集；刘建民、李华译 . —郑州：中原农民出版社，2016.12

ISBN 978-7-5542-1464-0

Ⅰ.①老… Ⅱ.①龟… ②刘… ③李… Ⅲ.①老年人—护理 Ⅳ.① R473

中国版本图书馆 CIP 数据核字（2016）第 166102 号

出版：中原出版传媒集团　中原农民出版社

地址：郑州市经五路 66 号　　　　　**邮编**：450002

电话：0371-65788679

印刷：河南省瑞光印务股份有限公司

成品尺寸：148 mm×210 mm　　　　**印张**：17.5

字数：1000 千字

版次：2017 年 11 月第 1 版　　　　**印次**：2017 年 11 月第 1 次印刷

书号：ISBN 978-7-5542-1464-0　　　　**定价**：128.00 元

本书如有印装质量问题，由承印厂负责调换